Peter Schopf
Curriculum Kieferorthopädie, Band II

Curriculum Kieferorthopädie

Band II
Werkstoffe
Festsitzende Apparaturen
Kieferorthopädische Therapie
Interdisziplinäre Aspekte
Anhang: Kieferorthopädische Abrechnung

Prof. Dr. Peter Schopf
Direktor der Poliklinik für Kieferorthopädie,
Zentrum der Zahn-, Mund- und Kieferheilkunde
der J. W. Goethe-Universität Frankfurt am Main

3., überarbeitete und erweiterte Auflage

Quintessenz Verlags-GmbH
Berlin, Chicago, London, Paris, Barcelona, Tokio,
São Paulo, Moskau, Prag und Warschau

Die Deutsche Bibliothek - CIP-Einheitsaufnahme

Schopf, Peter:
Curriculum Kieferorthopädie / von Peter Schopf. -
Berlin; Chicago; London; Paris; Barcelona; Tokio;
São Paulo; Moskau; Prag; Warschau: Quintessenz Verl.-GmbH
(Curriculum; 1)
(Quintessenz-Bibliothek)
ISBN 3-87652-568-3
ISBN 3-87652-578-0

Bd. 2. Werkstoffe; festsitzende Apparaturen; kieferorthopädische Therapie; interdisziplinäre Aspekte. - 3., überarb. und erw. Aufl. - 2000
ISBN 3-87652-577-2

3. Auflage

Druck und Bindearbeiten: WB-Druck GmbH & Co., Rieden

ISBN 3-87652-578-0 (Band I und II)
ISBN 3-87652-579-9 (Band I)
ISBN 3-87652-577-2 (Band II)

Inhaltsverzeichnis Band I

Inhaltsverzeichnis Band II

5 Werkstoffe / Festsitzende Apparaturen

5.1 Kieferorthopädische Werkstoffe

5.1.1 Nichtmetallische Werkstoffe

In der Kieferorthopädie werden als nichtmetallische Werkstoffe im wesentlichen verwendet:

- Kunststoffe zur Fertigung von Apparaturen
- Composite-Kleber und überwiegend mineralische Zemente zur Befestigung von Brackets und Bändern
- Alginate als Abformwerkstoffe
- Gipse zur Modellherstellung
- Wachse zur Bißnahme sowie
- keramische Werkstoffe für zahnfarbene Brackets.

Als **Kunststoffe für die Herstellung kieferorthopädischer Geräte** finden im allgemeinen kaltpolymerisierende Acrylate Verwendung. Die Kunststoffe werden entweder aus dem polymeren Pulver und der monomeren Flüssigkeit angemischt (Anteigverfahren) oder im sog. Sprühverfahren verarbeitet. Das Auspolymerisieren erfolgt etwa 30 Minuten lang in einem warmen Wasserbad unter Druck (20–30 N/cm^2), um ein möglichst porenfreies und dichtes Material zu erhalten. Es ist jedoch nicht auszuschließen, daß die so hergestellten Apparaturen einen Rest an Monomeranteilen enthalten, was bei entsprechend disponierten Patienten zu Reaktionen an der von dem Gerät bedeckten bzw. kontaktierten Schleimhaut führen kann. Lichthärtende Kunststoffe haben sich z. Zt. labortechnisch und klinisch noch nicht ausreichend bewährt. Zur Herstellung spezieller (elastischer) Behandlungsgeräte werden in jüngster Zeit auch Silikonelastomere verwendet, deren Verarbeitung jedoch kompliziert und mit hohem technischen Aufwand verbunden ist.

Zur **Befestigung von Brackets** werden eine Vielzahl von **Composite-Klebern** eingesetzt, die nach Anätzen des Schmelzes die Verbindung zwischen der Bracketbasis und dem Zahn übernehmen. Die Klebestoffe bestehen aus mehrfunktionellen Acrylaten, denen Startersubstanzen, Akzeleratoren und Stabilisatoren sowie Füllstoffe unterschiedlicher Korngröße (vorzugsweise hochdisperse Kieselsäure und andere Silikatpulver) beigefügt sind. Neuerdings werden zur Befestigung von Brackets Kunststoffkleber mit Fluoridzusätzen angeboten, die kontinuierlich Fluorionen an die Umgebung abgeben sollen, was die Remineralisation des Zahnschmelzes fördern könnte. Der Einsatz derartiger Kleber erschiene aus kariesprophylaktischer Sicht sehr sinnvoll, wenn sie wirklich über die Gesamttragezeit einen gleichbleibenden Austritt von Fluorid bewirken könnten.

Die Kunststoffe werden als sog. »Zweikomponenten-« oder »Einkomponentenkleber« angeboten. Bei den Zweikomponentenklebern (z. B. »Genie«, »Concise«, »Endur«) werden Pulver und Flüssigkeit bzw. zwei Pasten vor dem Klebevorgang miteinander vermischt, was infolge einer chemischen Reaktion die Polymerisation startet.
Bei den sog. »Einkomponentenklebern« (z. B. »Mono-Lok«, »Lee Unique«, »System 1«) wird die Polymerisation durch Druck gestartet, indem das mit Klebesubstanz beschichtete Bracket unter Druck auf dem Zahn plaziert wird, dessen angeätzte Oberfläche vorher mit einem flüssigen Primer (Haftvermittler) versehen wurde, der dann die Zweitkomponente darstellt.
Auch lichthärtende Composite werden als Kleber angeboten.
Bei der Auswahl der Kleber sollte darauf geachtet werden, daß die Kunststoffe nicht überaltert sind. Lange Lagerung kann dazu führen, daß die Polymerisation nicht mehr vollständig ist und sich die Brackets rasch lösen bzw. die Klebung von vornherein versagt. Auch neigen einige Kleber aufgrund ihrer geringen Viskosität dazu, daß sich die Brackets nach dem Plazieren verschieben (»schwimmen«).
Allergische Reaktionen bei Verwendung von Composite-Klebern sind nicht zu erwarten. Die im Zellkulturversuch gefundene cytotoxische Wirkung einiger Klebesubstanzen schränkt die klinische Verwendungsmöglichkeit der Composite nicht ein, zumal die Klebermenge beim Einsatz in der Kieferorthopädie vergleichsweise gering ist und der Kunststoff zudem durch das Bracket fast vollständig abgedeckt wird.

Die **Befestigung von Bändern** erfolgt mit Zementen, bevorzugt mit **Phosphat- und Glasionomerzementen.**
Phosphatzemente, in der Regel Zinkoxid-Phosphatzemente, haften durch mechanische Retention an der (nicht angeätzten) Zahnfläche. Die Verarbeitungszeit läßt sich durch Anmischen auf tiefgekühlten Platten verlängern, da die Abbindegeschwindigkeit temperaturabhängig ist. Zum rascheren Abbinden im Munde bei Körpertemperatur, zur Verbesserung der Haftfähigkeit sowie zur Reduzierung des Restsäuregehalts (Initialentkalkung der Schmelzoberfläche) ist das Anrühren mit einem möglichst hohen Pulveranteil zu empfehlen.
Glasionomerzemente (z. B. »Ketac-Cem«, »Fuji I«, »Aqua cem«) werden mit Wasser oder flüssiger Polyacrylsäure angerührt. Sie haften durch mechanische Retention und chemische Bindung an der nicht angeätzten Zahnfläche.
Während des Abbindevorganges im Munde sollten die Bänder für etwa 10 Minuten mit Zinnfolie abgedeckt werden, um einen Feuchtigkeitszutritt durch Speichel oder Atemluft zu verhindern.
Fluoridzusätze in orthodontischen Zementen sollen während der Behandlung mit festsitzenden Apparaturen kontinuierlich Fluorionen an die Umgebung abgeben, was die Remineralisation des Zahnschmelzes fördern könnte, wenn sie wirklich über die Gesamttragezeit einen gleichbleibenden Austritt von Fluorid bewirken könnten. Sie sind daher aus kariesprophylaktischer Sicht zu befürworten.
Die Auswahl der **Abformwerkstoffe** spielt in der kieferorthopädischen Praxis im Vergleich etwa zur Prothetik eine untergeordnete Rolle.

In der Regel reicht es für Planung und Herstellung kieferorthopädischer Apparaturen aus, die Abformung der Zahnbögen und Alveolarfortsätze mit Alginaten durchzuführen. **5.1–5.13**
Alginate sind wasserlösliche Salze der Alginsäure. Das pulverförmige Natrium-, Kalium- oder Ammonium-Alginat enthält Natriumphosphat zur Steuerung der Abbindegeschwindigkeit, Füllstoffe, Farbstoffe sowie Geschmackskorrigentien (die Vernetzung erfolgt durch Ionenaustausch z. B. Na^+ – gegen Ca^{++} - Ionen). Alginate werden mit Wasser angemischt und binden innerhalb von 1 bis 1 1/2 Minuten ab, wobei der Abbindevorgang durch Anmischen mit kaltem Wasser verzögert, durch warmes Wasser beschleunigt wird. Um die Verweildauer des nicht immer als angenehm empfundenen Abdrucks im Munde der meist jungen Patienten möglichst kurz zu halten, zeichnen sich die in der Kieferorthopädie gebräuchlichen Alginate jedoch ohnehin durch eine relativ kurze Abbindezeit aus, so daß die Verwendung warmen Wassers sich im allgemeinen erübrigt. Bei sommerlichen Temperaturen besteht im Gegenteil nicht selten das Problem, daß die Abdruckmasse zu rasch abbindet, so daß die Verarbeitungszeit häufig sehr knapp bemessen ist.
Da das auspolymerisierte Alginat nach der Entnahme aus dem Munde rasch austrocknet, was zu deutlichen Volumenänderungen führt, sollten die Abdrücke möglichst rasch ausgegossen oder zumindest bis zum Ausgießen feucht gelagert werden (feuchte Kammer, feuchte Papiertücher).

Selten wird die Notwendigkeit bestehen, andere **elastomere Abformmaterialien** einzusetzen. Letzteres kann der Fall sein, wenn bei der Abdrucknahme im Bereich einer Gaumenspalte ein Abreißen des in die Nasenhöhle eingeflossenen Abdruckmaterials befürchtet wird; auch zur Abformung über zunächst locker adaptierte Metallbänder, die zum Zwecke der Herstellung einer festsitzenden Apparatur (z. B. Nance, Gaumennahterweiterungsapparatur, Lingualbogen etc.) auf Arbeitsmodellen fixiert werden sollen, kann das leicht reißende Alginatmaterial von Nachteil und die Verwendung anderer Elastomere, z. B. Silikonkautschuk, indiziert sein.

Für die **Herstellung kieferorthopädischer Modelle** reicht in der Regel einer der üblichen **Hartgipse** der Klasse 3 aus.

Als **Wachse** finden Modellierwachse zur Konstruktions- bzw. Situationsbißnahme, zum Modellieren indirekt hergestellter Geräte (z. B. Aktivator, Bionator u. a.) sowie zum Festwachsen von Drahtteilen bei der Herstellung von Platten und anderen herausnehmbaren Geräten Verwendung.
Spezielle weichere Wachse (Protektionswachs) benutzt man zum Abdecken von Röhrchen und Brackets vor dem Zementieren von Bändern. Auch empfiehlt es sich, den Patienten zum Abdecken scharfer Kanten nach dem Einsetzen einer festsitzenden Apparatur eine ausreichende Menge Wachs (-stangen) mitzugeben.

Keramische Werkstoffe, speziell Aluminiumoxid, werden in der Kieferorthopädie in neuerer Zeit zur Herstellung von Brackets verwendet. Diese zahnfarbenen Brackets genügen hohen ästhetischen Ansprüchen. Es ist

daher verständlich, wenn insbesondere erwachsene Patienten nach dieser Alternative fragen. Den unbestrittenen, jedoch weitgehend kosmetischen Vorteilen stehen jedoch auch eine Reihe gravierender Nachteile gegenüber. Im Vergleich zu Brackets aus nichtrostendem Stahl sind Brackets aus Aluminiumoxid nicht nur wesentlich teurer, der sehr harte Werkstoff führt bei Kontakt mit Antagonisten durch Abrieb an diesen Zähnen zu einem deutlichen Substanzverlust. Der Einsatz solcher Brackets ist daher – vor allem im Bereich der unteren Front, insbesondere beim tiefen Biß, sowie im Seitenzahnbereich des Unterkiefers – sehr problematisch.
Hinzu kommen als weitere Nachteile, daß Keramikbrackets grundsätzlich spröde sind und bei Belastung – z. B. beim Einligieren – brechen können. Auch bestehen teilweise erhebliche Probleme bei der Abnahme der Brackets, wenn diese zur besseren Fixierung auf den Zähnen mit silanisierter Basis versehen sind. In diesen Fällen kann der Verbund zwischen Keramikbracket und Kunststoffkleber so stark sein, daß es beim Abnehmen zu sichtbaren Schmelzausrissen kommt oder das Bracket zersplittert und die Reste mühsam vom Zahn abgeschliffen werden müssen.

5.1.2 Metallische Werkstoffe

Der Gebrauch metallischer Werkstoffe beschränkt sich in der Kieferorthopädie weitgehend auf Drähte unterschiedlicher Querschnitte für die Herstellung herausnehmbarer und festsitzender Apparaturen. Gegossene Werkstücke (z. B. Schienen, Herbst-Scharnier, Kappen u. a.) werden sehr selten verwendet. Aus diesen Gründen beschränkt sich der folgende Abschnitt auf die Erörterung der werkstoffkundlichen Grundlagen kieferorthopädischer Drähte.

Für die Beschreibung der Drahteigenschaften sind – insbesondere bei Anwendung festsitzender Behandlungstechniken – eine Reihe physikalischer Begriffe von Bedeutung:

Belastbarkeit (strength) = maximale Verformbarkeit eines Drahtes, ohne daß es zu einer bleibenden (plastischen) Verformung (Deformation) kommt.
Merkformel für die Belastbarkeit in Abhängigkeit vom Drahtquerschnitt:

– beim runden Draht $\frac{\pi}{4} r^3$ – beim Vierkantdraht $\frac{1}{6} bh^2$.

Biegefestigkeit (stiffness) = Das Biegeverhalten eines Drahtes hängt ab:
vom Werkstoff (E-Modul)
von der Form (rund, vierkant)
vom Querschnitt (Durchmesser, Kantenlänge) und
von der Art (einadrig, verseilt).
Die Steifigkeit einer Querschnittsform gegen Verbiegungen wird durch das „axiale Trägheitsmoment“ beschrieben. Dieses ist bei gleichen Abmessungen (Durchmesser bzw. Kantenlänge) für einen Draht mit quadratischem Querschnitt (z. B. 0.016 x 0.016) größer als für einen runden Draht (0.016), jedoch geringer als für einen Vierkantdraht mit unterschiedlicher Kantenlänge (z. B. 0.016 x 0.022) [s. Tab. 39–41, *Wire Stiffness Charts*].

Tabelle 39

5.1–5.13

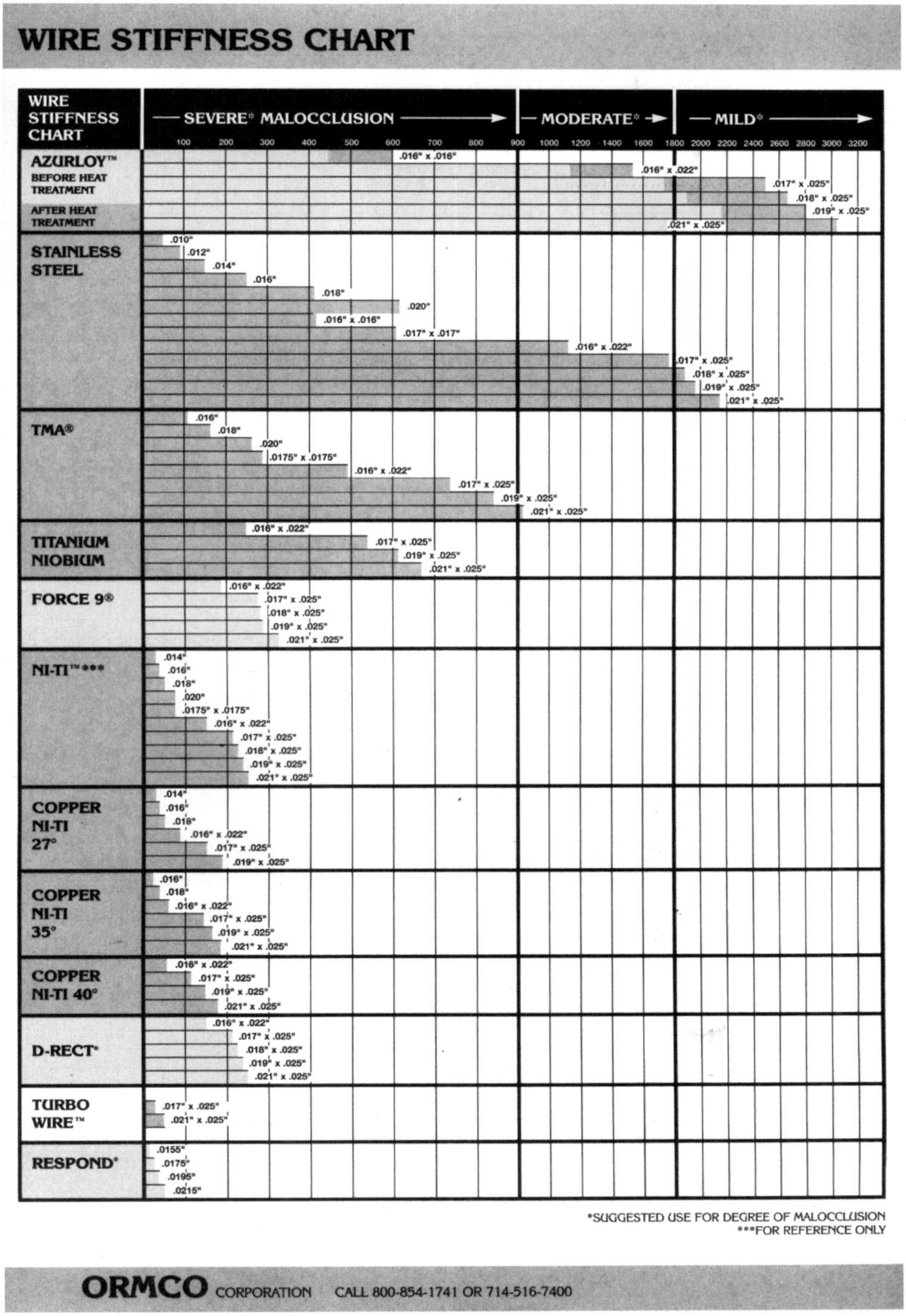

Tabelle 40 Stiffness Chart (nach Angaben der Fa. 3M Unitek, modifiziert)
Vertikal (okklusal/gingival)

Stiffness Nr.	12 O	14 O	16 O	18 O	16x16	175x175	16x22	18x18	20 O	18x22	17x25	21x21	18x25	19x25	21x25	Kraft (g)
0.1	NiTi															40
0.2																80
0.3		NiTi SE	ha2	ha2	M	ha2										120
0.4			SE HA				M ha2					ha2				160
0.5			NiTi								ha2 M		M	ha2		200
0.6	S			HA		SE										240
0.7					NiTi SE	NiTi HA							M		ha2	280
0.8							HA SE									320
0.9							NiTi	SE NiTi	SE						M	360
1.0		S									HA					400
1.1									NiTi							440
1.2																480
1.3										NiTi	NiTi SE	HA	SE	HA		520
1.4														SE		560
1.5															HA	600
1.6			S				T						NiTi			640
1.7																680
1.8																720
1.9														NiTi	SE	760
2.0																800
2.1					B											840
2.2											T					880
2.3																920
2.4															NiTi	960
2.5				S	S											1000
2.6							B									1040
2.7																1080
2.8								B								1120
2.9														T		1160
3.0																1200
3.1							S									1240
3.2																1280
3.3																1320
3.4								S								1360
3.5									S							1400
3.6										B						1440
3.7																1480
3.8															T	1500
3.9											B					1540
4.0										S						1600
4.2																1680
4.4											S		B			1760
4.6																1840
4.8														B		1920
5.0													S			2000
5.2																2080
5.4														S	B	2160
5.6																2240
5.8																2320
6																2400
7															S	2800

S = **S**tahl **M** = **M**ultistrand **T** = Beta **T**itan **B** = **B**lue Flexiloy
NiTi = **Ni**tinol **SE** = Nitinol **SE** **HA** = Nitinol (**H**eat **A**ctivated **37°**; ha2 = 2°)

Tabelle 41 Stiffness Chart (nach Angaben der Fa. 3M Unitek, modifiziert)
Horizontal (bukkal/lingual)

Stiffness Nr.	12 O	14 O	16 O	18 O	16x16	175x175	16x22	18x18	20 O	18x22	17x25	21x21	18x25	19x25	21x25	Kraft (g)
0.1	NiTi															40
0.2																80
0.3		SE NiTi	ha2	ha2	M	ha2										120
0.4			HA SE									ha2				160
0.5			NiTi													200
0.6	S			HA SE			ha2				M					240
0.7				NiTi	SE NiTi	HA							M			280
0.8											ha2			ha2 M	ha2	320
0.9								SE NiTi	SE							360
1.0		S														400
1.1							HA		NiTi						M	440
1.2																480
1.3												HA				520
1.4							SE									560
1.5																600
1.6			S				NiTi				HA					640
1.7																680
1.8										NiTi				HA		720
1.9															HA	760
2.0																800
2.1					B						SE		SE	SE		840
2.2											NiTi					880
2.3																920
2.4							T									960
2.5				S	S								NiTi		SE	1000
2.6																1040
2.7																1080
2.8								B								1120
2.9														NiTi		1160
3.0															NiTi	1200
3.1																1240
3.2																1280
3.3																1320
3.4								S								1360
3.5									S							1400
3.6																1440
3.7																1480
3.8							B				T					1500
3.9																1540
4.0																1600
4.2														T		1680
4.4																1760
4.6															T	1840
4.8							S									1920
5.0										B						2000
5.2																2080
5.4																2160
5.6																2240
5.8											B					2320
6																2400
													B	B		
7											S				B	2800
													S	S		
8																3200
9															S	3600

S = **S**tahl **M** = **M**ultistrand **T** = Beta **T**itan **B** = **Bl**ue Flexiloy
NiTi = **Ni**tinol **SE** = Nitinol **SE** **HA** = Nitinol (**H**eat **A**ctivated **37°**; ha2 = 2°)

Eine Verseilung des Drahtes setzt die Biegesteifigkeit infolge der Aufteilung des Gesamtquerschnitts in mehrere Teilquerschnitte deutlich herab.

Biokompatibiliät: Die Bioverträglichkeit sowie das grundsätzlich untoxische Verhalten metallischer kieferorthopädischer Werkstoffe ist durch die relative Korrosionsbeständigkeit der verwendeten Legierungen zu erklären. Dies gilt sowohl für die nichtrostenden Stähle, aus denen Drähte, Brackets und Bänder gefertigt werden, als auch für die Nickel-Titan-, Chrom-Kobalt- und Titan-Molybdän-Drahtlegierungen.
Die geringe Korrosion von rostfreiem *Stahl* ist darauf zurückzuführen, daß das Zulegieren von Chrom bei Vorhandensein von Sauerstoff zur Bildung einer Passivschicht an der Oberfläche führt und durch weitere Bestandteile (Nickel, Molybdän) die Korrosionsfestigkeit gegen Säuren erhöht wird. Gleiches gilt für neuere, nickelarme Stähle („Menzanium“, „Noninium“). Beim Einbau von Drahtelementen in Plattenapparaturen kann es allerdings als Folge der Schrumpfung des Metacrylats zu einer Mikrospaltbildung zwischen Drahtretention und Kunststoff kommen; in diesem Spalt kann der pH-Wert des eingedrungenen Speichels bei mangelnder Reinigung wegen Mangels an Sauerstoff sinken, was zu einem Zusammenbruch der Passivschicht und zu einer Spaltkorrosion führen kann. Eine Braunfärbung des Drahtes ist die Folge.
Erhöhte Korrosionswerte sind auch bei *Loten* zu beobachten, auf deren Gebrauch in der Kieferorthopädie so weit wie möglich verzichtet werden sollte (bspw. keine Lötverbindung von Netzbasis und Bracketkörper, Schweißen bzw. Laserverbindungen der Metalle anstelle Lötung). Wegen zu erwartender Spaltkorrosion ist auch die *Vergoldung* bzw. *Beschichtung* von Brackets, Bändern und Drähten mit Titannitrid nicht sinnvoll. Eine Herabsetzung der Korrosionsbeständigkeit ist ferner beim Recycling von Brackets und Bändern zu erwarten.
Bei kieferorthopädischen *Stählen* gehen alle Legierungselemente (Eisen, Chrom, Nickel, Mangan, Molybdän) durch Korrosion in Lösung. Als Korrosionsprodukte finden sich die Metallionen im Speichel und in der aufgenommenen Nahrung. Diese Metalle gehören zu den Spurenelementen, die der Körper ohnehin täglich aufnimmt. Da der Anteil der aus kieferorthopädischen Apparaturen gelösten Ionen relativ gering ist, sind diese im Hinblick auf Toxizität, Allergenität (Nickel, Chrom) und Bioverträglichkeit als weitestgehend unbedenklich zu bewerten. Der Anteil der Metallionenbelastung durch kieferorthopädische Geräte liegt selbst unter ungünstigsten Bedingungen deutlich unter der Belastung, welche durch die Nahrung verursacht wird.
Die Korrosionsbeständigkeit von *Chrom-Kobalt-Legierungen* ist deutlich höher als die der Stahldränte. Auch die Bioverträglichkeit von *Nickel-Titan-Legierungen* kann als gut bezeichnet werden. Trotz des sehr hohen Nickelanteils von 55% führt der ebenfalls hohe Titangehalt (45%) zu einer Passivierung der Oberfläche, die eine Korrosion und eine Löslichkeit des Nickels weitgehend verhindert. Ein Einsatz von NiTi-Drähten erscheint daher selbst bei nickelallergischen Patienten vertretbar und wird in aller Regel ohne allergische Reaktionen vertragen.
Zu den bioverträglichsten und korrosionsfestesten Werkstoffen zählt *Titan*, welches in der Kieferorthopädie in Drähten (TMA, NiTi), Brackets, Implantaten etc. Verwendung findet.

Bruchfestigkeit = die höchste Spannung, die ein Draht aushält, ohne zu brechen.

Deflektionsvermögen = Angabe, wie stark ein Draht sich elastisch verbiegen läßt, ohne plastisch verformt zu werden (s. Belastbarkeit). 5.1–5.13

Dehnbarkeit = Eigenschaft eines Drahtes zur Verminderung des Querschnitts.

Dehngrenze = Punkt im Spannungs-/Dehnungsdiagramm, bei dem eine leicht meßbare bestimmte, plastische Deformation des Drahtes z. B. von 0,2% auftritt (Rp 0,2) [s. Abb. 286].
Dehngrenze Rp 0,2 für Drähte aus verschiedenen Werkstoffen:
Stahldraht: weich 280 N/mm^2, hart 1050 N/mm^2, federhart 1450 N/mm^2
CoCr-Draht: 1000 N/mm^2
TMA-Draht: 500 N/mm^2
Nitinol: 500 N/mm^2
Je höher die Dehngrenze eines Drahtes, desto größer ist die Aktivierungsmöglichkeit ohne plastische Deformation.

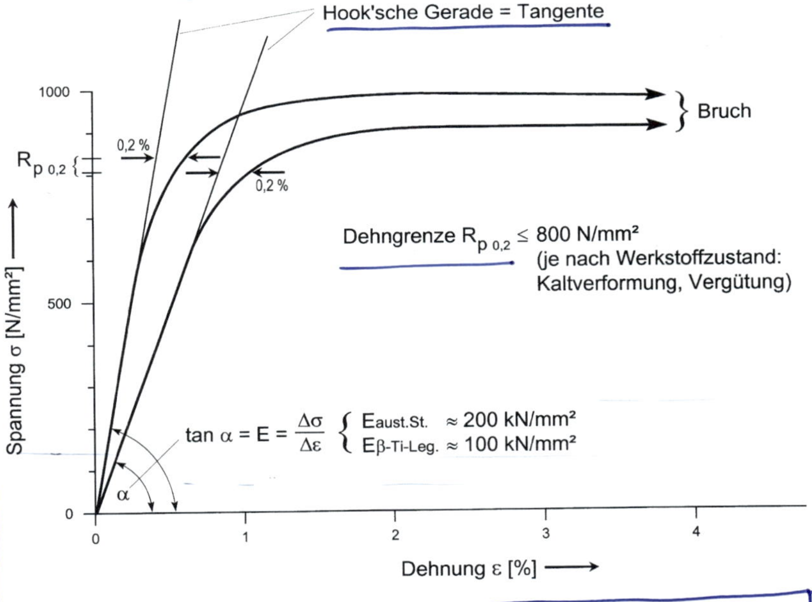

Abb. 286 Spannungs-/Dehnungs-Diagramm eines austenitischen Stahles (CrNiMo-Stahl) und einer β-Titanlegierung (TiMoAl-Legierung).

Dehnung = relative Längenänderung eines Drahtes bezogen auf die Ausgangslänge, angegeben in % der Ausgangslänge.

Duktilität = Eigenschaft einer Legierung, sich zu einem Draht ziehen zu lassen (Längenänderung bis zum Bruch)

Elastische Verformung (Deformation) eines Drahtes = linear proportionales Verhältnis von Spannung und Dehnung im Spannungs-/Dehnungsdiagramm. Im elastischen Bereich ist die Dehnung reversibel, d. h. der Draht geht bei Entlastung wieder in die Ausgangsform zurück.

Elastizität = Dehnungsfähigkeit bei einwirkender Spannung, Möglichkeit der elastischen Verformung. Im elastischen Bereich ist die Dehnung der einwirkenden Spannung proportional, im Spannungs-/Dehnungsdiagramm durch eine Gerade dargestellt.

Elastizitätsgrenze (Proportionalitätsgrenze) = Ende des elastischen Bereichs im Spannungs-/Dehnungsdiagramm; von diesem Punkt an kommt es bei steigender Spannung zur plastischen Verformung des Drahtes. Nach Entlastung resultiert eine bleibende Verformung (Verbiegung).
Da die Elastizitätsgrenze oder Proportionalitätsgrenze nicht meßbar ist, wird sie hilfsweise durch eine Dehngrenze (z. B. Rp 0,2) ersetzt.

E-Modul = Elastizitäts-Modul, Maß für die Steifigkeit eines Drahtes und definiert durch die Steigung der Geraden im linear elastischen Bereich des Spannungs-/Dehnungsdiagramms (genauer: Steigung der Tangente der Spannungs-Dehnungskurve) [s. Abb. 286].
E-Module (in kN/mm^2 bzw. GPa):
Stahldraht: weich 180 GPa, hart 200 GPa, federhart 230 GPa
CoCr-Draht (Elgiloy, Remaloy): 180–240 GPa
β-Titan-Draht (TMA): 75 GPa
Nickel-Titan-Draht (Nitinol, Rematitan): 40 GPa (Mittelwert einschließlich pseudoelastischer Verformung).
Im Vergleich zu metallischen Werkstoffen liegen die E-Module von Al_2O_3 [Keramik] (sehr steif) bei 380 GPa, von Elastiks bzw. Gummiringen (sehr elastisch) bei 2–0,1 GPa.
Je größer der E-Modul, desto schwerer läßt sich ein Draht elastisch verformen und desto größer sind die auf die Zähne wirkenden Kräfte. Je kleiner der E-Modul, desto größer kann bei reduzierter Kraft der Drahtquerschnitt gewählt werden, was eine bessere Kontrolle der Zahnbewegungen erlaubt.

Festigkeit = Widerstand eines Drahtes gegen Verformung bzw. Kraft, die bei einer bestimmten Durchbiegung des Drahtes erzeugt wird. Die Spannung ist abhängig von der Legierung (E-Modul) und dem Querschnitt des Drahtes.
Merkformel für die Festigkeit (äquatoriales Trägheitsmoment) in Abhängigkeit vom Drahtquerschnitt:

– beim runden Draht $\frac{\pi}{4} r^4$ – beim Vierkantdraht $\frac{1}{12} bh^3$.

Bei der Berechnung der Kraft verseilter Drähte wird nicht von der Fläche des Gesamtquerschnitts ausgegangen, sondern von der Summe der Querschnitte der Einzelfasern, die Kraft ist also deutlich geringer.

Formgedächtnis-Effekt = Memory Effekt = Temperaturabhängige Längenänderung eines Drahtes: Der Draht kann bei niedriger Temperatur stark (bis zu 8%) gedehnt werden, zieht sich bei Erwärmung zusammen und erreicht seine ursprüngliche Länge.

Formgedächtnis-Legierungen liegen – temperaturabhängig – in zwei Kristallstrukturen (Martensit/Austenit) vor. Die Phasenumwandlung wird Martensitische Transformation genannt. 5.1–5.13
Formgedächtnis-Legierungen sind stets auch pseudoelastisch, was in der Kieferorthopädie genutzt wird.

Friktion = Haft- und Gleitreibung des Bogens im Bracket durch Oberflächenrauhigkeit, abhängig vom Bogen- und Bracketmaterial, dem Draht- bzw. Slotquerschnitt, der Kantenverrundung, der Elastizität des Drahtes und der Zugrichtung.
Die Oberflächenrauhigkeit von Nitinol- und TMA-Drähten ist wesentlich größer als von Stahldrähten, die von Keramikbrackets größer als von Stahlbrackets. Ein größerer Drahtquerschnitt führt zu einem Anstieg des Reibungsverluts, ein breiterer Slot bzw. eine Abrundung der Kanten zu einer Reduzierung der Friktion.

Plastische Verformung (Deformation) = nicht linear proportionales Verhältnis von Spannung und Dehnung im Spannungs-/Dehnungsdiagramm. Im plastischen Bereich ist die Dehnung nicht mehr reversibel, d. h. der Draht geht bei Entlastung nicht mehr vollkommen in die Ausgangsform zurück. Die plastische Verformung endet bei Erhöhung der Spannung letztlich im Bruch des Werkstoffs.

Proportionalitätsgrenze = gedachtes Ende des linear elastischen Bereich im Spannungs-/Dehnungsdiagramm (Elastizitätsgrenze); von diesem Punkt an kommt es bei steigender Spannung zur plastischen Verformung des Drahtes.

Pseudoelestizität (nicht korrekt auch als Superelastizität bezeichnet) = ausgeprägt nichtlinear elastisches Verhalten von Formgedächtnis- (Memory-) Legierungen (Spannungs-/Dehnungsdiagramm mit 2 Plateaus und Hysterese [s. Abb. 287].

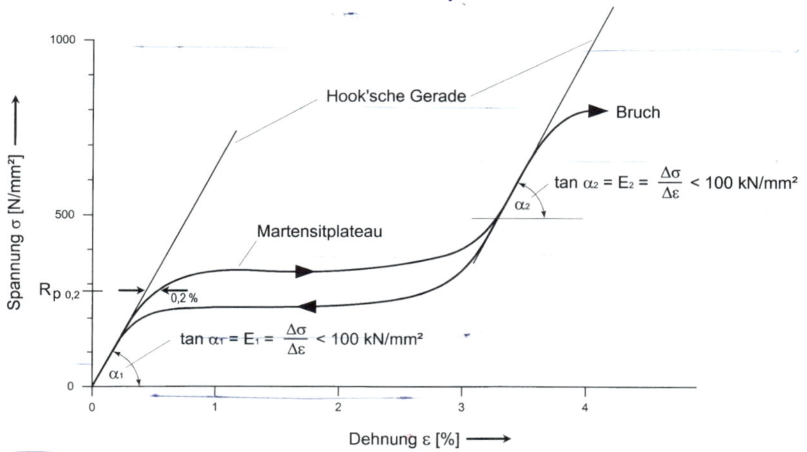

Abb. 287 Spannungs-/Dehnungs-Diagramm einer pseudoelastischen Legierung (Ni 55 Ti 45).

In der Kieferorthopädie werden pseudoelastische Nickel-Titan-Drähte verwendet, wobei zwei Nickel-Titan-Legierungstypen angeboten werden:
a. aufgehärtete Martensite (z. B. Nitinol) mit hohem Deflektionsvermögen und kleinem mittleren E-Modul und
b. pseudoelastische Drähte, die bereits bei Raumtemperatur in Austenitform vorliegen, jedoch bei 37 Grad noch pseudoelastisch sind (z. B. Nitinol SE, NiTi) oder die bei Raumtemperatur martensitisch und bei Mundtemperatur austenitisch sind (z. B. Sentaloy, Rematitan lite, Titanol).
Bei den pseudoelastischen Drähten steigt die Kraft bei Auslenkung bis zu einem bestimmten Punkt an, bleibt bei weiterer Auslenkung konstant, sinkt bei Rückverformung ein wenig ab (Hysterese) und bleibt dann wieder konstant.

Beispiele für die klinische Nutzung pseudoelastischer Drähte, die sich aufgrund ihrer hohen nicht plastischen Verformbarkeit durch einen extrem großen Aktivierungsbereich und eine relativ konstante Abgabe kleiner Kräfte über einen längeren Zeitraum auszeichnen:
Anwendung in der Nivellierungsphase, Federn (Zug-, Aufrichte-, Retraktions- bzw. Expansionsfedern), Overlay-Bögen (über steiferen Basisbogen zur vertikalen bzw. horizontalen Bewegung einzelner Zähne oder Zahngruppen).

Resilienz = speicherbare elastische Energie; definiert auch als maximale Energie, die ein Draht speichern kann, ohne plastisch deformiert zu werden. Die Resilienz ist abhängig vom E-Modul und anderen Formen nicht plastischer Dehnung. Von den in der Kieferorthopädie benutzten Drähten haben Drähte aus Stahl und Nickel-Titan die höchste, Beta-Titan-Drähte eine mittlere und unvergütete Kobalt-Chrom-Drähte die niedrigste Resilienz.

Spannung = die Kraft im Draht, die der äußeren Last entgegengesetzt ist (Kräftegleichgewicht), angegeben in Kraft pro Flächeneinheit (N/mm^2 bzw. MPa [Megapascal].

Spannungs-/Dehnungsdiagramm = grafische (Kurven-) Darstellung des Zusammenhangs zwischen Spannung und Dehnung (z. B. als Ergebnis eines Zugversuchs) [Abb. 286 und 287].
In diesem Diagramm lassen sich zwei Bereiche unterscheiden:
- die *elastische Verformung (Deformation)* des Drahtes, als linear proportionales Verhältnis und
- die *plastische Verformung*, als nicht linear proportionales Verhältnis von Spannung und Dehnung.

Steifigkeit = Dehnungsfähigkeit bei einwirkender Spannung. Ein sehr steifer Draht (z. B. Stahldraht) läßt sich relativ wenig dehnen; er hat einen hohen E-Modul. Ein sehr elastischer Draht (z. B. Nitinol) läßt sich relativ stark dehnen; er hat einen entsprechend niedrigen mittleren E-Modul. Neben dem Werkstoff (E-Modul) hängt die Steifigkeit auch vom Querschnitt und der Länge des Drahtes ab (s. Biegesteifigkeit).
Eine gute Vergleichsmöglichkeit der Einflußfaktoren: Material, Dimension und Form auf die Kraftabgabe eines Drahtes bietet die von *Droschl* veröffentlichte „Drahtsteifigkeitstabelle“ (Tab. 42), in der die Kraftabgabe eines

Tabelle 42 Drahtfestigkeitstabelle (Material- und Querschnittssteifigkeit) [nach *Droschl*]

Drahtdimension (inch)		Umrechnungsfaktor	
Rundrähte	0.0175″ Twistflex (verseilt)	0,2	
	0.016″ Nitinol	0,3	
	0.016″ TMA	0,4	
	0.018″ Nitinol	0,4	
	0.018″ TMA	0,7	
	0.016″ Stahl	1	
	0.018″ Stahl	1,6	
Vierkantdrähte	0.016″ x 0.022″ D'Rect (verseilt)	↔ 0,2	↓↑ 0,1
	0.016″ x 0.022″ TMA	↔ 1,8	↓↑ 1,0
	0.017″ x 0.025″ TMA	↔ 2,9	↓↑ 1,3
	0.016″ x 0.022″ Stahl	↔ 4,4	↓↑ 2,3
	0.017″ x 0.025″ Stahl	↔ 6,9	↓↑ 3,2

0.016″ starken Stahldrahtes in Relation zu anderen Drahtmaterialien, -dimensionen und -querschnitten gesetzt wurde (aus *Droschl, H. und Bantleon, H. P.:* Klinische Relevanz der Materialforschung und Mechanik, Symposion der Deutschen Gesellschaft für Kieferorthopädie 1989, Urban & Vogel, München 1991).
Aus dieser Tabelle geht auch hervor, daß verseilte Drähte aufgrund ihres hohen Elastizitäts-Moduls und guter Flexibilität die bei weitem geringsten Kräfte abgeben. Derartige, aus mehreren Adern geflochtenen Drähte lassen sich aus rostfreiem Stahl, Kobalt-Chrom-Legierungen sowie Nickel-Titan-Legierungen sowohl mit rundem als auch mit vierkantförmigem Querschnitt herstellen („Twistflex", „Wildcat", „D-Rect", „Respond", „Dentaflex", „Forestaflex" etc.).

Verformung: Durch die Verformung des Drahtes wird in diesem eine Spannung erzeugt und eine mechanische (elastische) Energie gespeichert, die dann zur Zahnbewegung genutzt wird (s. Resilienz).

Zähigkeit = Energie, die ein Draht aufnehmen kann, ohne zu brechen.

Zugfestigkeit = die höchste Spannung, die ein Draht aushält, ohne zu brechen (Bruchfestigkeit, Belastbarkeit). Bei Ausübung großer Kräfte ist ein Draht mit hoher Zugfestigkeit notwendig.

5.1.2.1 Drähte für herausnehmbare Apparaturen

Das Drahtmaterial für Platten und funktionskieferorthopädische Geräte besteht aus korrosionsbeständigem rostfreien Stahl mit Gehalten von Chrom (16–19%) und Nickel (7–15%). Es werden üblicherweise runde Drähte mit einem Durchmesser von 0,5 bis 0,9 mm verwendet.

Die Drähte werden in verschiedenen Festigkeitsklassen angeboten; am häufigsten werden federharte Drähte (Zugfestigkeit 1800–2000 N/mm^2) bzw. harte Drähte (Zugfestigkeit 1400–1600 N/mm^2) eingesetzt. Eine Steigerung der Festigkeit bzw. Härte ist bei den zur Zeit in der Kieferorthopädie üblichen austenitischen Drähten nur durch Kaltverformung möglich. Dies führt dazu, daß federhartes Material beim Biegen die Grenze seiner Kaltverformbarkeit überschreitet und brechen kann.
Stahldrähte lassen sich gut schweißen und löten. In beiden Fällen nimmt jedoch durch den Wärmeeinfluß die Festigkeit des Drahtmaterials in den ausgeglühten Bereichen ab, sofern es sich um kaltverformte Werkstoffe gehandelt hat.

5.1.2.2 Drähte für festsitzende Apparaturen

Die Palette der Drähte, die im Rahmen der Behandlung mit festsitzenden Geräten verwendet werden, ist wesentlich größer.
Die Drähte unterscheiden sich in

Art der Legierung
Stärke
Form/Querschnitt.

Legierungsarten:

A Nichtrostender Stahl mit
- Chrom (16–19%)
- Nickel (7–15%)
- Molybdän (2–2,5%)

sowie ggf. geringen Anteilen von Mangan und Silizium (Rest: Eisen).

Eigenschaften:
- relativ steife Drähte (hohe Dehngrenze) mit hoher Resilienz (= speicherbarer elastischer Energie)
- Verfestigung bzw. Härtung nur durch Kaltverformung
- in verschiedenen Festigkeitsklassen lieferbar (weich, hart, federhart, extra federhart, super federhart)
  [merke: Stahldrähte mit hoher Festigkeit lassen sich nicht so stark verbiegen, weil sie bei zusätzlicher Kaltverformung ihr Gesamtverformungsvermögen erschöpfen und brechen können]
- korrosionsbeständig (rostfrei)
- untoxisch, jedoch Allergien denkbar (Ni, Cr)
- relativ glatte Oberfläche (geringe Friktion im Bracket)
- in Austenitform nicht magnetisch
- löt- und schweißbar (Weichlötungen in niedrigen Temperaturbereichen)
  [merke: beim Löten von Stahldrähten kommt es bei kaltverfestigtem Ausgangszustand durch den Einfluß der Wärme lokal zu einer Reduzierung der Festigkeit]

B Drähte aus Beta-Titan-Legierungen
(z. B. »TMA« = **T**itanium **M**olybdänium **A**lloy)

Die Hochtemperaturmodifikation des Titans (ß - Ti) wird stabilisiert durch Vanadium, Chrom, Molybdän
(Beispiel: »TMA« = Ti Al 3 V 8 Cr 6 Zr 4 Mo 4) 5.1-5.13

Eigenschaften:
- sehr korrosionsbeständig
- nicht toxisch
- kein bekanntes allergenes Potential

im Vergleich zu Stahldrähten:
- geringerer Elastizitäts-Modul und geringere Steifigkeit, d. h. deutlich niedrigere, auf die Zähne wirkende Kräfte (E-Modul halb so groß wie Stahl [A] ähnlich Nitinol [C])
- niedrigere Resilienz (speicherbare elastische Energie)
- ähnliche plastische Verformbarkeit wie Stahldraht, jedoch Bruchgefahr bei scharfen Knicken
- rauhere Oberfläche (größere Friktion im Bracket)
- Schweißen bedingt möglich (Widerstandspunktschweißung)
- Löten nicht empfehlenswert.

C Drähte aus Nickel-Titan-Legierungen
(z. B. »Nitinol«, »chinese wire«)
Bestandteile: Nickel (55 Gewichtsprozent) und Titan (45%)

Eigenschaften:
- hohe Dehnbarkeit ohne Spannungszunahme (sog. »Super-« oder besser »Pseudoelastizität«)
- scheinbar sehr niedriger Elastizitäts-Modul
- große nicht plastische Dehnung, große Reversibilität, d. h. Abgabe geringer Kräfte über einen größeren Zeitraum ohne Nachaktivierung;
- wegen zu großer Elastizität können normalerweise keine individuellen Biegungen (Loops, Torque etc.) angebracht werden, Änderungen der Drahtform sind jedoch durch thermomechanische Umformung möglich;
- korrosionsbeständig
- nicht toxisch
- geringes Allergierisiko trotz hohen Nickelanteils
- Oberfläche rauher als Stahldrähte (mäßige Friktion)
- Löten und Schweißen nicht zulässig.

D Drähte aus Kobalt-Nickel-Chrom-Legierungen
(z. B. »Elgiloy«, »Remaloy«)

Bestandteile:	- Kobalt	(40-45 [Gewicht-] %)
	- Chrom	(18-20%)
	- Nickel	(15-22%)
	- Eisen	(5-17%)

- Molybdän (4–7%)
- Kohlenstoff (gering)

ggf. geringe Anteile von Silizium, Mangan.

Eigenschaften:

- steife Drähte mit niedriger Dehngrenze und Zugfestigkeit (gut zu biegen)
- Vergütung möglich
  = Festigkeitssteigerung durch Wärmebehandlung
- geringere Bruchgefahr als hochfeste Stahldrähte
- in verschiedenen Härtegraden lieferbar, wobei die Drähte in ihrer Ausgangshärte teils deutlich niedriger als Stahl (weiche, duktile, gut zu biegende Drähte), teils aber auch über der des Stahldrahts liegen können (federhartes Material); durch Vergüten erfolgt eine Steigerung der Endhärte
- korrosionsbeständig
- nicht toxisch, jedoch Allergien denkbar (Ni, Cr)
- löt- und schweißbar (mit Ausnahme besonders harter Drähte)
  beim Löten Verwendung von Edelmetall-Lot mit einem Schmelzpunkt von ca. 1100°
- relativ glatte Oberfläche (geringe Friktion).

E **Drähte aus nickelfreiem (besser: nickelarmem) Stahl**
(Menzanium® [F.Scheu], Noninium® [Fa. Dentaurum])

Die Zunahme von Patienten mit Nickelallergie sowie die Empfehlung der Gesundheitsbehörden, bei solchen Patienten nach Möglichkeit auf nickelhaltige Legierungen zu verzichten, haben zur Entwicklung eines nahezu nickelfreien kieferorthopädischen Drahtes geführt.
In einem speziellen Hochdruck-Schmelzverfahren werden der Legierung anstelle von Nickel Mangan und Stickstoff zugeführt.
Zusammensetzung: Cr 18%,Mn 19%,Mo 2%,N 1%,C 0,06%,Ni 0,1 bis 0,5% [Verunreinigungen durch Altmetall], Rest: Eisen.
Die physikalischen Eigenschaften (Zugfestigkeit, Streckgrenze) entsprechen weitgehend denen des rostfreien (harten bzw. federharten) Stahldrahts; im Biegeverhalten sowie der Korrosionsbeständigkeit übertrifft die »aufgestickte« neue Legierung den herkömmlichen Stahldraht sogar.

Drahtstärken für festsitzende Apparaturen werden üblicherweise in inch (Zoll) angegeben. Ein Vergleich mit den für herausnehmbare Geräte üblichen Drahtdimensionen (in der Regel 0,6 bis 0,9 mm) zeigt, daß die für Band-Bogen-Apparaturen verwendeten Drähte deutlich dünner, d. h. auch schwächer sind. Zu beachten ist aber, daß festsitzende Apparaturen kontinuierlich, herausnehmbare Geräte hingegen nicht dauernd (bzw. intermittierend) einwirken.

Um die Vergleichsmöglichkeiten zu erleichtern, werden in der folgenden Tabelle für die gängigsten Drahtstärken die inch-Werte in mm umgerechnet:

inch	0.015	0.016	0.017	0.175	0.018	0.022	0.025
mm	0,381	0,406	0,432	0,445	0,457	0,559	0,635

Neben den Faktoren Drahtmaterial, Drahtdimension und Drahtquerschnitt können auf die Zähne abgegebene Kräe auch durch die Bearbeitung des Drahtmaterials (Biegen, Vergüten, Löten, Schweißen, »Polieren« etc.) beeinflußt werden (s. Kap. 5.1.2.3 »Verarbeitung metallischer Werkstoffe«).

- So führen z. B. **Schlaufenbiegungen (»loops «)** zu einer Verlängerung des Bogenverlaufs zwischen zwei Brackets, erhöhen damit die Flexibilität des Bogens und reduzieren die auf die Zähne abgegebene Kraft.
- Durch die **Kaltverformung** (Biegen) austenitischer Stahldrähte kann es zu einer Steigerung der Drahtfestigkeit bzw. -härte im Verfestigungsbereich kommen.
- Durch Erhitzen des Drahtes auf Temperaturen von ca. 500 Grad Celsius läßt sich eine **Vergütung** und damit die maximale Belastbarkeit von Drähten aus Kobalt-Nickel-Chrom-Legierungen erreichen.
- Die Wärmebehandlung des Vergütens ist nicht zu verwechseln mit dem **Weichglühen** von Drähten bei Temperaturen von ca. 1000° Celsius (Hellrotglut), was zu einer Reduktion der maximalen Belastbarkeit und der Drahthärte führt. Die elastischen Eigenschaften des Drahtes, speziell die Höhe der Dehngrenze, wird dabei irreversibel erniedrigt.
- Der gleiche, wenn auch lokal begrenzte Effekt der Härtereduzierung eines Drahtes ist auch beim **Löten** oder **Schweißen** von Drähten zu beobachten.
- Eine Reduzierung der Drahtdimension und eine damit verbundene Verminderung seiner Steifigkeit ist mit dem sog. »**electro-polishing**« verbunden. Mit Hilfe eines elektrolytischen Säurebades lassen sich nicht nur die bei der Wärmebehandlung entstehenden Oxidschichten entfernen; bei längerer Einwirkungszeit wird auch der Drahtdurchmesser vermindert. Genutzt wird diese Reduzierung der Drahtdimension, um z.B. die Friktion zwischen Bracket und Draht bei Zahnbewegungen entlang des Bogens herabzusetzen oder den Einschub des Bogenendes in das Molarenröhrchen zu erleichtern.

5.1.2.3 Verarbeitung metallischer Werkstoffe

Das **Biegen** von Drähten erfolgt mit geeigneten Zangen, wobei der Draht in vielen Fällen mit der Zange nur gehalten werden soll, während die Finger die Formänderung vollführen, indem sie den Draht um eine Rundung oder Kante der Zange biegen. Diese Art der Bearbeitung schont das Material, während das alleinige Verformen mit der Zange häufig Kerben im Draht hinterläßt, welche den Drahtquerschnitt reduzieren, die Spannungen im Draht ungünstig verändern und die Bruchgefahr deutlich erhöhen. An dieser Schädigung ändert auch nachträgliches Polieren des Drahtes nichts. Biegen ist eine Kaltverformung des Drahtes. Es führt immer zu Änderungen

der mechanischen Eigenschaften des Werkstoffs. So wird ein Draht durch Biegen härter, starrer und immer auch spröder. Die Gefahr der Versprödung und des Bruchs ist besonders bei bereits federhartem Stahldraht gegeben. Drähte aus Beta-Titan- oder Nickel-Titanlegierungen(»TMA« bzw. »Nitinol«) lassen umfangreiche Biegungen ebenfalls nicht zu.
Gut lassen sich hingegen Drähte aus Kobalt-Nickel-Chrom-Legierungen (z. B. »Elgiloy«) verformen, deren Härte nach dem Biegen durch Vergüten (s. unten) gesteigert werden kann.

Löten ist das Verbinden von Metallteilen mit einem Lot, welches einen niedrigeren Schmelzpunkt besitzen muß als die zu verlötenden Teile. In der Kieferorthopädie wird dieses Verfahren beispielsweise angewandt, um Drahtteile miteinander oder mit Bändern bzw. Brackets aus Chrom-Nickel-Stahl zu verbinden.
Geeignet sind:
Drähte und Metallteile aus rostfreiem Stahl und Kobalt-Nickel-Chrom-Legierungen (zum Löten letztgenannter Drähte wird Edelmetall-Lot verwendet). Hingegen dürfen Drähte aus Nickel-Titan- bzw. aus Beta-Titan-Legierungen (»Nitinol«, »TMA«) nicht gelötet werden.
Zum Löten stehen sowohl elektrische Geräte als auch Gas-Lötgeräte mit feiner Flamme zur Verfügung. Zum Löten von Stahl wird das Speziallot (in der Regel ein Silberlot) in Form von Pellets bzw. Stangen geliefert und enthält bereits das Flußmittel, welches zum Abtragen der die Benetzung verhindernden Oxidschicht verwendet wird. Eine vorherige Reinigung der zu verbindenden Oberflächen von Fett und Schmutz ist trotzdem erforderlich. Auch sollten die zu lötenden Werkstoffteile möglichst dicht aufeinanderliegen. Eine vorherige Verbindung durch Punktschweißen ist – wenn durchführbar – zu empfehlen.
Zu beachten ist, daß durch den Lötvorgang die mechanischen Eigenschaften des Werkstoffs verändert werden können. Eine zu starke Erhitzung kann lokal zum »Weichglühen« führen, eine mäßige Erwärmung kann bei vergütbaren Legierungen eine Härtesteigerung bewirken (s. unten: »Vergüten«).

Als **Schweißen** bezeichnet man ein Fügeverfahren, bei dem Metallteile durch Zuführen von Wärme – ggf. auch von Druck – unmittelbar miteinander verbunden werden. In der kieferorthopädischen Technik wird im allgemeinen die Widerstands-Punktschweißung angewandt, bei der überlappende Metallteile verbunden werden; Widerstands-Punktschweißung ist ungeeignet für Stoßverbindungen.
Schweißbar sind Werkstücke (Drähte, Bänder, Bleche etc.) aus Stahl und Kobalt-Nickel-Chrom-Legierungen (z. B. »Elgiloy«). Das Schweißen von Drähten aus Beta-Titan-Legierungen (»TMA«) gelingt nur mittels spezieller Schweißverfahren. Drähte aus Nickel-Titan-Legierungen (»Nitinol«) dürfen nicht geschweißt werden.
Zum Schweißen (Punktschweißen) stehen eine Reihe elektrischer Geräte zur Verfügung, die auf die in der Kieferorthopädie gebräuchlichen Materialien abgestimmt sind. Die zwischen den Werkstücken aufgrund von Stromdurchflutung erzeugte Temperatur überschreitet die Schmelztemperatur und bewirkt ein oberflächliches Anschmelzen und damit eine Verbindung der Metallteile. Die Elektroden müssen ebenso wie die zu ver-

schweißenden Metallteile sauber, oxid- und fettfrei sein. Bei Schweißstellen, die einer besonderen mechanischen Belastung ausgesetzt sind, ist ein Nachlöten zu empfehlen (s. Löten). Die meisten orthodontischen Schweißgeräte sind auch mit einer Einrichtung zum Löten ausgestattet. 5.1–5.13

Als **Vergüten** bezeichnet man eine Wärmebehandlung zur Härtung (Festigkeitssteigerung) des Drahtes nach der Formgebung. Dieses Verfahren wird in der kieferorthopädischen Praxis im allgemeinen nur bei Drähten aus Kobalt-Nickel-Chrom-Legierungen (»Elgiloy«, »Remaloy« etc.) angewandt. Als Vorteil wird angesehen, daß sich die Endhärte und Dehngrenze des zunächst relativ weichen, duktilen und gut zu biegenden Drahtes durch das Vergüten deutlich steigern läßt, die mechanisch-elastischen Eigenschaften (Federkraft) also verbessert werden.
Das Vergüten erfolgt am besten in einem Vorwärmofen für etwa 10 Minuten bei einer Temperatur von ca. 500° C (Angaben der Hersteller beachten!). Manche orthodontischen Schweißgeräte verfügen über spezielle Ansätze, in welche sich die Drähte einspannen und aufheizen lassen. Diese Art der Wärmebehandlung ist weniger kontrollierbar und kann zu einer ungleichmäßigen Härtung des Drahtes führen. Mit Hilfe von Handelektroden ist auch eine partielle Härtung bestimmter Drahtabschnitte möglich.
Letztlich wird auch die Möglichkeit der Erwärmung des Drahtes über einer Streichholzflamme beschrieben, ein sehr unsicheres Verfahren, welches leicht zum Ausglühen des Drahtes führen kann. Der Draht ist danach weich, hat zwar noch den gleichen Elastizitätsmodul, aber eine geringere Dehngrenze.

Eine abschließende Elektropolitur zum Abtragen der Oxidschicht und Reduzierung der Oberflächenrauhigkeiten ist nach dem Vergüten zu empfehlen.

5.2 Geschichte festsitzender Geräte

1728 verwendete *Fauchard* Innen- und Außenbögen zur Schienung gelockerter oder gewaltsam gerichteter Zähne, wobei die Bögen an den Zähnen mit Fäden bzw. Drähten befestigt wurden.
1815 beschrieb *Delabarre* Bänder mit Attachments.
1866 verwendete *Kingsley* eine extraorale Zugvorrichtung zur Behandlung von Malokklusionen.
1868 zementierte *Magill* Bänder aus Platin, Gold, Neusilber oder Silber auf die Zähne.
1908 empfahl Case eine okzipitale Verankerung zur Korrektur intermaxillärer Beziehungen.

Das erste Multibandsystem wurde von *Angle* entwickelt, der damit den Versuch einer körperlichen Bewegung von Zähnen unternahm.

1906 beschrieb *Angle* zunächst die Verwendung starrer, 1,4 mm starker Expansionsbögen (»basic E-arch«).
1913 verwendete *Angle* in seinem »ribbon arch system« erstmals Brackets zur Führung der Bögen.

1926 wurde von *Angle* der »Edgewise Mechanismus« mit einem Vierkant-Außenbogen (0,022 x 0,028 inch) in einem horizontal verlaufenden Bracketschlitz (Slot) eingeführt.
Die mechanischen Prinzipien dieser Technik waren so grundlegend, daß sie heute noch in den meisten Behandlungssystemen beachtet werden.

In der Folge wurden die von *Angle* beschriebenen Apparatesysteme in dem Bestreben fortentwickelt, die an den Zähnen angreifenden Kräfte zu reduzieren und damit mögliche Überlastungsschäden zu vermeiden.
Schäden bei Verwendung starrer, starker Drähte in Form von Wurzelresorptionen an überlasteten Zähnen waren früher bei der überwiegenden Zahl der orthodontisch behandelten Kinder beobachtet worden (*Ketcham*, 1928).

1917 führte *Mershon* den Lingualbogen mit angelöteten Federn ein.
1936 systematisierte *Oppenheim* die extraoralen Zugvorrichtungen und führte sie in den USA wieder ein.
1947 verwendete *Klöhn* seinen zervikalen Headgear im Rahmen der Frühbehandlung.
1940–1955 führte die Schule von *Tweed* neue Behandlungstechniken ein, welche vor allem die Extraktionstherapie anstelle einer transversalen Expansion der Zahnbögen bevorzugten.

Im Vergleich zu früheren Zeiten verwenden die heutigen Techniken deutlich dünnere und elastischere Drähte, wodurch das Risiko von Überlastungsschäden, Wurzelresorptionen etc. signifikant reduziert werden konnte.
Heute häufig verwendete Techniken wurden z. B. entwickelt von:

Begg »light-wire-Technik« als Fortentwicklung der »pin and tube-appliance« mit sehr elastischen runden Bögen,
Jarabak »light-wire-edgewise – Technik«,
Ricketts »bioprogressive Therapie«, eine ergonomische Behandlungsmechanik unter Verwendung von Teilbögen, Utility-Bögen etc.,
Andrews, Roth, Alexander »Straight-wire-Systeme«: Verwendung weitgehend gerader Bögen mit Verlagerung der Informationen über Torque, Angulation, Einwärts- und Auswärtsbiegungen etc. vom Bogen in das Bracket,
Burstone »Segmentbogentechnik«.

5.3 Indikation einer Behandlung mit festsitzenden Apparaturen; Vor- und Nachteile dieser Geräte

Grundsätzlich lassen sich festsitzende Apparaturen für alle orthodontischen Bewegungen einsetzen; wegen des vergleichsweise größeren Risikos sollten sie jedoch bevorzugt für folgende Aufgaben verwendet werden:

- **Körperliche Zahnbewegungen**, d.h. Bewegungen der Zähne unter Beibehaltung der Achsenrichtung (Abb. 288); z. B. Schließen von Lücken,

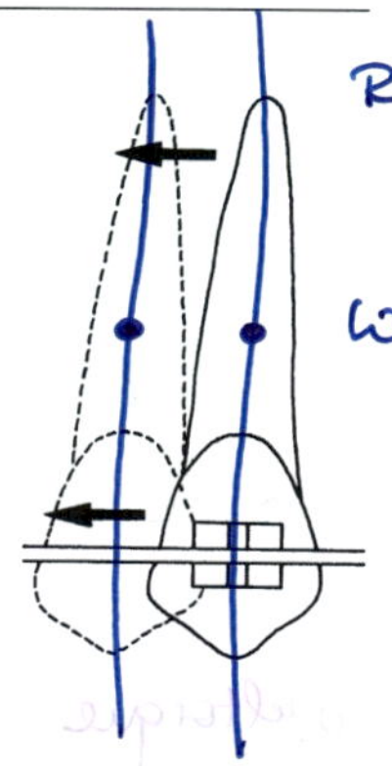

Abb. 288 Körperliche Zahnbewegung durch Führung am Drahtbogen.

etwa bei Extraktionsfällen, Nichtanlagen, Unfallverlust oder beim Diastema mediale.

- **Verkürzung/Verlängerung** von Zähnen auf direktem Wege (Abb. 289), z. B. aktive Intrusion von Frontzähnen und/oder Extrusion von Seitenzähnen beim tiefen Biß. Extrusion von Frontzähnen und/oder Intrusion von Seitenzähnen beim frontal offenen Biß. Verkürzung von Seitenzähnen bei Supraokklusion infolge fehlender Antagonisten sowie Ausgleich eines Niveauunterschiedes.

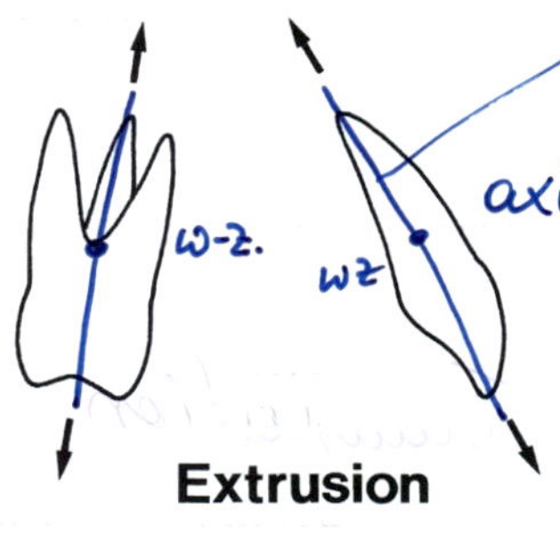

Abb. 289 Verlängerung und Verkürzung von Zähnen (Extrusion und Intrusion).

- **Rotation** gedreht stehender Zähne (Abb. 290).

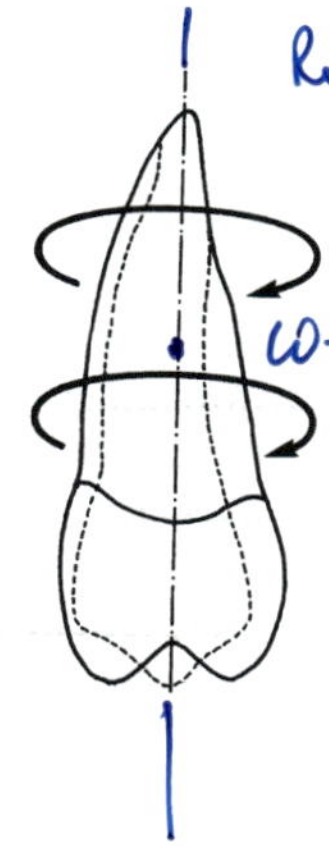

Abb. 290 Rotation eines gedrehten Zahnes.

- **Gezielte Wurzelbewegungen,** wie
  - **Torque** (Bewegung der Zahnwurzel um einen Drehpunkt im Bereich der Zahnkrone, z. B. beim Deckbiß) (Abb. 291),
  - **Parallelverschiebung** von Zähnen in vestibulo-lingualer Richtung (Translation), z. B. zur Stellungskorrektur von Schneidezähnen bei Anteposition (Abb. 292),
  - **Verankerung** der Seitenzähne in der Kortikalis,
  - **Aufrichtung** von Zähnen in mesio-distaler Richtung.

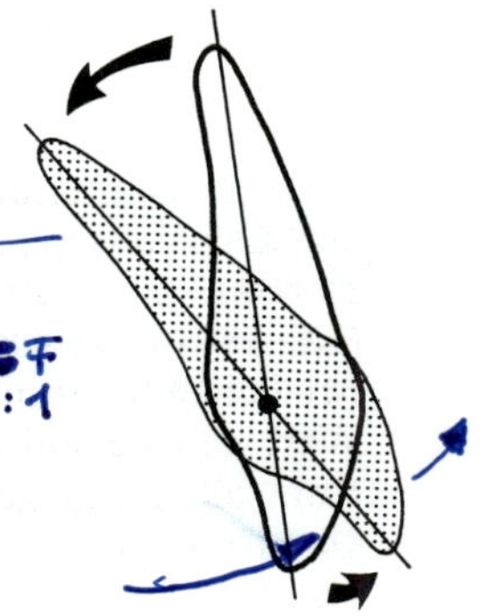

Abb. 291 Wurzeltorque (Kippung eines Zahnes um einen Drehpunkt im Kronenbereich).

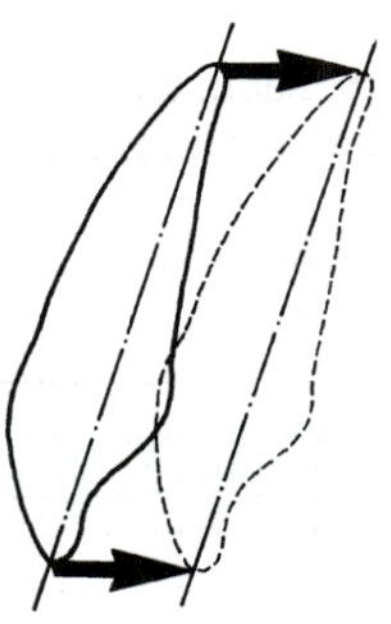

Abb. 292 Parallelverschiebung eines Frontzahnes in vestibulo-palatinaler Richtung.

- **Ausformung der Zahnbögen**, insbesondere bei hochgradigem frontalen Engstand.
- Dentoalveolärer **Okklusionsausgleich** in Fällen, bei denen eine (gnathische) Bißverlagerung nicht möglich ist, z. B. Progenie, Pseudoprogenie oder Rücklage des Unterkiefers beim ausgewachsenen Patienten.
- **Distalisation** von Seitenzähnen (auch mittels extraoraler Geräte).
- Umfangreiche **Einzelzahnbewegungen,** z. B. Einordnung verlagerter Zähne.
- **Präprothetische** bzw. **prä-/postchirurgische** kieferorthopädische Behandlungen und
- kieferorthopädische **Erwachsenenbehandlung**.

Vorteile der festsitzenden Geräte

Vergleicht man die Einsatzmöglichkeiten der festsitzenden Apparaturen mit denen von herausnehmbaren Geräten, d.h. Platten oder funktionskieferorthopädischen Geräten, so weisen sie eine Reihe von Vorteilen auf: 5.1–5.13

- Zahnbewegungen, wie Translation, Rotation und Torque, sind nur mit Hilfe festsitzender Apparaturen möglich,
- die Zahnbewegungen laufen präziser und kontrollierter ab,
- die aktive Behandlungszeit ist in der Regel kürzer,
- die Behandlungsgeräte sind sicher fixiert (z. B. im Vergleich zu Plattenapparaturen) und
- scheinbar ist der Erfolg festsitzender Apparaturen weniger von der Patientenkooperation abhängig, wobei allerdings nicht vergessen werden darf, daß eine gute Mitarbeit des Patienten besonders beim Einsatz extraoraler Geräte (Verankerung) oder intermaxillärer Gummiringe (Klasse II bzw. Klasse III, offener Biß etc.) unerläßlich ist. Auch muß bei Behandlung mit festsitzenden Apparaturen mehr als sonst üblich Wert auf eine optimale Mundhygiene und ein pünktliches Einhalten der Kontrolltermine gelegt werden.
  Unzuverlässige Patienten sind demnach für die Behandlung mit festsitzenden Apparaturen vollkommen ungeeignet.

Nachteile der festsitzenden Geräte

(s. auch: Bd. I Kap. 4.1.3 „Mögliche Schäden durch kieferorthopädische Behandlungen [S. 287 ff.]).

- Bänder, Brackets und Bögen erschweren die gründliche Zahnreinigung sehr, so daß ein deutlich größeres Risiko der Entstehung von kariösen Defekten, Gingivitiden etc. besteht. Es müssen daher wesentlich höhere Ansprüche an die Mundhygiene der Patienten gestellt werden.
- Die Gefahr einer Entmineralisierung des Schmelzes unter gelockerten Bändern ist zwar durch regelmäßige Kontrollen des Bandsitzes zu vermindern, aber nicht gänzlich auszuschließen.
- Bei der Befestigung von Brackets mittels der Säure-Ätztechnik ist ein zwar geringgradiger, aber irreversibler Verlust von Schmelzsubstanz unvermeidlich.
- Im Zuge der mechanischen Bracket- und Bandentfernung müssen in einer Reihe von Fällen Schmelzausrisse und Schmelzsprünge in Kauf genommen werden.
- Häufiger werden Überlastungsschäden (z. B. Wurzelresorptionen, Gingivarezessionen etc., selten auch ein Vitalitätsverlust) beobachtet – insbesondere, wenn mit starken, kontinuierlichen Kräften gearbeitet wird.
- Da der Einsatz festsitzender Apparaturen das Vorhandensein einer ausreichenden Zahl permanenter Zähne voraussetzt, wird die Behandlung in der Regel relativ spät begonnen. Bei einer Therapie, die erst gegen Ende bzw. nach Abschluß des Zahnwechsels eingeleitet wird, sind jedoch die Möglichkeiten einer Nutzung bzw. Beeinflussung des Wachstums eingeschränkt oder nicht mehr vorhanden (eine wachstumsunterstützte

Verlagerung des Unterkiefers ist z. B. nach Überschreiten des pubertären Wachstumsgipfels in nennenswertem Umfang nicht mehr zu realisieren). Auch eine Steuerung des Zahndurchbruchs ist bei spätem Behandlungsbeginn nicht möglich. Die üblichen festsitzenden Apparaturen sind ferner kaum für eine frühzeitige, prophylaktische Beeinflussung funktioneller Störungen und Fehlhaltungen der Weichteile geeignet.
- Festsitzende Apparaturen wirken im allgemeinen ästhetisch störend – es sei denn, sie beschränken sich auf das Seitenzahngebiet oder den lingualen Raum bzw. verwenden besondere Materialien (z. B. Keramikbrackets, kunststoffverkleidete Bögen o. ä.).
- Der Zeitaufwand am Stuhl ist um ein Vielfaches größer.
- Die erforderlichen Kontrollen erfolgen in kürzeren Intervallen.

5.4 Mechanik - Kräfte - Verankerung

Über den Einsatz von Kräften zur Bewegung von Zähnen sowie die dabei wirksame reziproke Krafteinwirkung und die Möglichkeiten einer intra- bzw. extraoralen oder nicht dentalen Abstützung wurde bereits in Band I, Kapitel 4.1.1 (S. 279 ff.) informiert. Auf die bei der Behandlung mit festsitzenden Apparaturen zu beachtenden besonderen Gesichtspunkte soll wegen der großen klinischen Bedeutung noch einmal ausführlicher eingegangen werden.

Im Vergleich zur Therapie mit herausnehmbaren Geräten ist die Behandlung mit festsitzenden Apparaturen durch die Anwendung kontinuierlicher – und daher relativ schwacher – Kräfte gekennzeichnet. Weil die Gefahr einer Überlastung und das Risiko einer Zahnschädigung dabei groß sind, spielt die Kontrolle der angewandten Kraftgröße und -richtung eine wichtige Rolle.
Ein weiterer Unterschied der Apparatesysteme besteht darin, daß mit Platten oder funktionskieferorthopädischen Geräten in der Regel nur kippende Zahnbewegungen möglich sind, während der Einsatz von Brackets, Bändern und (führenden) Bögen auch körperliche Zahnbewegungen sowie gezielte Wurzelbewegungen (Torque) erlaubt.
Bezüglich der Abstützung sind bei herausnehmbaren und festsitzenden Systemen grundsätzlich die gleichen Regeln zu beachten. Gerade die Beachtung einer reziproken Abstützung, bei der eine gleich große Belastung abstützender und zu bewegender Zähne oder Zahngruppen erfolgt, ist bei der Therapie mit festsitzenden Geräten von besonderer Bedeutung. Hierbei ergibt sich die Möglichkeit, auf nicht dentale Abstützungselemente (z. B. Headgear, *Nance*, Palatinalbogen etc. [s. S. 482, 536 ff.]) zurückzugreifen.

5.4.1 Mechanik

Im Rahmen einer kieferorthopädischen Behandlung – insbesondere aber beim Einsatz festsitzender Apparaturen – sind eine Reihe von Regeln der Mechanik zu beachten.

Die Bewegung eines Zahnes hängt vom **Ansatzpunkt** einer Kraft, der Lage des **Widerstandszentrums** und dem daraus resultierenden **Rotationszentrum** ab. Aus dieser Konstellation heraus ergeben sich verschiedene Positions- 5.1-5.13
änderungen des Zahnes, wobei das Widerstandszentrum im allgemeinen im Bereich des mittleren Wurzeldrittels liegt.
Bei einer **Zahnkippung** (Abb. 293 a und b) liegt der Ansatzpunkt der Kraft im koronalen Bereich, d.h. inzisal bzw. okklusal vom Widerstandszentrum. Das Rotationszentrum befindet sich dementsprechend im unteren Wurzelbereich.

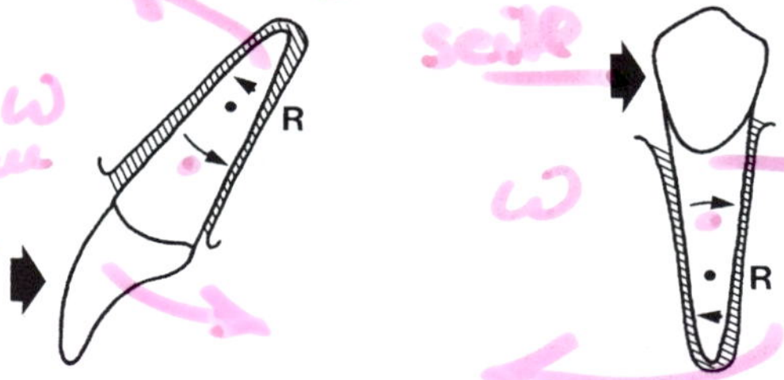

Abb. 293 a und b Zahnkippung: Bei Belastung im Kronenbereich kippt der Zahn um einen Drehpunkt im unteren Wurzeldrittel.

Typische Beispiele für eine Zahnkippung sind

- die Retrusion einer anteinkliniert stehenden Front mit Hilfe eines Labialbogens einer Platte oder eines funktionskieferorthopädischen Gerätes bzw. mittels eines Rundbogens der festsitzenden Apparatur,
- die Mesial- oder Distalkippung von Seitenzähnen durch eine Interdentalfeder, eine Rückholfeder o.ä. sowie
- die Bukkalkippung der Seitenzähne bei der transversalen Erweiterung mit einer Platte oder einer Quadhelix-Apparatur.

Bei einer **körperlichen Zahnbewegung (= Translation)** wird der Zahn durch die festsitzende Apparatur so beeinflußt, daß der Kraftangriff durch das Widerstandszentrum geführt wird, so daß eine Parallelverlagerung des Zahnes resultiert.
Diese körperliche Bewegung trotz koronalen Kraftangriffs wird bei der Mesial- oder Distalbewegung von Seitenzähnen durch Entlanggleiten am führenden Bogen (s. Abb. 288), bei der Translationsbewegung von Frontzähnen z. B. durch die exakte Führung des Vierkantbogens im eckigen Bracketslot gewährleistet.
Liegt der Kraftangriff apikal vom Widerstandszentrum des Zahnes, kommt es zu einer Wurzelbewegung, bei welcher der Rotationspunkt sich im Bereich der Zahnkrone befindet.
Beispiele für eine derartige Wurzelbewegung sind das Torquen von Schneidezähnen, z. B. durch einen Vierkantbogen oder Torquefedern (s. Abb. 302, S. 492), bzw. die Distalkippung der Wurzeln der oberen Sechsjahrmolaren

durch einen Headgear mit zervikalem Zug und nach kranial angulierten, langen Außenarmen (s. Abb. 371, S. 539).

5.4.2 Kraftgröße

Die für Zahnbewegungen mit festsitzenden Apparaturen erforderlichen Kräfte sind im wesentlichen von der *Wurzeloberfläche* sowie von *Art und Richtung der Zahnbewegung* abhängig. Da die Wurzeloberflächen der Zähne im Ober- und Unterkiefer sowie für die Front- und Seitenzähne erheblich differieren, sind einheitliche Angaben nicht möglich.
Bei der Bemessung der erforderlichen Kraftgröße ist ferner zu berücksichtigen, ob die Zähne kippend oder körperlich, mit oder gegen den physiologischen Trend, mehr im Kronen- oder im Wurzelbereich (Wurzeltorque) bewegt werden.

Als besonders schonend werden kontinuierliche Kräfte von etwa 0,2 bis 0,3 N/cm^2 Wurzeloberfläche angesehen, da in diesem Fall der Druck nicht größer ist als der kapilläre Blutdruck. Die Blutversorgung des Parodontiums wird dabei nicht vollständig unterbrochen.
In der initialen Phase einer Therapie mit festsitzenden Apparaturen erscheint diese Überlegung von besonderer Bedeutung, daher wird zu diesem Zeitpunkt mit besonders dünnen, flexiblen Bögen gearbeitet; im weiteren Verlauf werden die Kräfte je nach therapeutischer Aufgabenstellung auf Werte von 1 bis 2 N/cm^2 gesteigert.
Die geringsten Kräfte werden zur Intrusion und zur Extrusion von Zähnen eingesetzt. Kippende Bewegungen erfordern Kräfte mittlerer Größe. Zur körperlichen Zahnbewegung bzw. für Torquebewegungen werden die größten Kräfte angewandt.
Eine Reihe der seitens der Apparatur auf die Zähne einwirkenden Zug- und Druckkräfte lassen sich in vivo mit geeigneten Meßgeräten (z. B. Federwaagen) registrieren.
Der Behandler hat aber auch die Möglichkeit, die auf die Zähne einwirkenden Kräfte grob abzuschätzen, wenn er einen Bogen einsetzt (und aus diesem Grunde sollte er diese Arbeit auch selbst erledigen und nicht dem Hilfspersonal überlassen). Als Beurteilungskriterium für die Belastung, die ein Zahn durch den Bogen erfährt, sollte der Behandler die Kraft schätzen, die er benötigt, um den Bogen bis zur vollen Justierung („full bracket engagement“) im Slot zu fixieren. Je leichter ihm dies fällt, um so geringer ist die Belastung des Zahnes und damit auch das Risiko einer Überlastung. Sind die zur Einbringung des Bogens in den Slot erforderlichen Kräfte sehr groß – wie z. B. beim Einfügen eines dickeren, getorqueten Vierkantdrahtes in das Bracket eines noch nicht achsengerecht eingestellten Frontzahnes – ist auch die Belastung des Zahnes entsprechend größer.

Stellt sich heraus, daß die einwirkende Kraft zu einer Überlastung des Zahnhalteapparates führen kann, muß sie reduziert werden. Eine Reduktion ist z. B. möglich durch

- Verwendung eines geringer dimensionierten Drahtes
- Verwendung einer anderen Drahtqualität (verseilt < rund < vierkant)
- Einsatz eines anderen Drahtmaterials (pseudoelastische Bögen < Nickel-Titan < ß-Titan < Stahl)
- Einbiegung von Loops zur Verlängerung des Bogens (s. S. 505)
- zeitweises Auslassen eines Brackets oder Bracketflügels beim Einligieren oder leichtere Fixierung mit elastischer Ligatur sowie
- Bewegung eines Zahnes mit einem zweiten (ggf. Teil-) Bogen neben dem starreren Bogen für die übrigen Zähne.

Aus diesen Überlegungen heraus plädieren einige Autoren auch für schmalere Brackets und einen entsprechend vergrößerten Interbracketabstand, wodurch die Elastizität des Bogens gesteigert und das Risiko einer Überlastung gemindert wird (was jedoch auch die Führungsmöglichkeiten des Bogens reduziert).
Die Länge der Federarme spielt für die Belastung der Zähne ebenfalls eine maßgebliche Rolle. Kurzwegige Kräfte sind starke Kräfte; so ist beispielsweise die Belastung der Schneidezähne bei Aktivierung des Bogens in vertikaler oder horizontaler Richtung relativ groß. Ein langer Federarm hingegen gibt nur vergleichsweise geringe Kräfte ab, so daß z. B. selbst mit starken Bögen keine nennenswerte transversale Expansion oder Kompression des Zahnbogens im posterioren Bereich zu erzielen ist.

5.4.3 Friktion

Die Bewegung von Zähnen entlang eines (führenden) Bogens setzt voraus, daß der Bogen durch das Bracket gleiten kann. Dies kann jedoch durch Reibung (Friktion) erschwert werden (s. S. 465). Diese Friktion wird von verschiedenen Faktoren beeinflußt; sie ist umso größer,

- je größer die beim Einbringen des Bogens in den Slot erforderliche Kraft ist
- je fester der Bogen einligiert wird
- je stärker der Bogen sich durchbiegt
- je rauher die Oberfläche des Bogens ist (insbesondere ß-Titandrähte weisen eine im Vergleich zu Stahldrähten deutlich erhöhte Oberflächenrauhigkeit auf; verseilte Drähte sind noch rauher, eignen sich jedoch infolge ihrer großen Flexibilität ohnehin nicht für Zahnbewegungen entlang eines Bogens)
- je schmaler der Bracketslot ist
- je kleiner die Interbracketdistanz ist sowie
- bei schrägem Kraftangriff (z. B. beim Einsatz intermaxillärer Gummiringe).

Besonders ungünstig wirkt sich die Reibung in der Retraktionsphase der Eckzähne bzw. des Frontsegments aus, da hierbei ein möglichst unbehindertes Gleiten des Bogens durch die Slots im Seitenzahnbereich erforderlich ist. Dies könnte grundsätzlich durch Verwendung geringer dimensionierter Drähte erreicht werden, jedoch ist dabei eine exakte Torquekontrolle im Frontgebiet wegen des großen „Spiels“ zwischen Bogen und Bracket nicht möglich. Vierkantdrähte mit größerem Querschnitt erlauben zwar eine gute Kontrolle des Frontzahntorques, weisen im Seitenzahnbereich aber eine größere Friktion auf. Dies hat zu Überlegungen geführt, die Bogendimensionen im Seitenzahngebiet - etwa durch Verwendung von Spezialdrähten oder durch Verringerung der distalen Bogendimension (z. B. durch „Electropolishing“) - zu reduzieren oder im Front- und Seitenzahnbereich mit unterschiedlichen Bracketsystemen zu arbeiten (z. B. 0.022″-Slot im Seitenzahnbereich und 0.018″- oder 0.020″-Slot für die Schneidezahnbrackets).

5.4.4 Verankerung

Für Zahnbewegungen sind Kräfte notwendig, die wiederum Gegenkräfte auslösen (actio = reactio).
Es gibt keine absolute, sondern nur eine relative Verankerung, da alle Gewebe auf Zug und Druck reagieren.
Am Behandlungsende spielt die Position der 1. Molaren (bzw. der Eckzähne) eine wesentliche Rolle. Je nachdem, ob im Rahmen der Behandlung eine Mesialbewegung der 1. Molaren oder ein Halten dieser Zähne am Ort notwendig ist, um eine neutrale Okklusion zu erzielen, entstehen unterschiedliche Verankerungssituationen:

1. Maximale Verankerung

a) Eine stationäre, zahnunabhängige Abstützung ist durch Einsatz einer extraoralen Apparatur möglich (z. B. Headgear mit einer Tragezeit von 12 Stunden pro Tag).
b) Eine relativ stationäre Abstützung der 1. Molaren kann auch intraoral erfolgen, z. B. durch
   - *Nance*-Bogen im Oberkiefer (Abb. 294),
   - Transpalatinalbogen *(Goshgarian)* (Abb. 295),

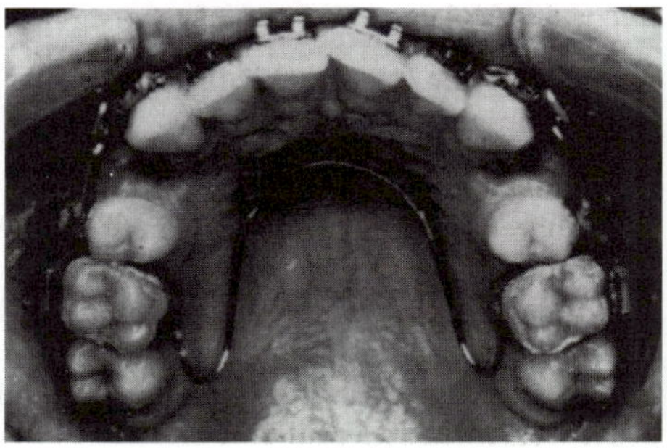

Abb. 294 Intraorale Abstützung am Gaumen mit dem *Nance*-Bogen. An den Molarenbändern ist ein Gaumenbogen (∅ 0,9 mm) angebracht, der sich mit einem kleinen Kunststoffplättchen am Gaumenabhang abstützt.
Die Retraktion der Eckzähne gelingt auf diese Weise ohne wesentliche Mesialbewegung der Molaren.

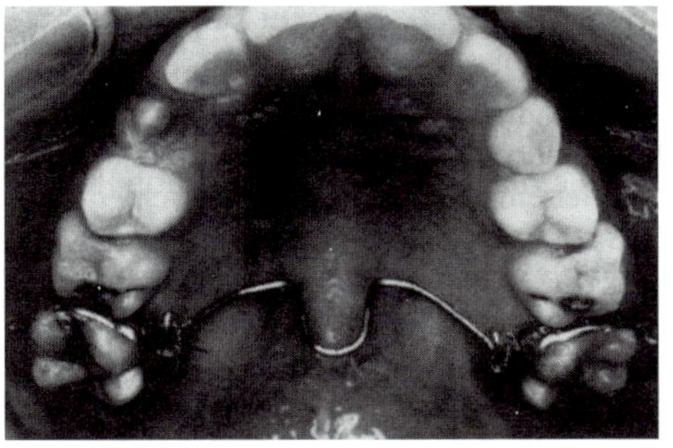

Abb. 295 Der Transpalatinalbogen (= Palatal bar nach *Goshgarian*) hält u.a. die transversale Distanz der 1. Molaren konstant und verhindert dadurch die Mesialbewegung dieser Zähne. Steht der Palatinalbogen vom Gaumen ab, ist eine Intrusion der Molaren möglich.

- Lingualbogen im Unterkiefer (Abb. 296),
- bukkalen Wurzeltorque im Unterkiefer, d.h. Wurzelkippung in die Kortikalis,
- intermaxilläre Gummizüge (Abb. 297) und
- Ausnutzung der orofazialen Muskulatur, etwa durch Einfügen eines Lipbumpers (Abb. 298),
- Implantate (z.B. in der Gaumenmitte, retromolar oder im teilbezahnten Gebiß).

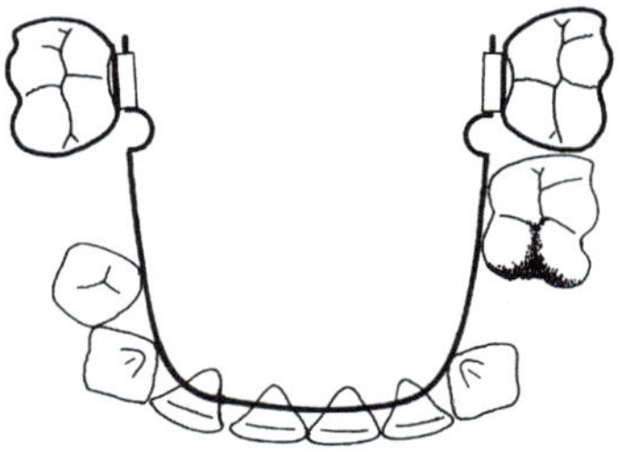

Abb. 296 Der Lingualbogen im Unterkiefer versucht durch Abstützung an den Frontzähnen eine Mesialbewegung der Molaren zu verhindern. Er dient ferner bei der Gefahr eines Stützzoneneinbruchs als festsitzender Lückenhalter.

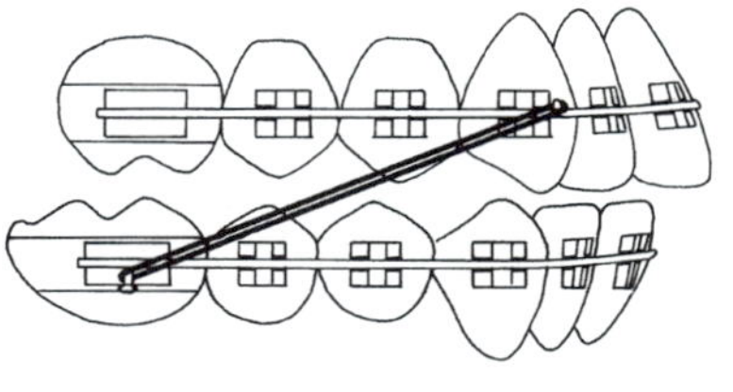

Abb. 297 Intermaxilläre Klasse II-Gummizüge erlauben u. a. eine relativ stationäre Verankerung der oberen 1. Molaren bei der Retraktion oberer Eckzähne, führen jedoch zu einer gegenläufigen Bewegung der abstützenden Molaren im Unterkiefer.

Der **Palatal bar** besteht aus einem quer über den Gaumen verlaufenden Drahtbügel (∅ 0,9 mm) mit einer zentralen, nach vorn offenen, omegaförmigen Schlaufe. Er wird entweder mit den Ankerbändern auf den Sechsjahrmolaren durch Lötung verbunden oder (besser) so gestaltet, daß seine beiden, am Ende rechtwinklig nach hinten gebogenen Schlaufen in Schlößchen fixiert werden können, die palatinal auf die Molarenbänder geschweißt wurden. Auf eine sichere Fixierung des Transpalatinalbogens -

durch eine Kerbe im Schlößchen, ein Häkchen oder eine Ligatur - ist dann zu achten.
Die Vorteile eines abnehmbaren Bogens bestehen in der Möglichkeit der Aktivierung - etwa zur transversalen Expansion oder Kontraktion des oberen Zahnbogens sowie zur Rotation (und ggf. auch zum Torquen) der Ankerzähne.
Der Palatal bar kann individuell gebogen werden, er ist aber in verschiedenen Größen auch konfektioniert erhältlich.
Der **Lingualbogen** besteht aus einem den gesamten Zahnbogen umfassenden, lingual verlaufenden Drahtbügel (∅ 0,9 mm). Er liegt dabei den Frontzähnen im Bereich der Tuberkula, d.h. im zervikalen Drittel, passiv auf. Seine beiden endständigen Schlaufen werden in Schlößchen fixiert, die lingual auf die Molarenbänder geschweißt wurden. Auf eine sichere Fixierung des Lingualbogens - etwa durch eine Kerbe im Schlößchen, ein Häkchen oder eine Ligatur - ist zu achten.
Neben seiner Funktion als festsitzender Lückenhalter und als Element der intramaxillären Abstützung ist der Lingualbogen auch zur transversalen Expansion oder Kontraktion des unteren Zahnbogens sowie zur Aufrichtung der Ankerzähne zu verwenden.
Der Lingualbogen kann individuell gebogen werden, er ist aber in verschiedenen Größen auch konfektioniert erhältlich.

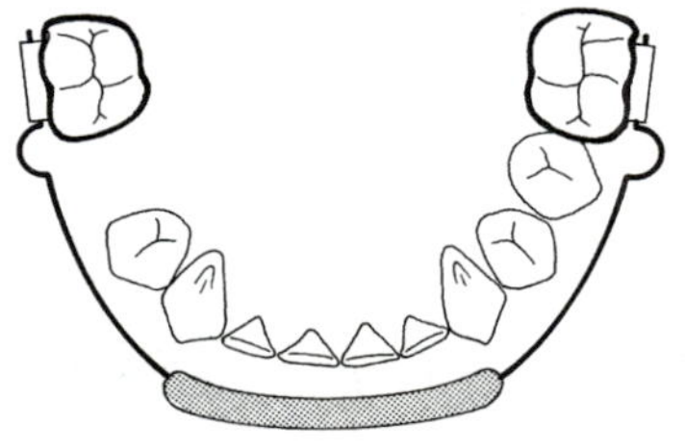

Abb. 298 Der »Lipbumper«, ein starrer Bogen (∅ 1,1 mm) mit vestibulären Kunststoffpelotten im unteren Frontbereich, ist in der Regel an den Bändern der unteren Sechsjahrmolaren fixiert. Da die Pelotten ca. 4-5 mm von den Zähnen abstehen, bewirkt der Lippendruck, daß die 1. Molaren in Position gehalten werden; u. U. ist sogar eine geringgradige Distalisation bzw. Aufrichtung nach mesial gekippter Zähne möglich.

Der **Lipbumper** kann mit Häkchen für Klasse III-Gummizüge versehen sein, die - zwischen Eckzahnbereich im Unterkiefer und den oberen Molarenbändern eingehängt und in Kombination mit einem (Kombi-) Headgear verwendet - eine gleichzeitige Distalisation der oberen und der unteren Sechsjahrmolaren bewirken.
In jüngster Zeit werden vermehrt osseointegrierte **Implantate** als Verankerung verwendet, die - im Gegensatz zu Zähnen, die zur Verankerung dienen - trotz reziproker Krafteinwirkung ortsstabil bleiben. Derartige Implantate können sowohl am Torus palatinus (in der Gaumenmitte) als auch retromolar eingebracht werden. Die temporär eingefügten Gaumenimplantate aus Titan sichern eine maximale Verankerung der Zähne in Verbindung mit einem Palatinalbügel, der an je einem rechten und linken Prämolaren oder Molaren fixiert ist. Das Implantat wird nach der orthodontischen Therapie entfernt. Auf ähnliche Weise dienen im aufsteigenden Unterkieferast eingebrachte Implantate der Abstützung im Unterkiefer. Im zahnreduzierten Lückengebiß, z. B. bei fehlenden unteren Molaren, läßt

sich ein Schraubenimplantat nicht nur als verankernde künstliche Zahnwurzel nutzen, sondern kann nach Abschluß der kieferorthopädischen Zahnbewegungen als Brückenpfeiler verwendet werden.

2. Mittlere Verankerung

Hier erfolgt eine reziproke Abstützung der 1. Molaren gegen die Frontzähne, wobei die 1. Molaren sich etwas nach mesial bewegen (dürfen). Die Wirksamkeit dieser Abstützung ist abhängig von

- der Zahnform und der Anzahl der Zähne (Wurzeln),
- der Länge der Wurzeln und
- der Achsenstellung der verankernden Zähne.

3. Minimale Verankerung

Bei dieser Form erfolgt die Abstützung weitgehend in der Front, die ersten Molaren dürfen nach mesial wandern.
Geringe Verankerungsprobleme bestehen in der Regel im Lückengebiß bzw. beim Fehlen mehrerer Zähne (etwa durch Extraktionen oder multiple Aplasien).

5.5 Bestandteile der festsitzenden Apparatur

Unabhängig von den verwendeten Systemen sind die Grundbestandteile aller festsitzenden Apparaturen gleich.
Verwendet werden:

5.5.1 Bänder,

die aus vorgefertigten, meist 0,1 mm starken Metallringen aus Chrom-Nickelstahl mit einem aufgeschweißten Schloß (Attachment/Bracket) bestehen.
Die Industrie stellt Sortimente mit unterschiedlichen Durchmessern und für jeden Zahn typischen anatomischen Formen her.
Meist werden heute Bänder vorzugsweise im Molarenbereich (1. und 2. Molaren) - in jedem Fall aber bei Verwendung eines Headgears - angebracht, während im Front- und Prämolarenbereich oft geklebte Brackets bevorzugt werden.
Obligatorisch ist die Verwendung von Bändern beim Einsatz von Gaumennahterweiterungsapparaturen, *Delaire*-Masken, Quadhelix etc., seltener bei stark rotierten Prämolaren (bei denen man das linguale Häkchen [Cleat] zum Einhängen von Gummiringen verwendet) bzw. in Extraktionsfällen.

5.5.2 Brackets

Im Zuge der Weiterentwicklung von Composite-Materialien im zahnärztlichen Bereich ging man dazu über, die Brackets nicht mehr auf die Bänder zu schweißen, sondern sie direkt auf die Zahnoberfläche zu kleben. Hierbei sind die Brackets mit einer retentionsgebenden Basis versehen (Netz bzw. untersichgehende Retentionen). Vorteile der Brackets bestehen vor allem in ästhetischer und hygienischer Hinsicht, auch sind sie in der Regel einfacher zu handhaben.
Einsatzmöglichkeiten bestehen im Oberkiefer und Unterkiefer insbesondere im Bereich der Schneidezähne, Eckzähne und Prämolaren. Die Verwendung von Brackets auf den 2. Molaren sowie auf den unteren 1. Molaren bringt häufig Probleme durch Mastikationskräfte.
Auch bei den Brackets gibt es die verschiedensten Systeme, die entweder mit einem 0.018″ (0.0185″) breiten Slot oder mit einer Slotbreite von 0.022″ erhältlich sind. In jüngster Zeit wird zur Verbesserung der Torquekontrolle in der Front sowie der Gleitmechanik im Seitenzahnbereich ein gemischtes System mit 0.020″-Bracketslots für die Schneidezähne und 0.022″ Slots für die Seitenzähne angeboten (Torquontrol System®).
Weitgehend durchgesetzt haben sich für Edgewise-Systeme die sog. „siamese twin brackets" (Zwillingsbrackets) [Abb. 299].

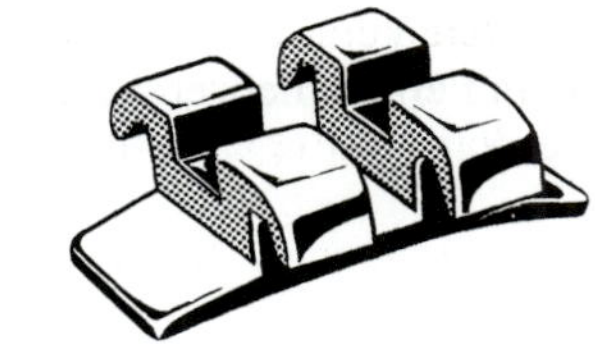

Abb. 299 Zwillingsbrackets für Edgewise-Systeme.

Andere verwendete Brackets sind z. B.:
Lang-, Lewis-, Single-Brackets, etc.
Das Bracketmaterial besteht in der Regel aus rostfreiem Stahl; es werden aber auch Kunststoff sowie in jüngster Zeit Keramik verwendet.

5.5.3 Bögen

Der durch die Bracketslots bzw. Molarenröhrchen laufende Draht wird Bogen genannt. Der für orthodontische Bögen eingesetzte Draht besteht aus rostfreiem Stahl oder speziellen Legierungen und wird in verschiedenen Querschnitten, Arten und Dimensionen angeboten.

5.5.3.1 Orthodontisches Bogenmaterial

Für orthodontische Bögen werden eine Reihe metallischer Werkstoffe eingesetzt, deren Materialeigenschaften auf S. 468 ff. ausführlich beschrieben werden. Als Drahtmaterial findet Verwendung:

- nichtrostender Stahl (in verschiedenen Festigkeitsklassen)
  (relativ steife Drähte mit hoher Resilienz
  [Resilienz = speicherbare elastische Energie],
  Festigkeitssteigerung nur durch Kaltverformung,
  relativ glatte Oberfläche [geringe Friktion], löt- und schweißbar)

- Beta-Titan-Legierungen
  (geringere Steifigkeit und niedrige Resilienz,
  rauhe Oberfläche, Bruchgefahr bei scharfen Knicken, schwierig zu schweißen, nicht zu löten)

- Nickel-Titan-Legierungen
  (hohe Dehnbarkeit ohne Spannungszunahme
  [sog. „Super-“ oder besser „Pseudoelastizität“]
  große Reversibilität = Abgabe geringer Kräfte über einen größeren Zeitraum ohne Nachaktivierung, keine individuellen Biegungen möglich, Löten bzw. Schweißen nicht zulässig)

- Kobalt-Nickel-Chrom-Legierungen
  (in verschiedenen Festigkeitsklassen lieferbar,
  steife Drähte mit niedriger Dehngrenze und Zugfestigkeit
  = gut zu biegen,
  Festigkeitssteigerung durch Wärmebehandlung (Vergüten),
  geringere Bruchgefahr als hochfeste Stahldrähte,
  relativ glatte Oberfläche [geringe Friktion], löt- und schweißbar).

Orthodontisches Bogenmaterial ist als **Rund-** und als **Vierkantdraht** erhältlich. Dies gilt auch für verseilte Drähte, die aus 3–9 sehr dünnen Drähten geflochten sind und mit zunehmender Strähnenzahl an Elastizität gewinnen. Ein geflochtener Draht wirkt daher mit wesentlich geringerer Kraft auf den Zahn ein als ein normaler Rund- bzw. Vierkantbogen der gleichen Dimension.
Normale Rund- und Vierkantbögen aus Stahldraht können individuell aus Stangenmaterial geformt werden. Sie sind aber auch in verschiedenen Größen und Formen als vorgeformte Bögen (z. B. „Broad Arch“, „PAR Arch“, Alexander VSD, „Ortho Form“ u.a.) zu beziehen, die dann noch den individuellen Gegebenheiten angepaßt werden sollten.
Bögen aus Kobalt-Nickel-Chrom-Legierungen werden aus Stangenmaterial geformt.
Verseilte Drähte werden in der Regel in Stangenform geliefert, einige Formen (z. B. Dentaflex, D'rect) sowie alle hochelastischen Drähte aus Nickel-Titan- sowie Beta-Titan-Legierungen stehen in der Regel als vorgeformte Bögen zur Verfügung.
Drahtstärken für festsitzende Apparaturen werden üblicherweise in inch (Zoll) angegeben. Um die Vergleichsmöglichkeiten mit dem bei uns gebräuchlichen metrischen System zu erleichtern, werden in der folgenden Tabelle für die gängigsten Drahtstärken die inch-Werte in mm umgerechnet:

inch	0.015	0.016	0.017	0.175	0.018	0.022	0.025
mm	0,381	0,406	0,432	0,445	0,457	0,559	0,635

Über die in der orthodontischen Behandlung gebräuchlichen **Drahtdimensionen** gibt Tab. 43 Auskunft.

Tabelle 43 Handelsübliche Dimensionen orthodontischer Bogendrähte*
* Markennamen für die verschiedenen Drahtarten:

pseudoelastische Nickel-Titan-Drähte	z. B. Sentaloy, Align TS, Copper NiTi, Rematitan „lite", Orthonol
Nickel-Titan-Drähte	z. B. NiTi, Nitinol, Rematitan
β-Titan-Drähte	z. B. TMA
Co-Ni-Cr- Drähte	z. B. Elgiloy, Flexiloy, Remaloy
verseilte Runddrähte	z. B. Dentaflex,Memoflex,Respond,Triple flex, Twist Flex
verseilte Vierkantdrähte	z. B. Dentaflex, D'rect, Force 9.

Dimensionen (in inch)	Runddrähte					
	Stahl	Ni-Ti	β-Titan	Co-Ni-Cr	verseilt	pseudoelast.
∅ 0.010	+					
∅ 0.012	+	+				+
∅ 0.014	+	+				+
∅ 0.015					+	
∅ 0.0155					+	
∅ 0.016	+	+	+	+		+
∅ 0.017	+					
∅ 0.0175					+	
∅ 0.018	+	+	+	+	+	+
∅ 0.0195					+	
∅ 0.020	+	+		+	+	+
∅ 0.0215					+	

Dimensionen (in inch)	Vierkantdrähte					
	Stahl	Ni-Ti	β-Titan	Co-Ni-Cr	verseilt	pseudoelast.
c 0.016 x 0.016	+	+		+	+	+
c 0.016 x 0.022	+	+	+	+	+	+
c 0.017 x 0.022	+	+		+		
c 0.017 x 0.025	+	+	+	+	+	+
c 0.0175 x 0.0175		+	+			
c 0.018 x 0.018	+	+		+		+
c 0.018 x 0.022	+	+				
c 0.018 x 0.025	+	+		+	+	
c 0.019 x 0.025	+	+	+	+	+	+
c 0.021 x 0.021		+				
c 0.021 x 0.025	+	+	+	+	+	+

Die Vielzahl unterschiedlicher Bogendrähte, die sich in Materialeigenschaften, Dimensionen, Querschnitten und der Drahtart z. T. erheblich unterscheiden, macht eine vergleichende Einschätzung der Kräfte, die von dem aktiven Bogen auf die Zähne ausgeübt werden, nicht einfach. Insbesondere zwischen runden und Vierkantdrähten ist ein exakter Vergleich nicht möglich, da beispielsweise rechteckige Drähte eine Torquewirkung auf die Zähne ausüben, runde jedoch nicht.
Zur ungefähren Orientierung können Tabellen der Drahtsteifigkeit dienen, die es erlauben, die Krafteinwirkung der unterschiedlichen Drähte wenigstens grob miteinander zu vergleichen (z. B. die „Wire Stiffness Chart" der Firma ORMCO, Kap. 5.1 Tab. 39).

5.1-5.13

Auch die von *Droschl* veröffentlichte „Drahtsteifigkeits-Tabelle“, in der die Kraftabgabe eines 0.016 inch starken Stahldrahts in Relation zu anderen Drahtmaterialien, -dimensionen und -querschnitten gesetzt wurde, bietet eine gute Vergleichsmöglichkeit (s. S. 467).

Grundsätzlich ist von folgenden Regeln auszugehen:

1. Dünne Drähte
   - sind elastisch
   - wirken mit geringen Kräften ein
   - lassen umfangreichere Zahnbewegungen zu
   - führen (lenken) nicht so gut.

Diese Drähte werden daher in der Initialphase einer Behandlung (z. B. zur Nivellierung, zur Stellungskorrektur extrem dystopischer Zähne usw.) eingesetzt.

Dicke Drähte
- sind starrer
- wirken mit größeren Kräften ein
- lassen (ohne Schäden zu verursachen) nur geringere Zahnbewegungen zu
- sind zur Führung (Lenkung) besser verwendbar.

Diese Drähte werden daher erst in der mittleren bzw. Endphase einer Behandlung eingesetzt (z. B. zur körperlichen Zahnbewegung, für Wurzelbewegungen, zum Torquen, zur Feineinstellung der Okklusion usw.).

2. Bei gleichem Material bzw. gleichem Umfang sind verseilte Drähte schwächer als runde, diese sind wiederum schwächer als Vierkantdrähte.

3. Bei gleichem Querschnitt nimmt die Steifigkeit der Bögen in der Reihenfolge: Stahldraht
   > β-Titan-Draht
   > Nickel-Titan-Draht ab.

Verseilte Drähte und Bögen aus Nickel-Titan-Legierungen eignen sich aus diesem Grunde besonders gut für die initiale Phase der Nivellierung und groben Zahnbogenausformung.
Unter Nutzung der Materialvorteile der Drähte aus Nickel-Titan bzw. β-Titan-Legierungen, die in fast allen erforderlichen Stärken sowie als Rund- und Vierkantdrähte zur Verfügung stehen, ist es infolge des deutlich erweiterten Arbeitsbereichs dieser Drähte heute möglich, die Zahl der im Verlaufe einer Behandlung benötigten Bögen deutlich zu reduzieren.

5.5.3.2 Bogentypen

Die im Rahmen der orthodontischen Therapie verwendeten Bögen können alle Zahngruppen umfassen - **Vollbogen** - oder nur eine Gruppe von Zähnen - **Teil-** oder **Segmentbogen**.
In der Regel wird der Vollbogen an allen vorhandenen (permanenten) Zähnen fixiert - eventuell unter Ausschluß des 2. Molaren und extrem dystopisch stehender Zähne.

Vor allem im Wechselgebiß ist es jedoch auch möglich, daß ein umlaufender Bogen nur an den Sechsjahrmolaren und den Schneidezähnen fixiert wird (z. B. „Utility“, „Two by four“ [s. S. 503, 504]).
In der klinischen Anwendung wird zwischen aktiven und passiven Bögen unterschieden.
Bei **aktiven Bögen** führt die nach dem Einligieren durch die elastische Deformation des Drahtes entstehende Spannung zu einer Bewegung der Zähne; als **passive Bögen** werden die Bögen bezeichnet, die als Schiene die Zähne entlang des Bogens führen, wobei die für die Bewegung erforderlichen Kräfte durch elastische Hilfsteile (Gummis, Federn etc.) erzeugt werden.

In Zuge der Behandlung - vorzugsweise in der 2. und 3. Phase - kann es vorkommen, daß ein Bogen sowohl aktiv als auch führend verwendet wird. Hierbei wird häufig zu beobachten sein, daß aufgrund der Drahtspannung die Friktion des Bogens in den Brackets so groß ist, daß zunächst nur eine Anpassung der Zahnstellung an die vorgegebene Bogenform, nicht aber ein „Gleiten“ entlang des Bogens erfolgt. Die Funktion als Führungsschiene kann der Bogen dann erst später übernehmen.

Als **Idealbogen** wird der Drahtbogen bezeichnet, der in seiner Form dem idealen Zahnbogen entspricht. In der Regel wird dies in letzter Konsequenz erst der Bogen sein, der in der Endphase einer Behandlung eingefügt wird, wenngleich versucht wird, die Bögen bereits so früh wie möglich entsprechend dieser Idealform zu gestalten.
Kontraktionsbögen dienen im Rahmen der Behandlung von Extraktionsfällen zur Verkürzung des Zahnbogens durch Zurückbewegen der Frontzähne nach Retraktion der Eckzähne in die Extraktionslücken.
Expansionsbögen werden verwendet, wenn ein Zahnbogen in sagittaler oder transversaler Richtung erweitert werden soll.
Zur Reduzierung der auf die Zähne einwirkenden Kräfte und damit des Überlastungsrisikos kann ein gerader Bogen durch Schlaufen (sog. »Loops«) unterbrochen und verlängert werden. Dieser Loopbogen ist auf Grund der langwegigeren Kräfte wesentlich elastischer, so daß er sich zur Bewegung von Zähnen über eine größere Distanz besser eignet als ein starrerer gerader Bogen derselben Dimension.

5.5.4 Ligaturen, Elastics, Federn

Drahtligaturen

dienen zur Befestigung des Bogens in den Brackets.
Sie werden aus weichem Draht (∅ 0,004–0,014 inch) hergestellt.
Zur Fixierung können chirurgische Nadelhalter oder spezielle Spannzangen verwendet werden.
Ziel ist ein möglichst »satter« Sitz des Bogens ohne viel Spiel im Slot (»bracket engagement«).

5.1–5.13

Drahtligaturen werden ferner verwendet

- zum Bewegen von Zähnen gegeneinander (Beispiel: Achterligatur zum Lückenschluß)
- zum Verblocken mehrerer Zähne oder Zahngruppen (Verankerung, Retention) sowie
- zum Distalhalten bzw. Distalziehen eines Bogens mittels einer Ligatur, die zwischen einer Schlaufe im Bogen (»Tie back-Schlaufe«) [Abb. 300] und dem Röhrchen am Molarenband angebracht wird.

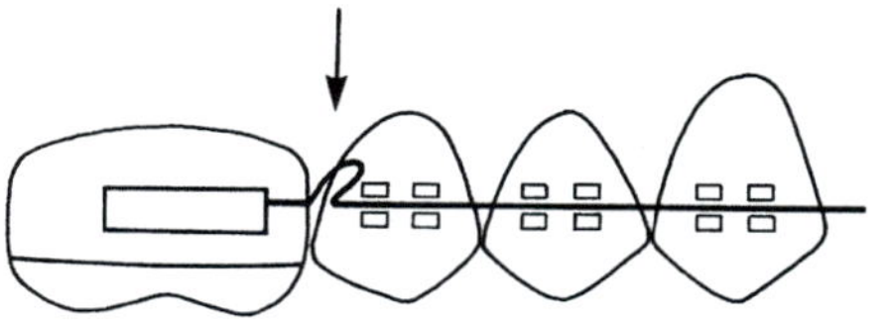

Abb. 300 Tie back-Schlaufe.

Elastische Ligaturen

bestehen aus hochelastischem Gummimaterial, z. T. mit Seide umsponnen. Sie dienen zur Zahnbewegung und können z. B. eingesetzt werden

- zur Einordnung eines verlagerten bzw. dystopisch stehenden Zahnes oder
- zur Rotation von Zähnen durch den elastischen Zug zum Bogen sowie
- zum Lückenschluß mittels einer fortlaufenden Achterligatur.

Alastics

Ringe aus hochelastischem, synthetischen Material, die anstelle von Drahtligaturen zur Befestigung des Bogens im Bracket verwendet werden. Die Fixierung im Bracket (»bracket engagement«) ist dabei nicht so streng wie bei stark angezogenen Drahtligaturen.
In Kettenform oder als Doppelringe lassen sich Alastics infolge ihrer relativ dauerhaften Elastizität auch zur Bewegung von Zähnen (z. B. Lückenschluß, Torsion, Einordnung dystopischer Zähne etc.) verwenden.

Elastics

Gummiringe unterschiedlicher Größe und Stärke.
Die Gummiringe können sowohl intramaxillär (zwischen Zähnen desselben Kiefers) als auch intermaxillär (zwischen Zähnen des Ober- und Unterkiefers) eingehängt werden.
Ihre Verwendung wird in Kapitel 5.6.5 beschrieben.

Druck- und Zugfedern

Die **geschlossene Spiralfeder** (»closed coil spring«) aus federhartem Stahl bzw. einer Beta-Titanlegierung dient zur Mesial- bzw. Distalbewegung von Zähnen entlang eines Bogens. Sie wird mittels einer Ligatur zwischen den Brackets der zu bewegenden Zähne eingehängt.

Die **offene Spiralfeder** (»open coil spring«) aus federhartem Stahl oder einer Beta-Titanlegierung wird zur Lückenöffnung verwandt (s. Abb. 330, S. 528). Diese Druckfeder wird auf einen Führungsbogen (Teil- oder Vollbogen) zwischen zwei Brackets geschoben. Dies geschieht zweckmäßigerweise vor dem Einligieren des Bogens. Die Länge der Feder soll dabei in passivem Zustand um etwa 30 % länger sein als der Interbracketabstand.

Als intermaxillär einzuhängende Federn (z. B. anstelle von Klasse II- bzw. Klasse III-Gummizügen) stehen auch Spiralfedern aus pseudoelastischen Nickel-Titan-Drähten (z. B. Sentaloy) zur Verfügung.

Rotations-, Aufrichte- und Torquefedern

Zum Drehen, Aufrichten und Torquen können dort, wo der Bogen allein nicht effektiv genug wirkt, zusätzliche Federelemente verwendet werden. Diese werden zur gezielten Bewegung einzelner Zähne ergänzend zum Bogen angebracht.

Aufrichtefedern (Abb. 301), Rotationsfedern und Torquefedern (Abb. 302) aus hochelastischem Draht (∅ 0.012–0.016 inch) werden meist als vorgefertigte Produkte bezogen und eingefügt.

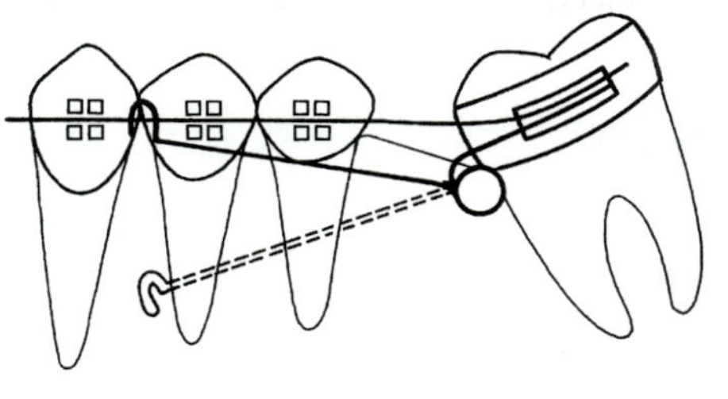

Abb. 301 Aufrichtefeder.

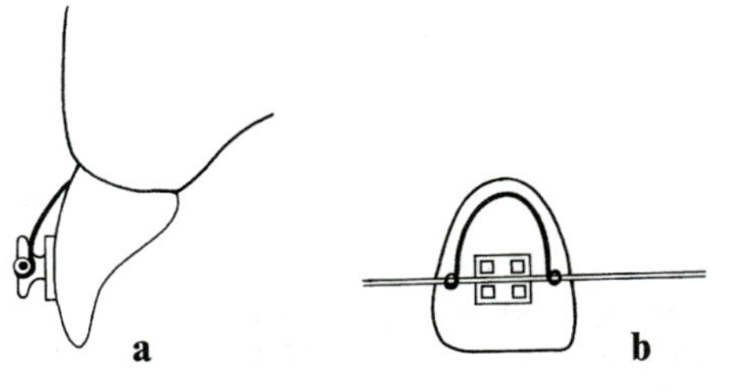

Abb. 302 a und b Torquefeder.

5.1–5.13

5.6 Der „Edgewise“ - Bogen

Die Verwendung von Vierkantbögen (Edgewise-Bögen) in Brackets mit rechteckigem Slot ermöglicht eine kontrollierte Zahnbewegung in jeder gewünschten Richtung.
Unterschiede in der vestibulären Ausladung sowie der transversalen und sagittalen Achsenstellung der Front- und Seitenzähne erfordern bei Behandlung mit einer Standard-Edgewise-Apparatur (d. h. Verwendung normaler Edgewisebrackets ohne programmierte Informationen im Slot) Veränderungen des Drahtbogens, die als Biegungen 1., 2. und 3. Ordnung bezeichnet werden. Diese Biegungen werden weiter unten beschrieben.
Neuere Techniken arbeiten mit Brackets, deren Basen und Slots so gestaltet sind, daß auf Biegungen 1., 2. und 3. Ordnung weitgehend verzichtet werden kann (»Straight-Wire-Systeme«, s. S. 497). Da jedoch in vielen Fällen eine individuelle Anpassung der Bögen erforderlich ist, werden zunächst alle Biegungen beschrieben, die bei der Ausformung eines Bogens von Bedeutung sind, und zwar unabhängig davon, ob sie bei Verwendung von Straight-Wire-Brackets grundsätzlich oder nur im Einzelfall eingebogen werden müssen.

5.6.1 Biegungen 1., 2. und 3. Ordnung

- **Biegungen erster Ordnung** (first order bends) erfolgen in lateraler und horizontaler Richtung oder stellen Biegungen nach innen und außen am Bogen dar (Abb. 303).

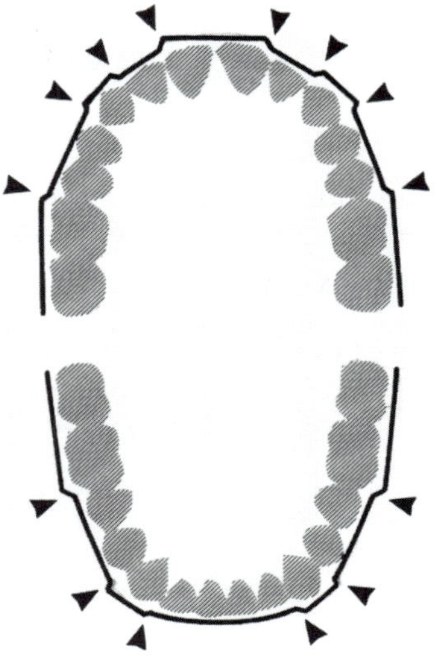

Abb. 303 Biegungen 1. Ordnung (in/out) gleichen bei der Standard-Edgewise-Apparatur die unterschiedlichen Zahndicken aus.

Zu diesen Biegungen zählen:

Inset = ein Versetzen des Bogens nach innen durch Biegung und Gegenbiegung (z. B. zum Ausgleich der geringeren labialen Ausladung der seitlichen oberen Inzisivi).
Offset = ein Versetzen des Bogens nach außen durch Biegung und Gegenbiegung (z. B. zum Ausgleich der nach vestibulär weiter ausladenden Eckzahn- und Molarenkronen).
Toe in = bajonettförmige Abwinkelung des Bogens vor Eintritt in das Molarenröhrchen.
Eckzahnkurvatur = leicht gerundete Bogengestaltung im Eckzahnbereich.

- **Biegungen zweiter Ordnung** (second order bends) sind Biegungen senkrecht zur Bogenebene. Sie verändern die Achsenneigung der Zähne in mesio-distaler Richtung sowie die vertikale Position. Es handelt sich dabei häufig um eine kippende Bewegung (s. Abb. 304).

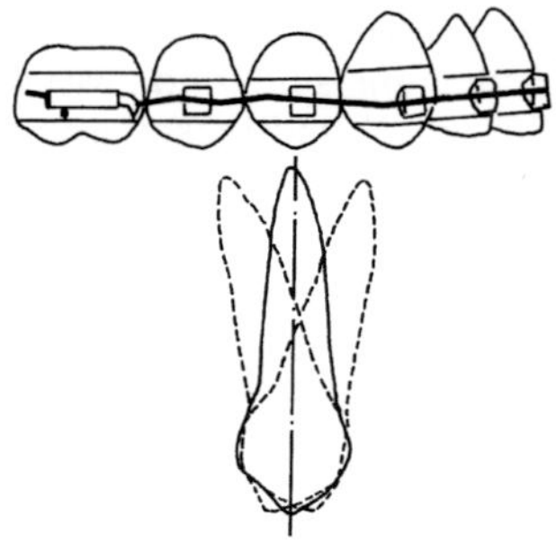

Abb. 304 Biegungen 2. Ordnung verändern bei der Standard-Edgewise-Apparatur die Achsenneigung der Zähne in mesio-distaler Richtung.

Zu den Biegungen zweiter Ordnung gehören:

Gable bends = Giebelbiegungen, welche die Achsenneigung der Front- und Seitenzähne in mesio-distaler Richtung verändern, um auf diese Weise z. B. Zähne aufzurichten (Abb. 305).

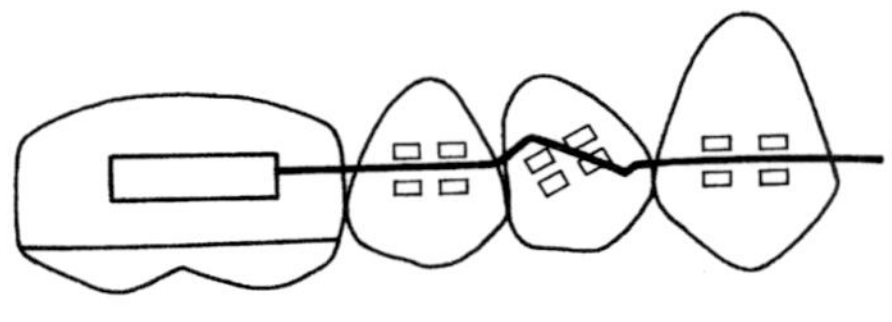

Abb. 305 Gable bends.

Artistics = eine Reihe von Giebelbiegungen in der Front, welche die Achsenstellung in mesio-distaler Richtung optimieren sollen (Abb. 306).

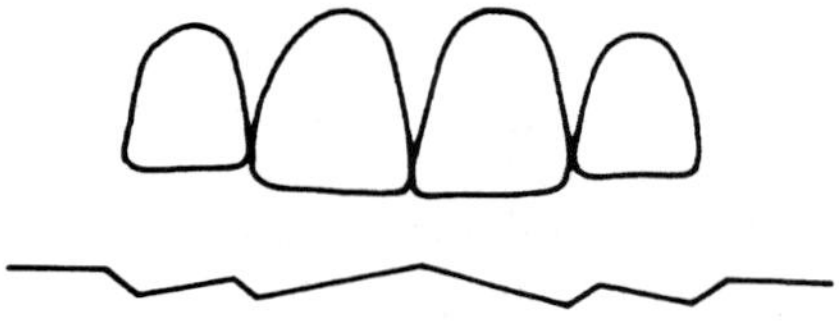

Abb. 306 Artistics.

Tip back = Abknickung des im Molarenröhrchen liegenden Endstücks des Bogens, was zur besseren Verankerung dienen soll (Abb. 307 a).

Step up = Versetzen des Bogens nach oben durch Biegung und Gegenbiegung, zur Verlängerung unterer oder zur Verkürzung oberer Zähne oder zum Ausgleich nicht korrekt positionierter Brackets (Abb. 307 b).

Step down = Versetzen des Bogens nach unten durch Biegung und Gegenbiegung, zur Verlängerung oberer oder zur Verkürzung unterer Zähne oder zum Ausgleich nicht korrekt positionierter Brackets (Abb. 307 c).

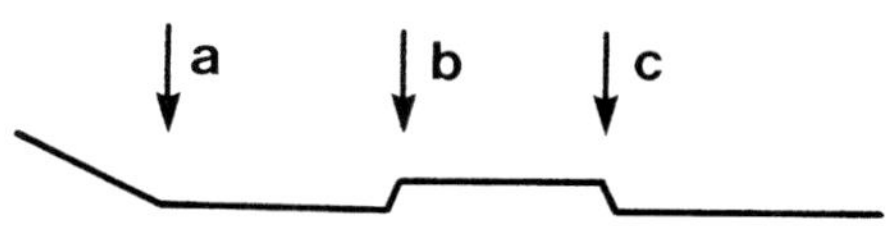

Abb. 307 Tip back-Biegung (a), Step up (b) und Step down (c).

Sweep = Drahtkrümmung im Sinne einer verstärkten Okklusionskurve (Abb. 308), wodurch Seitenzähne in- bzw. extrudiert werden.

»Anti-Spee« = gegenläufige Sweep-Krümmung.

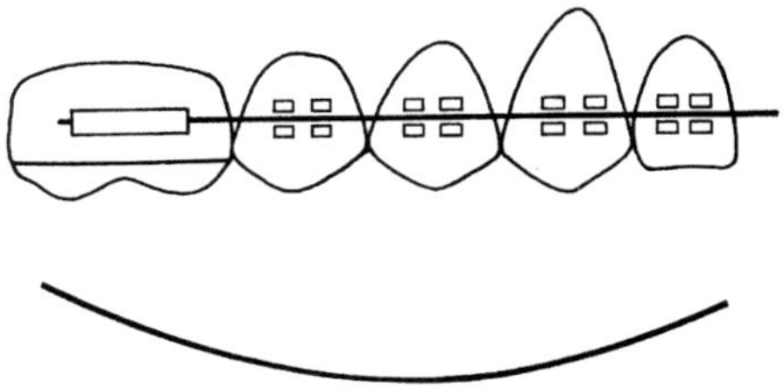

Abb. 308 Sweep.

- **Biegungen dritter Ordnung** (third order bends) sind Torque- oder Verwindungsbiegungen. Als „Torque" wird gewöhnlich das Kraftmoment um eine neutrale Achse bezeichnet. Auf den Vierkantbogen angewendet bedeutet dies, daß eine Verwindung des Bogens beim Einfügen in das Bracket bzw. das vierkantförmige Molarenröhrchen Kippungen der Zähne in vestibulo-oraler Richtung bewirkt, wobei sich der Drehpunkt im Bereich der Zahnkrone befindet (Abb. 309). Bewegt wird also im wesentlichen die Wurzel (nach palatinal bzw. lingual oder nach vestibulär); man spricht daher auch vom palatinalen oder vestibulären Wurzeltorque.

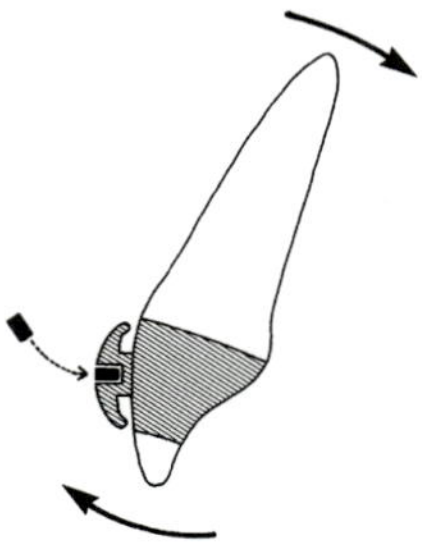

Abb. 309 Biegungen 3. Ordnung (Torquebiegungen) kippen die Zahnwurzeln in vestibulo-lingualer Richtung um einen Drehpunkt im Kronenbereich.

Als „passiven Torque" bezeichnet man die Verwindung des Drahtbogens, die ein spannungsfreies Einfügen des Bogens in die Brackets bzw. Molarenröhrchen erlaubt.
Zur Torquebewegung wird die Verwindung des Bogens verstärkt („aktiver Torque"), der Bogen kann dann nur unter Spannung eingesetzt werden (Abb. 310).

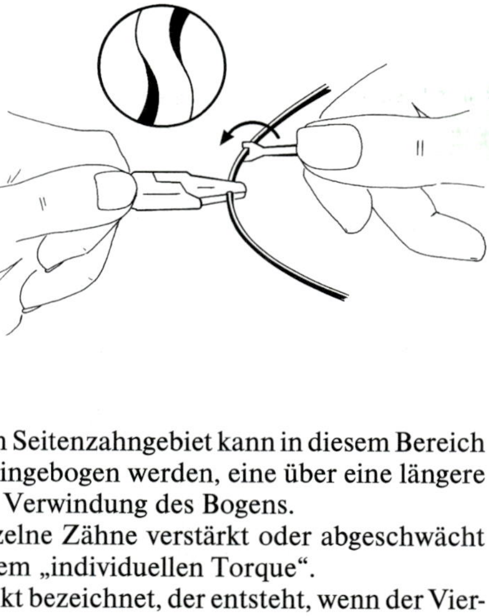

Abb. 310 Ein Wurzeltorque wird bei der Standard-Edgewise-Apparatur durch eine Verwindungsbiegung des (Vierkant-)Bogens erreicht (nach *Ricketts*).

Zur Betonung der Wilsonkurve im Seitenzahngebiet kann in diesem Bereich auch ein „progressiver Torque" eingebogen werden, eine über eine längere Strecke nach distal zunehmende Verwindung des Bogens.
Wird die Torquebiegung für einzelne Zähne verstärkt oder abgeschwächt (Retorque), spricht man von einem „individuellen Torque".
Als „Torqueverlust" wird der Effekt bezeichnet, der entsteht, wenn der Vierkantbogen den Bracketslot nicht vollständig ausfüllt, so daß ein gewisses „Spiel" zwischen Bogen und Slot besteht (Abb. 311). Durch dieses Spiel wird ein Teil der in den Vierkantdraht eingebogenen Spannung nicht genutzt, d.h. der in den Bogen eingebrachte Torquewert wird nicht erreicht. Dieser Effekt ist besonders bei dünnen Vierkantdrähten zu beobachten; er nimmt mit stärkeren Drahtdimensionen ab. So beträgt der Torqueverlust z. B. bei Verwendung eines 0.016″ x 0.016″ Stahldrahtes in einem 0.018″-breiten Slot etwa 8°; steigert man die Drahtstärke auf eine Stärke von 0.017″ x 0.017″, so ist der Verlust nur noch etwa halb so groß. Fügt man in den 0.018″-Slot einen 0.018″ x 0.022″ Stahlbogen ein, so tritt kein Torqueverlust mehr ein; die in den Bogen eingebrachte Verwindung wird voll umgesetzt.

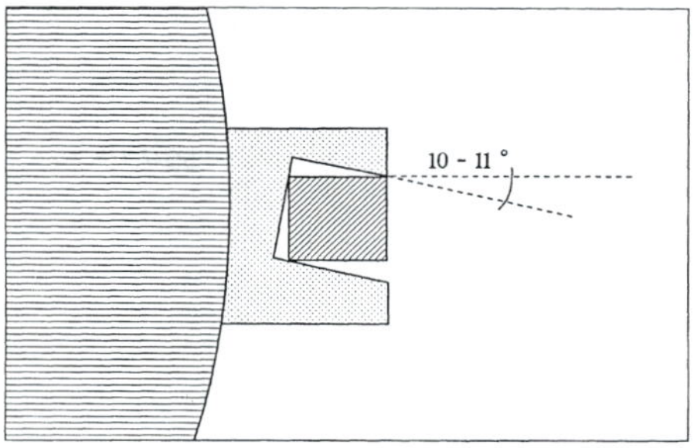

Abb. 311 »Torquespiel«: Ist die Bogendimension geringer als die vertikale Ausdehnung des Bracketslots, füllt der Bogen den Slot nicht voll aus; durch dieses „Torquespiel“ wird ein Teil des eingebrachten Torques nicht wirksam.

Die Biegungen erster Ordnung sind also Seitwärtsbiegungen; die Biegungen zweiter Ordnung sind Kippbiegungen, die Biegungen dritter Ordnung sind Verwindungs- oder Torquebiegungen.
Die in der Endphase einer Behandlung mit Standard-Edgewise-Apparaturen verwendeten Bögen (Idealbögen) müssen alle diese Biegungen berücksichtigen, um die Zähne in eine optimale Position zu bringen.

5.6.2 Das Straight-Wire-Prinzip

Moderne Behandlungssysteme integrieren die Biegungen erster, zweiter und dritter Ordnung in die Brackets (Straight-Wire-Apparatur).
Biegungen erster Ordnung werden durch unterschiedlich dicke Bracketstämme (Distanz zwischen Bracketslot und -Basis) ersetzt (Abb. 312, insbesondere Brackets auf 22 und 23).
Eine distale Verdickung der Molarenbasis entspricht z. B. der sonst erforderlichen Bajonettbiegung in diesem Bereich (Abb. 312, Brackets 26 und 27).

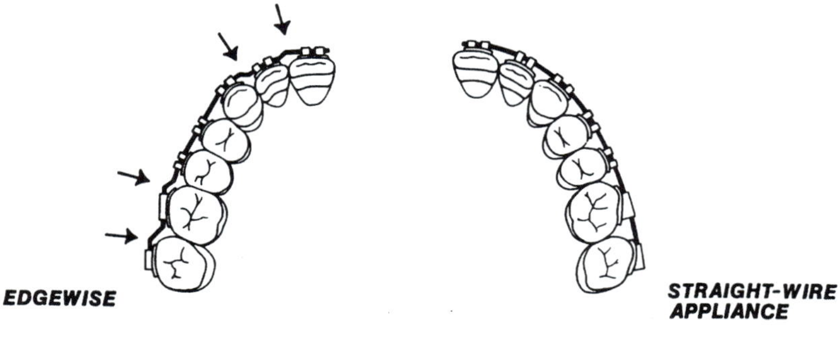

Abb. 312 Bei der Straight-Wire-Apparatur werden die Informationen, die bei der Standard-Edgewise-Apparatur in die Bögen eingegeben werden müssen (Biegungen 1., 2. und 3. Ordnung) weitgehend in die Brackets eingebaut. So werden z. B. die Biegungen 1. Ordnung (in/out) durch unterschiedliche Dicken der Bracketbasen ersetzt (beachte besonders die Differenzen der Bracketbasen des seitlichen Schneidezahnes [dick] und des Eckzahnes [dünn]) (nach *Andrews* [7]).

Biegungen zweiter Ordnung werden bei der Straight-Wire-Apparatur weitgehend dadurch vermieden, daß das Bracket in mesio-distaler Richtung geneigt (anguliert) auf der Basis oder auf dem Band angebracht wird, d.h. daß der Slot zur Zahnachse abgewinkelt ist (Abb. 313).

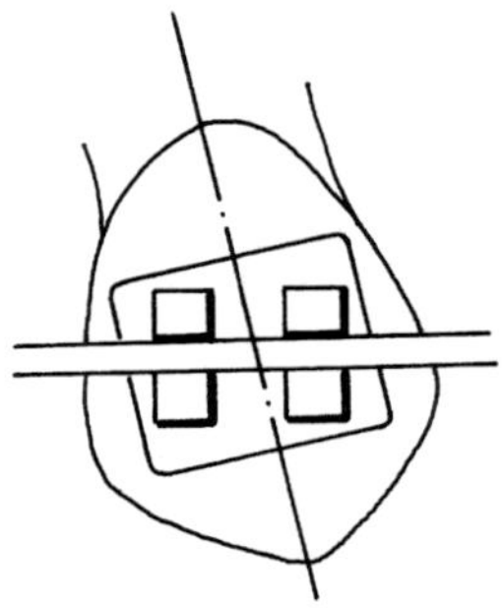

Abb. 313 Die Angulation eines Brackets, d. h. die Abwinkelung des Bracketschlitzes zur Zahnachse, ersetzt weitgehend die Biegungen 2. Ordnung.

Biegungen dritter Ordnung können entweder durch Neigung des Slots in okkluso-gingivaler Richtung erzielt werden (Abb. 314) oder indem das gesamte Bracket eine Neigung zu seiner Basis erhält, d.h. getorquet wird. Durch den Einbau der erforderlichen Informationen in die Brackets kann bei der **Straight-Wire-Apparatur** auf Biegungen 1., 2. und 3. Ordnung weitgehend verzichtet werden, was die Verwendung eines »geraden« Bogens (straight wire) erlaubt und die Behandlung ökonomischer gestaltet. Neben der Zeitersparnis beim Biegen ist als weiterer Vorteil der Straight-Wire-Apparatur hervorzuheben, daß die Zähne nicht durch unvermeidbare Differenzen der Bögen beim Übergang von einem auf den nächst stärkeren Bogen hin- und herbewegt werden.

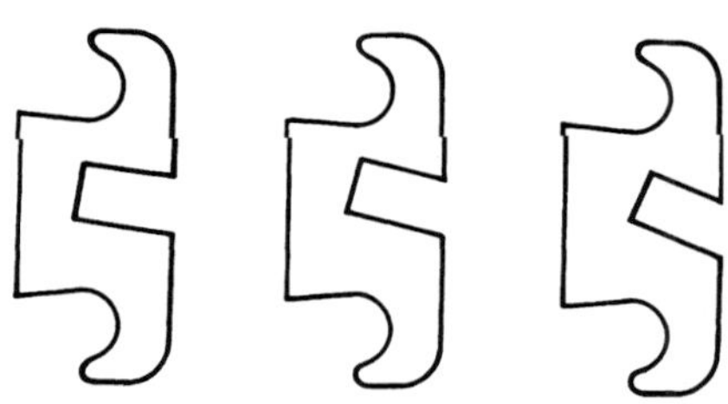

Abb. 314 Unterschiedliche Neigungen des Bracketschlitzes (Slot) zur Bracketbasis bzw. zur Zahnoberfläche erzielen beim Einligieren eines geraden Vierkantbogens einen unterschiedlichen Torque und sollen so Biegungen 3. Ordnung weitgehend ersetzen können.

Ergänzende individuelle Biegungen sind jedoch in den meisten Fällen unerläßlich, so daß die Zahl der Biegungen zwar reduziert werden kann, jedoch ein gänzlicher Verzicht meist nicht möglich ist.
Auch erscheint der Hinweis wichtig, daß Straight-Wire-Apparaturen nur scheinbar einfach zu handhaben und daher für den Anfänger besonders geeignet sind; richtig ist vielmehr, daß zu ihrer Anwendung alle im Standard-Edgewise-System verwendeten Biegungen beherrscht werden müssen, da eine uniforme Bogengestaltung mit für alle Patienten gleicher, normierter Zahnbogenform, gleichen Torque- und Angulationswerten etc. den patientenspezifischen morphologischen und funktionellen Gegebenheiten

nicht gerecht werden kann, so daß eine individuelle Anpassung in den meisten Fällen unerläßlich ist.

So kann es beispielsweise notwendig sein, bestimmte, in die Brackets bzw. Röhrchen eingegebene Werte (Angulation, In/Out-Biegungen, Toe in usw.) zu verstärken oder abzuschwächen. Besonders kritisch ist eine »Einheitsgestaltung« in Hinsicht auf die Achsenstellung der Frontzähne zu werten, da die Umsetzung des im Bracket vorgesehenen Torquewertes u. a. von der vertikalen Position des Brackets, der Kronenmorphologie (Krümmung der Labialfläche), der Dysgnathie und der Art der Therapie (z. B. Extraktion oder Erweiterung) abhängig ist. Zwar werden von verschiedenen Autoren für diese Fälle Bracketsysteme mit unterschiedlichen Torquewerten empfohlen, jedoch bedürfen auch diese noch der individuellen Anpassung. Außerdem hat der Behandler die Wahl zwischen einer Vielzahl unterschiedlicher Systeme, deren Vorgaben auf Grund differierender »Behandlungsphilosophien« z. T. extrem voneinander abweichen. So werden z. B. für die oberen mittleren Schneidezähne Torquewerte zwischen +7° und +22°, für die unteren Eckzähne Torquewerte zwischen +7° und -11° sowie für die ersten Prämolaren im Unterkiefer zwischen 0° und -17° angegeben (s. Tab. 44), wobei jeder Autor seine Werte für optimal hält. Allerdings wird der direkte Vergleich der Torque- und Angulationswerte dadurch erschwert, daß von den Autoren teilweise unterschiedliche Beurteilungskriterien angewendet werden. 5.1-5.13

Tabelle 44 Torquewerte verschiedener Straight-Wire-Systeme für die Front- und Seitenzähne des Ober- und Unterkiefers

(0.018″ - [#bzw. 0.0185″-] Slot)
(+ = lingualer/distaler Wurzeltorque, - = vestibulärer/mesialer Wurzeltorque)
[Quelle: Katalog der Firma Dentaurum]

Oberkiefer	1	2	3	4	6	7
Alexander	+15°	+7°	-3°	-7°	-10°	-10°
Andrews	+7°	+3°	-7°	-7°	-10°	-10°
Burstone	+15°	+7°	-7°	-7°	-10°	-10°
Hasund	+22°	+14°	-2°	-11°	-10°	-10°
Hilgers #	+22°	+14°	+7°	-7°	-10°	-10°
Ricketts (Non-Ex) #	+22°	+14°	+7°	0°	0°	0°
Ricketts (Ex) #	+22°	+14°	+7°	0°	0°	0°
Roth	+11°	+7°	-2°	-7°	-10°	-10°

Unterkiefer	1	2	3	4	6	7
Alexander	-5°	-5°	-7°	-11°	-25°	-25°
Andrews	0°	0°	-11°	-17°	-25°	-25°
Burstone	0°	0°	-11°	-11°	-25°	-25°
Hasund	0°	0°	-11°	-11°	-25°	-25°
Hilgers #	0°	0°	+7°	-11°	-25°	-30°
Ricketts (Non-Ex) #	0°	0°	+7°	0°	-25°	-30°
Ricketts (Ex) #	0°	0°	+7°	-7°	-25°	-30°
Roth	0°	0°	-11°	-17°	-25°	-30°

5.6.3 Die verschiedenen Bögen der Edgewise-Apparatur

5.6.3.1 Bogenmaterial/vorgeformte Bögen

In der initialen Behandlungsphase werden zum Nivellieren im allgemeinen Bögen aus flexiblem verseilten Drahtmaterial (Stangen bzw. vorgeformte Bögen) oder dünnere, vorgeformte Bögen aus Speziallegierungen (Nickel-Titan oder β-Titan) verwendet. Diese Drähte haben den Vorteil, daß sie selbst bei stärkerer Verformung (durch ausgeprägte Dystopien) über einen längeren Zeitraum nur schwächere Kräfte abgeben. Umfangreichere, individuelle Biegungen sind jedoch nicht möglich (und in der Regel auch nicht notwendig).

Werden **verseilte Drähte aus Stangenmaterial** verwendet, läßt sich die ungefähre Länge am Modell ausmessen. Der Draht wird sodann im Molarenröhrchen (oder endständigen Bracket) der einen Seite fixiert, in alle Brackets eingefügt, ggf. durch das Molarenröhrchen der anderen Seite geschoben und dahinter mit einem Distal-End-Cutter (s. Abb. 341, S. 531) abgekniffen. Um ein Wegspringen des distalen Drahtrestes und eine Verletzung des Patienten zu vermeiden, sollte diese Zange eine Fangvorrichtung besitzen.
Für den Fall, daß bei dem Patienten bereits ein Bogen eingefügt war, kann dieser als Maß für die Länge des zweiten Bogens verwendet werden.
Ein ähnliches Vorgehen empfiehlt sich bei dem Einbringen von (Nivellierungs-) **Bögen aus Nickel-Titan oder β-Titan-Legierungen**. Auch hier läßt sich der (vorgeformte) Bogen auf seine ungefähre Länge am Modell kürzen. Beim Kürzen und Einligieren ist unbedingt darauf zu achten, daß die Mittelmarkierung dieser vorgeformten Bögen exakt mit der jeweiligen Kiefermitte übereinstimmt.

Mit weiterem Fortgang der Behandlung, spätestens in der Kontraktions- und Justierungsphase (s. S. 516), werden starrere, größer dimensionierte Vierkant- (Stahl-) Bögen eingefügt, die individuell gebogen werden. Hierzu können entweder Drahtstangen oder vorgeformte Bögen verwendet werden, die den individuellen Erfordernissen anzupassen sind.

5.6.3.2 Der Idealbogen

Als Zielvorgabe für die Bögen in fortgeschrittenen Behandlungsphasen ist der Idealbogen anzusehen, welcher der idealen Zahnbogenform entsprechen soll, und der bei Verwendung von Standard-Edgewise-Systemen alle Biegungen erster, zweiter und dritter Ordnung (s. Kap. 5.6.1) bzw. bei Verwendung von Straight-Wire-Brackets ggf. ergänzende individuelle Biegungen enthält.

Werden keine vorgeformten Bögen verwendet, sollte die Ausformung einer gleichmäßigen Frontzahnrundung des Vierkantbogens mit einem Bogenformer (s. Abb. 359, S. 534) erfolgen, um eine in dieser Biegephase nicht erwünschte Verwindung des Drahtes zu vermeiden. Zur Korrektur der Frontzahnrundung vorgeformter Bögen kann eine *De La Rosa*-Biegezange (s. Abb. 340, S. 531) verwendet werden.
Das anschließende Einbiegen von In- und Offset, Toe in, Giebelbiegungen, Artistics usw. – z. B. mit einer *Angle*-Bogenbiegezange (s. Abb. 334, S. 530) –

wird durch Markierungen auf dem Bogendraht erleichtert, die im Munde mit Fett- oder Markierungsstiften angebracht werden können. Von besonderer Bedeutung ist eine Markierung der Bogenmitte, die mittels Markierungsstift oder einer Feile auf der Drahtoberseite angebracht werden sollte, um ein korrektes und seitengerechtes Einfügen des Bogens sicherzustellen (bei vorgeformten Bögen ist eine Markierung durch den Hersteller üblich).
Zur symmetrischen Gestaltung eines Bogens können Vorlagen mit aufgedrucktem Koordinatensystem („symmetry chart“) dienen. Eine exakte Auflage auf diese Karten setzt voraus, daß der dem Zahnbogen angepaßte Idealbogen nach Anbringen der Biegungen erster Ordnung auf der Vorlage plan aufliegt.
Bei der notwendigen Harmonisierung des oberen und unteren Idealbogens sind beide Bögen so aufeinander abzustimmen, daß sie weitgehend kongruent sind. Der Oberkieferbogen ist lediglich etwas ausladender (insbesondere in der Region der Schneide- und Eckzähne).
Im Anschluß daran erfolgt - falls erforderlich - das Einbiegen des Torques im Frontbereich und des progressiven Torques im Seitenzahnbereich (Biegungen 3. Ordnung) sowie der Biegungen 2. Ordnung (Sweep, Artistics). Dabei ist darauf zu achten, daß der Torque auf der rechten und linken Bogenseite gleich groß ausfallen soll.
Die gleichmäßige vertikale Krümmung im Seitenzahnbereich (Sweep) wird von Hand eingebogen, für die meisten übrigen Biegungen eignet sich die oben erwähnte Biegezange.
Wirkt im Idealbogen ein aktiver palatinaler Frontzahntorque, so ist auf jeden Fall ein Umbiegen des Drahtes distal vom Röhrchen des ersten (bzw. zweiten) Molaren erforderlich, um ein Ausweichen des Bogens und eine konsekutive Protrusion der Frontzähne zu vermeiden. Die Zahnachsenwinkel der Inzisivi entsprächen zwar nach dieser Behandlung auch dem therapeutisch eingestellten Wert, die Zähne stünden dann jedoch in einer in der Regel nicht erwünschten Anteposition.

Detaillierte Anweisungen zum Biegen von Bögen sind den einschlägigen Lehrbüchern (z. B. von *Graber/Swain* [51], *Hasund* [61], *Ricketts* [121], *Sergl* [148], *Tweed* [168], *Wilson* [173] u. a.) zu entnehmen.

5.6.3.3 Der Führungsbogen

In der Führungsphase (s. S. 515) wird ein dem Idealbogen soweit wie möglich angepaßter Bogen verwendet, der im wesentlichen dazu dient, unter Führung am Bogen die Zähne - insbesondere die Eckzähne - in ihre korrekte (in der Regel neutrale) Okklusionsstellung zu bewegen. Diese Aufgabe stellt sich vor allem bei Extraktionsfällen, etwa nach Extraktion der ersten Prämolaren.
Um ein möglichst friktionsfreies Gleiten der Zähne zu ermöglichen, darf der Bogen nicht zu dick sein; anderenfalls muß er starr genug sein, um durch die zur Zahnbewegung angewandten Kräfte nicht verbogen zu werden. So kommen als Führungsbögen im 0,018″-Slot z. B. Stahlbögen der Dimensionen 0.016″ ∅, 0.016″ x 0.016″ oder 0.016″ x 0.022″ zur Anwendung. Erforderlichenfalls kann der Bogen mit Tie back-Schlaufen (s. Abb. 315, S. 502) versehen werden.

5.6.3.4 Der Kontraktionsbogen

Insbesondere im Rahmen einer Extraktionstherapie stellt sich nach Retraktion der Eckzähne die Aufgabe, die entstandenen Lücken zwischen seitlichen Schneidezähnen und Eckzähnen durch Retraktion des Frontsegments zu schließen. Mit diesen relativ starren Bögen wird auch der geplante Frontzahntorque weitgehend eingestellt. Zum Zurückbewegen des (z. B. mit Ligaturen) blockartig zusammengefaßten Frontsegmentes können sog. Closing-Loops dienen (s. Abb. 317, S. 506), die beiderseits zwischen den seitlichen Schneidezähnen und den Eckzähnen eingebogen werden.

Zum Biegen kann eine *Angle*-Drahtbiegezange verwendet werden. Es ist darauf zu achten, daß die Schlaufe direkt distal vom Schneidezahnbracket ansetzt, damit zum Lückenschluß nach distal noch genügend Platz vorhanden ist und die Schlaufe dabei nicht gegen das Eckzahnbracket stößt und die Bewegung so behindert oder unmöglich macht.
Eine Aktivierung der Closing-Loops ist mit einer *How*- oder *Weingart*-Zange (s. Abb. 345 bzw. 354, S. 532, 533) möglich, indem der Drahtbogen etwa 2–3 mm durch das Molarenröhrchen gezogen und direkt hinter dem Röhrchen nach gingival umgebogen wird. Alternativ kann die Retraktion des Frontsegments und die Aktivierung der Closing-Loops auch durch Anligieren von Tie back-Schlaufen geschehen, die mesial vom Molarenröhrchen in den Bogen eingebogen sind (Abb. 315). Auch hier ist darauf zu achten, daß diese Schlaufen ausreichenden Abstand zum Molarenröhrchen wahren, damit die Aktivierung nicht behindert wird.

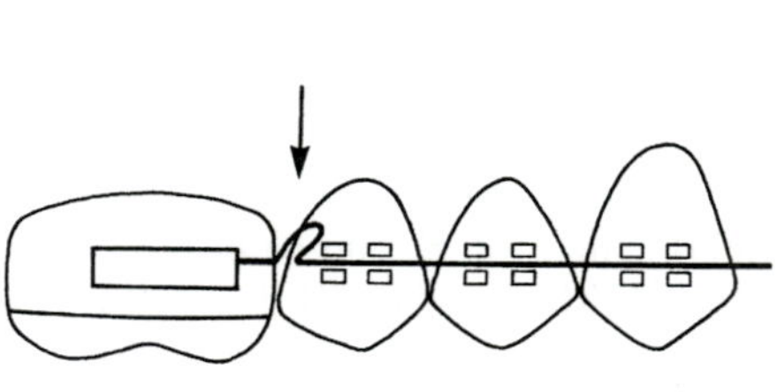

Abb. 315 Tie back-Schlaufen dienen zum Anligieren des Bogens an das Molarenröhrchen; hierdurch wird der Bogen nach distal gezogen bzw. zumindest ein Vorgleiten des Bogens verhindert.

5.6.3.5 Expansionsbögen

Die sagittale Erweiterung (Verlängerung) des Zahnbogens wird im allgemeinen mit einem Rundbogen bzw. einem Vierkantbogen mittlerer Stärke (0.016″ x 0.016″ oder 0.016″ x 0.022″) durchgeführt, der mit offenen Vertikalschlaufen oder Omegaloops versehen ist und unter Spannung einligiert wird.
Damit der Bogen nicht nach distal ausweicht, kann er mit Stopschlaufen vor den Molarenröhrchen versehen werden.
Zur sagittalen Erweiterung eignen sich ferner Spiralfedern (»Open coil springs«, s. Abb. 330, S. 528), die über den Bogen geschoben und unter Spannung zwischen zwei Brackets einligiert werden.

5.1–5.13

Zur transversalen Erweiterung sind kräftigere Stahlbögen erforderlich (z. B. ∅ 1,1 mm fh), wenn diese Expansion nicht mit geeigneten Zusatzgeräten der festsitzenden Systeme, z. B. Headgear (S. 536), Palatal bar (S. 483), Lipbumper (S. 484), Quadhelix (S. 608), erfolgt.
Diese starren Expansionsbögen entsprechen in ihrer Form dem Innenbogen des Headgears. Sie werden - wie der Headgearbogen - in die entsprechenden Röhrchen der Bänder auf den 1. Molaren geschoben, sind mit Stops oder Schlaufen vor den Molaren versehen und verlaufen zervikal vom normalen Bogen.
Ein (leichtes) Erweitern dieses starren Bogens führt über die transversale Positionsänderung der 1. Molaren und in Kombination mit einem alle Zähne einschließenden, dünneren und elastischeren Bogen zu einer transversalen Erweiterung des Zahnbogens.
Ein Abwinkeln der Bogenenden im Verhältnis zur Einschubrichtung der Molarenröhrchen erlaubt auch eine Rotation der betreffenden Zähne.

In ähnlicher Weise können kräftige Stahlbögen auch als sog. **Kompressionsbögen** zur Verschmälerung eines Zahnbogens eingesetzt werden.

5.6.3.6 Der Utility-Bogen

ist lediglich an den Sechsjahrmolarenbändern bzw. den Schneidezahnbrackets fixiert und spart dabei den Bereich der Stützzonen aus. Er verläuft im Stützzonengebiet - ca. 5 mm nach gingival versetzt - im Vestibulum (Abb. 316), um ein Verbiegen des Drahtes durch die seitens der Okklusion einwirkenden Kräfte zu vermeiden.

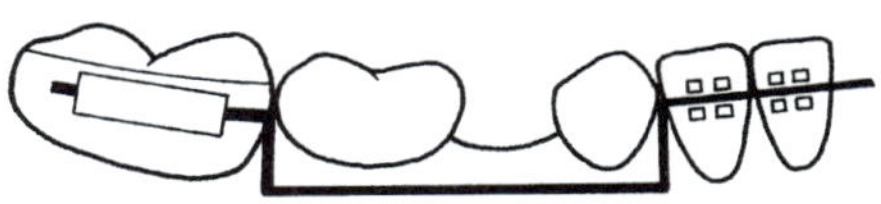

Abb. 316 Utility-Bogen.

Der aus der *Ricketts*-Technik stammende Bogen wird gern in der zweiten Phase des Zahnwechsels verwendet und dient z. B. zur Intrusion (und Protrusion) der Schneidezähne, zur Ausrichtung der Front, zum Aufrichten und Rotieren der Molaren sowie - auch als Verankerungshilfe - zum Einbringen eines bukkalen Wurzeltorques der Molaren. Eine Einbeziehung der Eckzähne ist durch das Anbringen elastischer Ligaturen möglich.
Ein wichtiger Anwendungsbereich des Utility-Bogens ist die Intrusion (und das Torquen) der Oberkieferfront im Rahmen der Frühbehandlung des Deckbisses, wodurch der Unterkiefer sich häufig aus einer Zwangslage befreien läßt.

Der meist aus 0.016″ x 0.016″ oder 0.016″ x 0.022″ Kobalt-Nickel-Chrom-Draht (z. B. „Elgiloy“ [blue oder yellow]) hergestellte Utility-Bogen wird zunächst zweidimensional, d.h. in einer Ebene, gebogen.
Direkt vor dem Röhrchen des ersten Molaren knickt der Draht rechtwinklig nach zervikal ab; nach etwa 5 mm erfolgt ein weiterer rechtwinkliger Knick nach mesial. Den Bereich der Stützzonen umgeht der Bogen im Vestibulum, steigt in Höhe des Interdentalraums zwischen Eckzahn und seitlichem Schneidezahn wieder auf das Niveau der Bracketslots an und biegt distal vom seitlichen Inzisivus rechtwinklig in den gerade verlaufenden labialen Bogenteil ab. Während sich zum Biegen der rechtwinkligen Knicke eine gerade *How*-Zange eignet, kann die Rundung des Frontzahnbogens und die ggf. erforderliche leichte Krümmung im Seitenzahnbereich mit einer *De La Rosa*-Zange eingebogen werden.
Häufig wird im Frontsegment ein geringer Torque eingebracht. Die Stützzonensegmente stehen zum Schutz der Gingiva etwas ab, ggf. kann das Risiko einer Verletzung der Gingiva und einer Einlagerung dieses Bogenteils in dieselbe durch einen über den Draht gezogenen Kunststoffschlauch gemindert werden. Im Bereich des Sechsjahrmolaren wird üblicherweise in den Bogen ein bukkaler Wurzeltorque von etwa 45° eingebogen (zur Verhinderung einer hierdurch möglichen Lingualneigung des Molaren muß der Bogen im Molarenbereich um etwa 10 mm expandiert werden). Der endständige Bogenteil erhält ferner eine Toe in-Biegung von 30°–45° (nach lingual) sowie eine Tip back*-Biegung gleicher Größe eingebogen (* in Fällen eines offenen Bisses ist ein Tip forward erforderlich).
Die Aktivierung eines Utility-Bogens kann mittels einer *Aderer*zange im Mund erfolgen.

5.6.3.7 Der »Two by four – Bogen«

verläuft als gerader Bogen von Sechsjahrmolar zu Sechsjahrmolar, wobei lediglich die beiden 1. Molaren mit Bändern und die vier Inzisivi mit Brackets versehen sind. Er hat einen ähnlichen, wenn auch deutlich eingeschränkteren Anwendungsbereich wie der Utility.

5.6.3.8 Der Overlaybogen

Ein Overlaybogen wird zusätzlich zu einem Basisbogen einligiert und verläuft (huckepack) über dem (steiferen) ersten Bogen. Er dient zur vertikalen bzw. horizontalen Bewegung einzelner Zähne bzw. Zahngruppen. Da die vom Overlaybogen erfaßten Zähne im allgemeinen in ihrer Position deutlich vom (ansonsten nivellierten) Zahnbogen abweichen, empfiehlt sich die Verwendung sehr elastischen Drahtmaterials (0.014″ oder 0.016″ NiTi, z. B. Sentaloy), so daß durch den Zusatzbogen nur schwache, kontinuierliche Kräfte abgegeben werden. Der Overlaybogen wird nach Einsetzen des Basisbogens auf diesen aufgesetzt und mit Stahlligaturen fixiert.

Zur Intrusion von Frontzähnen kann - z. B. alternativ zum Utility-Bogen - ein Intrusions-Overlaybogen verwendet werden, der in der Nivellierungsphase zusätzlich zum Nivellierungsbogen eingesetzt wird. Die Nivellierung erfolgt dann beispielsweise mit einem alle Zähne umfassenden (0.014″) Nitinolbogen, zu dem zusätzlich ein Overlaybogen (z. B. aus 0.016″ x 0.022″ TMA-Draht) eingefügt wird, der in den (zweiten) Molarenröhrchen und im Frontbereich mit lockeren Ligaturen an dem Nivellierungsbogen fixiert ist. Die Aktivierung des Intrusions-Overlaybogens erfolgt durch (20-30°) Tip back-Biegungen vor den Molarenröhrchen.

5.6.3.9 Loops (Schlaufen)

Schlaufen im geraden Bogen - sog. Loops - erlauben vielfältige Zahnbewegungen in vertikaler und horizontaler Richtung, wie etwa die Einordnung verspätet oder extrem dystopisch durchbrechender Zähne, Rotationen, die Korrektur von Zahnkippungen usw.; außerdem unterbrechen und verlängern sie den Bogen und dienen so dazu, die auf die Zähne einwirkenden Kräfte und damit das Überlastungsrisiko zu reduzieren. Loopbögen werden daher gern in der Initialphase einer orthodontischen Behandlung eingesetzt. Bei sog. Multiloop-Bögen wird immer dort eine Schlaufe eingebogen, wo Kontaktpunkte einzelner Zähne nicht übereinstimmen.
Je länger die Schlaufen sind, desto elastischer wird der Bogen. Die Länge eines Loops kann bei gleicher Drahtlänge durch Einarbeiten von helixförmigen, kleinen Schlaufenbiegungen reduziert werden, um auf diese Weise Druckstellen im Vestibulum zu vermeiden und den sonst sehr flexiblen Loop in seiner Lage zu stabilisieren.
Als Vorteile von Loopbögen werden die schonenden, langwegigen Kräfte, geringere Expansion und Lückenbildung sowie der vergrößerte Arbeitsbereich hervorgehoben. Nachteilig wirken sich Loops insofern aus, als sie die Mundhygiene deutlich erschweren, häufig zu Druckstellen an der Gingiva führen, einen erheblich höheren Zeitaufwand beim Biegen benötigen und in ihrer Wirkungsweise mitunter schwerer zu überschauen sind.

Als Loopformen werden beispielsweise verwendet:

a) Vertikalloops
erhöhen durch Verlängerung des Bogens dessen Elastizität; sie sind geeignet für Bewegungen in vestibulo-lingualer Richtung, zur Öffnung bzw. zum Schließen von Lücken („Closing-Loop", s. Abb. 317), zur Retraktion von Eckzähnen oder als Kontraktionsloop (Abb. 318) in Extraktionsfällen.
Vertikalloops können in offener oder geschlossener Form (Abb. 319 a-c) gebogen werden. Aus mechanischen Gründen sollen sie möglichst so konstruiert werden, daß ihre Aktivierung durch Komprimieren erfolgt. Dies geschieht z. B. beim Aktivieren eines (geschlossenen) Closing-Loops, wenn der Bogen zur Retraktion des Frontsegments durch das Molarenröhrchen nach distal gezogen und hinter dem Röhrchen abgeknickt wird (Abb. 317 a).

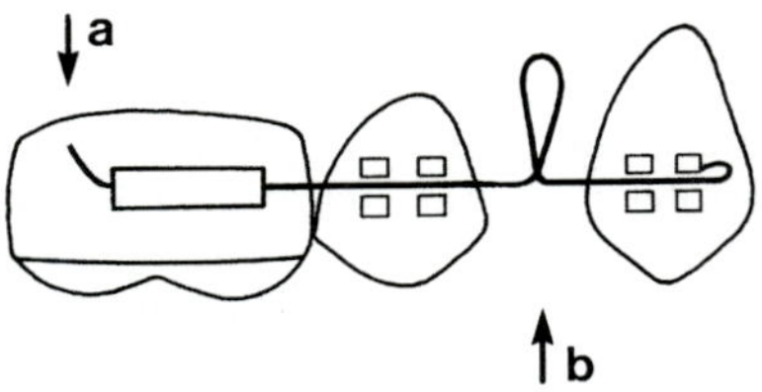

Abb. 317 Closing-Loop. Die Aktivierung der Schlaufe zur Distalisation des Eckzahns (Pfeil b) erfolgt durch Retraktion des Bogens und Umknicken des distalen Bogenendes hinter dem Molarenröhrchen (Pfeil a).

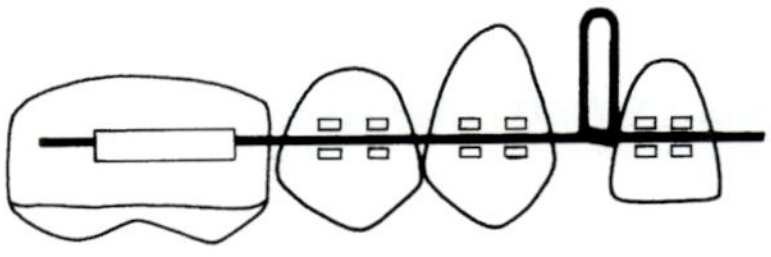

Abb. 318 Kontraktionsloop zur Retraktion der Front nach Distalisation des Eckzahnes.

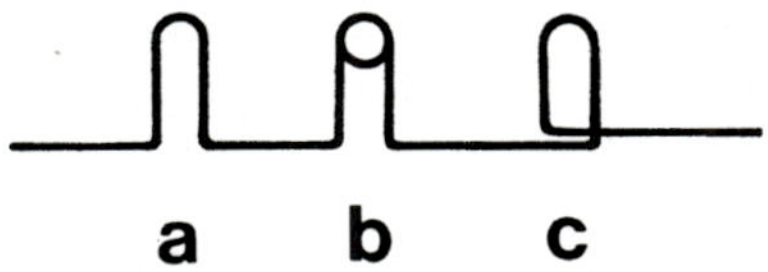

Abb. 319 Vertikalloops
a) offen
b) mit Helix
c) geschlossen.

b) Bull-Loops
(Abb. 320 a) sind Kontraktionsschlaufen, die in Aussehen und Funktion den Closing-Loops entsprechen.

c) Omega-Loops
(Abb. 320 b) können den Vertikalloops zugerechnet und z. B. zur Öffnung von Lücken verwendet werden.

d) Horizontalloops
erhöhen die Elastizität des Bogens und bewegen Zähne in vertikaler Richtung, d. h. sie erlauben eine Verlängerung bzw. Verkürzung einzelner Zähne. Typische Formen sind die Boot- und die T-Loops (Abb. 321 a–d)

e) Box-Loops
= Schachtelloops (Abb. 320 c) sind zur Korrektur von Zahnkippungen, wie etwa zum Aufrichten einzelner Zähne in geschlossener Zahnreihe, sowie zur Torsion von Zähnen zu verwenden.

f) Doppel-Delta-Loops (Abb. 320 d)
sind elastische Schlaufen, die sowohl als Closing-Loop Verwendung finden können als auch – mit unterschiedlich langen Schenkeln – zum vertikalen Niveauausgleich zwischen einzelnen Zähnen oder Zahnsegmenten benutzt werden.

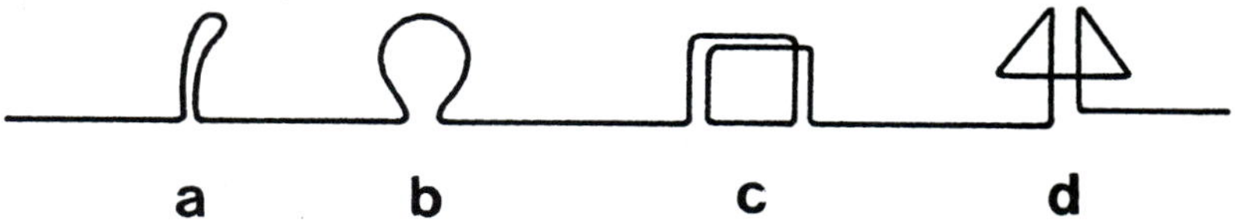

Abb. 320 a) Bull-Loop
b) Omega-Loop
c) Box-Loop
d) Doppel-Delta-Loop.

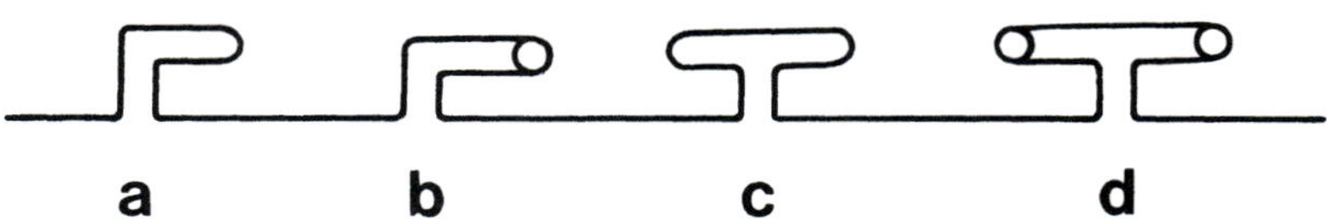

Abb. 321 Horizontalloops
a) und b) Boot-Loop ohne und mit Helix,
c) und d) T-Loop ohne und mit Helix.

Beim Biegen der Loopbögen sollte beachtet werden, daß durch die Schlaufenbiegungen häufig etwa doppelt so viel Draht verbraucht wird wie für einen einfachen Bogen. Bei Bemessung der vertikalen Ausdehnung der Schlaufen, die im Oberkiefer ca. 8-12 mm, im Unterkiefer ca. 6-8 mm lang sein sollten, ist zu bedenken, daß eine Verlängerung zwar die Elastizität des Bogens steigert, die Mundhygiene aber erschwert und das Risiko von Schleimhautirritationen erhöht. Der Durchmesser der Loops wird im Oberkiefer mit ca. 2,5 mm, im Unterkiefer mit ca. 2 mm angegeben.
Bei benachbart liegenden Loops sollten die Schneckenschlaufen (Helix) nicht immer in die gleiche Richtung, sondern abwechselnd nach innen bzw. nach außen gebogen werden.
Zum Biegen von Loopbögen können eine *Angle*-Drahtbiegezange (Light-Wire-Zange, s. Abb. 334, S. 530) oder eine Schlaufenbiegezange (s. Abb. 351, S. 532) verwendet werden. Ein Wachsabdruck des Zahnbogens erleichtert das Biegen in bezug auf die korrekten Abstände der verschiedenen Loops.
Ein Multiloopbogen wird zunächst zweidimensional gebogen; erst nach Einbiegen aller Schlaufen im richtigen Abstand wird er der Zahnbogenform angepaßt (z. B. mit einer *De La Rosa*-Zange).

5.6.4 Mögliche Nebenwirkungen von Bögen

Beim Einfügen eines aktiven Bogens sollte der Behandler die reziproke Belastung aller Zähne durch den Bogen stets beachten, um unerwünschte Nebenwirkungen vermeiden zu können.

Als Beispiele für das Gesetz „actio = reactio" sind anzuführen:

- Bereits beim Einfügen des ersten Bogens in der Nivellierungsphase (am Behandlungsbeginn) kann es zu einer Lückenbildung sowie zu einem Protrudieren der Frontzähne kommen.
  Während ein Protrudieren der Inzisivi beim Steilstand erwünscht ist, muß diese Bewegung bei anteinkliniert stehenden Schneidezähnen nach Möglichkeit verhindert werden. Besonders kritisch ist ein Ausweichen der unteren Inzisivi nach labial bei einem Kreuzbiß in der Front.
  Vermeiden läßt sich dieser unerwünschte Nebeneffekt durch Abknicken des Bogens hinter dem Molarenröhrchen, wenn das Drahtmaterial diesen Knick zuläßt (also z. B. nicht bei verseilten Drähten), im Oberkiefer kann zusätzlich der Einsatz eines Headgears erwogen werden.
- Einen protrudierenden Effekt auf die Frontzähne kann man auch bei der Intrusion beobachten; ggf. ist diese Nebenwirkung durch gegenläufige Torquebiegungen auszugleichen.
- Bei Torquebiegungen im Frontbereich kann eine Palatinal- bzw. Lingualbewegung der Wurzel durch die Kompakta gebremst werden, so daß die Kronen nach labial ausweichen. Dies kann durch eine stabile Molarenverankerung und Festligieren von Tie back-Schlaufen bzw. Umbiegen des Bogens hinter den Molarenröhrchen verhindert werden.
- Eine im Zuge von Torquebiegungen in der Front zu beobachtende Extrusion dieser Zähne läßt sich durch Anbringen einer Tip back-Biegung vermeiden.
- Torquebiegungen im Seitenzahnbereich können sich aufgrund des Widerstandes des kompakten Knochens auch auf die Zahnbogenbreite auswirken. So kann ein lingualer Wurzeltorque zu einer Verbreiterung, ein bukkaler Wurzeltorque hingegen zu einer Verschmälerung des Zahnbogens führen, was sich durch geeignete Zusatzgeräte (z. B. Palatal bar, Lingualbogen etc.) verhindern läßt.
- Reziproke Auswirkungen auf die Frontzähne sind auch bei der Retraktion der Eckzähne zu erwarten; sie lassen sich vermeiden, wenn das Zurückbewegen der Canini mittels Teilbogen erfolgt.
- Beim Einfügen eines geraden Bogens in einen Zahnbogen mit ausgeprägter Okklusionskurve kommt es sowohl zu einer z. T. gegenläufigen Belastung der Frontzähne, der Zähne im Stützzonenbereich wie auch der Molaren.

  So werden in diesem Fall im Oberkiefer z. B. die Prämolaren im Sinne einer Intrusion, die Molaren und Frontzähne im Sinne einer Extrusion belastet.
  Im Unterkiefer hingegen hätte der gerade Bogen eine intrudierende Wirkung auf Molaren und Frontzähne, während die Prämolaren extrudiert würden (Abb. 322).

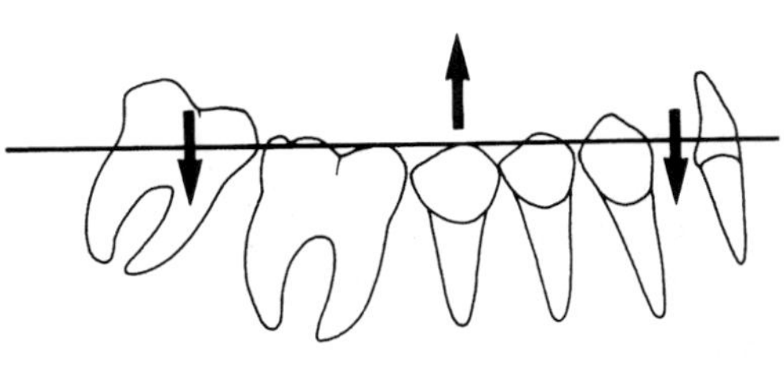

Abb. 322 Bei ausgeprägter Okklusionskurve führt das Einligieren eines geraden Bogens zu einer Intrusion der unteren Frontzähne und Molaren, während die Prämolaren extrudiert werden.

- Ein ähnlicher, lokal begrenzter Effekt des Bogens ist zu beobachten, wenn ein Zahn aktiv verlängert oder verkürzt werden soll; auch hier kommt es zu einer reziproken Belastung der Nachbarzähne mit dem Risiko einer (unerwünschten) gegenläufigen Bewegung (Abb 323).

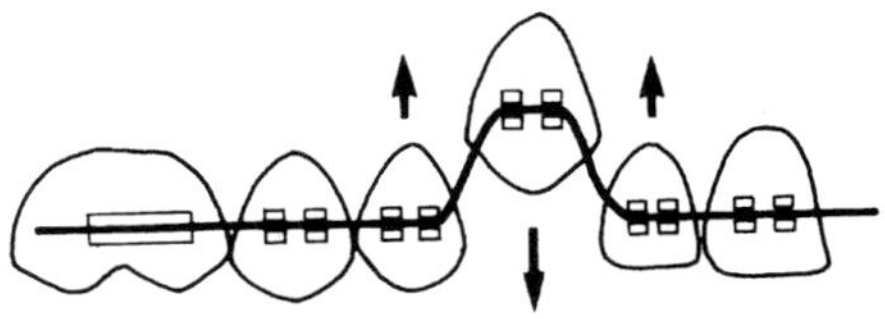

Abb. 323 Beim Einordnen eines hochlabial durchbrechenden Eckzahnes werden die Nachbarzähne reziprok belastet.

- Wird ein Drahtbogen in Relation zum Zahnbogen zu groß bzw. zu klein gewählt und wird sein Gleiten in den Brackets bzw. Röhrchen nicht verhindert (z. B. durch eine Tie back-Schlaufe, eine Stopschlaufe, einen Bajonettknick o. ä. vor bzw. eine Abknickung hinter dem Molarenröhrchen), so weicht ein zu kleiner Drahtbogen nach vorne aus, was zu einer Protrusionswirkung in der Front und zu einer Lingualbewegung der Seitenzähne führen kann (Abb. 324). Ein zu großer Bogen hat eine gegenteilige Wirkung: die Frontzähne erfahren eine Belastung nach lingual, die Seitenzähne nach bukkal (Abb 325).

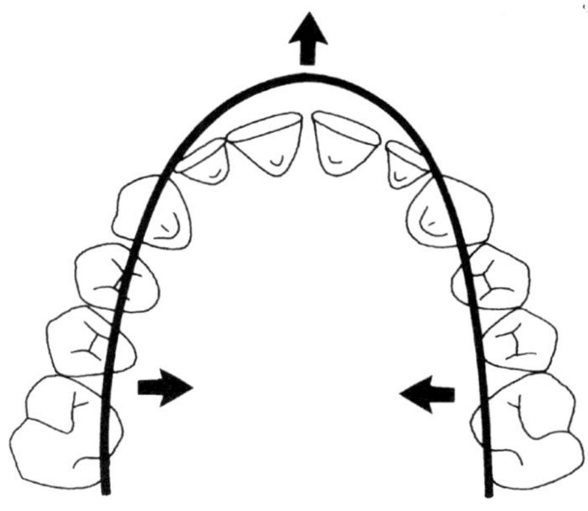

Abb. 324 Ein zu kleiner Drahtbogen kann zu einer transversalen Reduzierung des Zahnbogens im Molarenbereich und zu einer Protrusion der Front führen.

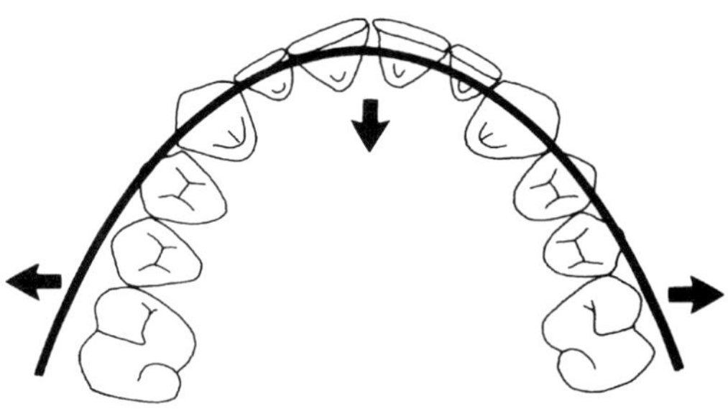

Abb. 325 Ein zu großer Drahtbogen kann zu einer Verbreiterung des Zahnbogens im Molarenbereich und zu einer Retrusion der Front führen.

- Die unterschiedlichen Auswirkungen zentrischer oder exzentrischer Abknickungen im Bogen lassen sich besonders deutlich bei großen Interbracketabstand studieren (s. Abb 326 a/b).

  Liegt der Knick in der Mitte zwischen beiden Brackets (a), werden die der Lücke benachbarten Zähne gleichartig belastet; sie kippen (zumindest bei ähnlichen Verankerungswerten) gleichmäßig aufeinander zu. Wird der Bogen exzentrisch abgeknickt (b), hat dies eine deutlichere Zahnkippung und Extrusion am kurzen Bogenteil zur Folge.

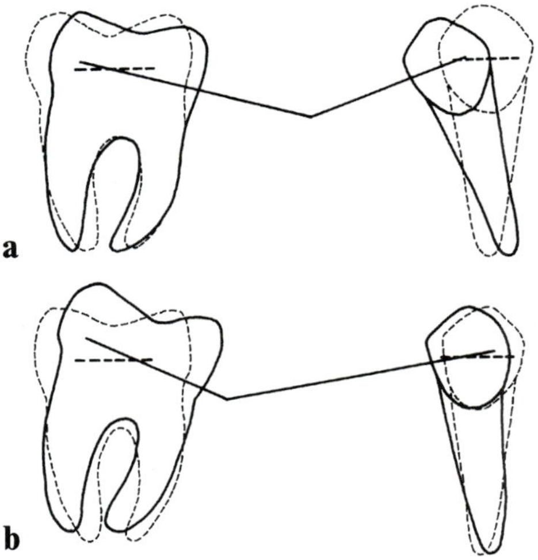

Abb. 326 Unterschiedliche Auswirkung einer zentrischen oder exzentrischen Abknickung eines Bogens bei großem Interbracketabstand.

5.6.5 Die Verwendung von Elastics

Elastics (Gummiringe) stehen in unterschiedlicher Größe

- z. B. 1/8 - 3/16 - 1/4 - 5/16 - 3/8 - 1/2 - 5/8 - 3/4 inch -

und unterschiedlicher Stärke

- intraoral z. B. light = 2 oz = 60 g,
  medium = 3 oz = 85 g,
  heavy = 4,5 oz = 130 g,
  extra heavy = 6 oz = 170 g

zur Verfügung.
Die Gummiringe können sowohl intramaxillär (zwischen Zähnen desselben Kiefers) als auch intermaxillär (zwischen Zähnen des Ober- und Unterkiefers) eingehängt werden.

Elastics werden z. B. verwendet :

- zur Korrektur eines offenen Bisses im Front- oder Seitenzahnbereich (s. Abb. 327 c)

5.1–5.13

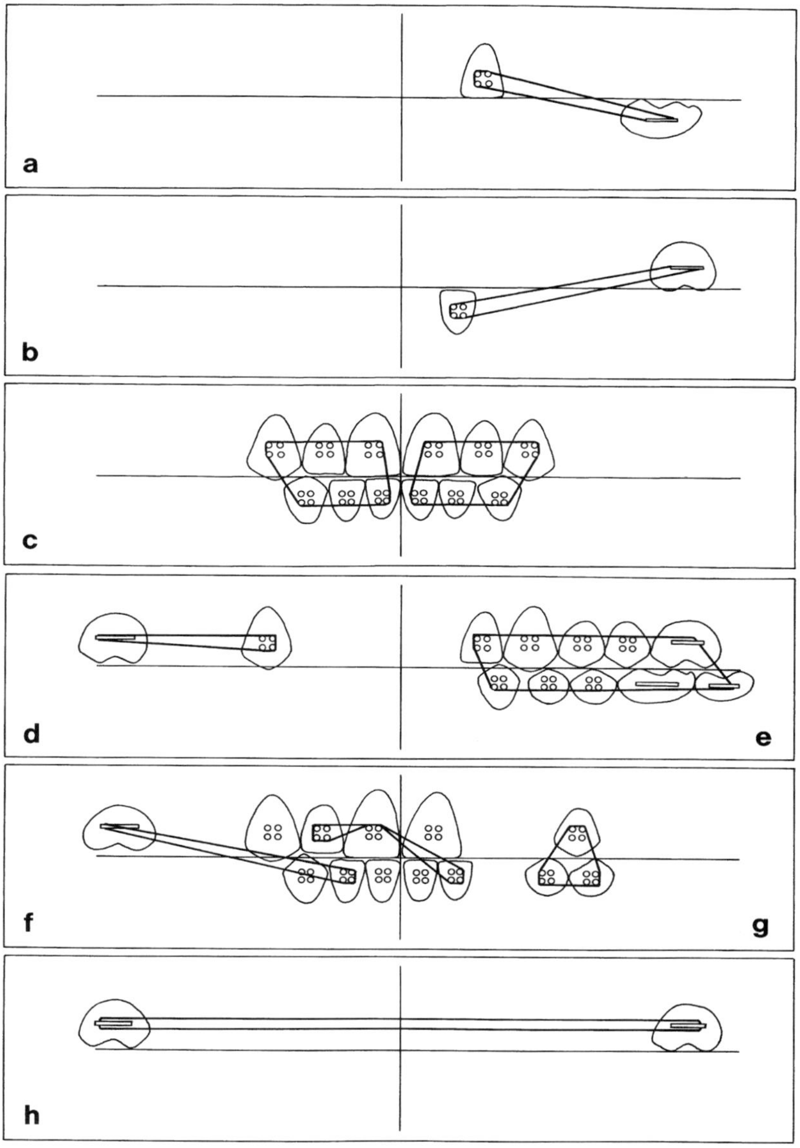

Abb. 327 a bis h Einsatzbereich von Elastics für verschiedene orthodontische Aufgaben
a) Klasse II-Elastics
b) Klasse III-Elastics
c) Elastics zum Schließen eines frontal offenen Bisses
d) Klasse I-Elastics zur sagittalen Bewegung von Seitenzähnen
e) Elastics zum Schließen eines seitlich offenen Bisses
f) Elastics zur Korrektur einer Mittellinienverschiebung
g) Elastics zur Vertikalbewegung einzelner Seitenzähne
h) Elastics zwischen 16 und 26 zum kurzfristigen Schließen kleinerer Lücken im Zahnbogen (z. B. nach Entfernen der Bänder).

- zur Korrektur eines tiefen Bisses durch aktive Elongation der Seitenzähne, in beiden Fällen kann die Bewegung durch Einfügen einer Platte mit seitlichem bzw. frontalem Aufbiß unterstützt werden
- zur intermaxillären Abstützung
- zur Mittellinienkorrektur (Abb. 327 f)
- zur Beseitigung eines Kreuzbisses oder einer Bukkalokklusion („criss - cross"-Gummiringe, s. Abb. 333, S. 529) sowie
- zum dentoalveolären, gegenläufigen Ausgleich einer distalen oder mesialen Okklusion als sog. Klasse II- oder Klasse III-Gummizüge (Abb. 327 a/b), die aufgrund der intermaxillären Wirkung sowohl eine Mesial- bzw. Distalbewegung der oberen und unteren Seitenzähne als auch (insbesondere bei noch vorhandenem Wachstum) eine Lageänderung der Mandibula bewirken.

  Als Nebeneffekt der Klasse II- bzw. Klasse III-Gummizüge wird - insbesondere bei kurzen, schrägen Zügen - eine Extrusion der entsprechenden Front- und Seitenzähne, zum Teil mit Neigung der Okklusionsebene, beobachtet. Eine Verlängerung der oberen Front bei Verwendung von Klasse II-Gummizügen ist besonders ungünstig, wenn bei ohnehin sehr kurzer Oberlippe die gesamte Labialfläche der oberen Inzisivi in den sichtbaren Bereich bewegt wird (»gummy smile«).

  Eine Aufhebung dieser unerwünschten vertikalen Kräfte ist z. B. durch die zusätzliche Anwendung eines High pull-Headgears, durch einen direkten Headgear mit J-Hooks (s. Abb. 374, S. 544) oder durch Einbiegen eines Sweeps bzw. einer Tip back-Biegung in den Bogen (s. S. 495) möglich.

  Die Kombination von Klasse III-Gummizügen, Headgear und sog. Gleithaken (»sliding yokes«) wird gern zur Distalisation von Molaren verwendet. Die Gleithaken bestehen dabei aus einem Drahtstück mit zwei runden, endständigen Schlaufen.

Einhängen lassen sich die Gummiringe sowohl zwischen Häkchen, Knöpfchen o. ä., die an den Brackets bzw. Bändern angebracht sind, auch können die Bracketflügel, Rotationsflügel, Molarenröhrchen, Bogenenden, Schlaufen im Bogen, aufgeschraubte Häkchen bzw. Gleithaken sowie spezielle, verstärkte Ligaturen (z. B. *Kobayashi*-Ligaturen) als Einhängepunkte verwendet werden.

Die Gummiringe erleiden im Gegensatz zu den relativ dauerelastischen Alastics einen raschen Spannungsverlust (knapp die Hälfte in 24 Stunden), so daß sie dem Patienten zum Wechseln in ausreichender Zahl mitgegeben werden müssen. Die Ringe sollten mindestens einmal täglich erneuert werden.

Einsatzbereiche für Gummiringe unterschiedlicher Größe und Stärke ergeben sich bei folgenden kieferorthopädischen Aufgaben (s. Abb. 327 a– h):

Anomalie (therapeutische Aufgabe)	empfohlene Elastics
Klasse II (a)	1/4″, 4½ oz (heavy) oder 3½ oz (medium)
Klasse III, normal (b)	1/4″, 3½ oz (medium)
bei deutlicher Mikrognathie	1/4″, 4½ oz (heavy)

5.1–5.13

frontal offener Biß (c)	1/4″, 4½ oz (heavy) oder 3½ oz (medium)
Klasse I [intramaxillär] (d)	abhängig von der Distanz der zu bewegenden Zähne
seitlich offener Biß (e, g)	1/4″, 4½ oz (heavy) oder 3½ oz (medium)
Mittellinienkorrektur (f)	1/4″, 4½ oz (heavy) oder 3½ oz (medium)
Aufrichtung unterer Molaren und Kontrolle der unteren Front	1/4″, 3½ oz (medium) (+ High pull- Headgear)
Kreuzbißüberstellung bzw. Korrektur einer Bukkalokklusion	3/16″, 4½ oz (heavy)
kurzfristige Retention [Oberkiefer] (h)	3/4″, 2 oz (light)
Verlängerung von Einzelzähnen in der Endphase	3/16″, 3½ oz (medium)

5.7 Die Behandlungsphasen

Die Behandlung mit der Edgewise-Technik läßt sich in fünf Phasen einteilen:

1. Nivellierungsphase
2. Führungsphase
3. Kontraktionsphase
4. Justierungsphase
5. Retentionsphase.

Behandlungsschwerpunkte, vorzugsweise verwendete Drahtarten und -stärken sowie die ungefähre Dauer der einzelnen Phasen sollen im folgenden kurz beschrieben werden.

- 1 -

In der **Nivellierungsphase** erfolgt ein Ausgleich der Zahnpositionen in der vertikalen und horizontalen Dimension sowie eine Korrektur stark rotierter Zähne – d. h. eine grobe Korrektur der Zahnbogenform.
Engstände werden weitgehend aufgelöst, dystopisch stehende Zähne in den Zahnbogen eingeordnet. Ggf. erfolgt auch eine Korrektur von Okklusionsstörungen, wie Kreuzbiß, Bukkalokklusion etc.
Die Bracketslots werden in dieser Phase etwa auf die gleiche Höhe eingestellt. Mit diesen Bewegungen werden die Voraussetzungen geschaffen, in

der nächsten Phase auf starrere, lenkende Bögen überzugehen, die dann in zunehmendem Maße auch die Koordination der oberen und unteren Zahnbogenform übernehmen.
Die Dauer der Nivellierungsphase wird in der Regel mit 4-6 Monaten anzusetzen sein.
Um bei erheblichen Niveauunterschieden das Auftreten unerwünscht großer Kräfte zu vermeiden, stehen folgende Hilfsmittel zur Verfügung:
- verseilte Drähte (s. Werkstoffe, S. 467 und Bogenmaterial, S. 487)
- hochelastische Drähte aus speziellen Legierungen (z. B. Nickel-Titan, β-Titan) sowie
- Stahldrähte, deren Flexibilität durch das Einbiegen von Loops vergrößert wird.

Als initiale Bögen werden meist verseilte, weichelastische Drähte (z. B. Wildcat, D'rect, Twistflex etc.) eingefügt. Diese Drähte - im allgemeinen Stahldrähte - sind in unterschiedlichen Dimensionen sowohl als rundgeflochtene als auch in Vierkantform erhältlich. Bei ihrem Einsatz ist zu beachten, daß sie in Abhängigkeit von der Strähnenzahl, der Dimension, der Form und dem Material einen unterschiedlichen Elastizitätsgrad aufweisen.
Durch die Entwicklung neuer Drahtmaterialien (z. B. pseudoelastischer Drähte aus Nickel-Titan-Legierungen) ist es möglich geworden, auch solche Runddrähte in der Initialphase einer kieferorthopädischen Behandlung zu verwenden, da sie in bezug auf Steifigkeit, Elastizität und (sanfte) Kraftabgabe den verseilten Drähten entsprechen bzw. sogar z. T. überlegen sind.
Die Auswahl des in der Anfangsphase verwendeten Drahtmaterials richtet sich nach seinen mechanischen Eigenschaften und den therapeutischen Gegebenheiten. Vor allem bei deutlichen Abweichungen von der erstrebten Zahnbogenform (z. B. Außenstand, deutliche vertikale Stellungsabweichungen) sollte darauf geachtet werden, daß anfangs möglichst geringe, gleichbleibende Kräfte auf die Zähne einwirken. Dies erreicht man beispielsweise mit dünnen, verseilten Bögen (z. B. Twistflex ∅ 0.015″, Respond ∅ 0.0175″ o. ä.) oder durch entsprechend dimensionierte Nickel-Titan-Bögen (z. B. NiTi ∅ 0.014″ bzw. 0.016″). In besonders ausgeprägten Fällen einer Dystopie kann es sinnvoll sein, einzelne Zähne in der Initialphase nicht sofort voll einzuligieren.
Sind die Abweichungen der Zähne von der beabsichtigten Zahnbogenform hingegen nur gering, können in der Nivellierungsphase auch stärkere Drähte (z. B. NiTi ∅ 0.018″, ▭ 0.016″ x 0.016″, TMA ∅ 0.016″, D'rect ▭ 0.016″ x 0.022″) zur Anwendung kommen.
Nicht in allen Fällen wird eine orthodontische Behandlung mit festsitzenden Apparaturen durch Einfügen eines alle Zahngruppen umfassenden (Voll-) Bogens begonnen. So kann es z. B. sinnvoll sein, zunächst nur Teilbögen bzw. Zusatzgeräte einzufügen, um vor der kompletten festsitzenden Apparatur zunächst Teilaufgaben zu lösen und damit u. a. die Behandlungszeit unter Vollbebänderung zu reduzieren.

Als Beispiele einer sinnvollen Vorbehandlung sind zu nennen:

- der Einsatz eines Headgears bzw. eines Lipbumpers zur Distalisation von Molaren

5.1-5.13

- die transversale Erweiterung des oberen Zahnbogens mittels einer forcierten Gaumennahterweiterung oder einer Quadhelix-Apparatur (s. Abb. 435, S. 608)
- das Offenhalten von Lücken, z. B. mit einem Lingualbogen (s. Abb. 296, S. 483)
- die Intrusion und Aufrichtung von Schneidezähnen mit einem Utility-Bogen (s. Abb. 316, S. 503)
- die Überstellung eines frontalen Kreuzbisses mit einem Bogen, der nur die 1. Molaren und die vier Schneidezähne einbezieht (»two by four«)
- die Retraktion von Eckzähnen oder die Aufrichtung von Seitenzähnen mit Teilbögen u.v.a.

Bereits bei der Ausformung des Zahnbogens in dieser 1. Behandlungsphase kann es - z. B. bei der Auflösung eines frontalen Engstandes - zu einem Protrudieren der Schneidezähne kommen. Dies kann erwünscht sein, etwa beim Deckbiß, bei Retroinklination der Front, bei einer Mikrognathie etc.; das Labialkippen der Inzisivi kann aber auch ein negativer Nebeneffekt sein, wenn z. B. die Fronten bereits anteinkliniert stehen oder die unteren Frontzähne bei progener Verzahnung nicht weiter nach labial bewegt werden dürfen.
Ist dieses Protrudieren nicht erwünscht, sollte es durch geeignete Maßnahmen, wie Einfügen eines Headgears oder eines Lipbumpers, Tie back-Biegungen (im Stahlbogen) u. a. verhindert werden.
In Extraktionsfällen kann es aus diesen Gründen angebracht sein, zunächst ohne Einfügen einer Apparatur eine gewisse Auflockerung der engstehenden Front abzuwarten (sog. »Driftodontics«), um erst später den ersten, nivellierenden Bogen einzufügen.
Zahnbewegungen entlang der Bögen sind in der ersten Behandlungsphase im allgemeinen nicht möglich, da die dünnen, flexiblen Drahtbögen als Führungsbogen ungeeignet sind.

- 2 -
Schwerpunkte in der 2. Behandlungsphase, der **Führungsphase,** sind die Ausformung und Koordinierung der Zahnbögen.

Zu diesen Aufgaben gehören
- der endgültige vertikale Bißausgleich, d.h. das Erreichen eines korrekten vertikalen Überbisses durch Bißhebung, Korrektur eines offenen Bisses und/oder Ausgleich einer zu stark ausgeprägten Okklusionskurve (ggf. mit Überkorrektur zum Ausgleich des häufig auftretenden Rezidivs),
- die Korrektur von Kreuzbissen und anderen Fehlokklusionen, falls noch nicht geschehen,
- die grobe Einstellung einer regelrechten Verzahnung sowie
- ggf. die Mittellinienkorrektur.

Eine weitere wesentliche Aufgabe, die in der 2. Behandlungsphase gelöst werden soll, ist - vor allem in Fällen mit Extraktionstherapie - die **Retraktion der Eckzähne** (in der Regel in die Extraktionslücken der 1. Prämolaren). Dabei sollen die Extraktionslücken komplett geschlossen, die Eck-

zähne in neutrale Verzahnung eingestellt werden. Die oberen und unteren Eckzähne sollen dabei so weit retrahiert werden, daß ausreichend Raum für die Ausformung und korrekte Achseneinstellung der Frontzähne vorhanden ist.
In dieser Phase ist die Verankerungsproblematik besonders zu beachten (s. S. 482).
Wünschenswert wäre es, im Zuge der Führungsphase auch die angestrebte Achsenstellung der Front (Torque) weitgehend einzustellen.
Die meisten dieser Maßnahmen setzen einen genügend starren Bogen voraus, andererseits darf die Retraktion der Eckzähne nicht durch eine zu starke Friktion des Bogens im Bracket verhindert werden. Daher werden in der zweiten Behandlungsphase im allgemeinen Rundbögen (z. B. 0.016″ Stahl) oder dünnere Vierkantbögen (z. B. 0.016″ x 0.016″/0.016″ x 0.022″ Stahl im 18er-Slot-System bzw. 0.017″ x 0.025″ im 22er-Slot-System) verwendet.
Die Distalisation der Eckzähne erfolgt unter Führung des Bogens mittels intra- oder intermaxillären Gummizügen, Retraktionsfedern, Gummiketten u. a.. Zur Retraktion werden häufig auch Teilbögen (Segmentbögen) eingesetzt.
Okklusale Hindernisse, welche die Distalisation der Eckzähne behindern können, lassen sich durch die Eingliederung einer Aufbißplatte ausschalten.
Eine Distalkippung der Eckzähne im Laufe der Retraktion kann nicht immer vermieden werden; sie ist bei flexibleren Bögen und größerem Interbracketabstand besonders ausgeprägt. Die Aufrichtung gelingt nach erfolgter Retraktion mittels Federn oder „Gable bends“ (s.S. 494, Abb. 305).

- 3 -

In der **Kontraktionsphase** erfolgt die Korrektur der sagittalen Frontzahnstufe sowie das Schließen der häufig noch vorhandenen Lücken zwischen den Eckzähnen und den seitlichen Schneidezähnen.
Es ist dabei sinnvoll, die Segmente mittels fortlaufender Ligaturen blockartig zusammenzufassen und darauf zu achten, daß der erreichte Torque bei der Retraktion des Frontsegments nicht verloren geht. Sollte die endgültige Achsenneigung der Schneidezähne bis dahin noch nicht erreicht worden sein, ist sie spätestens am Ende der Kontraktionsphase exakt einzustellen.
Zur Retraktion des Frontsegments lassen sich im 18er-Slot-System 0.016″ x 0.022″ oder 0.017″ x 0.022″ Stahlbögen bzw. im 22er-Slot-System 0.018″ x 0.025″ oder 0.019″ x 0.025″ Stahlbögen verwenden.
Die Bewegung der Frontzähne erfolgt – unter Beachtung der erforderlichen Verankerung (!) – im allgemeinen unter Nutzung von Closing-Loops (s. Abb. 317, S. 506), die im Bogen beiderseits zwischen den seitlichen Schneidezähnen und den Eckzähnen eingebogen sind. Eine Aktivierung dieser Schlaufen erfolgt durch Distalziehen des Bogens und Umbiegen des Bogenendes hinter dem Molarenröhrchen. Bei der Gestaltung der Bögen muß darauf geachtet werden, daß die Schlaufen direkt distal hinter dem Bracket des seitlichen Inzisivus eingebogen werden, damit nach distal genügend Raum zum Zurückführen der Front besteht und die Retraktion nicht durch das Anschlagen der Schlaufe am Eckzahnbracket behindert wird.
Aus den gleichen Gründen sind bei Verwendung von Standard-Edgewise-

Brackets die Biegungen vor dem Molarenröhrchen (Molarenoffset bzw. Toe in) bereits direkt hinter dem Bracket des 2. Prämolaren anzubringen. (Bei Verwendung von Straight-Wire-Systemen kann dies unberücksichtigt bleiben, da Offset und Toe in bei der Konstruktion des Molarenröhrchens bereits berücksichtigt wurden.) **5.1–5.13**

- 4 -

In der **Justierungsphase** werden die Achsenstellung der Zähne optimiert, eventuell noch vorhandene Restlücken geschlossen, die Bögen im Ober- und Unterkiefer weiter koordiniert sowie die Interkuspidation verbessert. In dieser Phase wird im 0,018″-Slot häufig ein 0.017″ x 0.025″ Stahlbogen eingesetzt, der ggf. einige Korrekturbiegungen (Artistics) enthält, wenn Brackets nicht ganz exakt geklebt worden waren. Zur Feineinstellung und Sicherung der Okklusion (in sagittaler und vertikaler Richtung) können in dieser Phase zeitweise auch intermaxilläre Gummiringe eingehängt werden. Das Resultat läßt sich nach gelenkbezüglicher Registrierung im Artikulator überprüfen; ggf. kann das Einspielen der Okklusion (»settling«) erleichtert werden, indem man die Bögen in einzelne Segmente durchtrennt.

- 5 -

In der **Retentionsphase** soll das Behandlungsergebnis stabilisiert werden. Nach Entfernung der festsitzenden Apparatur finden hierfür Platten, 3 zu 3-Retainer und andere geeignete Retentionsgeräte Verwendung (s. S. 293 ff.).

5.8 Therapeutische Aufgaben und ihre Lösung mit festsitzenden Geräten

Unter Zusammenfassung der verschiedenen Systeme und Behandlungsphasen erfolgt eine stichwortartige Auflistung von Möglichkeiten, die für bestimmte Aufgaben im Rahmen der Korrektur von Zahnstellungs- und Kieferanomalien mittels festsitzenden Apparaturen zur Verfügung stehen.

Protrudieren von Frontzähnen
- mit dem Nivellierungsbogen durch Auflockerung eines frontalen Engstandes
- Expansionsbogen (Protrusionsbogen)
- Multiloopbogen
- Lingualbogen
- offene Spiralfedern im Seitenzahnbereich

Retrudieren von Frontzähnen
- Retraktionsbogen
  (unterstützend: Tip back- bzw. Tie back- Biegungen, intermaxilläre Gummizüge [im Oberkiefer = Klasse II, im Unterkiefer = Klasse III])
- Multiloopbogen

- Headgear mit Eckzahnhäkchen
- J-Hook - Headgear
- Frontzahnheadgear (*Asher*)

Torquen der Frontzahnwurzel
- Verwendung von Straight-Wire-Brackets mit eingebautem Torque
- Torquebiegungen
- zusätzliche Torquefedern
- Utility-Bogen mit Frontzahntorque

Torquen von Seitenzähnen
- Torquebiegungen
- Palatal bar
- Utility-Bogen
- progressiver Wurzeltorque im umlaufenden Bogen

Distalbewegung von Seitenzähnen
- Headgear
- J-Hook-Headgear
- offene Spiralfeder
- Loops
- intermaxilläre Gummizüge
- Lipbumper
- Nackenschlange
- *Wilson* - Apparatur
- *Herbst* - Scharnier
- *Jasper* - Jumper
- Magnete

Retraktion der Eckzähne
(nach Prämolarenextraktion oder Distalisation)
- Teilbogen mit Retraktionsschlaufe
- intermaxilläre Gummizüge
- intramaxilläre Gummizüge
- Retraktionsfeder
- J-Hook - Headgear

Lückenschluß im Frontgebiet
- Bogen mit Closing-Loops
- Zahnbewegung am Führungsbogen durch Gummikette, Spiralfeder, elastische Ligatur, Elastics o.ä.

Lückenschluß nach Molarenextraktion
- Loops
- Zahnbewegung am Führungsbogen durch Gummikette, Spiralfeder o. ä.
- intermaxilläre Gummizüge (unterstützend)

Lückenöffnung
- Loops
- offene Spiralfeder
- Zahnbewegung am Führungsbogen durch Gummikette

Auflösung eines frontalen Engstandes 5.1–5.13
- Nivellierungsbogen
- Loops
- »Driftodontics« (ohne Apparatur nach Prämolarenextraktion, insbesondere im Unterkiefer)
- approximales Beschleifen (»Strippen«)

Schließen eines frontal offenen Bisses
- Extrusion durch Stufenbiegungen
- Horizontalloops
- intermaxillär gespannte Gummiringe
- High- oder Vertikal pull - Headgear
- Headgear mit *Kahn*-Sporn
- Verstärkung des Sweeps im Unterkiefer
- Spikes (bei Zungenhabit)
- seitlicher Aufbiß (ergänzend)
- Palatal bar

Schließen eines seitlich offenen Bisses
- Stufenbiegungen
- intermaxilläre Gummizüge

Korrektur eines tiefen Bisses
- Extrusion der Molaren mittels Headgear
- Intrusion der Front mit direktem Headgear
- Utility-Bogen
- Loops
- Stufenbogen
- Intrusions-Overlaybogen
- Headgear mit *Kahn*-Sporn
- Tip back-Biegung
- Sweep, Anti Spee-Biegung
- Aufbißplatte (unterstützend)

Nivellierung einer stark ausgeprägten Okklusionskurve
- Sweep, Anti Spee-Biegung
- Aufbißplatte (unterstützend)

Korrektur einer distalen Okklusion
- intermaxilläre (Klasse II-) Gummizüge
- Headgear
- *Herbst*-Scharnier
- *Jasper*-Jumper
- J-Hook - Headgear
- Lipbumper im Oberkiefer
- *Wilson*- Apparatur
- Magnete

Korrektur einer mesialen Okklusion
- intermaxilläre (Klasse III-) Gummizüge
- *Delaire*-Maske (bei mikrognather Komponente)
- Lipbumper

Ausgleich einer Mittellinienverschiebung
- asymmetrisch wirkender Bogen (z. B. mit Kontraktions-/Expansionsloops)
- intermaxilläre (Mittellinien-) Elastics
- Bewegung von Einzelzähnen am Führungsbogen mittels Gummiringen, Spiralfeder o. ä.
- asymmetrisch wirkender Headgear (unterstützend)
- seitenverschiedene Klasse II- bzw. Klasse III-Elastics (bei mandibulärer Mittellinienverschiebung)
- unilateraler *Jasper* - Jumper

transversale Erweiterung
- auf Expansion eingestellter (Vierkant-) Bogen
- Quadhelix-Apparatur
- Gaumennahterweiterungsapparatur
- auf Expansion eingestellter Innenbogen eines (zervikalen) Headgears
- Lingualbogen
- Palatinalbogen

Korrektur einer Bukkal-/ Lingualokklusion
- intermaxilläre Gummizüge (»criss-cross«)
- auf Expansion eingestellter Bogen im Unterkiefer
- auf Kompression eingestellter Innenbogen eines Headgears
- Lingualbogen
- auf Kompression eingestellter Palatinalbogen

Überstellung eines frontalen Kreuzbisses
- Protrusion der oberen Front mit Nivellierungs- oder Expansionsbogen,
- *Delaire*-Maske (bei mikrognather Komponente)
- Multiloopbogen
- offene Spiralfedern im Seitenzahnbereich

Überstellung eines seitlichen Kreuzbisses
- auf Expansion eingestellter (Vierkant-) Bogen im Oberkiefer
- Quadhelix-Apparatur
- Gaumennahterweiterungsapparatur
- auf Expansion eingestellter Innenbogen eines (zervikalen) Headgears
- Palatinalbogen
- In-/Offset-Bögen
- intermaxilläre Gummizüge (»criss-cross«)

Einordnung eines dystopisch stehenden Zahnes in den Zahnbogen
- Einligieren in einen flexiblen Bogen
- teilweises Einligieren in den Bogen
- Anligieren mit elastischer Ligatur, Gummi, Zugfeder o.ä. (an möglichst starren Bogen)
- Box Loop
- Overlaybogen

Aufrichtung gekippter Zähne
- Aufrichtefedern
- Giebelbiegungen

- Loops
- Verwendung angulierter Brackets

Rotation von Zähnen
- volles Einligieren der Brackets in den Bogen
- Rotationsfedern
- intramaxilläre Gummis (bukkal und lingual, gegenläufig)
- Aktivierung der Rotationsflügel (z. B. von *Lang*-Brackets)
- Headgear (Molarenrotation)
- Palatal bar (Molarenrotation)
- exzentrische Bracketplazierung

Beeinflussung von Fehlfunktionen der Lippen
- Lipbumper

Beeinflussung von Zungenfehlfunktionen
- Spikes
- Palatal bar.

5.9 Bebänderung/direktes und indirektes Kleben von Brackets, Behandlungskontrollen, Debonding

Im Standardfall werden von den meisten Behandlern die Molaren (auch die Prämolaren) bebändert, während im Frontgebiet im allgemeinen Brackets verwendet werden.
Eine komplette Bebänderung (daher »Multiband«) ist jedoch ebenso möglich wie die Verwendung von Klebebrackets an allen Zähnen.
Jedem Bekleben oder Bebändern von Zähnen geht eine intensive Zahnreinigung mit Polierpasten voraus (fluorfreie Paste beim Kleben von Brackets (!), fluorhaltige Paste beim Bebändern).
Zahnstein oder kariöse Läsionen müssen zuvor beseitigt worden sein. Eine optimale Mundhygiene ist sicherzustellen!!

Die Bebänderung erfolgt in folgenden Schritten:
- Separieren im Seitenzahnbereich mit Hilfe von Separiergummis bzw. Messingligaturen.
- Anpassen der vorgeformten Bänder mit mechanischen bzw. maschinell betriebenen Instrumenten. (Ein exakter Sitz reduziert das Risiko von Entkalkungen bzw. der Lockerung des Bandes beim Auswaschen des Zementes.)
- Trocknen der Zähne und Setzen der Bänder mit Zement; z. B. Zinkphosphat-, Hybrid- oder Glasionomer-Zement.
- Entfernung des überschüssigen Zements.
- Einbindung des ersten Bogens und Aufklärung des Patienten bezüglich Mundhygiene, Eßgewohnheiten und möglicherweise auftretenden Problemen (Zahnlockerung, Schmerzen, lockere Bänder, Druckstellen etc.).
- Fluoridierung.

Das Kleben von Brackets ist sowohl direkt als auch in einem indirekten Verfahren möglich.

Das **direkte Kleben** (Bonding) erfolgt in folgenden Schritten:

- Konditionierung des Zahnschmelzes im Bereich der zu klebenden Bracketbasen mit einer 37–50% Phosphorsäure (Flüssigkeit oder Gel). Ätzzeit mindestens (15 bis) 30 Sekunden (Zeitmesser verwenden!). [Ätztiefe durchschnittlich ca. 70–100 μm]
- Absprühen der Säure und Trockenlegen der angeätzten Zahnflächen. Es müssen kreidige Flecken zu sehen sein.
- Aufbringen eines Liners auf die angeätzten Zonen.
- Befestigen des Klebebrackets mit Composite-Material in der gewünschten Position (*, s. unten) unter Beachtung der Zahnanatomie und der Stellung des Zahnes im Gebiß.
- Nach Aushärtung des Kunststoffes muß der Überschuß mit Hilfe eines Scalers oder einer Sonde sorgfältig entfernt werden.
- Kontrolle der Brackets, insbesondere des Slots und der Flügel, auf Klebstoffreste.
- Einligieren des ersten Bogens.

Indirektes Kleben

Das indirekte Verfahren des Klebens von Brackets bietet die Möglichkeit, durch labortechnische Vorbereitung Zeit am Behandlungsstuhl einzusparen. Alle Brackets können zugleich und mit größtmöglicher Genauigkeit im Mund des Patienten plaziert werden. Das Verfahren beruht auf der Verwendung von Kunststoffschablonen, die auf den Kieferabgüssen des Patienten mittels eines Tiefziehgerätes hergestellt werden.
Vom Behandler wird zunächst die jeweils gewünschte Bracketposition * durch Anzeichnen

- der Zahnachse,
- der Brackethöhe, d. h. des Abstands des Slots zur Inzisalkante oder Höckerspitze,
- etwaiger Off-Center Positionen bei Rotationen,
- der Angulation, d.h. der horizontalen Slotneigung etc.,

bestimmt. Danach erfolgen die vorbereitenden Maßnahmen im Labor.

* Zur Wahl der Bracketposition:
Insbesondere die Verwendung einer Straight-Wire-Apparatur setzt eine exakte Positionierung des Brackets voraus, um nicht gegen Ende der Behandlung – vor Einligieren des Idealbogens – Brackets umkleben oder die fehlerhafte Position durch Biegungen im Bogen ausgleichen zu müssen.

Für die korrekte Bracketposition können folgende Standardregeln gelten:
a) Die Bracketachse verläuft exakt in der Kronenachse (damit ist bei Straight-Wire-Brackets auch sichergestellt, daß der Slot die angestrebte Angulation zur Schneidekante bzw. Okklusionsebene aufweist; bei Ver-

wendung von Standard-Edgewise-Brackets ist die gewünschte Angulation bei der Positionierung entsprechend zu berücksichtigen).

b) Für die Brackethöhe, d.h. den vertikalen Abstand zwischen dem Slot und der Inzisalkante bzw. der Höckerspitze, haben sich folgende Werte bewährt:

Oberkiefer:	mittlerer Schneidezahn	4,5 mm (x + 0,5 mm)
	seitlicher Schneidezahn	4,0 mm (x)
	Eckzahn	5,0 mm (x + 1 mm)
	Prämolaren	4,5 mm (x + 0,5 mm)
	Molaren	4,0 mm (x)
Unterkiefer :	Schneidezähne	4,0 mm (x)
	Eckzähne	5,0 mm (x + 1 mm)
	Prämolaren	4,5 mm (x + 0,5 mm)
	Molaren	4,0 mm (x)

Diese Standardregel läßt eine individuelle Anpassung an die anatomische Situation zu. Ist es z. B. bei sehr kurzen bzw. sehr langen klinischen Kronen erforderlich, die genannten Werte (x) zu unter- bzw. überschreiten, so ist lediglich darauf zu achten, daß diese Abweichung bei **allen** Zähnen des betreffenden Zahnbogens berücksichtigt wird.
Abweichungen von dieser Regel sind auch bei verschiedenen Anomalien möglich. So kann z. B. beim frontal offenen Biß, bei dem eine Extrusion der Front- und eine Intrusion der Seitenzähne angestrebt wird, eine Überkorrektur der Brackethöhe in dem Sinne erfolgen, daß die Brackets im Frontbereich weiter gingival (z. B. 0,5 mm) angebracht werden, während sie im Seitenzahnbereich etwas weiter okklusal plaziert werden, als es den Standardwerten entspricht.

Arbeitsgänge im Labor

Voraussetzung ist das Vorhandensein einwandfreier, sauberer, trockener und blasenfreier Kieferabgüsse, die nicht älter als zwei Wochen sein sollten. Bei Extraktionsfällen sollte die Abdrucknahme maximal 1 Woche zurückliegen oder die Zahnentfernung erst nach dem Kleben der Brackets erfolgen.
Selbst ein Separieren zum Setzen von Bändern führt bereits zu geringgradigen Positionsänderungen, welche die Paßform der Positionierungsfolien beeinträchtigen können.

- Zunächst müssen Luftblasen, tiefe Fissuren oder durchbrechende Zähne auf den Modellen ausgewachst werden.
- Die Fixierung der Brackets entsprechend der vom Behandler eingezeichneten Position erfolgt auf dem Gipsmodell mittels eines leicht lösbaren, wasserlöslichen Klebers (z. B. Pelikanol, karamelisierter Zucker (»Werther's Echte«), Kristallzucker, Adhäsivmaterial etc.)(Abb. 328).
- Die Bracketposition sollte danach durch den Behandler noch einmal kontrolliert werden; gegebenenfalls hat eine Korrektur zu erfolgen, was bei Verwendung von karamelisiertem Zucker einfach durch Erwärmen des Metallbrackets mittels eines heißen Instruments geschehen kann.

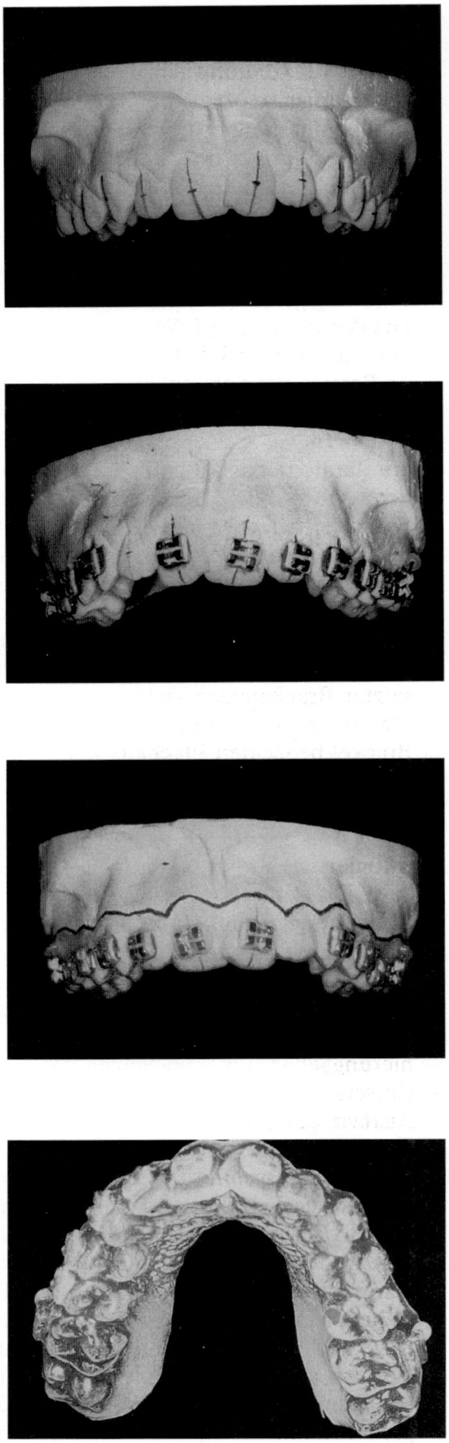

a

b

c

d

Abb. 328 a bis d Die einzelnen Schritte beim Vorbereiten einer Folie zum indirekten Kleben.

a) Anzeichnen der Zahnachsen
b) Aufkleben der Brackets auf das Modell (z. B. mit Zucker)
c) Positionierungsfolie auf dem Modell
d) abgelöste Positionierungsfolie.

- Zur Markierung der Lage der Bracketbasen auf dem Gipsmodell werden die Brackets mit einem Farbspray (z. B. Okklusionsspray) übersprüht.
- Unter Verwendung eines Tiefziehgeräts werden danach Kunststoffschablonen aus 0,5 mm starker Copyplastfolie (Fa. Scheu) über das Modell mit den positionierten Brackets gezogen.
- Nach Abkühlen des Kunststoffmaterials (Polyurethan) werden die Brackets vom Modell abgehebelt und die **Positionierungsfolie** abgenommen; durch die Markierung mit dem Farbspray sind nun Ausdehnung und Lage der Bracketbasen genau zu erkennen.
- Die Bracketbasen müssen vor dem Kleben mit Zahnbürste und Wasser sorgfältig gereinigt werden, um Zucker- oder Kleberreste zu entfernen.
- Die Positionierungsfolie wird gekürzt. Zur Verhinderung eines Luftstaus und zum Ermöglichen eines Abflusses überschüssigen Klebers sollten im Bereich der Schneidekanten und der Höckerspitzen mit einer Sonde Löcher angebracht werden; auch ist es nützlich, den Folienrand in Höhe des jeweiligen Interdentalraumes mit der Schere ein wenig einzukerben, um die Folie nach dem Kleben beim Abnehmen besser fassen zu können.
- Es hat sich ferner bewährt, zur Konditionierung des Zahnschmelzes nicht die gesamte labiale oder bukkale Zahnoberfläche, sondern nur den Bereich anzuätzen, auf den die Bracketbasis geklebt wird. Zu diesem Zweck wird nach Herstellung und Abheben der Positionierungsfolie auf das farbig markierte Modell eine weitere Tiefziehfolie aus 1,0 mm Copyplast aufgebracht. Aus dieser Folie werden im Bereich der farbig abgesetzten Bracketbasen kleine Fenster ausgeschnitten oder ausgestanzt, die etwa 0,5 mm (maximal 1 mm) breiter und höher sein sollen als die vom Bracket bedeckten Flächen.
  Diese **Ätzfolie** ermöglicht es dann, gezielt nur noch die Bereiche des Zahnschmelzes anzuätzen, die von der Bracketbasis bedeckt werden.

Positionierungs- und Ätzfolie stehen jetzt zum Kleben der Brackets zur Verfügung. Die weiteren Schritte am Behandlungsstuhl entsprechen weitgehend der bereits beim direkten Kleben beschriebenen Prozedur.

- Intensive Zahnreinigung mit nichtfluorhaltiger Paste sowie nochmalige Karieskontrolle.
- Vor dem Ätzen sollte der spannungsfreie Sitz der Ätz- und der Positionierungsfolien im Munde überprüft werden.
- Einsetzen der gefensterten Ätzfolie auf den getrockneten Zahnbogen.
- **Anätzen des Schmelzes** mit farbigem Ätzgel
  (mindestens (15 bis) 60 Sekunden).
  Ätztiefe durchschnittlich ca. 70–100 μm.
- Das Säuregel muß nach dem Ätzvorgang gründlich abgespült bzw. abgesprayt werden. Dies geschieht zunächst unter Belassen der Ätzfolie und ein zweites Mal, nachdem die Folie vorsichtig von den Zähnen abgezogen wurde. Der Patient hält dabei die Augen geschlossen.
  Behandler und Helferin sollten Schutzbrillen und Gummihandschuhe tragen.
- Wesentlich für den Brackethalt ist ein sorgfältiges **Trocknen der angeätzten Flächen**; die rechteckigen kreidigen Areale müssen deutlich abgegrenzt sichtbar sein.

- Während die Helferin den Kleber auf die Bracketbasen aufbringt, trägt der Behandler den Liner auf die angeätzten Stellen auf. Klebekunststoff und Liner sollten sparsam verwendet werden.
- Anschließend wird die Folie mit den Brackets auf den Zähnen plaziert und mit leichtem Druck auf die Brackets ca. 90 Sekunden lang adaptiert.
- Nach frühestens drei (besser fünf bis acht) Minuten kann die Folie vorsichtig abgezogen werden.
- Danach erfolgt das **Entfernen des Kunststoffüberschusses**, wobei besonders die Bracketslots und -flügel auf Kunststoffreste zu kontrollieren sind.
- Im Anschluß daran kann der erste Bogen einligiert werden.

Behandlungskontrollen

Im Rahmen der regelmäßigen Kontrollen, die während der Behandlung mit festsitzenden Apparaturen besonders wichtig sind und vom Behandler alle drei bis vier Wochen durchgeführt werden sollten, ist neben der Kontrolle, Erneuerung und Aktivierung der Bögen und Hilfsteile besonders zu beachten, daß

- die Verankerungssituation stets stabil bleibt,
- die Bänder bei jeder Kontrolle auf festen Sitz kontrolliert und gelöste Brackets neu geklebt werden und daß
- regelmäßig Karies- und Mundhygienekontrollen erfolgen sowie ggf. die Mundhygieneunterweisungen wiederholt werden; bei unzureichender Mundhygiene ist wegen des erhöhten Kariesrisikos eine Entfernung der festsitzenden Apparatur zu erwägen.

Entbänderung/Bracketentfernung

- Die *Entfernung der Bänder* erfolgt mit Hilfe einer Bandentfernungszange durch Abstützung auf der okklusalen Fläche (bzw. der inzisalen Kante) oder durch Aufschlitzen des Bandes.
- Die *Entfernung der Brackets* erfolgt durch Absprengen bzw. Abscheren unter Verwendung eines Ligaturenschneiders oder einer *How*-Zange. Bei dieser Manipulation besteht die Gefahr von Schmelzausrissen!
  Alternativ kann ein elektrothermisches Abnahmeverfahren angewendet werden, bei dem eine Widerstandserwärmung der Metallbasis zur Erweichung des Klebers und zum Lösen des Brackets führt.

(Besondere Schwierigkeiten bereitet die mechanische Entfernung von Keramikbrackets; nicht selten sind beim Abdrehen der starren Brackets mit einem speziellen Schlüssel Schmelzausrisse mit deutlichem Substanzverlust zu beobachten. Auch kann es bei der Bracketentfernung zum Splittern der Keramik kommen, so daß die Bracketreste dann mühsam vom Zahn abgeschliffen werden müssen. Auch für diese Bracketsorten sind elektrothermische Debonding-Geräte auf dem Markt, welche die beschriebenen Risiken vermeiden helfen.)

- Nach der Bandentfernung müssen die Kleberreste mit einem Scaler oder einer Spezialzange von der Zahnoberfläche entfernt werden, wobei sich ein Nacharbeiten mit Hartmetallfinierern häufig nicht vermeiden läßt.
- Die Zahnoberfläche wird anschließend mit Gummipolierer und Paste poliert.
- Eine Fluoridierung aller Zähne sollte nach Entfernen der festsitzenden Apparatur selbstverständlich sein.

Die aktive orthodontische Behandlungszeit mit festsitzenden Geräten sollte in der Regel wegen des erhöhten Kariesrisikos 18 bis 24 Monate nicht überschreiten. Anschließend ist eine Retention dringend erforderlich! Diese dauert mindestens genau so lange wie die aktive Behandlung, evtl. lebenslang.

Als **Retentionsgeräte** werden häufig verwendet (s. auch S. 293 ff.):

- Platten (*Hawley*-Retainer),
- Positioner (ggf. gnathologisch, nach Registrierung),
- lingualer Retainer im Unterkiefer (von 3 bis 3) (Abb. 329),
- palatinale Verblockung im Oberkiefer (von 3 bis 3),
- Tiefziehschienen im Ober- und Unterkiefer.

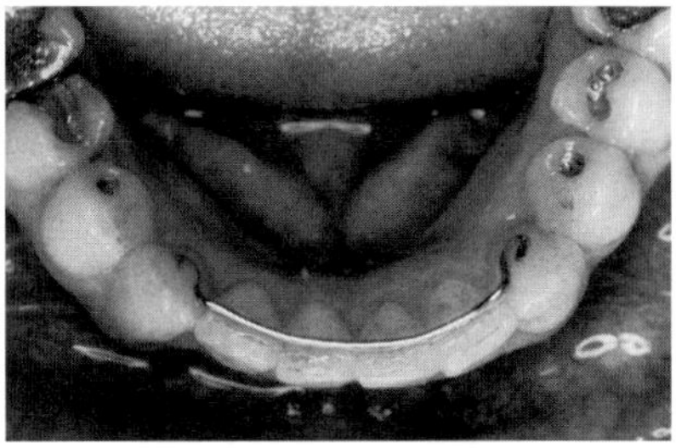

Abb. 329 3 zu 3-Retainer zur Stabilisierung der unteren Front.

5.10 Kleine orthodontische Maßnahmen

Nicht immer ist es notwendig, alle Zähne eines oder beider Kiefer(s) mit Brackets oder Bändern zu versehen. Bei lokalen Stellungsanomalien ist eine Korrektur manchmal auch mit Hilfe von einzelnen Bändern, Klebebrackets, Segmentbögen, Gummizügen, Federn und Ligaturen möglich. Auf eine ausreichende Verankerung sowie den Erhalt der Zahnbogenform ist jedoch zu achten, um unerwünschte Nebenwirkungen zu vermeiden.

Als Vorteile kleiner orthodontischer Maßnahmen im Vergleich zur Therapie mit einer kompletten festsitzenden Apparatur sind die einfachere und überschaubare Anwendung, die geringeren Kosten, das weitgehende Fehlen gravierender Verankerungsprobleme und die geringeren Behandlungsrisiken hervorzuheben.

Auch lassen sich einzelne Bestandteile der festsitzenden Geräte in diesem Sinne erfolgreich mit herausnehmbaren Behelfen, insbesondere Platten, kombinieren.

Beispiele:

- Lückenöffnung mit zwei Bändern, einem Teilbogen und dazwischen geschalteter Druckfeder (Abb. 330).

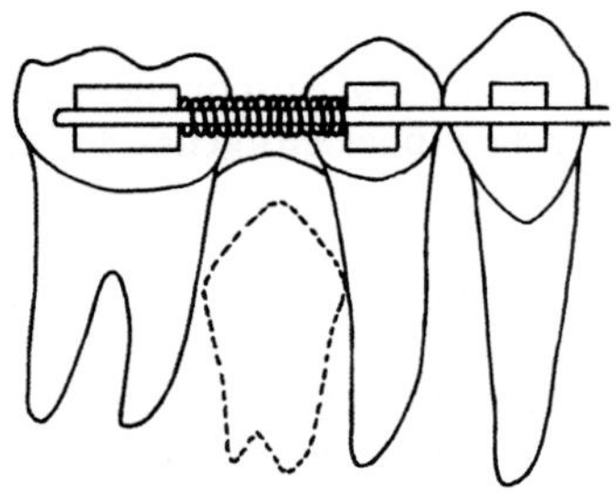

Abb. 330 Druckfeder (coil spring) zur Öffnung der Lücke für den 2. Prämolaren im Unterkiefer.

- Schließen eines Diastema mediale durch körperliche Zahnbewegung: Brackets für *1/1*, Teilbogen und Schließen der Lücke mit Gummiring bzw. »Closing loop« (Abb. 331).
  Die Verwendung *ungesicherter* Gummizüge um die beiden mittleren Schneidezähne ist als *Kunstfehler* zu bezeichnen, sie führen mit Sicherheit zum Abrutschen der Ringe nach apikal und damit zur Zerstörung des Parodonts und zum raschen Zahnverlust (»Extraktionsmaschine«).

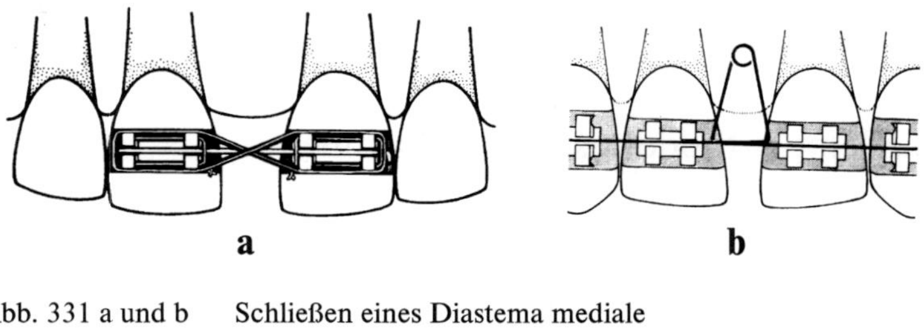

Abb. 331 a und b Schließen eines Diastema mediale
a) durch (gesicherte) Gummiligatur
b) durch (Teil-)Bogen mit closing loop.

- Für die Korrektur von Torsionen einzelner Zähne bestehen verschiedene Möglichkeiten entsprechend den gegebenen Verhältnissen im Zahnbogen, wie etwa durch bukkalen und palatinalen Zug (Abb. 332), durch einfachen Gummizug oder mit Hilfe von Ligaturen bzw. Rotationsfedern.

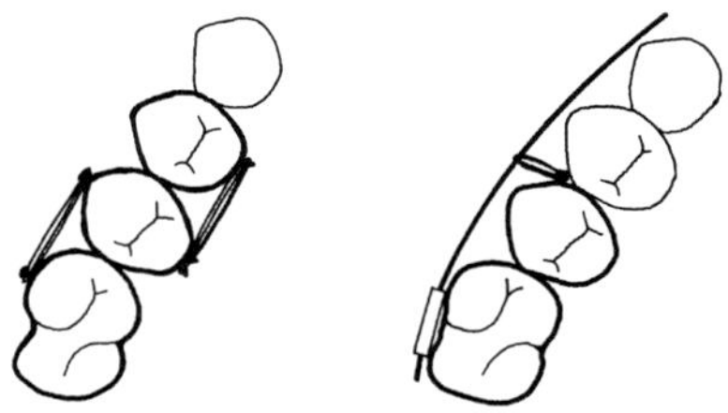

Abb. 332 a und b Korrektur von geringen Torsionen durch Gummiringe oder Ligaturen
a) bukkaler und palatinaler Zug
b) einfacher Gummizug.

- Korrektur einer Bukkal- bzw. Lingualokklusion oder eines seitlichen Kreuzbisses durch intermaxillär gespannte Gummizüge (»criss-cross«) (Abb. 333).
  Zu beachten ist dabei, daß die Gummizüge nicht nur eine (erwünschte) Bewegung der Antagonisten in transversaler Richtung bewirken, sondern daß die nicht auszuschaltende vertikale Kraftkomponente auch eine Verlängerung der bewegten Zähne mit sich bringt, die nicht immer erwünscht ist, weil sie z. B. zur Entstehung eines frontal offenen Bisses führen kann.

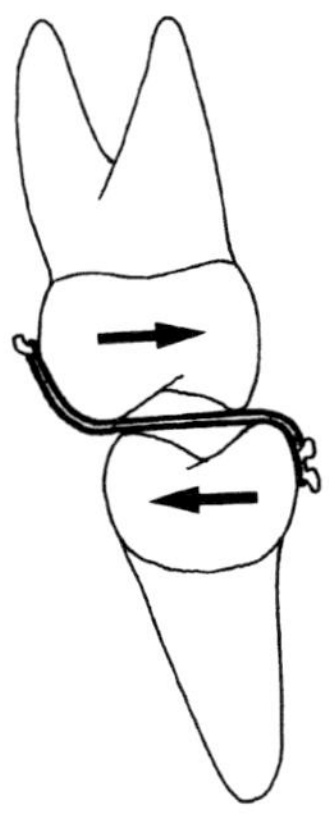

Abb. 333 Intermaxillärer („criss-cross“) Gummizug zur Korrektur einer Fehlokklusion.

- Verlängerung einzelner Zähne bzw. eines Antagonistenpaares – etwa durch intermaxillär gespannte (schwache) Gummiringe (s. S. 511) – z. B. zum Schließen eines lokal bestehenden offenen Bisses.

- Aufrichtung gekippter Zähne
  a) gegenläufige Aufrichtung zweier Nachbarzähne
  b) Molarenaufrichtung mit Teilbogen oder Aufrichtefeder in Kombination mit einer Plattenapparatur, etwa im Rahmen einer präprothetischen Behandlung (s. S. 723).

5.11 Instrumentarium für die Herstellung und Anwendung festsitzender Apparaturen

In der folgenden Übersicht sind die wichtigsten Instrumente und Geräte zur Herstellung und Handhabung von festsitzenden Apparaturen zusammengestellt, soweit es die in den vorangegangenen Abschnitten besprochenen Systeme betrifft.

A. Zangen

- *Aderer* Zange
- *Angle* Drahtbiegezange (Light Wire Zange) (Abb. 334)
- Band-Abnehmezange(Abb. 335)
- Band-Schlitzzange (Abb. 336)
- Bird Beak Zange (Abb. 337)
- Bogenbiegezange (Abb. 338)
- Bracket-Abnehmezange (Abb. 339)
- *De La Rosa* Konturenzange (Abb. 340)
- Distalschneider mit Fangvorrichtung (Abb. 341)
- Drahtschneider („hard wire cutter") (Abb. 342)
- Headgearzange (Abb. 343)
- Hebel-Seitenschneider (für dicke Drähte) (Abb. 344)
- *How* Zange (Abb. 345)
- *Jarabak* Drahtbiegezange (Abb. 346)
- Konturenzange (Abb. 347)
- Komposit-Entfernungszange (Abb. 348)
- Ligaturen-Formzange
- Ligaturen-Spannzange (Abb. 349)
- Ligaturenschneider (nur für dünne Drähte) (Abb. 350)
- *Nance* Schlaufenbiegezange (Abb. 351)
- Separierzange (für Separiergummis) (Abb. 352)
- *Tweed* Schlaufenbiegezange (Loop Biegezange) (Abb. 353)
- *Weingart* Zange (Abb. 354)

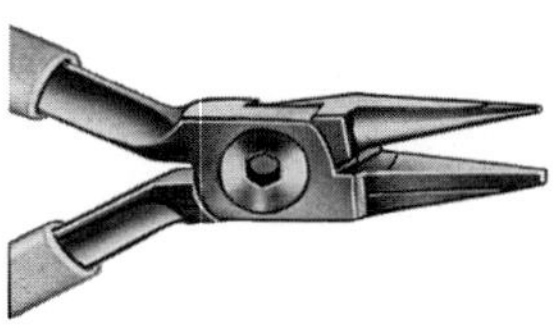

Abb. 334 *Angle* Drahtbiegezange (Light Wire Zange).

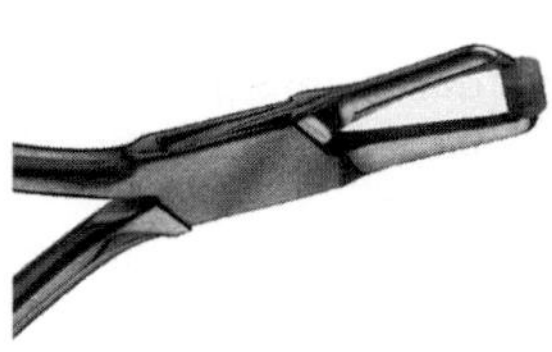

Abb. 335 Band-Abnehmezange.

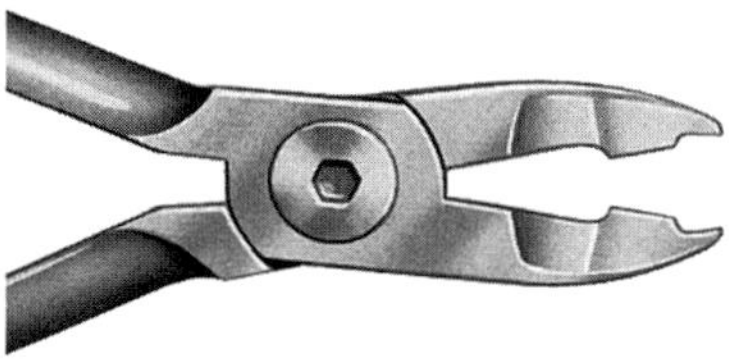

Abb. 336 Band-Schlitzzange.

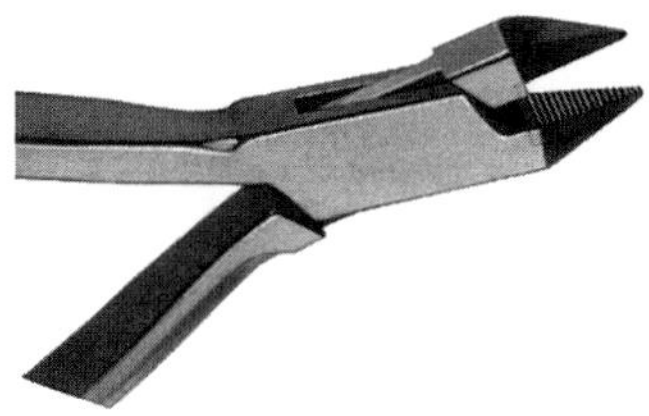

Abb. 337 Bird Beak Zange.

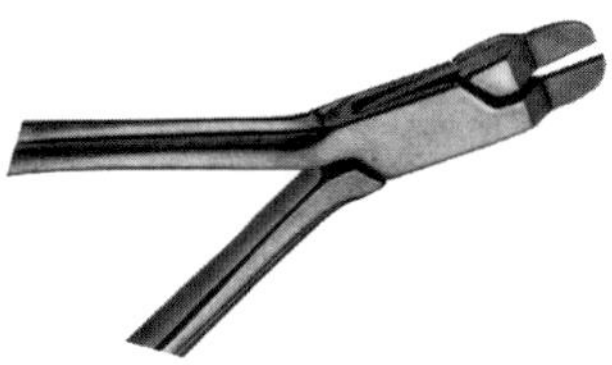

Abb. 338 Bogenbiegezange.

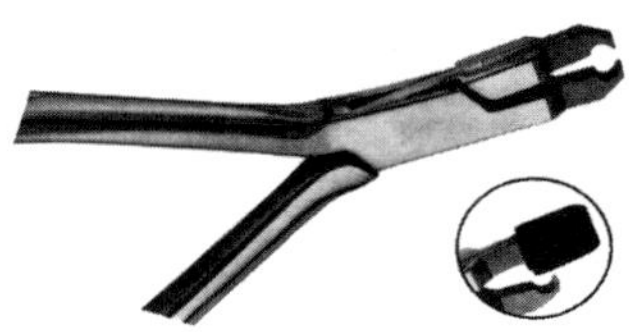

Abb. 339 Bracket-Abnehmezange.

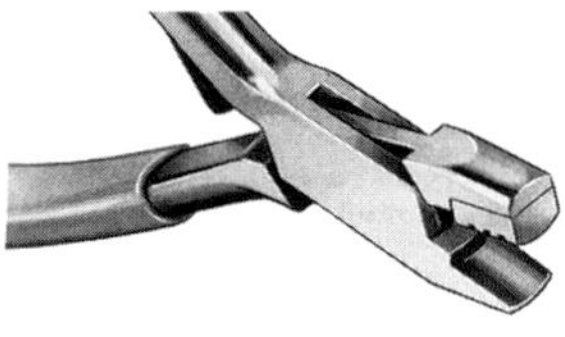

Abb. 340 *De la Rosa* Konturenzange.

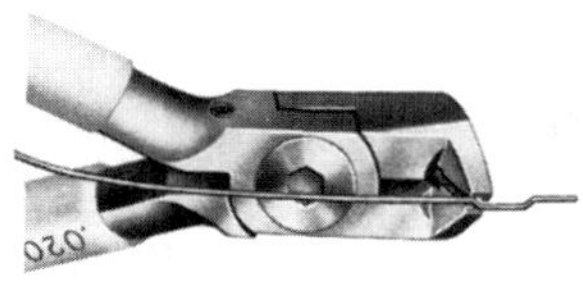

Abb. 341 Distalschneider („distal end cutter") mit Fangvorrichtung.

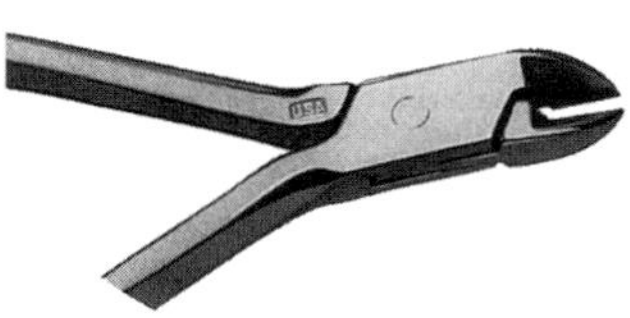

Abb. 342 Drahtschneider („hard wire cutter").

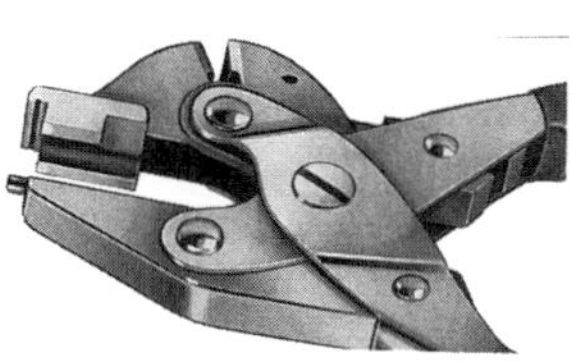

Abb. 343 Headgearzange.

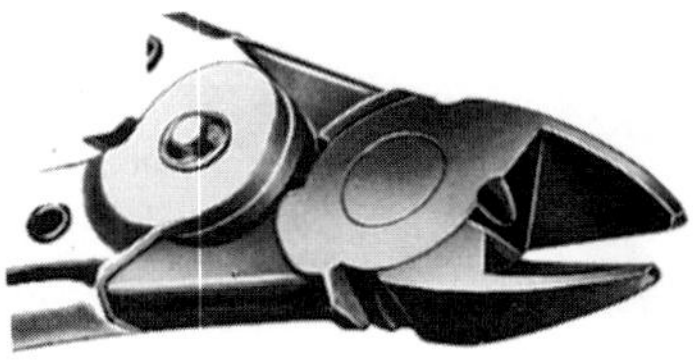

Abb. 344 Hebel-Seitenschneider für dicke Drähte.

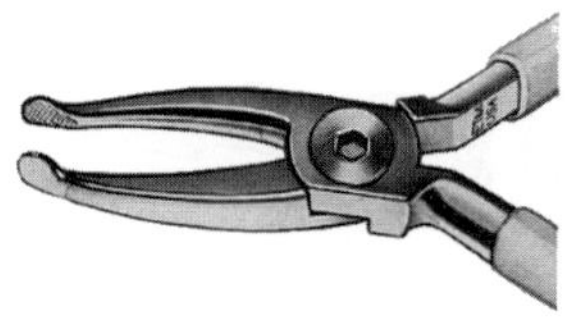

Abb. 345 *How* Zange.

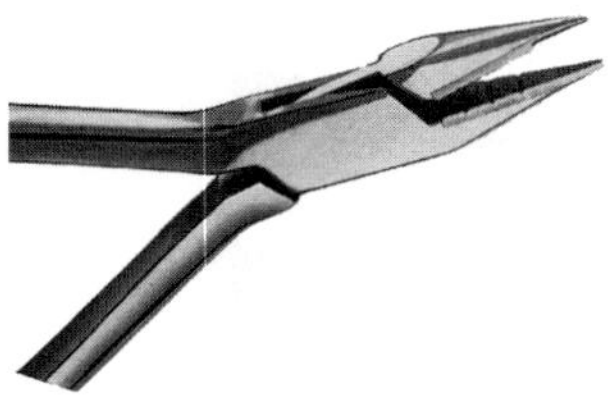

Abb. 346 *Jarabak* Zange.

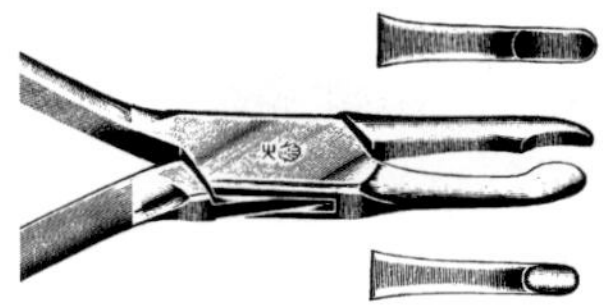

Abb. 347 Konturenzange.

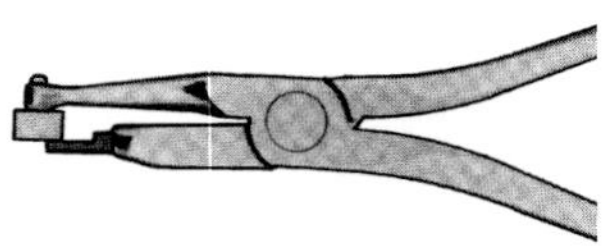

Abb. 348 Komposit-Entfernungszange.

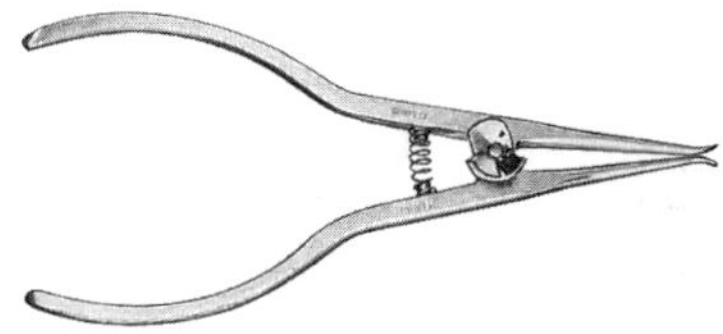

Abb. 349 Ligaturen-Spannzange.

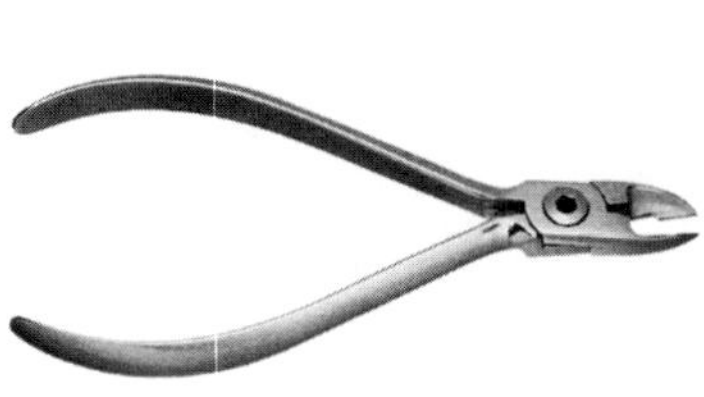

Abb. 350 Ligaturenschneider (nur für dünne Drähte).

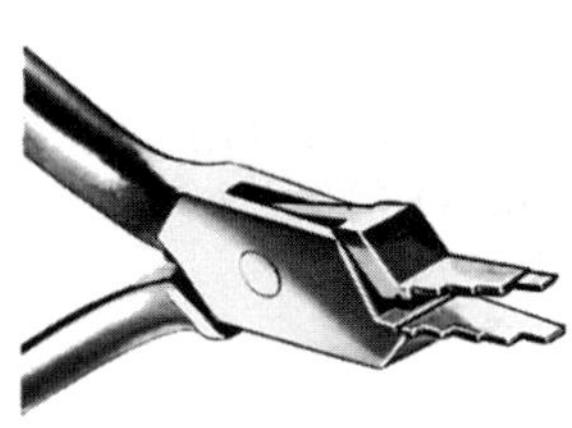

Abb. 351 *Nance* Schlaufenbiegezange.

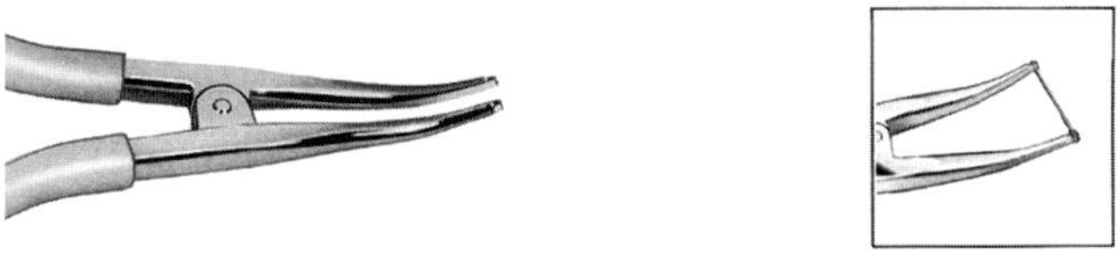

Abb. 352 Separierzange.

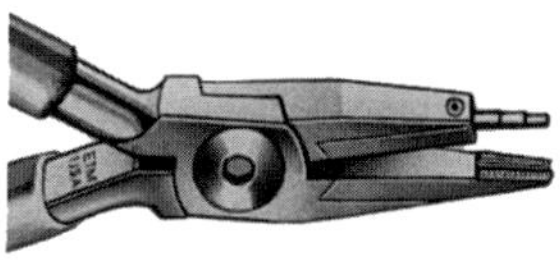

Abb. 353 *Tweed* Schlaufenbiegezange (Loop Biegezange).

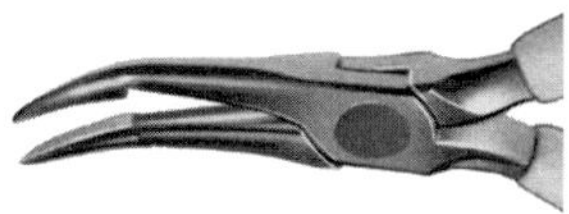

Abb. 354 *Weingart* Zange.

B. Instrumente

- Anrührplatte
- Anrührspatel für Zement
- Bandandrücker (Abb. 355)
- Banddriver (manuell) (Abb. 356)
- Bandschere
- Bandsetzer (Abb. 357)
- Band- und Bracket-Positionierinstrument (Abb. 358)
- Bogenformer (Abb. 359)
- Bracketpinzette (Abb. 360)
- Convertible - Entfernungsinstrument (Abb. 361)
- Federwaage (Abb. 362)
- Ligatureninstrument (Abb. 363)
- Lippen/Wangenhalter (Abb. 364)
- Moskitoklemme (zum Anbringen von Alastics)
- Nadelhalter (zum Anbringen von Drahtligaturen)
- Scaler/Bandandrücker (doppelendig) (Abb. 365)
- Zug- und Druckwaage (Abb. 366)
- Zungenabhalter (Abb. 367)

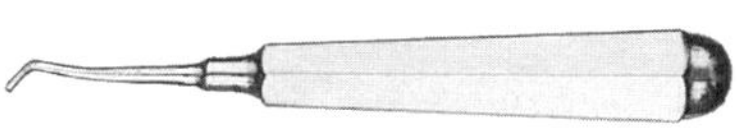

Abb. 355 Bandandrücker.

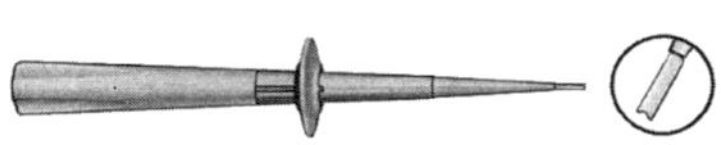

Abb. 356 Banddriver (manuell).

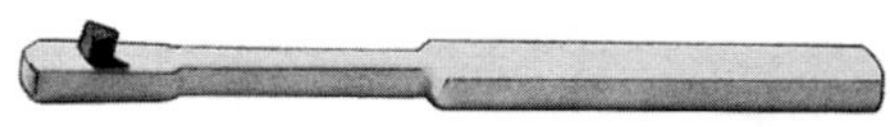

Abb. 357 Bandsetzer.

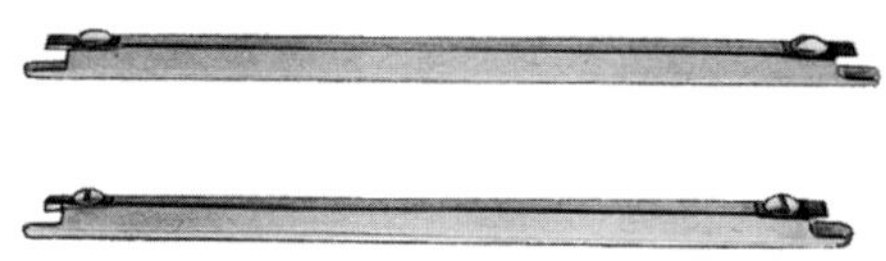

Abb. 358 a bis b Band- und Bracketpositionier-Instrumente.

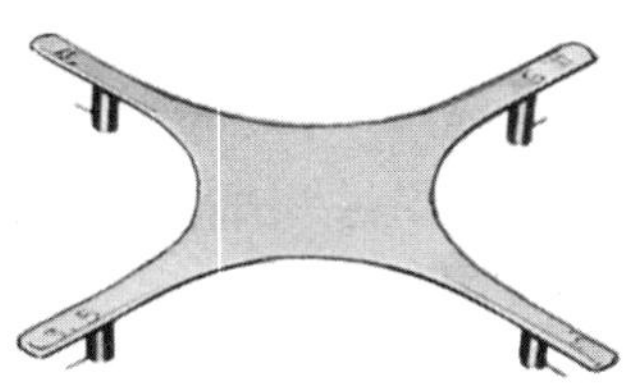

Abb. 358 c Band- und Bracket-positionier-Instrumente.

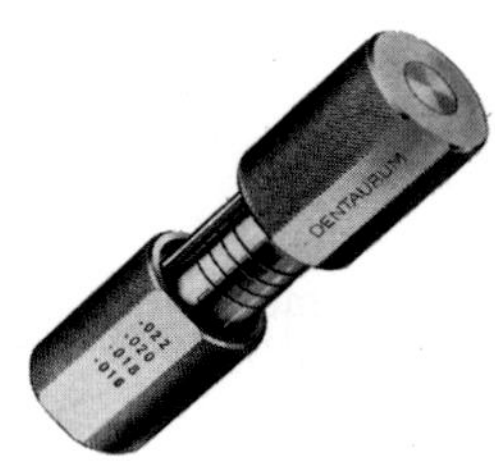

Abb. 359 Bogenformer.

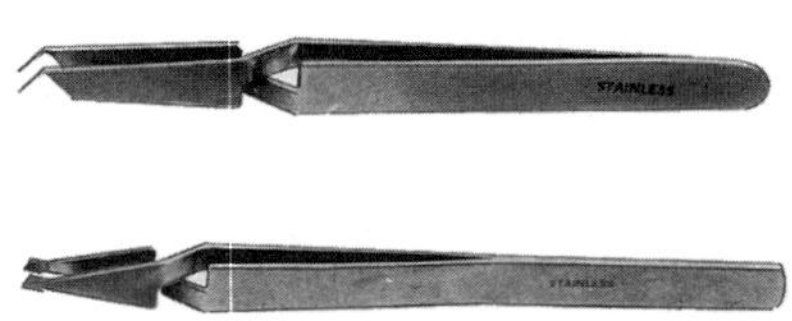

Abb. 360 Bracketpinzetten.

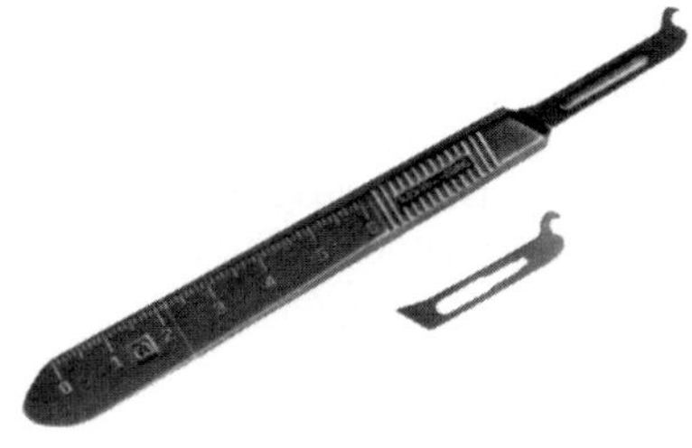

Abb. 361 Convertible-Entfernungs-instrument.

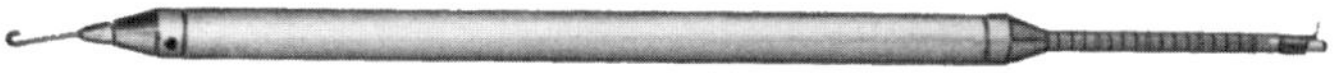

Abb. 362 Federwaage.

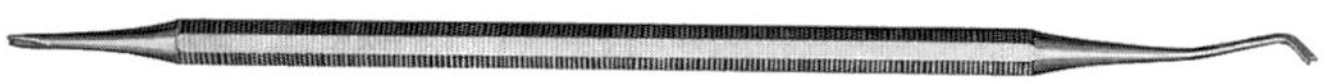

Abb. 363 Ligatureninstrument.

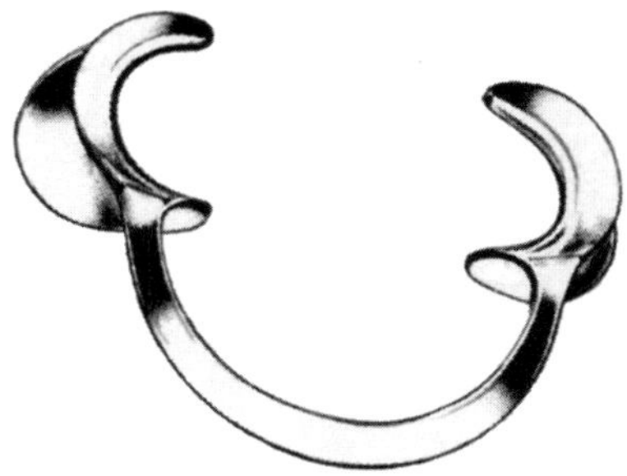

Abb. 364 Lippen-/Wangenhalter.

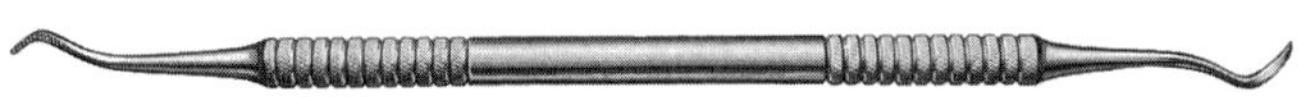

Abb. 365 Scaler/Bandandrücker (doppelendig).

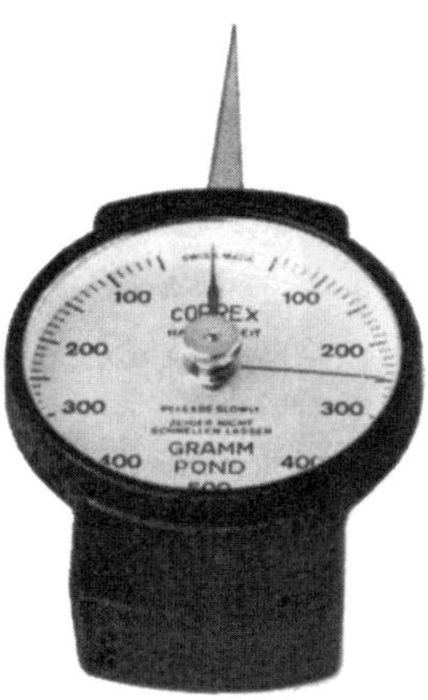

Abb. 366 Zug- und Druckwaage.

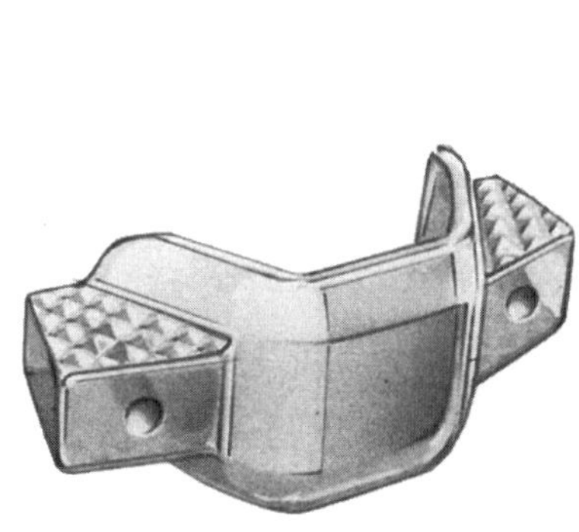

Abb. 367 Zungenabhalter.

C. Geräte

- Bogenständer
- Löthalter
- Mini-Lötgerät
- Schweiß- und Lötgerät
- Typodont
- UV-Gerät
- Zangenständer.

5.12 Extraorale Geräte

5.12.1 Headgear/Gesichtsbogen

Im Rahmen der Erörterung der festsitzenden Apparaturen wurden zwei Probleme angesprochen, welche die Therapie dentoalveolärer Anomalien z. T. erheblich erschweren:

1. die reziproke Krafteinwirkung, die bei intra- und intermaxillärer Abstützung dazu führt, daß alle Zähne bzw. Zahngruppen - also sowohl die zu bewegenden als auch die zur Abstützung herangezogenen Einheiten - gleichermaßen belastet werden (s. auch Abb. 481, S. 676). Dabei ist häufig nicht zu verhindern, daß sich nicht nur die Zähne bewegen, deren Positionsänderung erwünscht ist, sondern auch die abstützenden Zähne, die eigentlich am Ort bleiben sollen.
   Dies wird besonders deutlich, wenn es darum geht, Molaren in nennenswertem Umfang zu distalisieren (und auf diese Weise bei Mesialstand derselben eine Reduzierung der Zahnzahl zu vermeiden), ohne dabei gleichzeitig die Frontzähne zu protrudieren.
2. Insbesondere bei Extraktionsfällen ergibt sich bei hochgradigem Raummangel die Notwendigkeit, die Seitenzähne unbedingt am Ort zu halten und eine Mesialwanderung bzw. -bewegung zu verhindern, da sonst trotz Extraktion der Raum für die Ausformung der Front und eine exakte Okklusionseinstellung nicht ausreicht (Fälle maximaler Verankerung, s. S. 482 ff.).

Eine Möglichkeit, die Molaren (zumindest im Oberkiefer) am Ort zu halten bzw. zur Platzbeschaffung zu distalisieren, ohne intra- bzw. intermaxillär - d. h. dental - abstützen zu müssen, ist mit dem Einsatz von Apparaturen gegeben, die sich extraoral, also am Schädel, abstützen (Abb. 368).

Diese Methode wurde bereits 1866 von *Kingsley* genutzt (Bewegung der oberen Front unter Abstützung mittels eine Kopfkappe), auch von *Angle* und *Case* wurden ähnlich wirkende Geräte beschrieben. 1936 systematisierte *Oppenheim* die extraoralen Vorrichtungen und führte sie in den USA wieder ein.

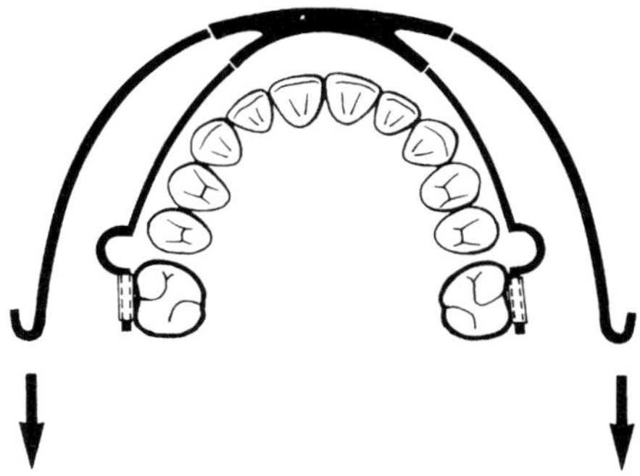

Abb. 368 Der Headgear erlaubt durch die extraorale Abstützung am Kopf oder Nacken eine Bewegung der Molaren ohne reziproke Belastung anderer Zähne.

Die heute verwendete extraorale Apparatur zur Distalisation und zum Halten der Sechsjahrmolaren - **Headgear** genannt - geht auf *Kloehn* zurück, der dieses Gerät im Jahre 1947 zur kieferorthopädischen Behandlung im Wechselgebiß beschrieb.

Der Standard-Headgear besteht heute aus einem Innenbogen (∅ 1-1,2 mm) und einem Außenbogen (∅ 1,5-1,8 mm), die in der Mitte zusammengefügt sind (häufig gelötet, besser lasergeschweißt). Die Enden des Innenbogens werden in passende Röhrchen, die auf den Molarenbändern aufgeschweißt sind, eingeführt.
Ein Durchgleiten des Innenbogens durch die Röhrchen wird durch bajonettförmige Abknickungen des Bogens bzw. durch eine U-Schlaufe oder Stops vor den Molarenröhrchen verhindert.
In die umgebogenen Enden des Außenbogens wird der extraorale Zug eingehängt (Abb. 369).

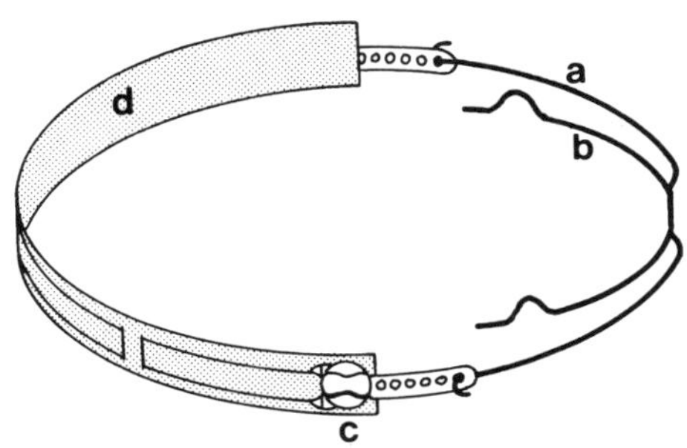

Abb. 369 a bis d Bestandteile eines Headgears mit Nackenzug
a) Außenbogen
b) Innenbogen
c) ausklinkbarer Federmechanismus
d) Nackenband.

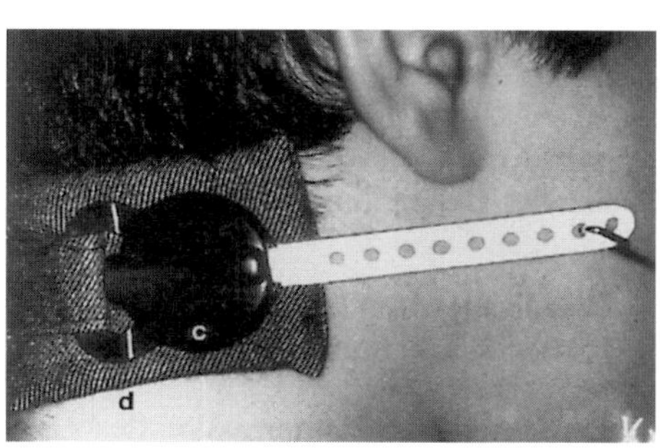

c und d. Nackenpolster und ausklinkbarer Zugmechanismus in situ.

Beim Headgear werden folgende Zugrichtungen am häufigsten verwendet:

a. Headgear mit **zervikalem** Zug (Nackenzug) [Abb. 370 a],
b. Headgear mit **okzipitalem Zug** (high pull) [Abb. 370 b],
c. Headgear mit **horizontalem** Zug (Kombination aus a und b) [Abb. 370 c] sowie (seltener)
d. **Direkter Headgear** für die Frontzähne (mit J-Hooks) [s. Abb. 374].

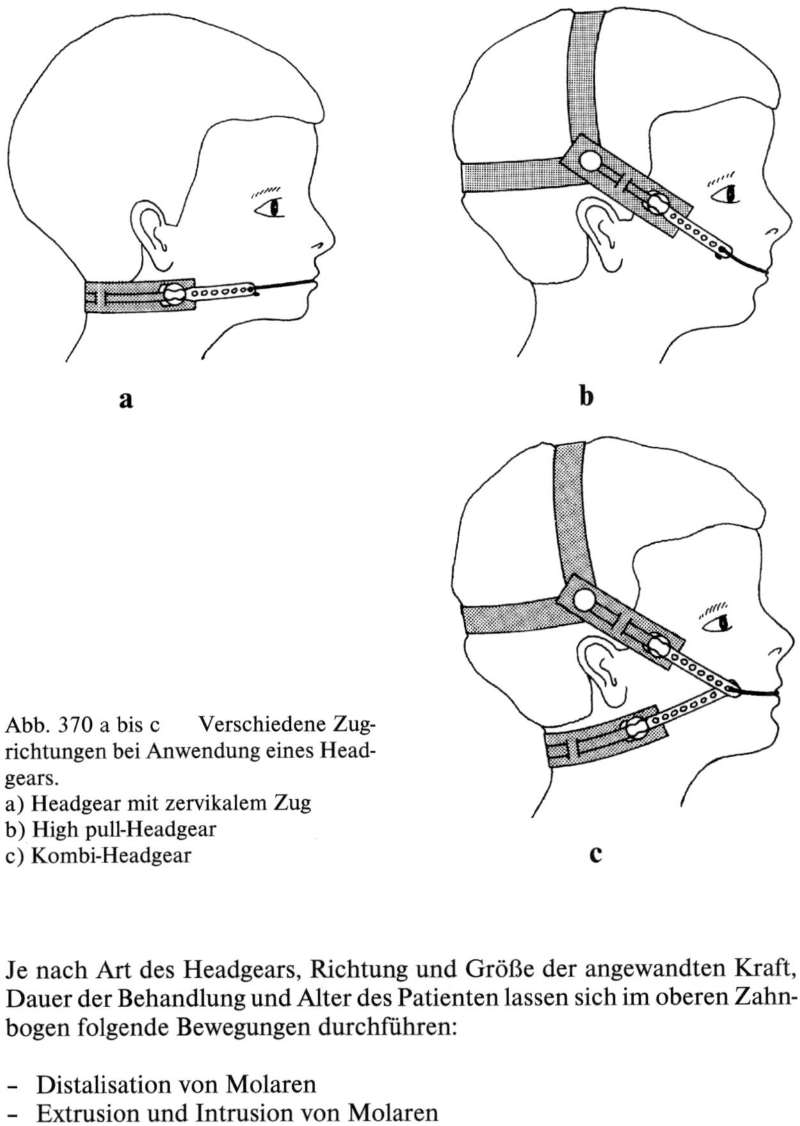

Abb. 370 a bis c Verschiedene Zugrichtungen bei Anwendung eines Headgears.
a) Headgear mit zervikalem Zug
b) High pull-Headgear
c) Kombi-Headgear

Je nach Art des Headgears, Richtung und Größe der angewandten Kraft, Dauer der Behandlung und Alter des Patienten lassen sich im oberen Zahnbogen folgende Bewegungen durchführen:

- Distalisation von Molaren
- Extrusion und Intrusion von Molaren
- Molarenrotation
- Expansion oder Kompression des Zahnbogens im Molarenbereich

5.1–5.13

- Intrusion oder Extrusion des Frontsegments
- Verankerung von Molaren
- Hemmung des Oberkieferwachstums.

Durch die Wahl der **Zugrichtung** und entsprechende **Angulation** bzw. Biegung des Außenbogens sowie die Länge der Außenarme lassen sich die gewünschten Bewegungen steuern. Die Abwinkelung der Außenarme in der Vertikalen beeinflußt bei der orthodontischen Bewegung mit dem Headgear die Kippung der oberen Molaren:

- Eine Angulation nach kranial bewirkt eine verstärkte Distalkippung der **Wurzel**,
- eine Angulation nach kaudal bewirkt eine verstärkte Distalkippung der **Krone** (Abb. 371 a/b).

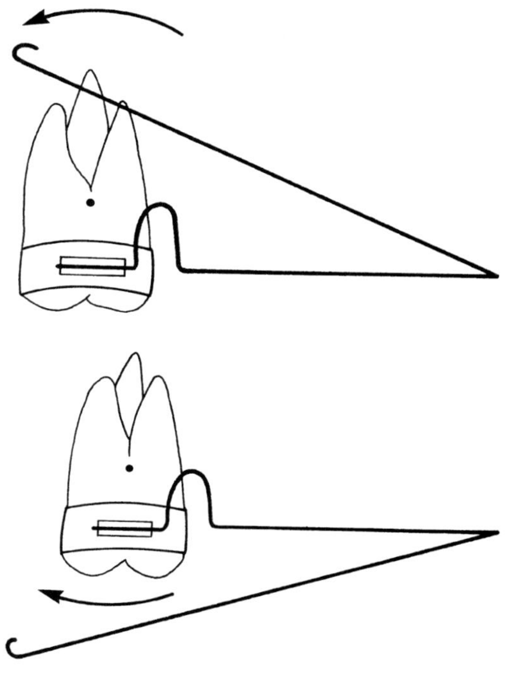

Abb. 371 a und b Bei Anwendung eines zervikalen Headgears führt die kraniale Angulation der Außenarme zu einer Distalkippung der Wurzel (a), während die kaudale Angulation der Außenarme eine Distalkippung der Krone bewirkt (b).

Ist dabei eine Extrusion (Verlängerung) der oberen Molaren erwünscht – z. B. beim brachyfazialen Gesichtstypus bzw. zur Korrektur eines Deckbisses oder eines tiefen Bisses – wird der **zervikale Zug** zum Nackenband bevorzugt.
Ist eine Elongation der oberen Molaren unerwünscht oder sollen diese Zähne sogar intrudiert werden, was beim Vorliegen eines dolichofazialen Gesichtstypus, beim frontal offenen Biß bzw. bei der Tendenz zum offenen Biß in Frage kommt, wird mit dem **okzipitalen Zug** zu einer Kopfkappe gearbeitet.

Der Kombi-Headgear mit **horizontalem (waagerechtem) Zug** stellt eine Kombination beider vorher beschriebenen Arten dar. Er wird eingesetzt, wenn weder eine Extrusion noch eine Intrusion der Molaren, sondern lediglich eine reine Distalisation dieser Zähne angestrebt wird.
Für die meisten Aufgaben reichen „orthodontische" Kräfte zwischen 300 und 500 g aus. Zur Beeinflussung des Oberkieferwachstums sind „orthopädische" Kräfte zwischen 500 und 1000 g erforderlich. Sie werden durch die Spannung von Gummibändern, Gummiringen oder Spiralfedern erzeugt, die zwischen den abstützenden, extraoralen Apparateteilen (z. B. Nackenband, Kopfkappe) und den endständigen Häkchen am Außenbogen angebracht werden. Die einwirkenden Kräfte lassen sich mit Meßgeräten (Federwaagen) registrieren und einstellen.

Anpassen und Handhabung eines Standard-Headgears

Das Anpassen eines Headgears wird erleichtert, wenn Kiefermodelle - zumindest des Oberkiefers - sowie ein Wachsabdruck über die oberen Zähne, der die Lage der Molarenröhrchen erkennen läßt, vorhanden sind.
Bei der Auswahl des Headgears sind zunächst die passende Länge und Breite des Innenbogens (von den meisten Firmen werden 5 Größen angeboten) sowie die Länge des Außenbogens (kurz/mittel/lang) auszusuchen.
Bewährt haben sich Headgears, deren **Innenbögen mit U-förmigen Schlaufen** gegen ein Durchrutschen durch die Molarenröhrchen gesichert werden (s. Abb. 368). Hier muß zunächst unter Berücksichtigung der Zahnbogenlänge die passende **Größe** ausgesucht werden. Dies ist mit Hilfe des Wachsabdrucks leicht möglich, indem man den Innenbogen so auf den Wachsbiß legt, daß die distale Begrenzung der beiden U-Schlaufen etwa mit der vorderen Öffnung der abgeformten Molarenröhrchen übereinstimmt. Die Schlaufen liegen dabei mit einem Abstand von ca. 3 mm parallel zu den Bukkalflächen der Prämolaren; sie zeigen nach oben und nicht etwa nach unten, wo sie mit den unteren Seitenzähnen kollidieren würden.
Der Innenbogen soll dann die Labialflächen der Schneidezähne um etwa 4–6 mm nach vorn überragen. Die auf der Verbindungsstelle von Innen- und Außenbogen angebrachte Mittelmarkierung sollte mit der Oberkiefermitte übereinstimmen. Gegebenenfalls müssen die U-Schlaufen noch etwas verkleinert bzw. vergrößert werden, um die gewünschte Länge sowie die exakte Mittenübereinstimmung einzustellen.
Wird ein Headgear mit **geradem Innenbogen** verwendet, muß an den entsprechenden Stellen beiderseits eine U-Schlaufe oder eine **bajonettförmige Abknickung** vor den Molarenröhrchen eingebogen werden, die ein Durchgleiten der Innenbögen verhindern; dies kann auch durch aufgeschweißte Stopröhrchen oder das Anbringen von Stopschrauben bzw. Klemmringen erreicht werden.
Auch das Biegen der bajonettförmigen Knicke kann durch das Auflegen des Innenbogens auf den Wachsabdruck des oberen Zahnbogens erleichtert werden.
Die Enden des Innenbogens werden anschließend so weit gekürzt, daß sie nur geringfügig aus den Molarenröhrchen herausschauen, und mit Steinchen und Gummipolierer geglättet.

Die Vorteile der Verwendung U-förmiger Schlaufen liegt in der Möglichkeit der stufenlosen, individuellen Anpassung der Innenbogenlänge entsprechend dem Behandlungsfortschritt, was insbesondere bei umfangreicher Distalisierung der Molaren geboten sein kann. **5.1-5.13**
Die Vorteile der bajonettförmigen Abknickung des Innenbogens werden darin gesehen, daß der Bogen im Prämolarenbereich etwas weiter nach bukkal absteht, wodurch sich Interferenzen mit den Brackets leichter vermeiden lassen.

Beim **Einpassen des Headgears im Munde** ist darauf zu achten, daß die Enden des Innenbogens so ausgerichtet sind, daß sie sich locker und ohne zu verkanten in die Molarenröhrchen einschieben lassen. Auch sollen die Enden des Innenbogens - von der Seite betrachtet - auf einer Ebene liegen.
Um ein Herausrutschen aus den Röhrchen zu vermeiden, muß der Innenbogen **bis zum Anschlag** (der U-Schlaufe, des Bajonettknicks bzw. des Stops) durchgeschoben werden.

Wird der Headgear mit zervikalem Zug verwendet, muß der transversale Abstand der Enden des Innenbogens beiderseits um 2-3 mm breiter sein als der Abstand der Molarenröhrchen, der Headgear wird also unter Spannung eingesetzt.

Diese Expansion ist erforderlich, um die Molaren im Zuge ihrer Distalisierung nicht parallel nach hinten sondern - entsprechend dem nach distal breiter werdenden Zahnbogen - nach hinten außen zu bewegen. Außerdem neigen die Molaren bei Verwendung des zervikalen Headgears durch den bukkal exzentrischen Angriff zusätzlich dazu, nach palatinal zu kippen; auch diese komprimierende Komponente soll durch die Expansion des Innenbogens ausgeglichen werden.
Bei Verwendung eines okzipitalen Zuges kann es aus ähnlichen Gründen notwendig sein, den Innenbogen etwas schmaler einzustellen als es der Abstand der Molarenröhrchen vorgibt (d. h. um 2-3 mm zu komprimieren).

Um die Verlaufskontrolle zu erleichtern, sollte sich der Behandler den Abstand der Enden des Innenbogens notieren. Am einfachsten geschieht dies durch Einzeichnung des transversalen Abstandes und der Abwinkelung der Enden auf der Karteikarte unter dem Datum der Kontrolluntersuchung.
Nach der Ausformung des Innenbogens erfolgt das **Anpassen der beiden Außenarme**. Grundsätzlich sollen beide gleichmäßig etwas von den Wangen abstehen; lediglich zur asymmetrischen Distalisation werden Länge und Abstand der Außenarme unterschiedlich gestaltet (s. Sonderformen).
Die Arme des Außenbogens enden im Regelfall etwa in Höhe der oberen Sechsjahrmolaren; ggf. sind sie den individuellen Gegebenheiten anzupassen (zu kürzen). Sie verlaufen normalerweise parallel zur Okklusionsebene. Bei Verwendung eines Nackenbandzuges kann die Bewegung der Molaren durch Angulation der Außenarme (nach kranial oder kaudal) unterschiedlich gestaltet werden (s. S. 539).
Nach Einsetzen der elastischen Züge soll der Headgear bei entspannter Lippenhaltung in der Mitte der Mundspalte liegen und den Lippenschluß nicht behindern. Erforderlichenfalls ist der Innenbogen (z. B. im Bereich der U-Schlaufen) entsprechend zu korrigieren.

Nach Anpassen des Headgears muß der Patient in dessen Gebrauch eingewiesen und über die besonderen **Risiken** aufgeklärt werden. Er ist z. B. auf folgende Punkte hinzuweisen:

1. Zu Anfang ist es ratsam, den Bogen vor dem Spiegel einzusetzen und sich gegebenenfalls (von den Eltern) dabei helfen zu lassen.
2. Beide Enden des Innenbogens werden in den Mund genommen, indem die rechte und linke Hand je einen Schenkel des Innenbogens faßt. Zunächst wird *ein* Bogenende in das entsprechende Röhrchen am Molaren eingeführt und festgehalten, danach wird das *andere* Bogenende auf der Gegenseite eingesetzt.
3. Der Gesichtsbogen wird mit einer Hand an der Lötstelle vom Innen- und Außenbogen festgehalten und das Nackenband am Außenbogenende eingeklinkt.
4. Das Herausnehmen des Gesichtsbogens erfolgt in umgekehrter Reihenfolge. **Dabei muß unbedingt zuerst das Nackenband am Ende des Außenbogens gelöst werden, um Verletzungen durch das Zurückschnellen des Gesichtsbogens auszuschließen.**
5. Sollten sich beim täglichen Gebrauch des Headgears irgendwelche Störungen oder Veränderungen gegenüber der gewohnten Tragweise einstellen (z. B. zu starke oder zu schwache Spannung oder Schmerzen), ist der Kieferorthopäde sofort zu benachrichtigen bzw. aufzusuchen.

Wegen des bekannten **Verletzungsrisikos** (im Schrifttum werden als Folge eines unsachgemäßen Gebrauchs - insbesondere durch das Herausziehen des Bogens gegen die noch eingeklinkten elastischen Züge - schwere Gesichtsverletzungen beschrieben, die in Einzelfällen sogar den Verlust des Augenlichts zur Folge hatten!) ist die Aufklärung besonders sorgfältig durchzuführen. Das zu diesem Zweck entworfene Patienteninformationsblatt (S. 880, 881) kann hierfür unterstützend gute Dienste leisten.
In diesem Merkblatt sollte der Behandler auch die erforderliche **Tragezeit** vermerken. In der Regel wird zu fordern sein, daß der Headgear zur Distalisation, Intrusion oder Extrusion der oberen Molaren etwa 15-18 Stunden pro Tag eingesetzt wird. Sollen die Molaren lediglich am Ort gehalten werden (Fälle mittlerer Verankerung), kann eine tägliche Tragezeit von 10-12 Stunden ausreichen. Die erforderliche Einwirkungszeit richtet sich u.a. auch nach den eingesetzten Kräften und dem Widerlager, welches sich der Distalisation entgegenstellt. So ist eine Distalbewegung der ersten Molaren gegen die (durchgebrochenen) zweiten und ggf. dritten Molaren in der Regel schwieriger und zeitraubender als vor Durchbruch der 2. Molaren.
Zu beachten ist in diesem Zusammenhang auch, daß der Raum für die 2. und 3. Molaren durch die Distalisation der Seitenzähne eingeengt wird, was zu einer Durchbruchsverzögerung dieser Zähne führen kann. Ggf. sollte vor Einleitung einer Therapie die **Germektomie der Weisheitszähne** erwogen werden.

Sonderformen des Headgears

Neben der am häufigsten gebrauchten Standardform des Headgears finden zur Lösung besonderer therapeutischer Aufgaben einige Sonderformen Verwendung, z. B.:

„Einseitiger“ Headgear

Soll im Zuge der kieferorthopädischen Therapie nur ein oberer Molar distalisiert, der andere aber nur am Ort gehalten werden, kann dies mit dem sog. „einseitigen“ Headgear versucht werden. In diesem Fall ist der Außenarm auf der zu distalisierenden Seite kürzer und nach außen abgewinkelt, auf der anderen Seite länger und normal anliegend. **5.1–5.13**

Die durch die Kürzung und Abwinkelung des einen Außenarmes erhoffte seitenunterschiedliche Krafteinwirkung wird allerdings durch ein Verschieben des Nackenbandes größtenteils neutralisiert.

Alternativ wird eine asymmetrische Headgearform mit gelenkiger Verbindung zwischen Innen- und Außenbogen vorgeschlagen.

Zur einseitigen Distalisation oberer Molaren kann allerdings auch ein Standardheadgear verwendet werden, indem zunächst beide Seitenzähne gleichmäßig nach distal bewegt werden. Anschließend wird dann ein Molar am Ort gehalten, der andere zum Mesialwandern freigegeben bzw. nach mesial bewegt.

Expansions- bzw. Kompressionsheadgear

Gesichtsbögen mit expandierender bzw. komprimierender Wirkung im Seitenzahnbereich durch Variationen der Verbindung zwischen Innen- und Außenbogen (Abb. 372 a und b).

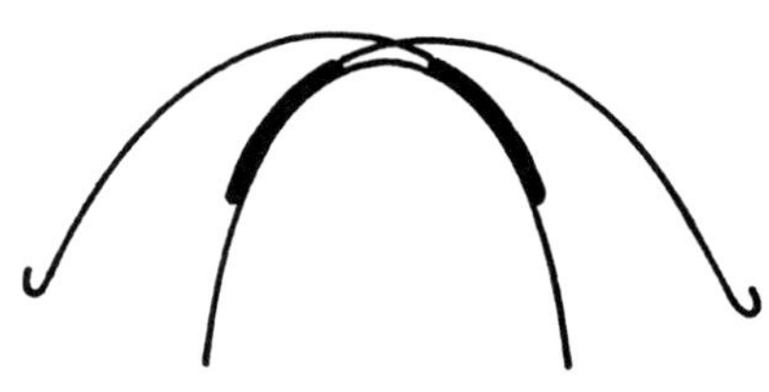

a

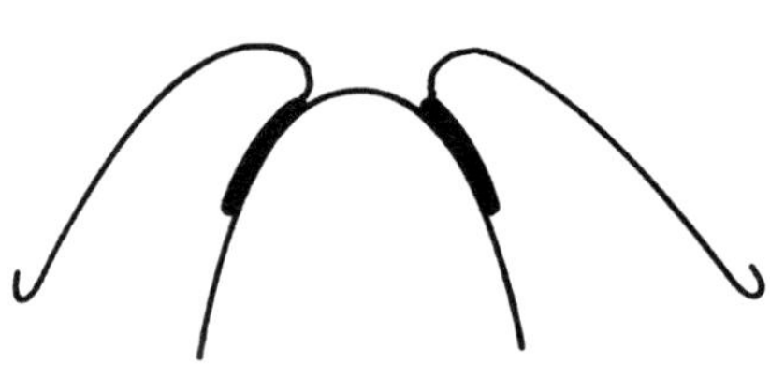

Abb. 372 Expansions-Headgear (a) und Kompressions-Headgear (b).

b

Headgear mit *Kahn*-Sporn (Abb. 373)

Standardheadgear mit zusätzlichem, nach palatinal gerichteten Drahtsporn in der Bogenmitte, der über den in den Brackets fixierten (Regulierungs-) Bogen zusätzliche intrudierende bzw. extrudierende Kräfte auf das Frontsegment übertragen soll.

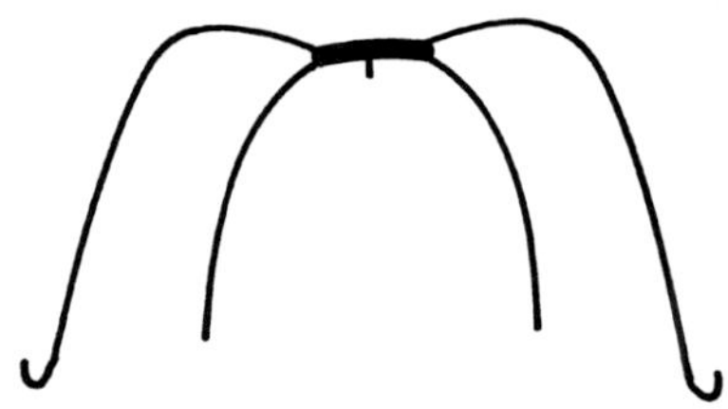

Abb. 373 Headgear mit *Kahn*-Sporn.

Direkter Headgear mit J-Hooks (Abb. 374)

Zwei Haken, welche in der Regel an einer Kopfkappe fixiert und direkt am orthodontischen Bogen eingehängt werden. Sie können z. B. zur Intrusion von Frontzähnen oder zur Distalisation von Eckzähnen eingesetzt werden.

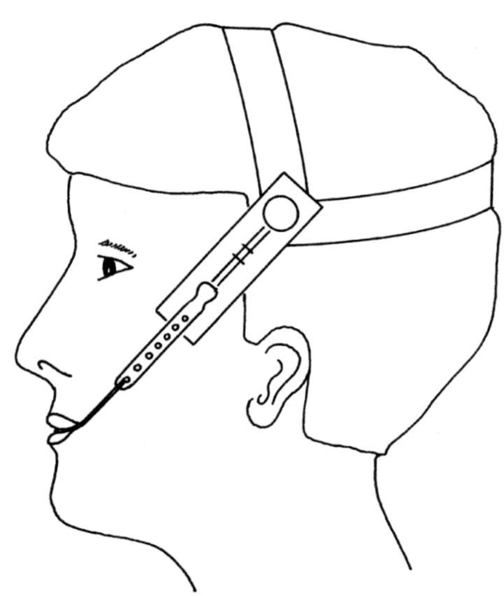

Abb. 374 J-Hook-Headgear.

Neben dem Einsatz des Headgears im Rahmen der Behandlung mit festsitzenden Systemen (als alleiniges Gerät oder zusammen mit Band/Bracket - Bogenapparaturen) läßt sich der Standard-Headgear auch in Kombination mit funktionskieferorthopädischen Geräten (Beispiel: *Teuscher*-Aktivator) oder mit Oberkieferplatten verwenden.

5.12.2 Kopf-Kinn-Kappe

Der extraorale Zug der Kopf-Kinn-Kappe konzentriert die Kraft auf den Kinnbereich und stützt sich entsprechend der Zugrichtung im Nackenbereich oder am Kopf ab (Abb. 375). Eine kombinierte Verwendung mit festsitzenden oder Plattenapparaturen (z. B. einer Gegenkieferbügelplatte) ist möglich.

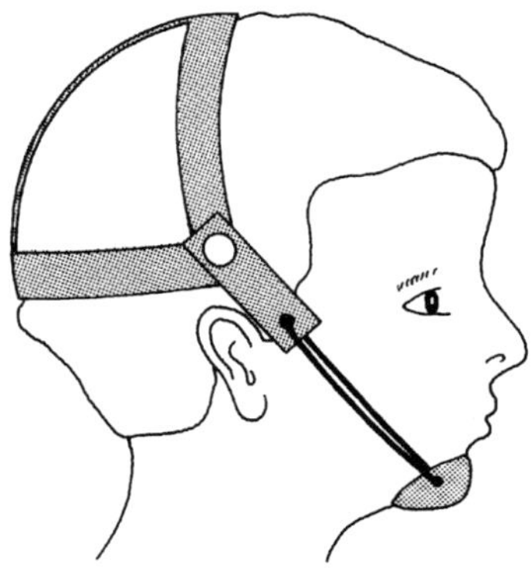

Abb. 375 Kopf-Kinn-Kappe.

Zur Verfügung stehen heute sowohl konfektionierte Kopfkappen als auch vorfabrizierte Kinnkappen. Häufig erfordern jedoch auftretende Druckstellen eine individuelle Herstellung aus Acrylat oder tiefgezogenem Kunststoff.
Die Kopf-Kinn-Kappe kann eingesetzt werden

- zur Progeniebehandlung
  (Versuch der Wachstumshemmung des Unterkiefers) und
- zur Therapie des strukturell offenen Bisses. Hierbei verläuft die Zugrichtung zur Kopfkappe steiler als bei der Behandlung einer Progenie.

Die Kopf-Kinn-Kappe sollte etwa 12-16 Stunden pro Tag getragen und mit einer Zugstärke von ca. 5-12 N verwendet werden.
Der Einsatz einer solchen extraoralen Apparatur ist auf den jungen (noch wachsenden) Patienten zu beschränken, da sie nur zum Versuch der Wachstumslenkung eingesetzt wird und die Weiterleitung des auf das Kinn einwirkenden Drucks über den Unterkieferkörper auf das Kiefergelenk zu einer Dorsalverlagerung des Gelenkköpfchens und zu einer (beim Erwachsenen in der Regel unerwünschten) Kompression des Gelenkbereichs führt.
Zu beachten ist auch, daß eine zu ausgedehnte Gestaltung der Kinnkappe im Bereich der marginalen Gingiva der unteren Frontzähne (labial) zu Druckstellen und Gingivarezessionen führen kann.

5.12.3 *Delaire*-Maske/Gesichtsmaske

Die Abstützung dieses Gerätes auf der Stirn und am Kinn ermöglicht - in Verbindung mit einer festsitzenden Apparatur im Oberkiefer - eine nach ventral (anterior) gerichtete Zugrichtung für den Oberkiefer bzw. den oberen Bogen (Abb. 376).

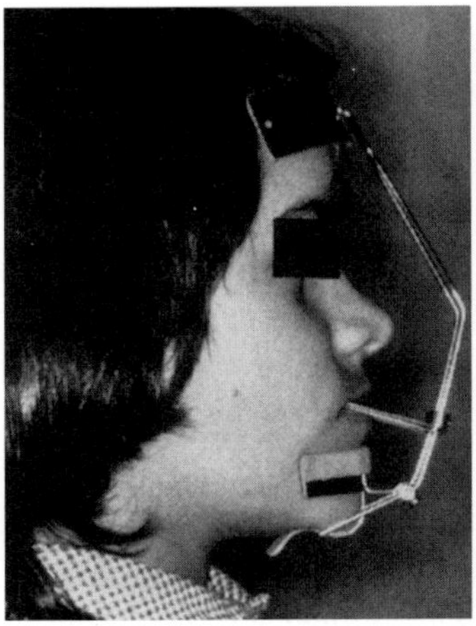

Abb. 376 Gesichtsmaske.
Durch die Abstützung an Stirn und Kinn kann in Verbindung mit einer festsitzenden Apparatur und Gummizügen eine Ventralorientierung der Maxilla gelingen.

Delaire verwendete dieses Gerät zuerst mit großen Erfolg bei Patienten mit Lippen-Kiefer-Gaumenspalten. Als günstigstes Behandlungsalter gibt er den Zeitraum des frühen Wechselgebisses (6./7. Jahr) an; auf jeden Fall sollte noch ausreichend Wachstum vorhanden sein!

Die Apparatur besteht aus

- einer Abstützung auf der Stirn und am Kinn,
- einem Verbindungssteg zwischen den Auflagen,
- mehreren Gummizügen zwischen intraoralem Bogen und Gesichtsmaske (Zugstärke: 3,5 N im Milchgebiß, 5-15 N im permanenten Gebiß bzw. 1-2 N zur Mesialbewegung einzelner Zähne) sowie
- einer Einhängevorrichtung für die Gummizüge an einer festsitzenden Apparatur (seltener an einem an den Zähnen angebrachten Drahtgerüst bzw. einer Oberkieferplatte).

Die Gesichtsmaske wird eingesetzt zur Nachentwicklung des Oberkiefers

- bei Lippen-Kiefer-Gaumenspalten,
- bei Progenien mit Wachstumshemmung im Oberkiefer (Mikrognathie),
- bei geringgradig ausgeprägten Makrogenien sowie auch
- bei Nichtanlagen oder anderweitig reduzierter Zahnzahl im Oberkiefer.

Die wesentlichen Aufgaben dieses Gerätes bestehen in

- einer Ventralorientierung der Maxilla,
- einer Ventralorientierung des oberen Zahnbogens sowie
- gegebenenfalls in einer Mesialbewegung der oberen Seitenzähne.

5.13 *Crozat* - Apparaturen

1919 wurde von *Crozat* erstmals eine herausnehmbare, aus Draht gelötete Regulierungsapparatur vorgeschlagen, die nach ihrer Einführung weitgehend in Vergessenheit geriet und erst in den letzten 20 Jahren wieder Verwendung fand. Ursprünglich aus Golddraht gefertigt, wird sie heute aus 0,7 bis 1,3 mm starkem Stahldraht hergestellt. (Das früher verwendete Material Gold ist heute als Alternative bei gesicherter Nickel- bzw. Chrom-

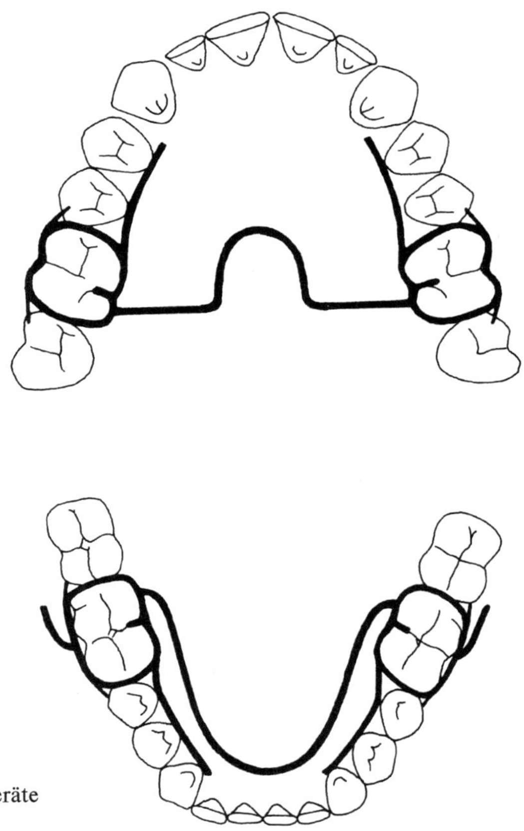

Abb. 377 *Crozat*-Grundgeräte im Ober- und Unterkiefer.

Allergie denkbar.) Die dental abgestützten Grundgerüste werden üblicherweise mit *Jackson*-Klammern und Interdentalspornen an den oberen bzw. unteren Sechsjahrmolaren verankert und im Oberkiefer mit einem palatinalen Bügel, im Unterkiefer mittels eines Lingualbogens versteift (Abb. 377). An diesen Grundgerüsten lassen sich bukkale bzw. linguale Arme sowie Hilfsfedern, Labialbögen, vertikale Drahtstifte, Häkchen zum Einhängen von intermaxillären Gummizügen etc. anlöten.
Die labortechnische Herstellung der *Crozat*-Apparatur ist sehr aufwendig und der Indikationsbereich begrenzt. Am ehesten läßt sich die Indikation mit der von Plattenapparaturen vergleichen. So sind dento-alveoläre Korrekturen, Einzelzahnbewegungen und eine begrenzte transversale Erweiterung der Zahnbögen möglich, jedoch sollen mit Hilfe der intermaxillären Gummizüge auch Veränderungen der Okklusion durchführbar sein (wie z. B. mit Geführten Platten oder Klasse II- bzw. III- Elastics der festsitzenden Apparatur).

Als vorteilhaft erweist sich die grazile Gestaltung der Drahtapparatur, welche die Sprache und die Ästhetik nur wenig behindert. Trotzdem werden Crozat-Geräte infolge ihres engen Indikationsbereichs, ihres komplizierten und aufwendigen Herstellungsverfahrens und der nicht einfachen klinischen Handhabung nur selten, am ehesten noch im Rahmen der kieferorthopädischen Erwachsenenbehandlung eingesetzt.

Literaturhinweise

Für weitere Informationen über einzelne Fachgebiete stehen ergänzend folgende, im Literaturverzeichnis aufgeführte Publikationen zur Verfügung:

- Festsitzende Apparaturen: 2, 7, 15, 17, 27, 33, 40, 51, 52, 61, 66, 67, 69, 70, 77, 95, 99, 109, 112, 115, 121, 129, 131, 132, 144, 145, 148, 158, 165, 166, 168, 169, 173.
- Extraorale Geräte: 40, 51, 109, 114, 115, 131, 158, 162, 168.
- *Crozat*-Apparaturen: 80, 143, 172.

6 Dysgnathien in Stichworten

In diesem Kapitel werden verschiedene Anomaliegruppen besprochen, wobei aus didaktischen Gründen bewußt eine einheitliche Gliederung sowie eine weitgehend stichwortartige Darstellung gewählt wurde.
Jede Gruppe faßt jeweils die Stellungsanomalien eines bestimmten Formenkreises zusammen, die durch ein gemeinsames Leitsymptom gekennzeichnet sind. Dabei kann es vorkommen, daß in einer Gruppe Anomalien mit sehr unterschiedlicher Genese, Therapie und Prognose eingeordnet wurden, die dennoch eine kennzeichnende Gemeinsamkeit aufweisen. So reicht z. B. der sog. progene Formenkreis vom einfachen frontalen Kreuzbiß, der sich meist durch eine sehr kurze Behandlungszeit, einfache Geräte und eine äußerst günstige Prognose auszeichnet, bis zur Makrogenie mit Mikrognathie, einer Dysgnathie, die sich in extremer Ausprägung konservativ-kieferorthopädisch oft überhaupt nicht erfolgreich therapieren läßt, häufig eine vieljährige Behandlung unter Nutzung komplizierter intra- und extraoraler Apparaturen erfordert und deren Prognose als sehr ungünstig anzusehen ist. Da eine Einteilung nach morphologischen Gesichtspunkten jedoch nur die Beschreibung eines augenblicklichen Zustandes berücksichtigen kann und - vor allem in der Wechselgebißperiode - häufig wachstumsbedingte Änderungen zu beobachten sind, erscheint die Zuordnung beider Anomalien in die Gruppe des »progenen Formenkreises« sinnvoll und gerechtfertigt.
Im Rahmen einer kieferorthopädischen Behandlung ist aber nicht nur die unterschiedliche klinische Wertigkeit der Anomalien innerhalb der einzelnen Gruppen zu beachten. Das bei vielen Patienten zu beobachtende kombinierte Vorkommen von Symptomen, die unterschiedlichen Anomaliegruppen zugeordnet sind, macht häufig ein komplexes therapeutisches Vorgehen erforderlich. Unbeschadet dessen erlaubt die verwendete Gliederung eine überschaubare Darstellung und erleichtert die klinische Anwendung.
In den jeweiligen Gruppen werden in gleichbleibender Reihenfolge stichwortartig erörtert:

A) Kennzeichnendes Symptom
B) Nomenklatur
C) Differentialdiagnose
D) Ätiologie
E) Häufigkeit
F) Behandlungsindikation
G) Günstigster Behandlungszeitpunkt
H) Prophylaktische Möglichkeiten
I) Therapie
K) Behandlungsgeräte
L) Behandlungsdauer
M) Rezidivgefahr/Retention
N) Prognose

6.1 Rückbiß - Große Frontzahnstufe - Klasse II

A) Kennzeichnendes Symptom

Vergrößerte Frontzahnstufe (> 5 mm), meist mit Rücklage des Unterkiefers (Retrogenie) (Abb. 378).

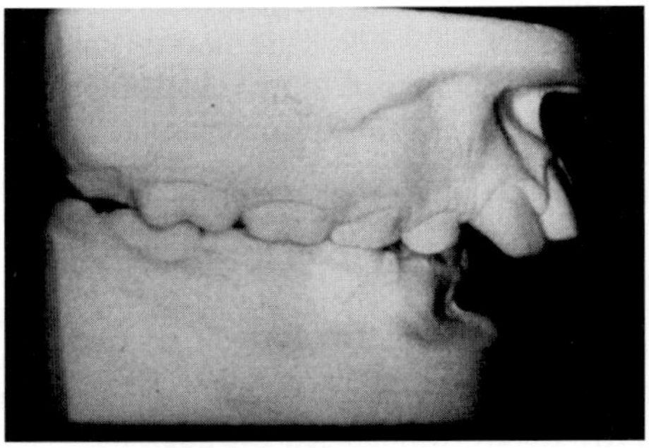

Abb. 378 Vergrößerte Frontzahnstufe durch Rücklage des Unterkiefers und Anteinklination der oberen Front (Klasse II, 1).

B) Nomenklatur

Vorwiegend aus didaktischen Gründen wird weltweit die Einteilung der Anomalien nach *Angle* (Abb. 379) sehr häufig verwendet:

Klasse I = Neutralbiß
Klasse II = Rückbiß (früher Distalbiß), mit den Unterabteilungen:
  Klasse II, 1 = Rückbiß mit Anteinklination der OK-Front,
  Klasse II, 2 = Rückbiß mit Retroinklination der OK-Front,
Klasse III = Vorbiß (Progenie).

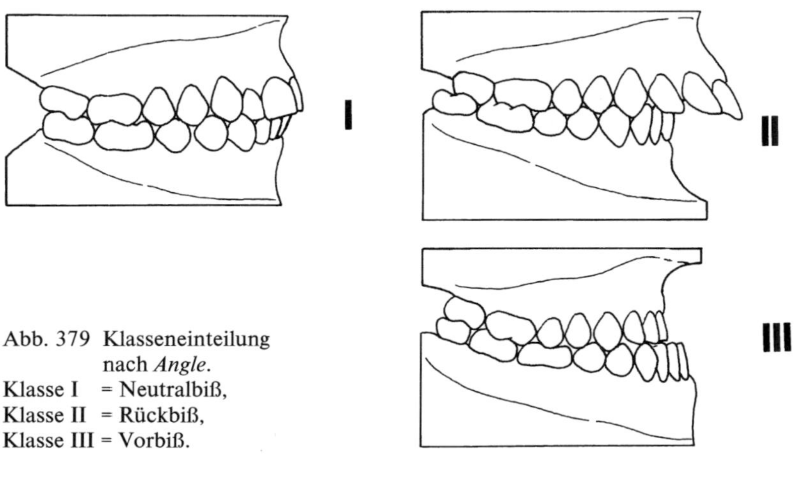

Abb. 379 Klasseneinteilung nach *Angle*.
Klasse I = Neutralbiß,
Klasse II = Rückbiß,
Klasse III = Vorbiß.

Während *Angle* aber die Okklusion (Verzahnung) der Sechsjahrmolaren als Grundlage für seine Einteilung verwandte, werden heute die Klassen I, II und III vielfach zur Beschreibung der Bißlage, d.h. der Lagebeziehung des Unterkiefers zum Oberkiefer, benutzt.
Die Verzahnung der oberen und unteren Sechsjahrmolaren zeigt aber nicht immer die sagittale Unterkieferposition an. Mesialstände bzw. physiologische Distalstände dieser Zähne können ein Okklusionsbild ergeben, das mit der Bißlage nicht übereinstimmt. **6.1-6.2**
In diesen Fällen ist eine Rekonstruktion (*Grünberg*) erforderlich, welche die 1. Molaren des Ober- und Unterkiefers gedanklich in ihre korrekte Position einstellt; erst aus der sich dann ergebenden Okklusion kann auf die Unterkieferlage geschlossen werden (s. auch Bd. I, Kap. 3.5: Okklusion und Bißlage).
Nur unter Berücksichtigung dieses Vorgehens ist die Definition der »Klasse II« als »Rücklage des Unterkiefers (Retrogenie)« gerechtfertigt.
Eine sinnvolle Ergänzung der Klassifikation nach *Angle* wurde von *Nawrath* vorgeschlagen, der neben der Berücksichtigung der oberen Inzisivi auch eine Angabe der Inklination der unteren Schneidezähne hinzufügte.
Die Klassen II, II,1 und II,2 nach *Angle* lassen sich dadurch in 9 Gruppen einteilen:

Klasse II	: II o/o,	II o/a,	II o/r,
Klasse II,1	: II a/o,	II a/a,	II a/r,
Klasse II,2	: II r/o,	II r/a,	II r/r.

wobei im Zähler jeweils die Achsenstellung der oberen Schneidezähne erscheint (o = orthoaxial, a = anteinkliniert, r = retroinkliniert), während im Nenner die Inklination der unteren Inzisivi aufgeführt wird.
Die Vorteile dieser spezifizierten Einteilung liegen in einer besseren und umfassenderen morphologischen Beschreibung sowie in dem für die Prognose wichtigen Hinweis auf eine Fehlstellung der unteren Schneidezähne, welche insbesondere bei Verwendung bimaxillärer funktionskieferorthopädischer Geräte große Bedeutung erlangt.
(Die Prognose einer Rückbißbehandlung ist bei anteinkliniert stehender unterer Front in der Regel sehr ungünstig.)
Während die Klasse II,2 (bzw. II r/) im Kapitel 6.4 (Deckbiß/Tiefbiß) besprochen wird, sind die Formen einer Klasse II mit anteinkliniert bzw. orthoaxial stehender oberer Front häufig mit einer vergrößerten Frontzahnstufe verbunden.
Synonyme für die große Frontzahnstufe sind:

- frontale (= sagittale = prognathe) Stufe,
- ausgeprägte sagittale Schneidekantenstufe oder
- vergrößerter Overjet.

C) Differentialdiagnose

Das Leitsymptom der Rückbißgruppe, die vergrößerte Frontzahnstufe, kann durch verschiedene morphologische Abweichungen bedingt sein, die teilweise auch kombiniert auftreten:

- Anteinklination der oberen Schneidezähne
- Retroinklination der unteren Schneidezähne
- Rücklage des Unterkiefers = Retrogenie = skelettale Klasse II = Rückbiß
- Prognathie = Anteposition des Oberkiefers
- Mikrogenie = Unterentwicklung des Unterkiefers sowie
- dentaler Rückbiß = skelettale Klasse I bei dentaler Klasse II, d. h. deutliche Differenz zwischen der Lage der Unterkieferbasis und der des unteren Zahnbogens in der Sagittalen (Abb. 380/381).

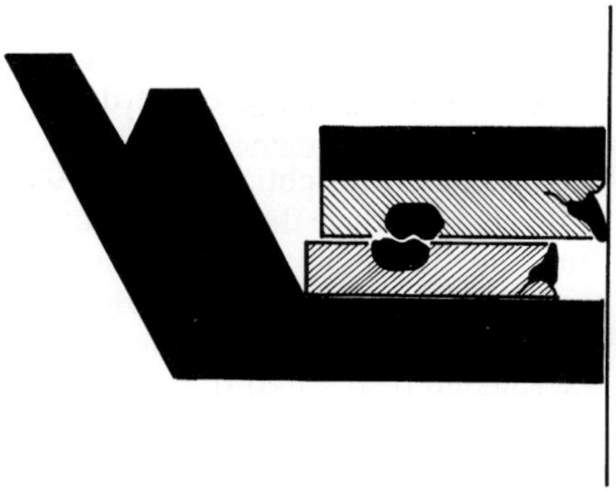

Abb. 380 Schematische Darstellung einer Dysgnathie, die als „dentaler Rückbiß" bezeichnet wird. Während die Lage der Alveolarfortsätze (und damit der Zahnbögen) eine deutlich distale Relation zueinander aufweist, ist die Position der Unterkieferbasis korrekt.

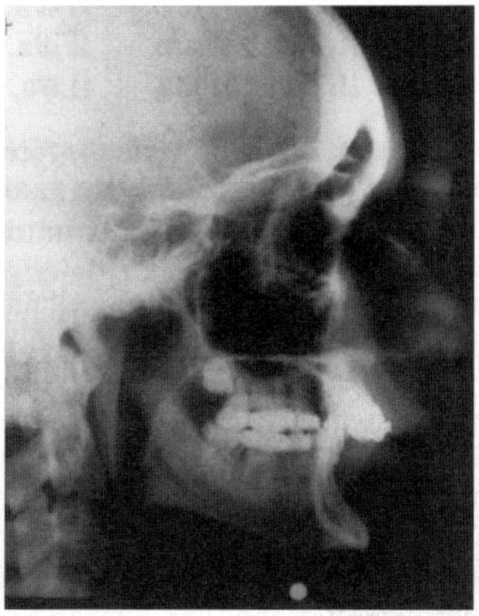

Abb. 381 Fernröntgenaufnahme eines Patienten mit dentalem Rückbiß. Deutlich erkennbar ist die Lagediskrepanz des unteren Alveolarfortsatzes und der Unterkieferbasis. Der Meßwert der Strecke Pog : NB ist signifikant vergrößert.

Zur Differenzierung dieser morphologischen Abweichungen kann die Anamnese, die Modellanalyse, die klinische Untersuchung, die Auswertung der Profilfotografie sowie die kephalometrische Analyse herangezogen werden.

- Die Anamnese ergibt nur wenige aussagekräftige Hinweise. Zu fragen ist nach habituellen Einflüssen (z. B. Lutschen, Lippenbeißen, Lippensaugen, Saugergebrauch etc.), welche zu Positionsänderungen der Schneidezähne (Anteinklination/Retroinklination) führen können.
  Die Entwicklung einer Mikrogenie ist nach frühkindlichem Trauma (Gelenkfraktur!) oder im Rahmen einer kindlichen Polyarthritis möglich.

- Die *Modellanalyse* läßt eine grobe Orientierung über die Achsenstellung der Frontzähne (Ante- bzw. Retroinklination) sowie eine ungefähre Aussage über Kiefergröße und Bißlage zu.
  Eine differentialdiagnostische Abklärung einer Prognathie, einer Mikrogenie oder gar eines dentalen Rückbisses ist mittels der Modellanalyse nicht möglich.
- Im Rahmen der klinischen Untersuchung und der Analyse des *Profilfotos* sollte besonders auf die Lage des Kinns und der Oberlippe im Kieferprofilfeld geachtet werden, um Hinweise auf das Vorliegen einer Retrogenie bzw. einer Prognathie zu erhalten. **6.1-6.2**
- Wesentliche Differenzierungsmerkmale sind der metrischen Analyse des *Fernröntgenbildes* zu entnehmen (Abb. 382). Für die Rückbißgruppe sind folgende Meßwerte von differentialdiagnostischer Bedeutung:

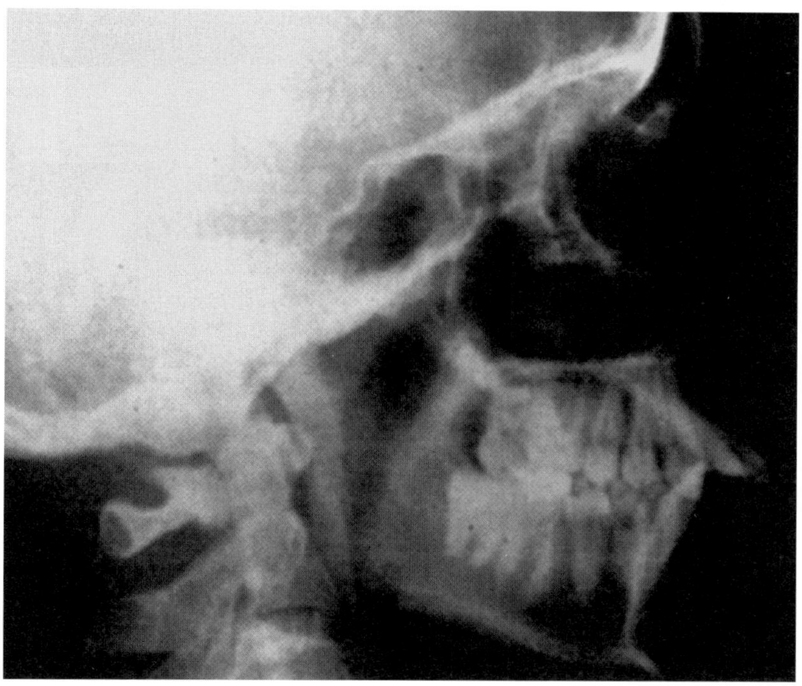

Abb. 382 Fernröntgenbild eines Patienten mit einer Klasse II, 1-Anomalie (Rücklage des Unterkiefers mit Anteinklination der oberen Inzisivi) und vergrößerter Frontzahnstufe.

- S N A-Winkel: Vergrößerung bei der Prognathie,
- S N B-Winkel: Verkleinerung bei Retro- bzw. Mikrogenie sowie beim dentalen Rückbiß,
- S N Pog-Winkel: Verkleinerung bei Retro- bzw. Mikrogenie, jedoch keine Veränderung bei dentalem Rückbiß,

- A N B-Winkel: Vergrößerung bei Retro- und Mikrogenie sowie bei Prognathie und dentalem Rückbiß,
- Winkel OK 1: Verkleinerung bedeutet Anteinklination der oberen Front,
- Winkel UK 1: Vergrößerung bedeutet Retroinklination der unteren Front,
- Oberkieferlänge: evtl. Vergrößerung bei der Prognathie,
- Unterkieferlänge: Verkürzung bei Mikrogenie,
- Meßstrecke Pog-NB: Vergrößerung bei dentalem Rückbiß.

Bei korrekten Längenrelationen von Ober- und Unterkiefer sowie korrekter Einlagerung der Maxilla in den Gesichtsschädel (d. h. nach Ausschluß von Mikrognathie und Mikrogenie bzw. Prognathie sowie dentalem Rückbiß) sollte eine *Auflösung der Frontzahnstufe* unter Beachtung der Achsenwinkel der oberen und unteren mittleren Schneidezähne sowie der Rücklage des Unterkiefers bis auf das Ausmaß des normalen labialen Frontzahnüberbisses (2 mm) möglich sein (Umrechnungsfaktor: 3 Grad Achsenveränderung bewirkt eine Pro- bzw. Retrusion um 1 mm).

Beispielrechnung (Abb. 383):

Frontzahnstufe	= 12 mm	
Winkel OK 1 = 61°	= - 3 mm	Anteinklination,
Winkel UK 1 = 91°	= - 2 mm	Retroinklination,
(Basiswinkel = 25°)		
normaler Frontzahnüberbiß	= - 2 mm	
Der verbleibende Rest	= 5 mm	

entspricht einer Rücklage des Unterkiefers um ca. 2/3 Pb.

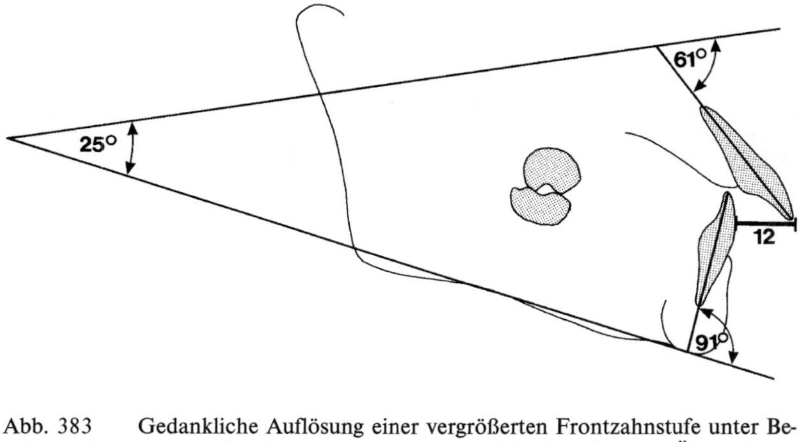

Abb. 383 Gedankliche Auflösung einer vergrößerten Frontzahnstufe unter Beachtung der Achsenwinkel der oberen und unteren Schneidezähne zur Überprüfung der Bißlagebestimmung.

D) Ätiologie

Exogene und endogene Ursachen sind bei der vergrößerten Frontzahnstufe bzw. der Rückbißgruppe schwierig voneinander abzugrenzen.
Eine Kombination skelettaler und dentaler Abweichungen ist häufiger zu finden als eine Rücklage des Unterkiefers bei gut ausgeformten Zahnbögen.
Ein Überwiegen dentoalveolärer Symptome deutet auf exogene Einflüsse, ein Überwiegen skelettaler Abweichungen auf eine erb- bzw. anlagebedingte Anomalie hin.
Mögliche ätiologische Faktoren:

- Vererbung:
  Ein Nachweis ist schwierig. Mögliche Indizien für eine erbliche Genese eines Rückbisses bzw. einer Prognathie könnten sein:
  - ähnlicher Befund bei Eltern
  - eine primäre Unterkieferrücklage bei Geburt
  - ein Rückbiß im Milchgebiß sowie
  - das Fehlen habitueller Einflüsse.
- Habituelle Einflüsse:
  Lippenbeißen (Abb. 384), Lippensaugen, Lutschen sowie der längere Gebrauch eines Beruhigungssaugers bewirken überwiegend dentoalveoläre Abweichungen (Ante- bzw. Retroinklination).

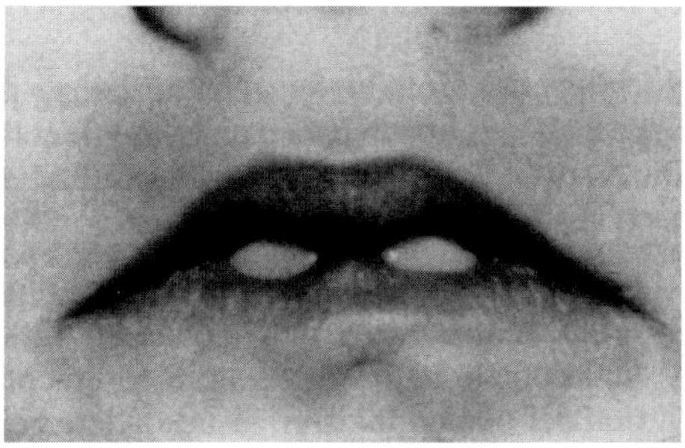

Abb. 384 Lippenbeißen als Ursache für eine vergrößerte Frontzahnstufe, eine lückige Anteinklination der oberen Front und eine Unterkieferrücklage.

- Wachstumsstörungen des Unterkiefers durch Gelenkfrakturen, Osteomyelitis, Ankylose, juvenile Polyarthritis etc. können zur Mikrogenie führen.
- Okklusionsstörungen mit distalem Zwangsbiß:
  Eine scharfe Höcker-Fissuren-Verzahnung im Laufe des Zahnwechsels kann z. B. den Unterkiefer in einer Dorsallage halten;
  nach Verlust eines unteren 2. Milchmolaren kann die konsekutive Elongation des oberen Antagonisten ein Gleithindernis bilden, welches zum distalen Zwangsbiß führt;
  auch ein zu schmaler Oberkiefer kann die Ursache eines distalen Zwangsbisses sein (Pantoffelvergleich von *Körbitz*) (Abb. 385).
- Säuglingsernährung:
  Die Flaschenernährung hat auf die Unterkieferlage keinen Einfluß (s. Bd. I, Kap. 2.2.2).

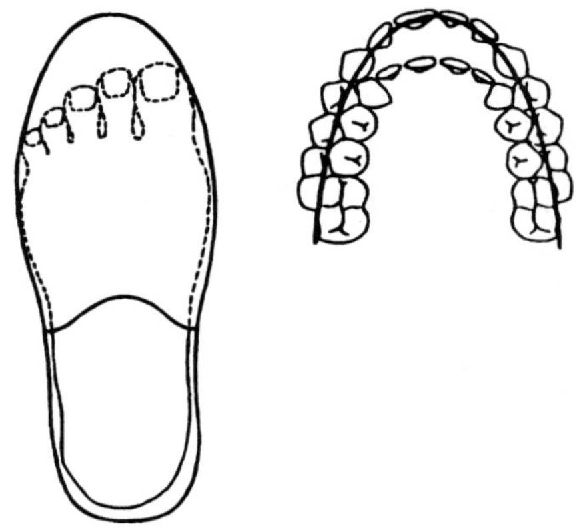

Abb. 385 »Pantoffelvergleich« nach *Körbitz* als Erklärung für einen distalen Zwangsbiß. Der Unterkiefer wird durch einen zu schmalen oberen Zahnbogen in einer dorsalen Lage gehalten.

E) Häufigkeit

Die vergrößerte Frontzahnstufe bzw. der Rückbiß gehören zu den häufigsten Dysgnathien.
Für die Unterkieferrücklage (Klasse II) finden sich im Schrifttum Angaben zwischen 30 und 40 %,
für die Frontzahnstufe > 5 mm etwa 25 %,
während Mikrogenie, Prognathie und dentaler Rückbiß relativ selten vorkommen.

F) Behandlungsindikation

Rücklage des Unterkiefers, Vergrößerung der Frontzahnstufe und distale Seitenzahnokklusion haben eine funktionelle Beeinträchtigung zur Folge. Die Notwendigkeit einer kieferorthopädischen Behandlung ergibt sich demnach aus folgenden Gründen:

- Einschränkung der Kau- und Abbeißfunktion durch die vergrößerte Frontzahnstufe bzw. den singulären Antagonismus,
- funktionelle und ästhetische Beeinträchtigung durch die Anteinklination der oberen Inzisivi, insbesondere bei Einlagerung der Unterlippe,
- Risiko einer parodontalen Schädigung, wenn der Rückbiß mit einem tiefen Biß kombiniert ist (Einbiß in die Gaumenschleimhaut), sowie durch Fehlbelastung der Seitenzähne bei singulärem Antagonismus,
- Gefahr der Wachstumshemmung im Unterkiefer,
- mögliche Ursache einer Arthropathie bei lateralem bzw. distalem Zwangsbiß,
- anteinkliniert stehende obere Inzisivi werden bei vergrößerter Frontzahnstufe signifikant häufiger traumatisch geschädigt (s. Kap. 6.9),
- bei einer späteren prothetischen Versorgung können Probleme auftreten, wenn eine erhebliche sagittale Lagedifferenz zwischen Ober- und Unterkieferbasis vorhanden ist.

G) Zeitpunkt

Eine *frühzeitige Beeinflussung von Habits* ist sinnvoll, da vielfach mit einem Selbstausgleich oder zumindest mit einer Abschwächung der Anomalie gerechnet werden kann, wenn das Habit in den ersten Lebensjahren abgestellt wird (s. Bd. I, Kap. 2.2.3).
Das Einfügen einer *Mundvorhofplatte* zur Korrektur von Habits ist bereits im 3. Lebensjahr sinnvoll, wenn die Kooperation von Kind und Eltern gewährleistet ist. **6.1-6.2**
Eine *Frühbehandlung im Milchgebiß* ist nur in seltenen Fällen einer extrem großen Frontzahnstufe (über 10 mm) indiziert oder bei Gefahr der Verstärkung der Anomalie durch massive habituelle Einflüsse (Unterlippe). Ein Behandlungsbeginn ist dann im allgemeinen im Alter von vier bis fünf Jahren sinnvoll.
Eine *Behandlung im frühen Wechselgebiß* sollte in Fällen mit extrem großer Frontzahnstufe (über 10 mm) erfolgen, in der Regel aber erst nach Durchbruch aller oberen Schneidezähne.
Der *günstigste Zeitpunkt* für die Korrektur dentoalveolärer und skelettaler Anomalien der Rückbißgruppe liegt in der *2. Phase des Zahnwechsels,* da dann sowohl bei Mädchen, ganz sicher aber bei Jungen, die Behandlung vor dem pubertären Wachstumsmaximum stattfindet, so daß die vorhandenen Wachstumspotenzen voll ausgenutzt werden können.
Nach *Überschreiten des pubertären Wachstumsgipfels* sind skelettale Veränderungen nur noch bedingt möglich, nach vollständigem Abschluß des Längenwachstums nicht mehr durchführbar (s. Bd. I, Kap. 3.9 Handröntgenbild und Kap. 4.4.3.1 Aktivatortherapie).

H) Prophylaktische Möglichkeiten

Nur bei exogenen Ursachen ist wirksame Vorbeugung möglich, z. B. durch

- Abstellen von Habits
- Einfügen einer Mundvorhofplatte
- Beseitigung von Zwangsführungen im Milchgebiß bzw. der durch Milchzähne verursachten Okklusionsstörungen durch Einschleifen oder Extraktion.

I) Therapie

Die Behandlung eines Rückbisses bzw. einer vergrößerten Frontzahnstufe ist sowohl dentoalveolär (durch Beseitigung der Zahnstellungsfehler) wie auch gnathisch (durch Korrektur der fehlerhaften Kieferlagebeziehungen) möglich.
Die Planung ist abhängig von den morphologischen Gegebenheiten und dem Alter des Patienten.

Therapiemöglichkeiten beim jungen (noch wachsenden) Patienten bei:
- Rücklage des Unterkiefers: Vorverlagerung (Vorentwicklung/Vorwachsenlassen) des Unterkiefers

- Anteinklination der oberen Front: Retrudieren der Front
- Retroinklination der unteren Front: Protrudieren der Front
- Prognathie: Extraktion der 1. oberen Prämolaren, Retrudieren bzw. Retropositionieren der Front, Einstellen einer distalen Molarenverzahnung (Abb. 386)
- Mikrogenie: Versuch der Wachstumsförderung der Mandibula
- dentalem Rückbiß: Kompromißbehandlung im Sinne einer erträglichen Vorverlagerung der Mandibula (Profil!) und einer dentoalveolären Kompensation (in der Regel mittels festsitzender und extraoraler Apparaturen).

  Bei sehr schlechter Prognose ist an eine (unterstützende) chirurgische Intervention zu denken (z. B. Kinnplastik).

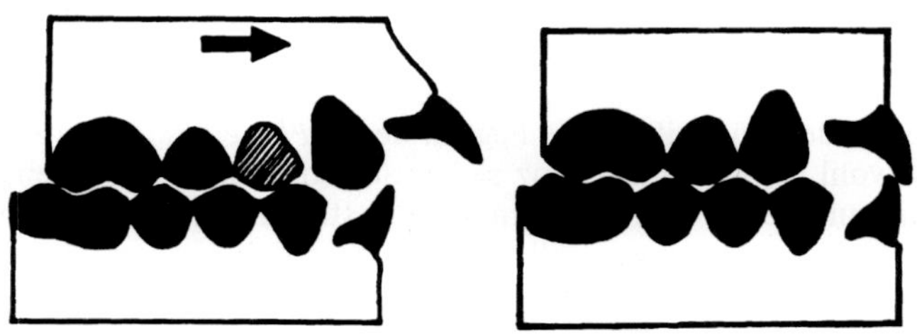

Abb. 386 Korrektur einer vergrößerten Frontzahnstufe bei Prognathie: Nach Extraktion der 1. Prämolaren im Oberkiefer und Retraktion bzw. Retrusion der Front resultiert eine neutrale Okklusion im Eckzahnbereich und eine distale Verzahnung im Gebiet der Sechsjahrmolaren.

Therapiemöglichkeiten beim älteren Patienten (ohne Wachstum)

Eine Verringerung des Overjet ist bei älteren Patienten nur auf zwei Wegen möglich, die beide mit erheblichen Nachteilen verbunden sind:

1. Retrudieren bzw. Retropositionieren der oberen Front nach
   - Distalisation der oberen Seitenzähne mittels Headgear
   - oder Extraktion der oberen 1. Prämolaren.

   Nachteilig ist in diesem Fall, daß die Dorsallage der Mandibula belassen wird und Oberkiefer bzw. Oberlippe zurückbewegt werden, was zu einem Großnasenprofil bzw. zu einem ungünstigen konkaven Profil führen kann.

   Der Einsatz eines Headgears bewirkt ferner eine Einengung des retromolaren Raumes und einen erschwerten Durchbruch der Weisheitszähne, es sei denn, daß eine Extraktion von Prämolaren vorgezogen wird.

2. Wenn diese negativen Auswirkungen auf das Profil nicht erwünscht sind, bleibt beim Erwachsenen nur die chirurgische Lagekorrektur der Mandibula, meist mit prä- und postoperativer orthodontischer Behandlung.

6.1-6.2

Schlußfolgerung:

Eine Behandlung, bei der ein dorsal liegender Unterkiefer wegen fehlenden Wachstums nicht mehr vorverlagert werden kann, ist als Kompromißbehandlung anzusehen, bei welcher der optimale Zeitpunkt für den Beginn versäumt wurde.
Bei spätem Beginn ist auch die Gefahr der Entstehung eines Dualbisses sehr groß.
Eine Rückbißbehandlung sollte daher auf jeden Fall vor Erreichen des pubertären Wachstumsgipfels (d.h. bei Jungen mit normaler skelettaler Entwicklung vor dem 12. Lebensjahr, bei Mädchen vor dem 10. Lebensjahr) durchgeführt werden (Abb. 387).

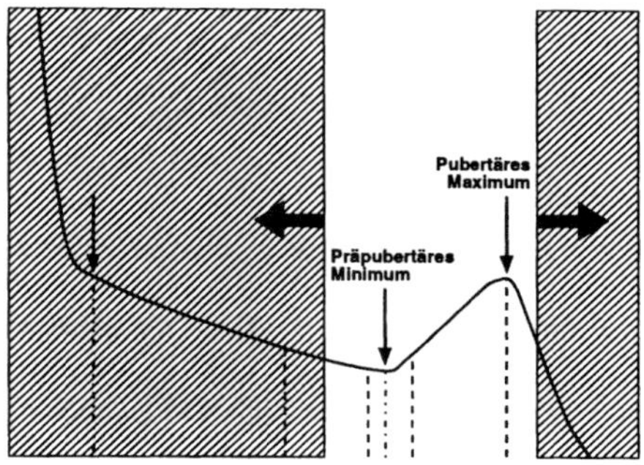

Abb. 387 Die günstigste Zeit für die Behandlung einer Unterkieferrücklage liegt vor Erreichen des pubertären Gipfels der skelettalen Wachstumskurve (im nicht schraffierten Bereich).

Kein vernünftiger Grund spricht (auch bei Jungen) gegen einen früheren Beginn (z. B. mit acht bis neun Jahren). In diesem Fall ist zwar die Wachstumspotenz nicht so ausgeprägt, jedoch die Gewebereaktion und die Kooperation oft besser.
Zur Vermeidung einer zu langen Behandlungszeit ist eine *2-Phasen-Behandlung* zu erwägen, in welcher zunächst die skelettalen Probleme früh gelöst werden, dann eine Unterbrechung eintritt, um später - falls erforderlich - die Korrektur dentoalveolärer Probleme anzugehen.
Weitere Informationen über die im Zuge der Rückbißkorrektur ablaufenden Veränderungen sind dem Kapitel Aktivator (S. 366 ff.) zu entnehmen.

K) Behandlungsgeräte

Zur Korrektur des Rückbisses bzw. einer vergrößerten Frontzahnstufe können folgende Apparaturen eingesetzt werden:

1. **Aktivator und andere funktionskieferorthopädische Geräte** (Abb. 388):
   Voraussetzung: Kongruente Zahnbögen.
   Schwierigkeiten: Die Behandlung einer Unterkieferrücklage mit Anteinklination der unteren Schneidezähne ist problematisch, da nur eine etappenweise Vorverlagerung der Mandibula möglich ist.
   Auch Einzelzahnbewegungen sind schwieriger durchführbar als mit unimaxillären Apparaturen.

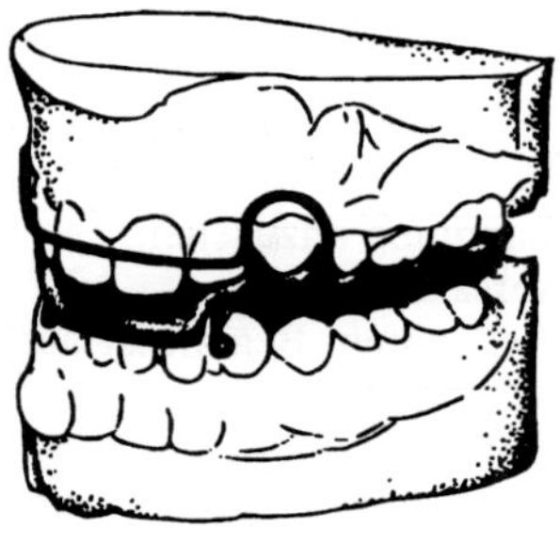

Abb. 388 Aktivator.

2. **Vorbißplatte** *(Hotz)*
   Vorteile: Leicht zu tragen.
   Nachteile: unsichere Wirkung, da keine ausreichende Führung des Unterkiefers vorhanden ist; auch kann die Mittellinie nicht exakt eingestellt werden.
3. **Gegenkieferbügelplatte** (im Unterkiefer) (Abb. 389):
   Vorteile: Ein Retrudieren der oberen Front ist ohne das zusätzliche Einfügen einer Oberkieferplatte möglich.
   Nachteile: Meist ist der Plattenhalt im Unterkiefer schlecht, auch ist eine exakte Einstellung der Okklusion und der Mittellinie nicht möglich.

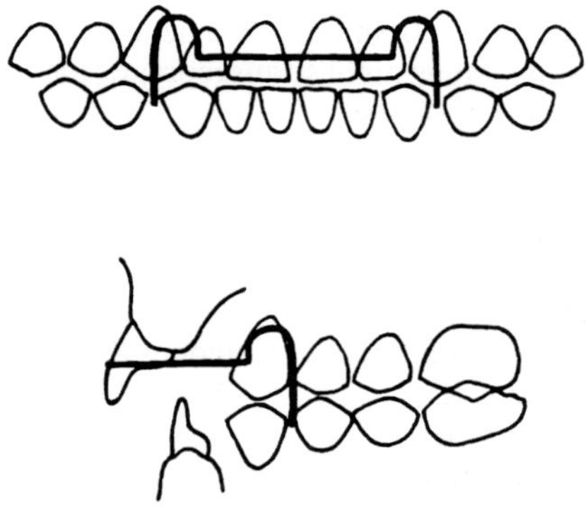

Abb. 389 Gegenkieferbügel-Platte zur Behandlung der Klasse II.

4. **Geführte Platten** (Abb. 390)
   Vorteile: Neben der Bißverlagerung sind Einzelzahnbewegungen und eine unterschiedliche Ausformung des oberen und unteren Zahnbogens möglich.
   Nachteile: Einschränkung des Zungenraums und der Sprache, Verletzungsgefahr durch Dorne; eine exakte Okklusionseinstellung ist nicht möglich.

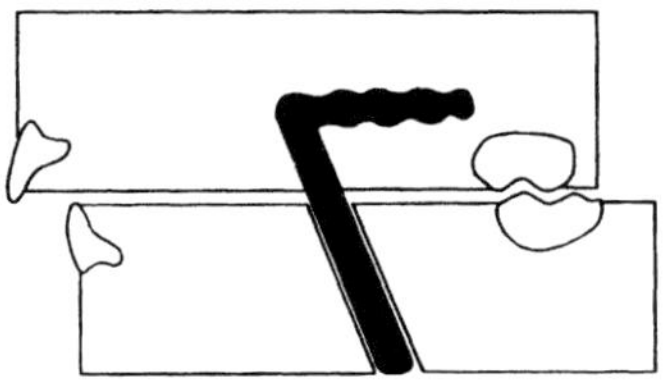

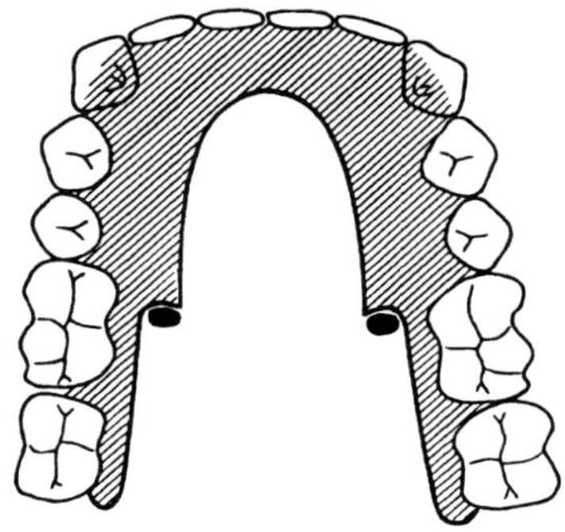

Abb. 390 Geführte Platten zur Behandlung der Klasse II.

5. **Vorschubdoppelplatte** (VDP)
   Vorteile: Neben der Bißverlagerung sind Einzelzahnbewegungen und eine unterschiedliche Ausformung des oberen und unteren Zahnbogens möglich.
   Nachteile: Exakte Okklusions- und Mittellinieneinstellung nicht möglich; Sprachbeeinträchtigung.
6. **Vorhofplatte**
   Geeignet zum Abgewöhnen von Habits (Prophylaxe), als Therapiegerät jedoch zu unsicher.
7. **Intermaxilläre (Klasse II-)Gummizüge** bei Behandlung mit festsitzenden Apparaturen (Abb. 391):

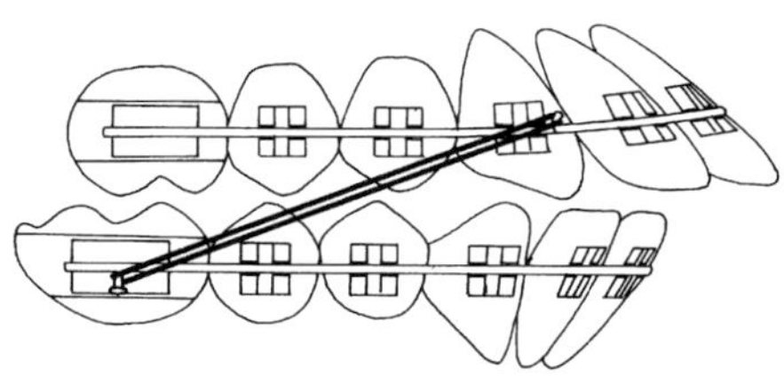

Abb. 391 Klasse II-Gummizüge zur Korrektur einer distalen Okklusion.

   Die Korrektur der distalen Okklusion erfolgt weitgehend dentoalveolär durch Mesialbewegung der unteren und Distalbewegung der oberen Seitenzähne; die Auswirkung auf die Unterkieferlage bleibt gering.
8. ***Herbst*-Scharnier**
   Festsitzende Apparatur mit bilateralen, teleskopartigen Verbindungsstegen zwischen den Bändern oder gegossenen Kappenschienen im oberen und unteren Seitenzahnbereich (meist vom oberen 1. Molaren bis zum unteren Eckzahn) (Abb. 392).
   Eine ähnliche, elastisch gestaltete Apparatur mit identischem Indikationsbereich ist der sog. „Jasper Jumper".
   Vorteil: durch die ständige Einwirkung der festzementierten Apparatur ist eine rasche Vorverlagerung der Mandibula zu erreichen, was gerade bei geringem, noch verbleibenden Wachstum wichtig sein kann. Die angestrebte neutrale Verzahnung kommt dabei sowohl durch artikuläre

Veränderungen als auch durch dentoalveoläre Verschiebungen zustande.
Nachteil: Die starken einwirkenden Kräfte bergen die Gefahr einer Überlastung der Ankerzähne und unerwünschter Zahnstellungsänderungen. Wegen des zusätzlichen Risikos für die Kiefergelenke erscheint eine enge Indikationsstellung sinnvoll.

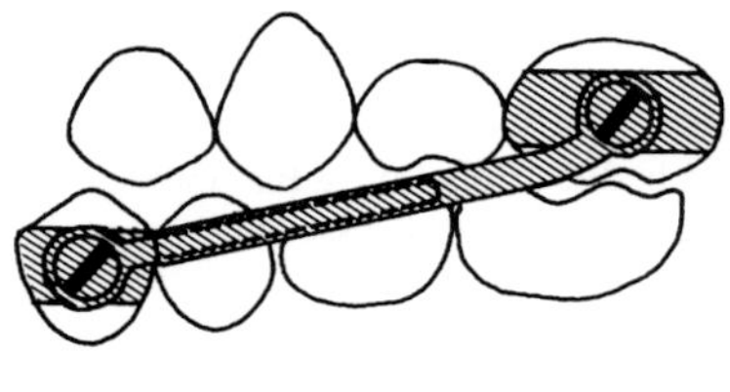

Abb. 392 *Herbst*-Scharnier zur raschen Korrektur einer Unterkieferrücklage.

9. **Headgear**
Die Einstellung einer neutralen Verzahnung im Seitenzahngebiet kann durch dentale Bewegungen (Distalisation der oberen Molaren) mittels extraoraler Apparatur unterstützt werden (Abb. 393).
Vorsicht ist beim vertikalen (dolichofazialen) Typ geboten, da hier die Gefahr einer Bißöffnung und Dorsalrotation des Unterkiefers besteht.

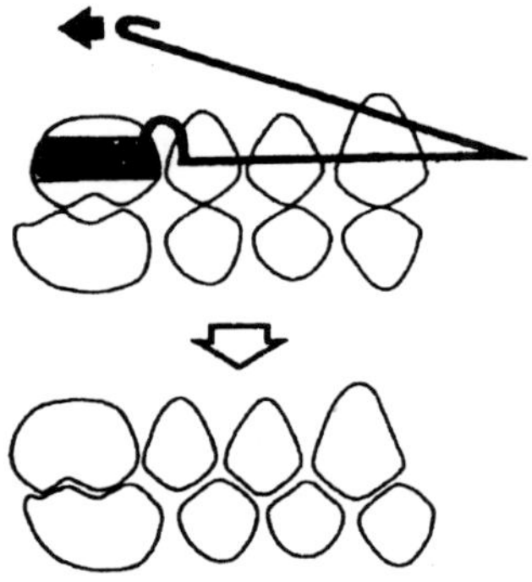

Abb. 393 Korrektur einer distalen Okklusion durch Distalisation der oberen Molaren mit Hilfe eines Headgears.

Für *Spätfälle* gilt:
Nach Wachstumsabschluß sind funktionskieferorthopädische Geräte zur Behandlung einer Klasse II nicht mehr geeignet.
Die Therapie mit *festsitzenden* (auch extraoralen) *Apparaturen* ist hier die *Methode der Wahl.*
Dies gilt gleichermaßen für eine konservativ-kieferorthopädische Behandlung wie für die kombiniert orthodontisch-chirurgische Therapie.

L) Dauer

Die Rückbißbehandlung mit funktionskieferorthopädischen Geräten verläuft in zwei Phasen (siehe Bd. I, Kap. 4.4.3.1):

- In der 1. Phase (die etwa 4 bis 6 Monate dauert) kommt es zu einer ungesicherten, muskulär geführten Verlagerung des Unterkiefers.
- In der 2. Phase (in einem Zeitraum von etwa 6 bis 18 Monaten) erfolgt - abhängig vom Ausmaß der Unterkieferrücklage - eine Stabilisierung der neuen Kieferrelation durch Umbauvorgänge, insbesondere im Kieferwinkel, im aufsteigenden Unterkieferast und im Kiefergelenk, aber auch im Bereich der Alveolarfortsätze. **6.1–6.2**

Mit einer Verlängerung der kieferorthopädischen Behandlung muß gerechnet werden, wenn neben der Bißverlagerung zusätzlich oder vorgeschaltet Einzelzahnbewegungen bzw. eine Ausformung der Zahnbögen erforderlich ist.

M) Rezidivgefahr

Bei gesichertem artikulären Umbau ist ein Rezidiv nach Rückbißkorrektur nicht zu erwarten.
Probleme können beim Entstehen eines Dualbisses auftreten, d. h. einer ungesicherten, muskulär geführten Ventrallage des Unterkiefers, bei welcher keine optimale Position des Capitulums in der Fossa vorhanden ist. Hier ist mit einer großen Rückfallneigung zu rechnen.
Eine ausgeprägtere Rezidivgefahr besteht auch nach dentalen Korrekturen einer distalen Verzahnung oder bei Fortbestehen habitueller Einflüsse.

N) Prognose

Entscheidend für die Einschätzung der Behandlungsaussichten bei der Korrektur der Klasse II sind folgende Faktoren:

- Alter des Patienten:
  rechtzeitige Behandlung unter Ausnutzung des Wachstums
- Wachstumstyp:
  Eine Ventralorientierung des Unterkiefers gelingt gut bei horizontalem (brachyfazialen) (Wachstums-)Typ.
  Unabhängig vom verwendeten Apparatesystem ist die Korrektur einer Klasse II-Anomalie beim vertikalen (dolichofazialen) Typus wesentlich problematischer.
- Achsenstellung der unteren Inzisivi:
  Bei Anteinklination der unteren Schneidezähne ist die Prognose einer Rückbißbehandlung wesentlich schlechter, da die Vorverlagerung der Mandibula bei Verwendung der meisten Behandlungsgeräte zu einer Verstärkung der Labialkippung der Inzisivi führt.

6.2 Progener Formenkreis

A) Kennzeichnendes Symptom

Umgekehrter Frontzahnüberbiß
= progene Verzahnung
= Kreuzbiß in der Front (Abb. 394).

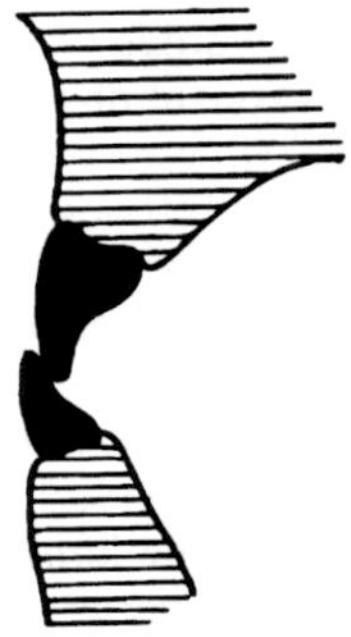

Abb. 394 Umgekehrter Frontzahnüberbiß.

B) Nomenklatur

Eine Aufgliederung des progenen Formenkreises ist unter Verwendung der Nomenklaturvorschläge von *Reichenbach* möglich, indem Anomalien des Oberkiefers mit dem Begriff »-gnathie«, Anomalien des Unterkiefers mit dem Begriff »-genie« bezeichnet werden, denen zur Beschreibung von Lageabweichungen die Silben »pro-« (nach ventral) und »retro-« (nach dorsal) vorangestellt werden, während sich Größenabweichungen durch die Vorsilben »makro-« (zu großer Kiefer) und »mikro-« (zu kleiner Kiefer) kennzeichnen lassen.
Auf diese Weise ergibt sich eine morphologische Einteilung in sieben Formen:

1. Frontaler Kreuzbiß
umgekehrte Frontzahnstufe durch alveoläre Stellungsfehler (z. B. Retroinklination bzw. -position der oberen und/oder Anteinklination bzw. -position der unteren Inzisivi bei neutraler Bißlage (Abb. 395).

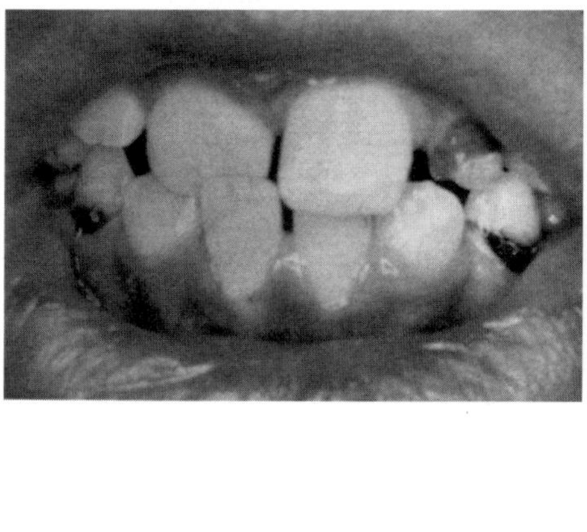

Abb. 395 Frontaler Kreuzbiß des Zahnes 11.

6.1–6.2

2. *Progener Zwangsbiß*
   umgekehrte Frontzahnstufe; im Schlußbiß Bißluxation in den geringgradigen Vorbiß durch Zwangsbißführung des Unterkiefers infolge alveolärer Stellungsfehler.
3. *Pseudoprogenie*
   umgekehrte Frontzahnstufe durch Unterentwicklung des Oberkiefers (Mikrognathie) bei neutraler Bißlage und normaler Unterkiefergröße (Wachstumshemmung z. B. bei Aplasien, Lippen-Kiefer-Gaumenspalten, Zahnverlust, Syndromen etc.)
4. *Progenie*
   Vorbiß des normal großen Unterkiefers.
5. *Makrogenie*
   Vorbiß des überentwickelten Unterkiefers.
6. *Progenie mit Mikrognathie*
   Vorbiß des normal großen Unterkiefers bei Unterentwicklung des Oberkiefers.
7. *Makrogenie mit Mikrognathie*
   Vorbiß des überentwickelten Unterkiefers bei Unterentwicklung des Oberkiefers (Abb. 396).

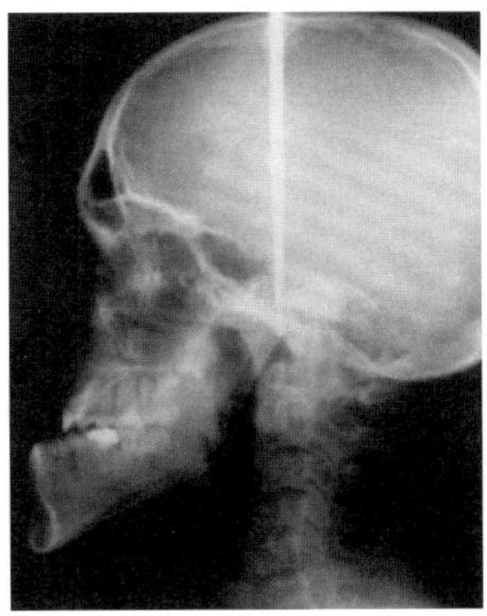

Abb. 396 Fernröntgenbild eines Patienten mit Makrogenie und Mikrognathie.

C) Differentialdiagnose

Zur differentialdiagnostischen Abklärung der Anomalien des progenen Formenkreises werden verwendet:

1. *Anamnese*
   Da bei der Entstehung einer Reihe von progenen Formen Erbfaktoren eine Rolle spielen können, sollte im Rahmen der anamnestischen Erhebung nach dem Vorkommen von Progenien, Lippen-Kiefer-Gaumenspalten, Aplasien etc. in der Familie gefragt werden.
   Ferner deutet das Vorkommen einer Progenie bereits im Milchgebiß auf das Vorliegen einer prognostisch ungünstigeren Entwicklung hin. Auffällig ist, daß (wohl aufgrund des reichlichen Platzangebots) bei Patien-

ten mit exzessivem Unterkieferwachstum der Zahnwechsel oft relativ früh einsetzt.

2. *Modellanalyse*
Die Kieferabgüsse lassen nur eine ungefähre Orientierung über die Achsenstellung der Front, die Kieferlagebeziehungen (Bißlage) sowie die Größe der apikalen Basen zu.
Eine neutrale Okklusion der 1. Molaren im frühen Wechselgebiß kann auf eine progene Entwicklung hindeuten.
3. *Klinische Untersuchung*
Im Rahmen der klinischen Befunderhebung ist besonders darauf zu achten, ob ein Zwangsbiß vorhanden ist.
Merkmale eines Zwangsbisses:
   - Im Schlußbiß sind anämische Zonen im Bereich der marginalen Gingiva der vom Zwangsbiß betroffenen Inzisivi zu erkennen.
   - Die zwangsbißführenden Zähne (Inzisivi bzw. Milcheckzähne) weisen Schliffacetten auf.
   - Beim Zubeißen ist eine »Bißluxation« erkennbar.
   - Die Einstellung in Kantenbiß ist möglich.

   Außerdem sollte im Rahmen der klinischen Untersuchung darauf geachtet werden, ob der Patient eine auffällig große Zunge (Makroglossie) hat.
4. *Röntgenstatus*
Eine weite Keimlage im retromolaren Feld und im Prämolarenbereich deuten auf exzessives Unterkieferwachstum hin (Abb. 397).

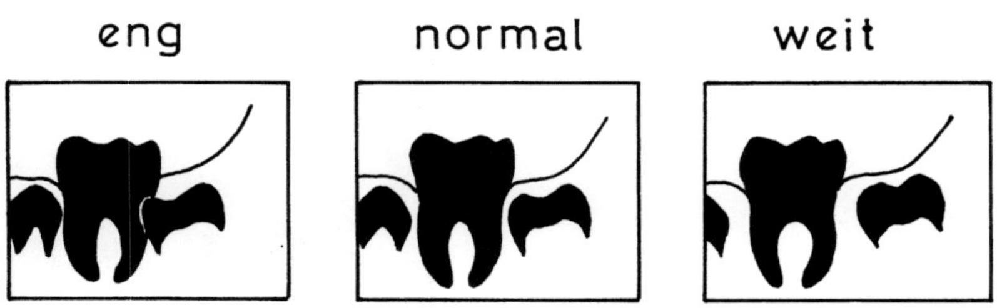

Abb. 397 Enge, normale und weite Keimlage im unteren Seitenzahngebiet. Als Symptom des exzessiven Unterkieferwachstums findet sich bei der Makrogenie sehr häufig eine weite Keimlage.

5. *Fernröntgenbild*
Differentialdiagnostisch wichtige Veränderungen betreffen die Winkel SNA, SNB, ANB, die Frontzahnachsen (Winkelrekonstruktion!), einige vertikale Werte (Gonion-, Basiswinkel etc.) sowie die Kieferlängen (s. Tabelle 45).
6. *Profilfoto*
Die Auswertung der Profilfotografie gibt Auskunft bei deutlichen Abweichungen im Sinne eines unterentwickelten Mittelgesichts (Mikrognathie) oder einer verstärkten Kinnprominenz (Progenie/Makrogenie).

Tabelle 45

Differentialdiagnostische Merkmale der Anomalien des progenen Formenkreises

++ obligatorisch
+ i.d. Regel vorhanden
(+) möglich
- nicht zugehörig

	frontaler Kreuzbiß	progener Zwangsbiß	Pseudoprogenie	Progenie	Makrogenie	Progenie mit Mikrognathie	Makrogenie m. Mikrognathie
umgekehrter Frontzahnüberbiß	++	++	++	++	++	++	++
neutrale Bißlage	++	-	++	-	-	-	-
mesiale Bißlage	-	++	-	++	++	++	++
Anteinklination der OK-Front	-	-	(+)	(+)	(+)	(+)	(+)
Retroinklination der OK-Front	+	+	-	-	-	-	-
Anteinklination der UK-Front	+	+	-	-	-	-	-
Retroinklination der UK-Front	-	-	(+)	(+)	+	(+)	+
Winkelrekonstr. mit positivem Ergebnis	+	+	(-)	(-)	-	(-)	-
Winkelrekonstr. mit negativem Ergebnis	-	-	(+)	+	++	+	++
Zwangsführung n. mesial	-	++	-	-	-	-	-
Makroglossie	-	-	-	(+)	+	(+)	+
Mundatmung	-	-	(+)	(+)	(+)	(+)	(+)
früher Zahnwechsel	-	-	-	-	+	-	+
Progenie im Milchgebiß	-	-	-	(+)	+	(+)	+
erbliche Komponente	-	-	(+)	(+)	(+)	(+)	(+)
Mikrognathie	-	-	++	-	-	++	++
Makrogenie	-	-	-	-	++	-	++
weite Keimlage	-	-	-	-	+	-	+
unterentwickeltes Mittelgesicht	-	-	+	-	-	+	+
prominentes Kinn	-	(+)	-	+	++	+	++
SNA-Winkel verkleinert	-	-	+	-	-	+	+
SNB-Winkel vergrößert	-	(-)	-	+	++	+	++
ANB-Winkel verkleinert/negativ	-	(-)	+	+	++	+	++
OK 1-Winkel vergrößert	+	+	-	-	-	-	-
OK 1-Winkel verkleinert	-	-	(+)	(+)	(+)	(+)	(+)
UK 1-Winkel vergrößert	-	-	(+)	(+)	+	(+)	+
UK 1-Winkel verkleinert	+	+	-	-	-	-	-
OK-Länge verkürzt	-	-	+	-	-	+	+
UK-Länge vergrößert	-	-	-	-	+	-	+
Gonionwinkel vergrößert	-	-	-	(-)	+	(-)	+
vertikale FR-Werte eher dolichofazial	-	-	-	(-)	+	(-)	+

Bei der Einteilung der Anomalien des progenen Formenkreises nach morphologischen Gesichtspunkten ergibt sich eine Reihe von Problemen:

- Die angegebenen sieben Formen sind Zustandsbeschreibungen, die jeweils nur für den Untersuchungszeitpunkt Gültigkeit haben und im Laufe der Gebißentwicklung von einer Form zur anderen übergehen können (z. B. von der Progenie in eine Makrogenie, von der Pseudoprogenie in eine Progenie mit Mikrognathie etc.).
- Fließende Übergänge zwischen den einzelnen Formen sind möglich.
- Eine Frühdiagnose stößt auf Schwierigkeiten, da ein exzessives Unterkieferwachstum bzw. eine Wachstumshemmung des Oberkiefers sich häufig erst im Laufe der Entwicklung des permanenten Gebisses voll ausbilden und daher eine Reihe der beschriebenen Symptome im Milch- bzw. frühen Wechselgebiß noch nicht vorhanden oder nicht deutlich erkennbar sind.

Relativ zuverlässige differentialdiagnostische Merkmale im frühen Wechselgebiß sind:

- Rekonstruktion der Frontzahnachsenwinkel
- Okklusion und Bißlage
- weite Keimlage (mehr als 2 mm Raum zwischen 1. und 2. Molaren im Unterkiefer) sowie
- Gonion- und Basiswinkel.

Im frühen Wechselgebiß sind in der Regel wenig aussagekräftig:

- sämtliche Längenwerte der Fernröntgenanalyse sowie
- die Profildiagnose.

D) Ätiologie

Ein *frontaler Kreuzbiß* kann durch Milchzahnpersistenz und Ablenken der durchbrechenden Inzisivi in den Kreuzbiß entstehen (Abb. 398). Auch eine atypische Keimlage der Schneidezähne oder traumatische Einflüsse kommen als Ursache in Frage.

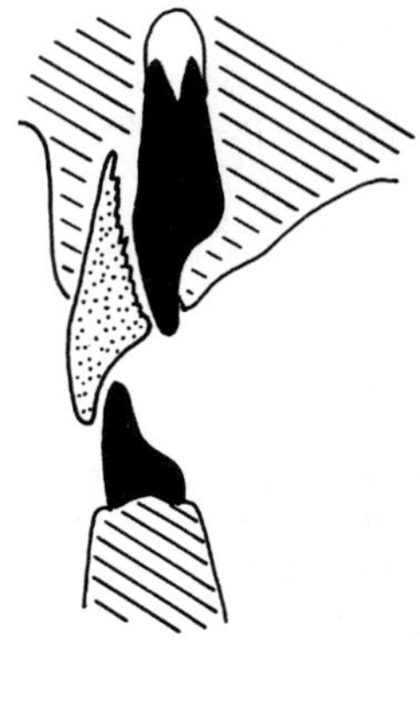

Abb. 398 Ablenkung eines durchbrechenden permanenten Schneidezahnes in den Kreuzbiß durch Persistenz des Milchschneidezahnes.

Die *Mikrognathie* (Wachstumshemmung des Oberkiefers) kann durch Aplasien, LKG-Spalten, Zahnverlust oder einen eingefangenen Biß verursacht sein.
An der Ausbildung einer *Progenie* können hereditäre Faktoren beteiligt sein; auch kann sie durch artikuläre Fixierung eines Zwangsbisses entstehen.
Die *Makrogenie* (auch »echte Progenie« genannt) fällt sehr häufig durch ihre erbliche Genese auf. **6.1-6.2**
Typisches Beispiel ist die »Habsburger Progenie«, eine im Hause Habsburg nachgewiesene erbliche Makrogenie verbunden mit einer Mikrognathie durch Nichtanlage der seitlichen oberen Schneidezähne (Maximilian I, Karl V, Carlos II).

E) Häufigkeit

Etwa 1/4 aller behandlungsbedürftigen Dysgnathien lassen sich dem progenen Formenkreis zurechnen, jedoch ist der Anteil der Makrogenien glücklicherweise gering. Das Vorkommen der »echten« Progenie unterliegt starken regionalen Schwankungen.

F) Behandlungsindikation

Für alle Anomalien des progenen Formenkreises besteht eine nahezu absolute Behandlungsbedürftigkeit, weil

- die Kau- und Abbeißfunktion eingeschränkt ist,
- parodontale Schäden an isoliert getroffenen Schneidezähnen - besonders im Unterkiefer - zu befürchten sind,
- es durch den eingefangenen Biß zu einer Wachstumshemmung im Oberkiefer kommen kann,
- der Zwangsbiß das Risiko von Funktionsstörungen der Kiefergelenke in sich birgt,
- die entstellende, auch für den Laien leicht erkennbare Dysgnathie eine psychische Beeinträchtigung bedeuten kann und
- ausgewachsene Formen sich häufig nur operativ korrigieren lassen.

G) Zeitpunkt

Extreme Progenieformen können bereits im Milchgebiß therapeutisch angegangen werden, um das Unterkieferwachstum möglichst früh zu bremsen bzw. zu lenken. Zumindest ist an den Einsatz einer Kopf-Kinn-Kappe zu denken.
Allgemein wird mit der Behandlung aller progenen Formen (einschließlich des frontalen Kreuzbisses) bei Durchbruch der mittleren Schneidezähne (11 und 21) begonnen, um eine fehlerhafte Verzahnung, einen Zwangsbiß, eine Wachstumshemmung und parodontale Schäden zu verhindern.
Auch bei bereits bestehender Mikrognathie ist ein frühes Eingreifen unter maximaler Nutzung des (suturalen) Oberkieferwachstums indiziert (z. B. mit einer *Delaire*-Maske).

Nur chirurgisch zu korrigierende Formen, bei denen eine konservativ-kieferorthopädische Behandlung im Sinne einer Kompensation von vornherein als nicht erfolgversprechend angesehen wird, sind erst im jugendlichen bzw. erwachsenen Gebiß anzugehen. Die meist erforderliche präoperative orthodontische Behandlung wird etwa zwei Jahre vor dem chirurgischen Eingriff eingeleitet. Da eine Operation erst nach Abschluß des Wachstums sinnvoll ist, liegt der frühestmögliche Zeitpunkt für eine präoperative kieferorthopädische Behandlung im Alter von 15 bis 17 Jahren.

H) Prophylaktische Möglichkeiten

Eine wirksame Prophylaxe ist selten und nur bei wenigen progenen Formen möglich. So kann z. B. die Entfernung eines persistierenden Milchzahnes zur Vermeidung der Ablenkung eines durchbrechenden Schneidezahnes in den Kreuzbiß eine fehlerhafte Verschlüsselung dieser Zähne verhindern, wenn sie früh genug erfolgt.
Häufiger bestehen aber Möglichkeiten, eine stärkere Ausprägung der Anomalie zu verhindern, z. B. durch

- eine Enthemmung des Oberkieferwachstums,
- den Versuch, das Unterkieferwachstum zu bremsen bzw. umzulenken, oder
- die Verhinderung der artikulären Fixierung eines Zwangsbisses.

In diesem (erweiterten) Sinn sind als prophylaktische Mittel einzusetzen:

- das Einschleifen zwangsbißverursachender Milchzähne
- die Extraktion zwangsbißverursachender Milchzähne
- ein frühzeitiges Überstellen der Front
- Übungen mit einem Beißspatel oder
- das Einsetzen einer Kopf-Kinn-Kappe im Milchgebiß.

I) Therapie

Ziel der alleinigen (konservativen) kieferorthopädischen Behandlung einer Anomalie des progenen Formenkreises ist

- das Erreichen eines korrekten Frontzahnüberbisses (wobei ein Tiefbiß erwünscht ist),
- die Ausformung der Zahnbögen und
- das Einstellen in gesicherte (möglichst neutrale) Okklusion.

Im Rahmen dieser Behandlung sollte auf Extraktionen weitgehend verzichtet werden, da eine Reduzierung der Zahnzahl

- im Oberkiefer zu einer Verstärkung der mikrognathen Tendenz führen kann und die Kreuzbißüberstellung erschwert und
- im Unterkiefer die Gefahr einer hochgradigen Retroinklination der Front besteht, während eine Beeinflussung des exzessiven Wachstums nicht erwartet werden darf.

Bezogen auf die einzelnen progenen Formen kommen folgende therapeutische Maßnahmen in Frage:

Frontaler Kreuzbiß:
Überstellen des Kreuzbisses durch Korrektur der alveolären Stellungsfehler, d. h. Protrudieren der oberen Front und/oder Retrudieren der UK-Front.

Progener Zwangsbiß:
Beseitigung der Zwangsführung durch Einschleifen bzw. Korrektur der verursachenden Stellungsfehler (wie beim frontalen Kreuzbiß).

Mikrognathie:
transversale und sagittale Erweiterung des oberen Zahnbogens, Enthemmung des Oberkiefer-Wachstums.

Progenie:
Versuch der Rückverlagerung der Mandibula bzw. dentoalveolärer Ausgleich (Kompensation) durch Mesialisation der oberen und Distalisation der unteren Seitenzähne. Dabei ist eine anteinklinierte Stellung der oberen und eine retroinklinierte Stellung der unteren Schneidezähne häufig nicht zu vermeiden.

Makrogenie:
Der Versuch, das Unterkieferwachstum zu bremsen bzw. umzulenken, ist nur in seltenen Fällen und nur in geringem Umfang realisierbar. Die konservative Therapie entspricht daher weitgehend dem Vorgehen bei der Progenie (Kompensation).

Kieferorthopädisch-chirurgische Kombinationstherapie

In extremen Fällen (Makrogenie, Progenie mit Mikrognathie etc.) ist eine konservativ-kieferorthopädische Therapie wenig erfolgversprechend; in diesen Fällen ist eine Lage- bzw. Größenkorrektur von Unter- bzw. Oberkiefer nur durch chirurgische Maßnahmen möglich (s. Kap. 7.3).
In fast allen chirurgischen Fällen ist allerdings eine präoperative orthodontische Behandlung unerläßlich und eine postoperative orthodontische Therapie sinnvoll.
Die präoperative orthodontische Behandlung soll den oberen und unteren Zahnbogen unabhängig von der aktuellen Okklusion so ausformen, daß beide nach dem operativen Eingriff optimal aufeinanderpassen. Die postoperative kieferorthopädische Behandlung dient zur Feineinstellung der Okklusion und zur Retention.

K) Behandlungsgeräte

Zur Behandlung der verschiedenen progenen Formen stehen folgende Geräte zur Verfügung:

1. Beißspatel
2. Oberkieferplatte

3. Gegenkieferbügelplatte
4. Funktionskieferorthopädische Geräte
   (Aktivator, Funktionsregler Typ III, Umkehr-Bionator etc.)
5. Kopf-Kinn-Kappe
6. Gesichtsmaske (nach *Delaire*)
7. festsitzende Apparaturen.

ad 1. *Beißspatel:*
Übungen mit dem Holzspatel werden zur Überstellung von Einzelzähnen empfohlen; dieses (billige) Verfahren ist allerdings nur bei intensiver Nutzung effektiv.

ad 2. *Oberkieferplatte:*
Zur Überstellung eines frontalen Kreuzbisses kann eine Platte mit Protrusionsfedern, Einzelschrauben, Federbolzenschrauben etc. verwendet werden (Abb. 399). Zur transversalen und sagittalen Erweiterung ist eine Y-Platte mit 2 Schrauben einsetzbar.
Zur besseren Kreuzbißüberstellung ist an die Platten ein Aufbiß anzubringen, der sich sinnvollerweise im Seitenzahngebiet befindet, um eine Bißhebung zu verhindern (bei progenen Formen ist ein Tiefbiß zur Sicherung gegen ein Rezidiv erwünscht). Alternativ kann eine Unterkiefer-Platte mit seitlichem Aufbiß verwendet werden.

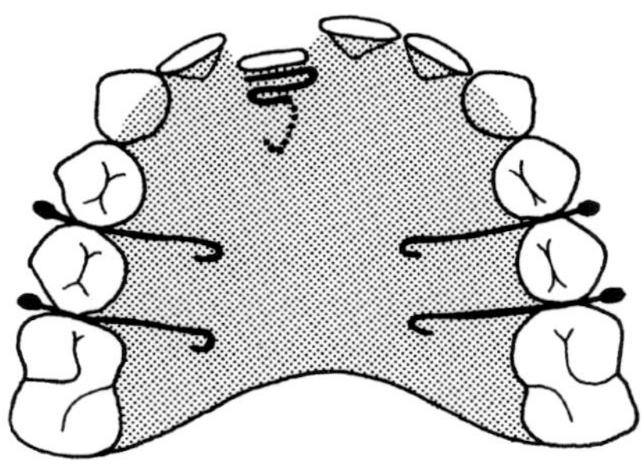

Abb. 399 Oberkieferplatte mit Protrusionsfeder zur Überstellung eines Kreuzbisses des Zahnes 11.

Während der akuten Überstellungsphase sollte(n) die Platte(n) auch beim Essen getragen werden.

ad 3. *Gegenkieferbügelplatte:*
Mit einer oberen Platte, in die ein Gegenkieferbügel zur unteren Front eingebaut ist (Abb. 400), gelingt die Korrektur einer umgekehrten Frontzahnstufe durch Dorsalverlagerung bzw. Dorsalhalten der Mandibula, Retrudieren der unteren Front sowie Mesialisation der oberen und Distalisation der unteren Seitenzähne. Mit Protrusionselementen kann zusätzlich ein Protrudieren der oberen Front erreicht werden.
Diese Platte wird häufig mit einer Unterkiefer-Platte mit seitlichem Aufbiß und einer Kopf-Kinn-Kappe kombiniert verwendet.

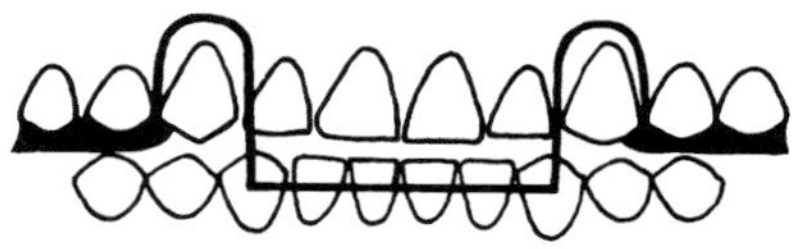

Abb. 400 Gegenkieferbügel-Platte.

ad 4. *Funktionskieferorthopädische Geräte:*
Der Aktivator ist allenfalls im Milchgebiß oder als Retentionsgerät (mit mäßigem Erfolg) einsetzbar. (Er enthält dann einen unteren Labialbogen, die seitliche Sperrleiste bleibt erhalten, die Konstruktionsbißnahme erfolgt im maximalen Rückbiß.)
Früher verwendete Spezialformen (z. B. *Wunderer*-Aktivator) sind heute kaum mehr im Einsatz.
Der Funktionsregler Typ III (Abb. 401) oder der Umkehr-Bionator (Abb. 402) sind vor allem zur Nachentwicklung des Oberkiefers im (frühen) Wechselgebiß recht erfolgreich.

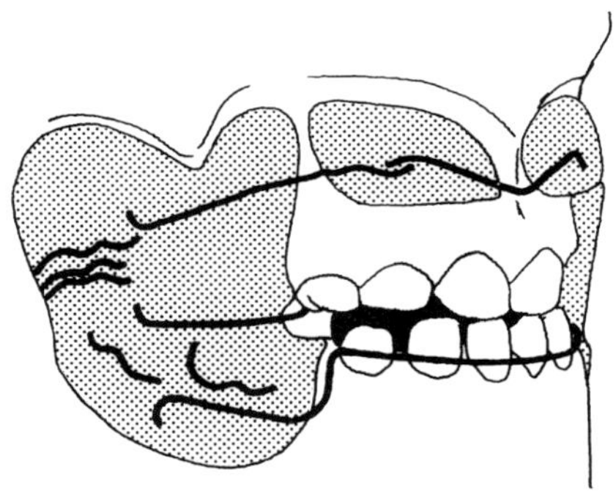

Abb. 401 Funktionsregler Typ III nach *Fränkel.*

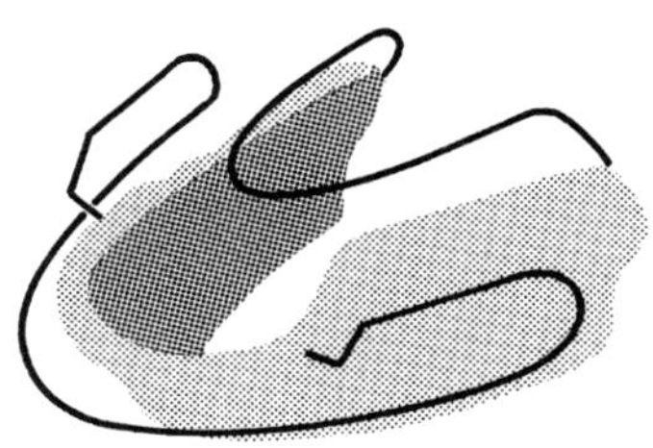

Abb. 402 Umkehr-Bionator nach *Balters.*

ad 5. *Kopf-Kinn-Kappe:*
Mit der Kinnkappe (Abb. 403) wird der Versuch unternommen, das Wachstum des Unterkiefers zu bremsen bzw. die Wachstumsrichtung zu beeinflussen.
Die Effizienz dieses extraoralen Gerätes ist nicht unumstritten.
Ein Schräg-Vertikalzug ist günstig zur Vermeidung eines (unerwünschten) offenen Bisses.
Die Kopf-Kinn-Kappe wird überwiegend im Milch- und (frühen) Wechselgebiß eingesetzt.

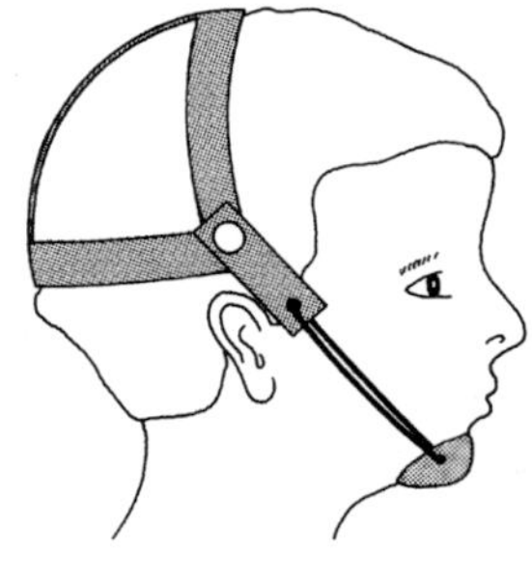

Abb. 403 Kopf-Kinn-Kappe.

ad 6. *Gesichtsmaske nach Delaire:*
Die Gesichtsmaske (Abb. 404) wird zur sagittalen Erweiterung des Oberkiefers bei Mikrognathie eingesetzt.
Sie erlaubt in Kombination mit festsitzenden Geräten eine gute Ventralentwicklung des Oberkiefers, vor allem vor bzw. in der Wachstumsphase (7. bis 10. Lebensjahr).

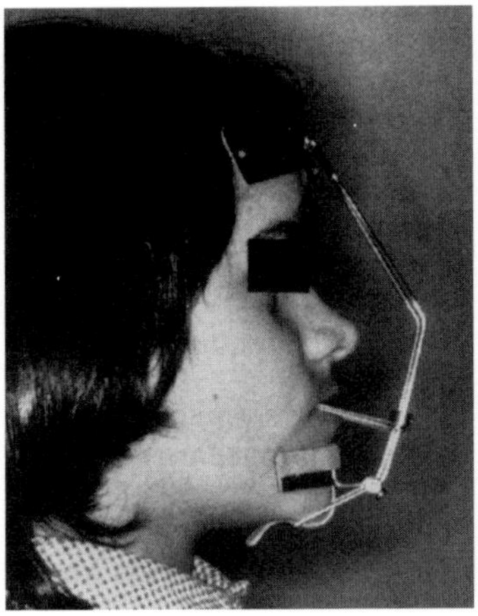

Abb. 404 Gesichtsmaske.

ad 7. *Festsitzende Apparaturen:*
Zur Ausformung der Zahnbögen, zur Beherrschung vertikaler Probleme (Bißöffnung), zur Mesialisierung der oberen und Distalisation der unteren Seitenzähne sowie zur Expansion des oberen Zahnbogens kann eine festsitzende Apparatur eingesetzt werden. Bevorzugt wird dies im späten Wechselgebiß bzw. nach Abschluß des Zahnwechsels (bzw. des Wachstums) geschehen.
Die prä- und postoperative orthodontische Therapie erfolgt ausschließlich mit festsitzenden Geräten.
Als Hilfsmittel werden Klasse III-Elastics (Abb. 405), die Quad-helix-Apparatur und die *Delaire*-Maske verwendet.
Bei Mikrognathie ist oft auch eine (festzementierte) Gaumennahterweiterungs-Apparatur indiziert.

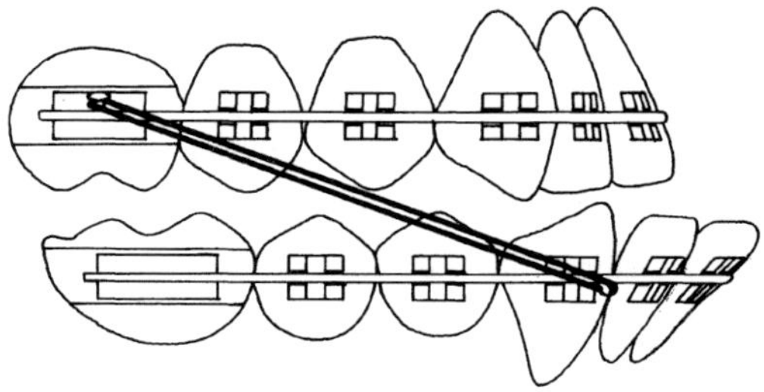

Abb. 405 Zugrichtung von Klasse III-Elastics.

Tabelle 46: Einsatz der verschiedenen Behandlungsgeräte bei den 7 progenen Formen:

\+ wirksam
(+) Einsatz möglich
? Effizienz fraglich

	frontaler Kreuzbiß	progener Zwangsbiß	Pseudoprogenie	Pro-/Makrogenie	Pro-/Makrogenie m. Mikrognathie
Einschleifen von Milchzähnen		+		(+)	(+)
Beißspatelübungen	?	?			
OK-Platte	+	+			
Y-Platte			(+)		(+)
Gegenkieferbügelplatte			(+)	(+)	?
FKO-Geräte			(+)	?	?
festsitzende Apparaturen	(+)	(+)	+	+	+
Delaire-Maske			+	(+)	+
Gaumennahterweiterungsapparatur			+		+
Kopf-Kinn-Kappe		+	(+)	(+)	(+)

L) Behandlungsdauer

Bei kaum einer Dysgnathiegruppe bestehen so extreme Unterschiede zwischen den verschiedenen Anomalien wie im progenen Formenkreis.
Die Behandlung eines frontalen Kreuzbisses bzw. eines progenen Zwangsbisses kann in der Regel innerhalb weniger Wochen erfolgreich beendet werden (wenn keine weiteren Anomalien bestehen).
Bei den übrigen Formen kommt es häufig vor, daß die kieferorthopädische Behandlung im Milchgebiß oder im frühen Wechselgebiß begonnen wird und erst nach Abschluß des Wachstums abgeschlossen werden kann. 8- bis 12jährige Betreuungszeiten sind daher keine Seltenheit.
Eine Reduzierung der aktiven Behandlungszeit ist allenfalls möglich durch

- Behandlungspausen (wenn vertretbar),
- einen späteren Beginn (dann muß aber ein ungehemmtes Unterkieferwachstum sowie eine möglicherweise massive Wachstumshemmung im Oberkiefer in Kauf genommen und auf eine Unterstützung der Therapie

durch Wachstum im Oberkiefer teilweise oder ganz verzichtet werden) oder durch
- primäre Planung einer kombiniert kieferorthopädisch/kieferchirurgischen Therapie.

M) Rezidivgefahr/Retention

Nach Überstellung eines frontalen Kreuzbisses und eines progenen Zwangsbisses besteht bei Erreichen eines gesicherten Überbisses keine Rezidivgefahr; das Ergebnis ist in der Regel ohne Retention eigenstabil.
Nach Behandlung einer Mikrognathie kann es zu einem Rezidiv der transversalen und sagittalen Erweiterung kommen, was durch entsprechende Retention zu vermeiden ist.
Bei forcierter Gaumennahterweiterung ist ein bestimmter Rezidivanteil einzuplanen.
Liegt eine makrogene Tendenz vor, muß mit einem Behandlungsrezidiv durch anhaltendes Unterkieferwachstum bis zum Abschluß des skelettalen Wachstums mit ca. 18 bis 20 Jahren gerechnet werden. Eine langfristige Retention ist daher erforderlich.

N) Prognose

Wie bei der Behandlungsdauer, bestehen auch hier große Unterschiede zwischen den einzelnen Formen:
Beim frontalen Kreuzbiß und beim progenen Zwangsbiß (ohne artikuläre Fixierung) ist die Prognose einer Behandlung in der Regel sehr gut.
Alle übrigen Formen, von der Pseudoprogenie bis zur Makrogenie, haben häufig eine schlechte bis infauste Prognose.
Als besonders ungünstig für ein gutes und stabiles Resultat müssen angesehen werden:

- exzessives Unterkieferwachstum
- massive Wachstumshemmung im Oberkiefer
- Tendenz zum offenen Biß bzw. ein knapper Überbiß
- ungesicherte Okklusion am Ende der aktiven Behandlung.

6.3 Offener Biß

A) Kennzeichnendes Symptom

Fehlender Kontakt der Front- und/oder Seitenzähne mit mehr oder weniger stark ausgeprägter vertikaler Distanz der inzisalen Kanten bzw. Okklusalflächen (Abb. 406).

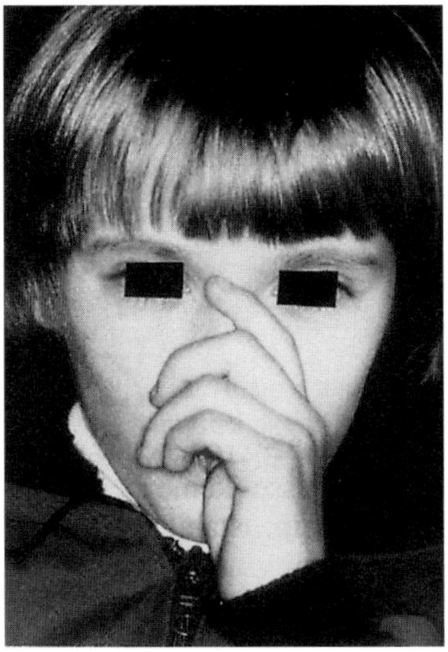

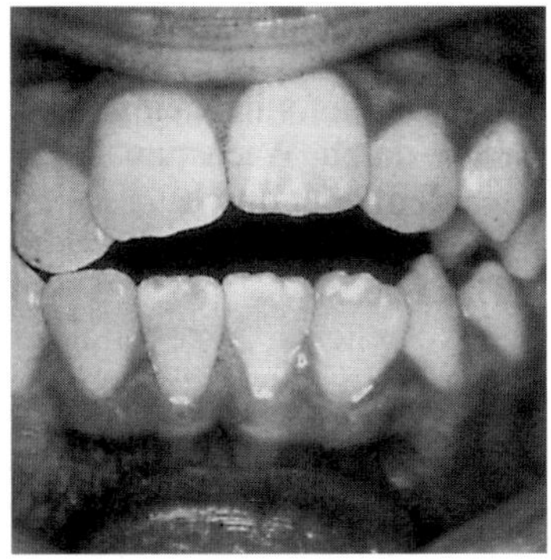

6.3-6.4

Abb. 406 a und b Frontal offener Biß (verursacht durch langandauerndes Daumenlutschen).

B) Nomenklatur

1. *Frontal offener Biß:* fehlender Zahnkontakt der Inzisivi (und Eckzähne).

   - habituell = wenn habituelle Einflüsse nachweisbar sind, wie Daumen- bzw. Fingerlutschen, Zungenpressen, Nuckelgebrauch etc.
     Diese Anomalie beschränkt sich in der Regel auf den dentoalveolären Bereich (Alveolarfortsatz).
   - strukturell = gnathisch oder skelettal offener Biß durch Strukturveränderungen der Kieferbasen bzw. der Schädelform.
   - rachitisch = skelettal offener Biß als Folge einer rachitischen Deformation des Ober- und Unterkiefers.
   - iatrogen = durch zahnärztliche (kieferorthopädische) Maßnahmen entstandener offener Biß.

2. *Seitlich offener Biß:* fehlender Zahnkontakt der Prämolaren und/oder Molaren mit interokklusalem Zwischenraum (Abb. 407).

   - habituell = wenn habituelle Einflüsse (Zungenpressen und -saugen oder Wangensaugen) nachweisbar sind,
   - iatrogen = durch zahnärztliche (kieferorthopädische) Maßnahmen entstandener offener Biß,
   - lokal = durch Infraokklusion von Seitenzähnen - insbesondere Milchmolaren - hervorgerufene, lokale Okklusionsstörung.

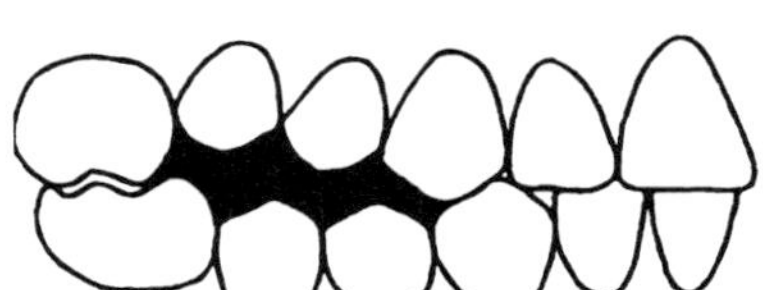

Abb. 407 Seitlich offener Biß. Als Ursache kommen ein Zungen- oder Wangenhabit, aber auch Infraokklusionen der Milchmolaren in Frage.

C) Differentialdiagnose

Zur differentialdiagnostischen Abklärung eines *frontal* offenen Bisses werden verwendet:
Anamnestische Angaben über Habits oder eine evtl. überstandene Rachitis.
Im Rahmen der *klinischen Befunderhebung* ist zu achten auf:

- das Vorliegen von Funktionsstörungen, wie
  Sprachstörungen (Sigmatismus),
  anomales Schlucken,
  Einlagerung der Zunge zwischen die Zahnreihen und Mundatmung,
- Schmelzhypoplasien, die auf eine rachitische Genese hinweisen,
- Makroglossie (große Zunge) oder dentale Impressionen am Zungenrand sowie
- Schädelaufbau (dolichofazialer Typ, Störung der *Kollmann*'schen Proportionen, hohes Untergesicht).

Der *Modellbefund* gibt Informationen über die Frontzahnstellung, die Zahnbogenform und die Bißlage.
Die *kephalometrische Analyse* erlaubt exakte Angaben über die Neigung der Zahnachsen sowie den vertikalen Schädelaufbau (s. Tab. 47).

D) Ätiologie

Mögliche Ursachen des *frontal* offenen Bisses:

1. Habituell offener Biß:
   Als verursachende Faktoren kommen Daumen- bzw. Fingerlutschen, Nuckelgebrauch, Zungenpressen, anomales Schlucken oder eine Makroglossie in Frage.
2. Strukturell offener Biß:
   Der Schädelaufbau (dolichofazialer (vertikaler) Gesichtstyp) ist weitgehend durch genetische Faktoren geprägt.
   Ein strukturell offener Biß kann aber auch im Zuge einer Oberkieferdeformation bei Lippen-Kiefer-Gaumenspalten bzw. als Folge einer Rachitis oder syndromaler Veränderungen entstehen.
3. Iatrogen offener Biß:
   Diese Form ist primär nicht vorhanden, sondern entsteht erst durch »kieferorthopädische« Maßnahmen, wie z. B.

   - Extrusion der Molaren durch Einsatz eines Headgears mit zervikalem Zug bei dolichofazialem Wachstumstyp,

Tabelle 47: Differentialdiagnostische Merkmale der verschiedenen Formen eines frontal offenen Bisses.

++ obligatorisch
\+ in der Regel vorhanden
(+) möglich
\- nicht zugehörig

	habituell - Daumen/Finger	habituell - Nuckel	habituell - Zunge	strukturell	rachitisch
dental (dentoalveolär)	++	++	++	(+)	(+)
gnathisch (skelettal)	-	-	-	++	++
asymmetrisch	+	-	-	-	-
auf den Frontbereich beschränkt	++	++	++	-	-
Front- und Seitenzähne betroffen	-	-	-	+	+
OK-Front anteinkliniert	+	+	+	(+)	(+)
UK-Front anteinkliniert	-	-	+	-	-
UK-Front retroinkliniert	(+)	-	-	-	-
UK-Front intrudiert	(+)	-	-	-	-
Rücklage des Unterkiefers	(-)	-	-	-	-
transversale Enge im Oberkiefer	+	+	-	(+)	+
Aufbiegung des oberen Alveolarfortsatzes	+	+	(+)	-	-
Omega- (Lyra-) Form des oberen Zahnbogens	-	-	-	-	+
Schmelzhypoplasien (bes. an 1, 2, 6)	-	-	-	-	++
Mundatmung	(+)	(+)	(-)	+	(+)
Sprachstörungen (Sigmatismus)	(+)	(+)	+	(+)	(+)
anomales Schlucken	(+)	(+)	++	(+)	(+)
Einlagerung der Zunge zwischen die Zähne	(+)	(+)	++	(+)	(+)
dentale Impressionen am Zungenrand	-	-	(+)	-	-
dolichofazialer Gesichtstyp	-	-	-	++	+
hohes Untergesicht (*Kollmann*'sche Proportionen)	-	-	-	++	++
Fernröntgen: kleiner OK 1-Winkel	+	+	+	(+)	(+)
kleiner UK 1-Winkel	-	-	+	-	-
großer UK 1-Winkel	(+)	-	-	-	-
Vergrößerung von Basis-, Summen-, Gonion- und ML NSL-Winkel	-	-	-	++	++
Verkleinerung der Ratio	-	-	-	++	++
Verkleinerung des NL NSL-Winkels	(+)	(+)	(+)	(+)	(+)
starke Kaudalneigung der Okklusionsebene	-	-	-	(+)	(+)

- fehlerhaftes Einschleifen der Sperrleiste bzw. unterlassene Ergänzung des seitlichen Aufbisses bimaxillärer Geräte, z. B. des Aktivators (Abb. 408); besondere Beachtung erfordert der durchbrechende 2. Molar,

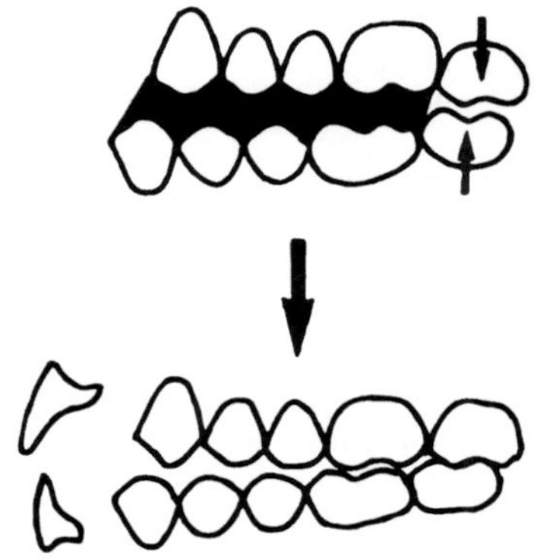

Abb. 408 Entstehung eines iatrogen offenen Bisses durch ungehemmte Vertikalentwicklung der 2. Molaren bei zu kurzer interokklusaler Sperrleiste eines bimaxillären Gerätes.

- Kippung der Seitenzähne bei transversaler Erweiterung und knappem Überbiß (Abb. 409),
- sagittale Erweiterung (Protrudieren der Front) bei knappem Überbiß (Abb. 410),
- fachlich inkompetente Behandlung mit festsitzender Apparatur bei knappem Überbiß oder
- Vorverlagerung des Unterkiefers bei knappem Überbiß (insbesondere bei dolichofazialem Wachstum) (Abb. 411).

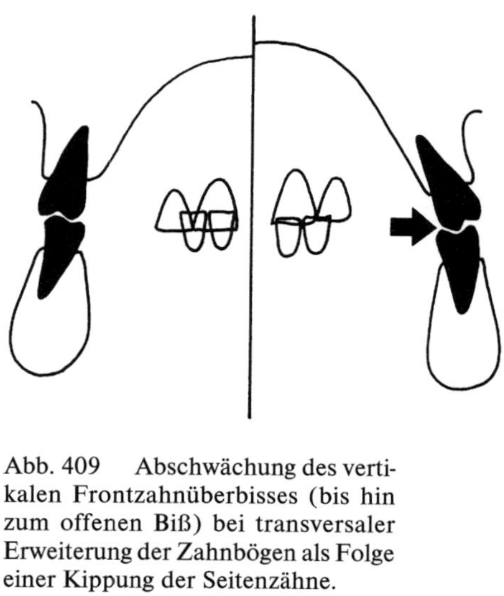

Abb. 409 Abschwächung des vertikalen Frontzahnüberbisses (bis hin zum offenen Biß) bei transversaler Erweiterung der Zahnbögen als Folge einer Kippung der Seitenzähne.

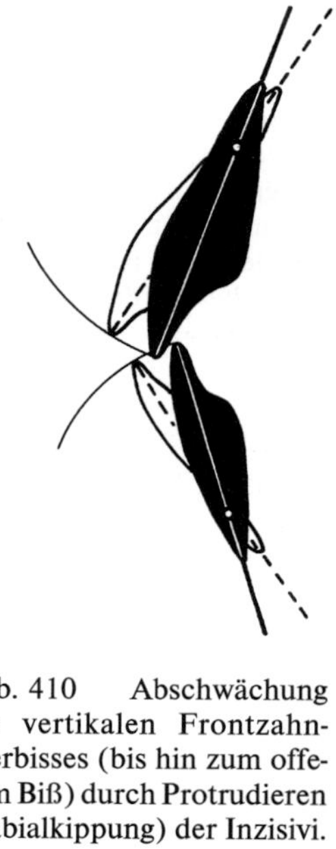

Abb. 410 Abschwächung des vertikalen Frontzahnüberbisses (bis hin zum offenem Biß) durch Protrudieren (Labialkippung) der Inzisivi.

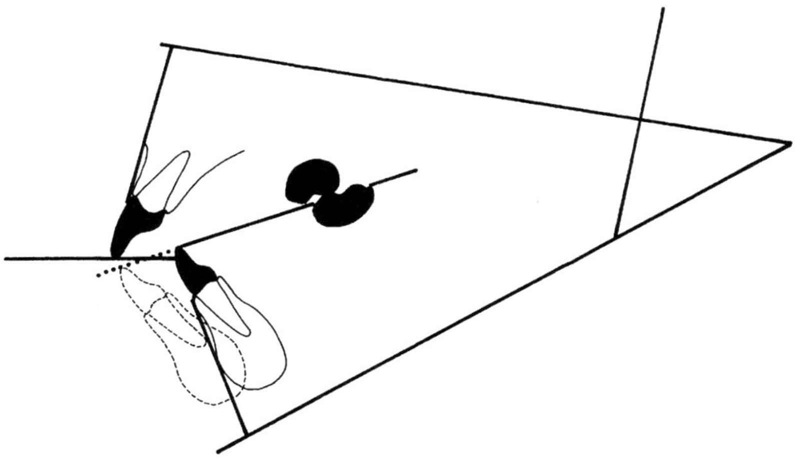

Abb. 411 Abschwächung des vertikalen Frontzahnüberbisses durch Vorverlagerung des Unterkiefers. Insbesondere beim dolichofazialen Gesichtstypus entsteht dabei nicht selten ein frontal offener Biß.

Mögliche Ursachen des *seitlich* offenen Bisses:

1. Habituell offener Biß im Seitenzahngebiet:
   Als verursachende Faktoren kommen Zungenpressen, Zungensaugen, Wangenbeißen, Makroglossie etc. in Frage.
2. Iatrogen offener Biß im Seitenzahngebiet:
   Im Rahmen kieferorthopädischer Maßnahmen kann es zur Ausbildung eines offenen Bisses im Prämolaren- und Molarengebiet kommen

   - bei Vorverlagerung des Unterkiefers in der 1. Behandlungsphase, in welcher nur eine muskuläre Umstellung erfolgt und eine Abstützung oft nur in der Front vorhanden ist (Abb. 412), und
   - beim Überstellen eines frontalen Kreuzbisses.
     Beide Formen sind in der Regel temporärer Natur und bedürfen keiner besonderen Therapieumstellung.

3. Lokal offener Biß im Seitenzahnbereich
   Durch Infraokklusion von Milchzähnen, häufig als Folge einer Ankylose der Milchzahnwurzel, kann lokal ein fehlender Okklusionskontakt entstehen.

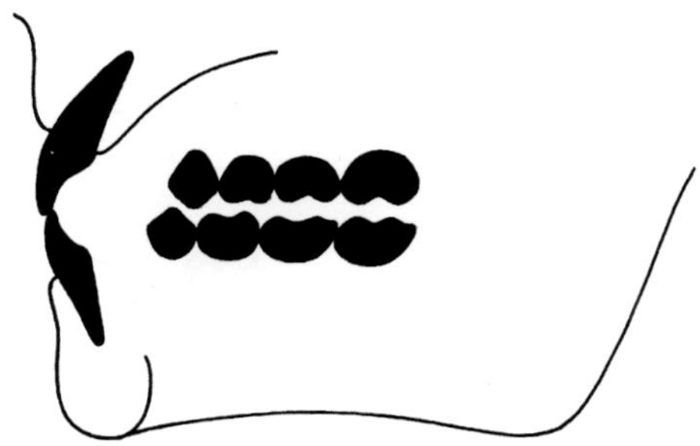

Abb. 412 Während der 1. Phase der Ventralverlagerung des Unterkiefers, in welcher nur eine muskulär geführte Umstellung erfolgt ist, kann es - temporär - zu einem seitlich offenen Biß kommen.

E) Häufigkeit

Der *lutschoffene Biß* kommt im Milchgebiß relativ häufig vor (20 - 30%), seine Prävalenz sinkt im Wechselgebiß auf 3 - 8% aller Kinder.
Der durch den *Nuckelgebrauch* verursachte habituell offene Biß kommt im frühen Milchgebiß bei ca. 46%, im späten Milchgebiß bei ca. 14% der Kinder vor und nimmt im Wechselgebiß weiter ab.
Der *strukturell offene Biß* findet sich bei etwa 1% der Kinder.

F) Behandlungsindikation

Die Korrektur eines offenen Bisses führt zur

- Verbesserung der Abbeiß-(Kau-)funktion,
- Verbesserung der Lippenhaltung (Mundschluß) und damit zum Abstellen einer habituellen Mundatmung, was aus Gründen der Karies- und Gingivitisprophylaxe sinnvoll ist, und zur
- Verbesserung der Sprache (Hilfe beim Abstellen eines Sigmatismus).
- Parodontalprophylaktische Gründe sprechen für eine Korrektur, wenn Frontzähne durch habituelle Einflüsse oder Dysfunktionen fehlbelastet werden.

G) Zeitpunkt

Die Behandlung extremer Formen des offenen Bisses kann bereits im Milchgebiß erfolgen. Beim Vorliegen gravierender Habits sollte spätestens im frühen Wechselgebiß eingegriffen werden.
Insbesondere beim strukturell offenen Biß wird sich die Behandlung von der 2. Phase des Zahnwechsels möglicherweise bis zum Abschluß des Wachstums erstrecken.
Extreme Formen des strukturell offenen Bisses lassen sich häufig nur in Kombination mit einem operativem Eingriff korrigieren; die prächirurgische Behandlung beginnt dann erst kurz vor Wachstumsabschluß.

H) Prophylaktische Möglichkeiten

Während beim strukturell offenen Biß in der Regel keine Prophylaxe möglich ist, sind die Chancen einer wirksamen Vorbeugung beim habituell offenen Biß recht groß.
Ein frühzeitiges Abstellen der Habits (möglichst vor dem 3. Lebensjahr) führt nicht selten zum Selbstausgleich, zumindest aber zu einer Abschwächung der Fehlstellung.
Auch ist auf eine frühe Normalisierung des Funktionsmusters zu achten, die durch myofunktionelle Übungen zu unterstützen ist (s. Bd. I, Kap. 2.2.3). **6.3–6.4**
Ein überzeugendes Beispiel für eine wirksame Prophylaxe von Dysgnathien ist die Gabe von Vitamin D zur Verhütung der Rachitis.
Rhinologische Eingriffe können bei gestörter Nasenatmung eine sinnvolle Ergänzung der kieferorthopädischen Therapie bedeuten.
Eine korrekte Planung bzw. Durchführung der kieferorthopädischen Behandlung trägt zur Vermeidung eines unerwünschten iatrogen offenen Bisses bei.

I) Therapie

1. Frontal offener Biß

- *Habituell:*
  Beim Daumen- bzw. Fingerlutscher sollte das Habit möglichst vor Behandlungsbeginn abgewöhnt sein.
  Beim Gebrauch eines Nuckels sollte der Lutschkörper umgehend entfernt werden.
  Vor Korrektur eines zungenoffenen Bisses können myofunktionelle Übungen erwogen werden.
  Besteht der offene Biß weiter fort, ist eine apparativ unterstützte Korrektur der Frontzahnstellung durchzuführen.

- *Strukturell/rachitisch:*
  Die Korrektur dieser Anomalieform gestaltet sich wesentlich schwieriger, da sie sich nicht auf den dentoalveolären Bereich beschränkt, sondern Eingriffe in den Kiefer- und Schädelaufbau erforderlich sind.
  Im Rahmen einer Therapie sind folgende Maßnahmen zu erwägen:
  - der Versuch einer Bremsung des Vertikalwachstums der Seitenzähne,
  - der Versuch einer Beeinflussung des Kieferwachstums,
  - der Versuch einer Korrektur der gnathischen Abweichungen,
  - die Intrusion der Molaren sowie eine Extrusion der Front,
  - eine Extraktion der Sechsjahrmolaren (insbesondere, wenn der Zahnschmelz rachitisch geschädigt ist),
  - eine Extraktion von Seitenzähnen zur Bißsenkung,
  - das Einschleifen von Seitenzähnen (?) und schließlich
  - chirurgische Maßnahmen, die – je nach Schuldfrage – in einer operativen Korrektur im Ober- und/oder Unterkiefer bestehen können.

Von kieferchirurgischer Seite wird bei Makroglossie auch eine operative Zungenverkleinerung vorgeschlagen.

- *Iatrogen:*
  Während beim Auftreten eines iatrogen offenen Bisses im Seitenzahngebiet nicht selten ein Selbstausgleich zu erwarten ist, muß die Therapie beim Entstehen eines iatrogen offenen Bisses im Frontbereich in der Regel überdacht und umgestellt werden.
  Hierbei ist an folgende Maßnahmen zu denken:
  - Umstellung des zervikalen Headgearzugs auf eine vertikale Zugrichtung (»high pull«), zumindest aber Ergänzung des Nackenbandes durch eine Kopfkappe (»Kombi-Headgear«).
  - Ergänzung oder Neuanbringen der interokklusalen Sperrleiste bzw. des Aufbisses an herausnehmbaren Behandlungsgeräten (z. B. beim Durchbruch der 2. Molaren, s. auch Abb. 408),
  - Unterbrechung der transversalen Erweiterung (wenn erforderlich: Umstellung auf eine forcierte Gaumennahterweiterung),
  - Unterbrechung der sagittalen Erweiterung (gegebenenfalls Umstellen auf Headgear-Therapie oder Extraktionstherapie),
  - Verzicht auf eine Bißverlagerung, wenn bei der Vorverlagerung des Unterkiefers ein offener Biß entsteht (wenn nötig: Extraktion im Oberkiefer zur Reduzierung der Frontzahnstufe) sowie
  - Korrektur gekippter Molarenachsen.

2. Seitlich offener Biß

Im Rahmen der Therapie eines seitlich offenen Bisses ist ein Abschirmen von Zunge und Wange wichtig, um eine Einlagerung dieser Weichteile in den interokklusalen Raum zu verhindern.
Myofunktionelle Übungen (Schluckübungen) können zu einer Normalisierung des Funktionsmusters beitragen.
Beim Vorliegen einer lokalen Okklusionsstörung durch infraokkludierende Milchmolaren ist eine Entfernung dieser Zähne zu erwägen. Dabei ist darauf zu achten, daß ausreichend Platz für die Nachfolger vorhanden ist und bleibt.
Beim Einsatz bimaxillärer Geräte ist das Anbringen eines frontalen Aufbisses und ein Freischleifen der Seitenzähne indiziert.
Auf jeden Fall ist jegliche Behinderung des physiologischen Vertikalwachstums der Seitenzähne zu vermeiden.
In resistenten Fällen kommt eine aktive Verlängerung der Seitenzähne in Betracht.
Der im Rahmen einer kieferorthopädischen Behandlung temporär entstehende seitlich offene Biß bedarf häufig weder einer generellen Umstellung der Therapie noch einer aktiven Behandlung, da vielfach ein Selbstausgleich zu erwarten ist.

K) Behandlungsgeräte

1. Zur Korrektur eines **frontal offenen Bisses** *können eingesetzt werden:*

- Die **Vorhofplatte**, die insbesondere zum Abgewöhnen der habituellen Mundatmung (und des Lutschens) geeignet ist und daher beim habituell offenen Biß verwendet wird. Beim Vorliegen eines Zungenhabits kann zusätzlich ein Zungengitter angebracht werden (Abb. 413).
  Die Vorhofplatte kann individuell hergestellt werden, ist aber auch als konfektionierte Platte erhältlich und wird bevorzugt zur Prophylaxe eingesetzt. **6.3–6.4**

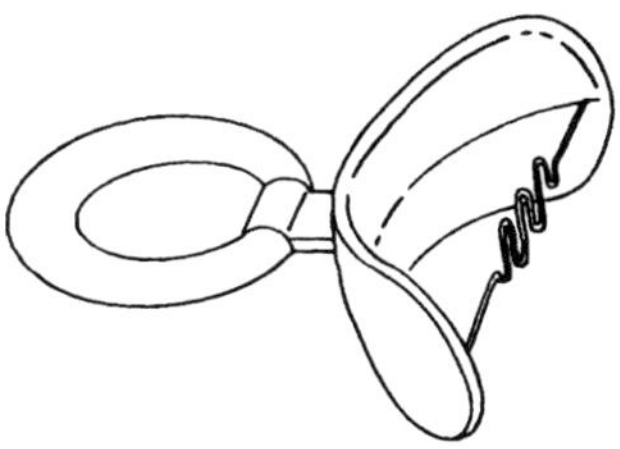

Abb. 413 Vorhofplatte mit Zungengitter zur Therapie eines zungenoffenen Bisses.

- Die **Kopf-Kinn-Kappe** wird im Rahmen der Behandlung des offenen Bisses mit Vertikalzug verwendet.
  Mit ihr wird der Versuch der gnathischen Korrektur eines strukturell offenen Bisses bzw. des Bremsens bzw. Umlenkens des Vertikalwachstums unternommen, wobei der Effekt zweifelhaft ist.
- Der **Aktivator**, wie auch andere funktionskieferorthopädische Geräte (z. B. Funktionsregler, Kinetor, Offener Aktivator nach *Klammt* etc.) sind vorzüglich geeignet zur Behandlung des habituell (auch zungen-) offenen Bisses.
  Zu beachten ist beim Aktivator, daß der Konstruktionsbiß mit einer interokklusalen Sperre von 2–3 mm genommen wird, und daß beim Einschleifen die Front freigegeben wird, während die seitliche Sperrleiste belassen werden soll.
  Auf ausreichende vertikale Abstützung durch die Sperrleiste ist vor allem beim Durchbruch der 2. Molaren zu achten, gegebenenfalls ist die Kunststoffleiste zu verlängern.
- **Platten** werden vor allem zur Behandlung des habituell offenen Bisses eingesetzt. Eine Verwendung bei der strukturellen bzw. rachitischen Form ist hingegen nicht besonders effizient.
  Ein wichtiger Bestandteil der Platte ist der seitliche Aufbiß, der eine Elongation der Seitenzähne verhindern soll. Beim zungenoffenen Biß empfiehlt sich zusätzlich das Anbringen eines Zungengitters.
- Der **Headgear mit vertikalem Zug** (»high pull«) dient zur Intrusion oberer Molaren sowie - unter Anwendung orthopädischer Kräfte - zur Beeinflussung des Oberkieferwachstums.

- **Festsitzende Apparaturen** erlauben eine Extrusion von Frontzähnen bei gleichzeitiger Intrusion der Molaren. Sie gleichen auf diese Weise die vertikale Anomalie durch aktive Zahnstellungsänderungen (dentoalveolär) aus.
  Eine Verlängerung der Inzisivi ist z. B. mittels eines Utility-Bogens, mit Hilfe von Loop-Bögen, intermaxillären Gummizügen etc. möglich.
  Auch eine Aufrichtung gekippter Molaren kann zur Korrektur eines offenen Bisses beitragen.

Zusätzlich lassen sich im Zuge der Behandlung mit festsitzenden Apparaturen eine Reihe von Hilfselementen verwenden, wie

- der Transpalatinalbogen (*Goshgarian*), ein etwas von der Gingiva abstehender, quer über den Gaumen verlaufender Draht zur Intrusion der Molaren unter Nutzung des Zungendrucks (Abb. 414),
- die sog. »Spikes«, lingual auf den Bändern des unteren, gegebenenfalls auch des oberen Frontbereichs angebrachte Stahlspitzen, welche die Zunge aus dem Raum zwischen den Schneidezähnen heraushalten sollen und zur Umerziehung der Zungenfunktion beim zungenoffenen Biß verwendet werden (Abb. 415).

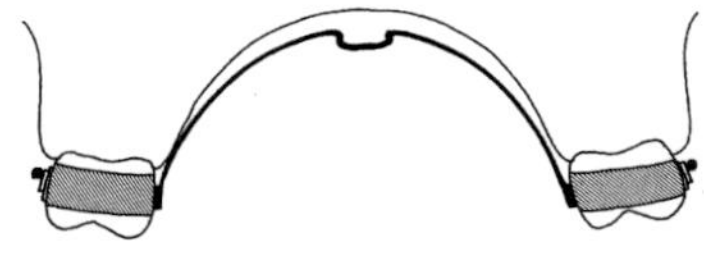

Abb. 414 Transpalatinalbogen (*Goshgarian*) zur Intrusion der oberen Molaren.

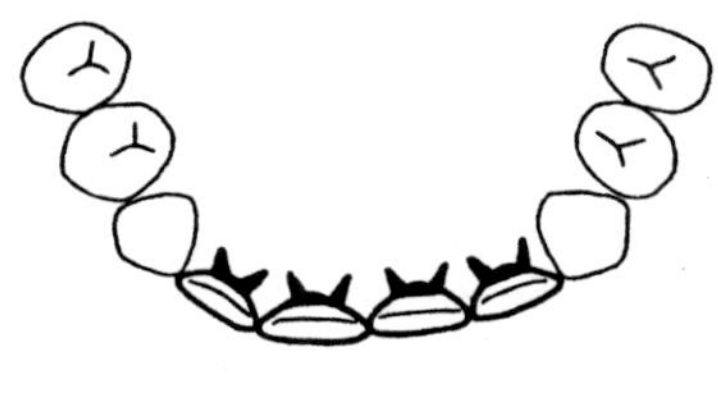

Abb. 415 »Spikes« zur Korrektur eines zungenoffenen Bisses.

- Vereinzelt wird auch eine Kombination festsitzender und abnehmbarer Geräte eingesetzt, z. B. eine Platte mit Labialbogen, der an Brackets im Frontzahngebiet angreift.

2. Zur Korrektur eines **seitlich offenen Bisses** *werden verwendet:*

- der **Aktivator** (mit fraktioniertem Einschliff),
- der **Bionator** nach *Balters* (Abhalten der Wangen durch die Buccinatorschlaufen),
- der **Funktionsregler**, dessen vestibuläre Schilde die Wangen ebenfalls abhalten und

- **festsitzende Apparaturen**, die mit intermaxillären Gummizügen oder Unterkiefer-Bögen mit umgekehrter Speekurve eine Korrektur des seitlich offenen Bisses ermöglichen. (Hierbei muß auf eine Intrusion der Front geachtet werden; auch besteht bei Verwendung runder Drähte die Gefahr einer unerwünschten Protrusion der unteren Front.)

L) Behandlungsdauer

6.3–6.4

Habituell offener Biß

In der Regel ist mit einer kurzen Behandlung zu rechnen, wenn der habituelle Einfluß abgestellt werden konnte.
Häufig erfolgt auch eine Reduzierung des offenen Bisses ohne Therapie. Die durchschnittliche Behandlungszeit beträgt etwa zwei Jahre, eher weniger; mit einer Verlängerung ist beim Vorliegen zusätzlicher Anomalien bzw. ausgeprägter Rezidivtendenz zu rechnen.

Strukturell offener Biß

Im allgemeinen ist eine relativ lange Behandlung erforderlich, da eine Einflußnahme während der gesamten Wachstumsphase erfolgen muß.
Nur bei konservativ nicht beherrschbaren (chirurgischen) Fällen kann die prä-/postoperative orthodontische Therapie auf 2 ½ bis 3 Jahre beschränkt werden; sie erfolgt dann allerdings am Ende bzw. nach Abschluß der Wachstumsphase.

M) Rezidivgefahr/Retention

Rezidive können auftreten und eine längere Retentionsphase erforderlich machen bei:

- Wiederaufnahme der Habits (Daumen, Finger etc.)
- nicht dauerhafter Umstellung der Zungenfunktion
- Makroglossie
- ungünstigem (dolichofazialem) Wachstum
- Bißöffnung bei Durchbruch der 2. Molaren (was insbesondere im Anschluß an eine therapeutische Extraktion der Sechsjahrmolaren mit temporärer Bißsenkung vorkommen kann) sowie
- nach aktiver Intrusion der Molaren bzw. Extrusion der Front (aus diesem Grunde ist in der Regel bei diesen Zahnbewegungen eine Überkompensation erforderlich).
- Selbst nach operativer Korrektur eines offenen Bisses sind Rezidive (durch den Einfluß der Okklusion, der Muskulatur oder der Weichteile) nicht auszuschließen.

N) Prognose

Bei erfolgreichem Abstellen des Habits bzw. dauerhafter Umstellung des Funktionsmusters der orofazialen Muskulatur (insbesondere der Zungenfunktion) besteht für die Behandlung eines habituell offenen Bisses im allgemeinen eine recht gute Prognose. In einer Reihe von Fällen ist sogar ein Selbstausgleich ohne Therapie möglich.
Komplikationen stellen zusätzliche Anomalien (z. B. eine transversale oder sagittale Enge, ein Rückbiß etc.) dar.
Die strukturelle bzw. rachitische Form des offenen Bisses hat eine wesentlich schlechtere Prognose, da hier eine skelettale Anomalie und häufig auch ein ungünstiges (vertikales/dolichofaziales) Wachstum vorliegt.
Postrachitische Knochenstrukturen bedeuten eine zusätzliche Komplikation, da mit einer ungünstigeren Gewebsreaktion zu rechnen ist.

6.4 Tiefbiß/Deckbiß

A) Kennzeichnendes Symptom

Vertikaler Schneidezahnüberbiß (= Frontzahnüberbiß = »Overbite«) von mehr als 3 mm mit mehr oder weniger stark ausgeprägter *Spee*'scher Kurve (Abb. 416).

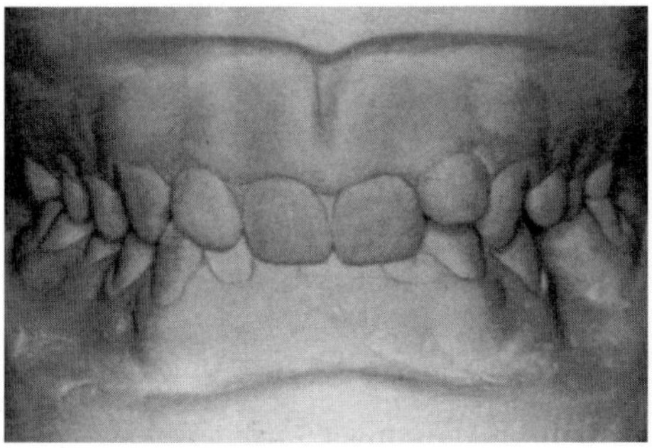

Abb. 416 Tiefer Biß.

B) Nomenklatur

1. Tiefer Biß

Während der normale vertikale Frontzahnüberbiß 2–3 mm beträgt, wird als tiefer Biß ein vertikaler Überbiß von mehr als 3 mm bezeichnet. Hierbei findet sich in der Regel eine ausgeprägte *Spee*'sche Kurve sowie ein deutlicher Niveauunterschied zwischen Front- und Seitenzähnen.

6.3-6.4

2. Tiefer Biß mit Gingivakontakt

Vertikaler Frontzahnüberbiß von mehr als 3 mm, bei dem die unteren bzw. oberen Schneidekanten die Schleimhaut im Antagonistenbereich berühren (Abb. 417).

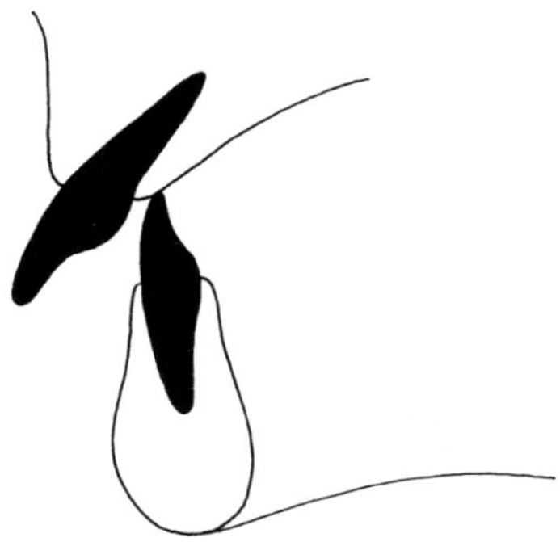

Abb. 417 Tiefer Biß mit Gingivakontakt, d. h. Aufbiß der unteren Inzisivi auf die Gaumenschleimhaut.

3. Tiefer Biß mit traumatisierendem Einbiß

Tiefer Biß mit Gingivaberührung, bei dem zusätzlich eine Verletzung der Gingiva im Antagonistenbereich vorliegt oder zu befürchten ist.

Sonderformen des tiefen Bisses

- **Deckbiß:** Tiefer Biß mit Gingivakontakt bei Steilstand der oberen Inzisivi (Achsenwinkel > 80°) auf großer apikaler Basis (Abb. 418, 419 und 420 b). Eine Anteinklination der seitlichen oberen Schneidezähne ist möglich. In der Regel - aber nicht obligatorisch - findet sich eine Rücklage des Unterkiefers.
  Der Deckbiß zählt zu den Anomalien mit erblicher Genese.

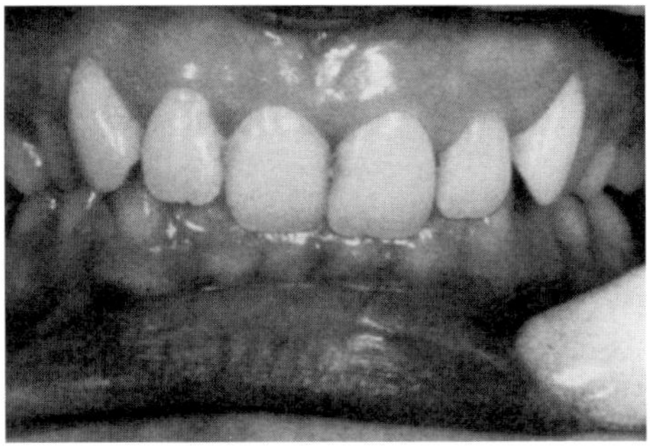

Abb. 418 Deckbiß. Extrem tiefer Biß mit Einbiß der Antagonisten im Bereich der Gaumenschleimhaut und der marginalen Gingiva der unteren Frontzähne.

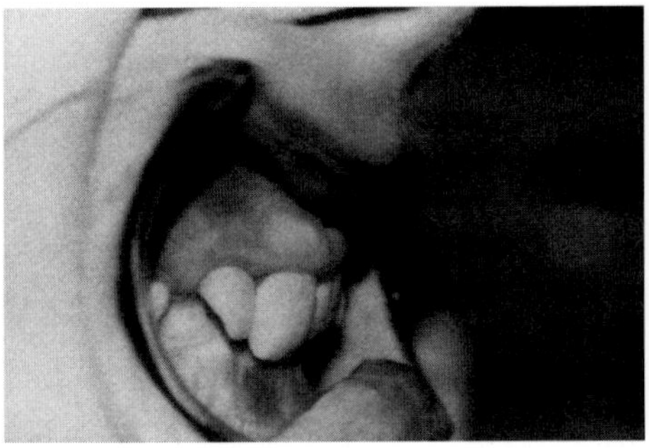

Abb. 419 Deckbiß. Hochgradiger Steilstand der oberen Front auf großer apikaler Basis sowie extrem tiefer Biß mit Gingivakontakt.

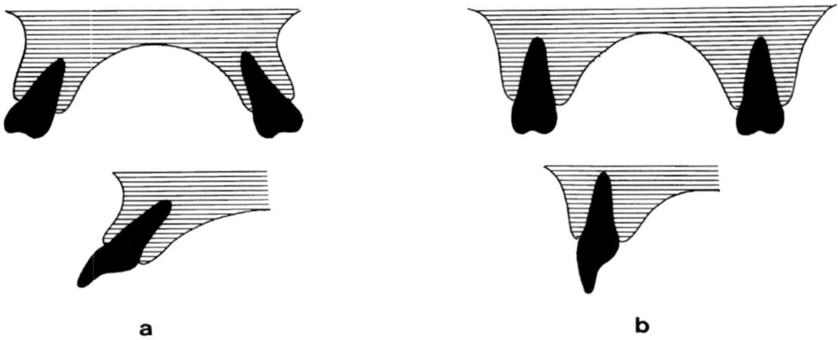

Abb. 420 Schematische Darstellung einer relativ kleinen (a) bzw. großen apikalen Basis (b).

- **Deckbißcharakter:** Sind nicht alle obligatorischen Merkmale des Deckbisses vorhanden (beträgt z. B. der Meßwert für den Achsenwinkel des oberen Schneidezahnes weniger als 80°) und liegt ein tiefer Biß mit Steilstand der oberen Front vor, kann diese Fehlstellung als Deckbißcharakter bezeichnet werden.
- **Senkbiß:** Entsteht ein tiefer Biß durch Verlust der vertikalen Abstützung, liegt also ein sekundärer Tiefbiß vor, spricht man vom (sekundären) Senkbiß (Abb. 421).

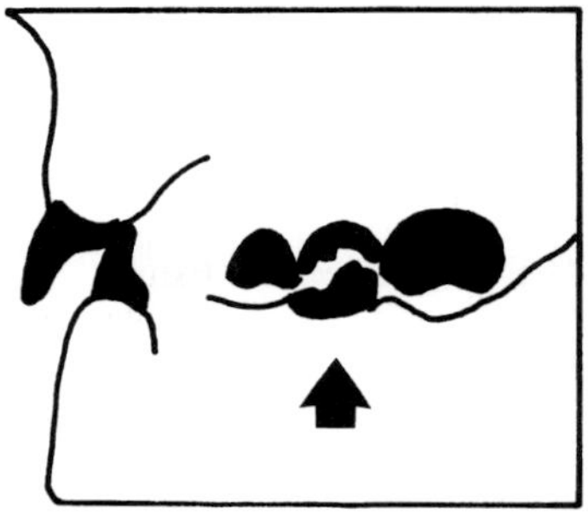

Abb. 421 Senkbiß bei Verlust der vertikalen Abstützung im Seitenzahnbereich.

- **Dachbiß:** Bei Anteinklination der Oberkieferfront und Rücklage des Unterkiefers entsteht eine Schneidezahnstellung, bei der die oberen Inzisivi die unteren dachartig überragen (Abb. 422).

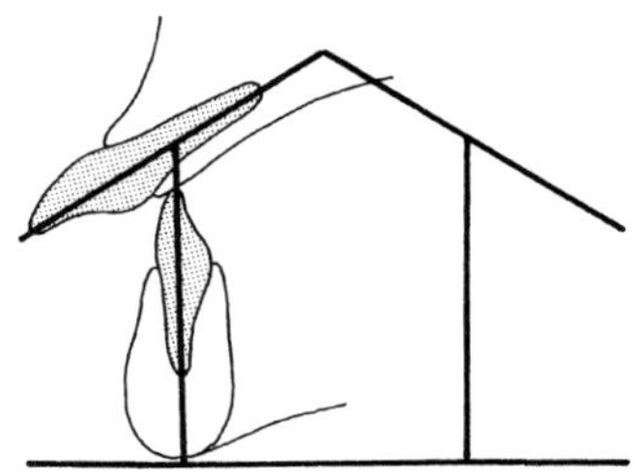

Abb. 422 Dachbiß. Tiefer Biß mit Gingivakontakt bei Rücklage des Unterkiefers und Anteinklination der oberen Front, dadurch »dachartige« vergrößerte Frontzahnstufe.

C) Differentialdiagnose

Zur differentialdiagnostischen Abklärung der verschiedenen Tiefbißformen werden verwendet:

- Die *Anamnese* (erbliche Komponente?, Temporaliskauer?).
- Der *klinische Befund* (liegt ein Deckbißprofil und eine große apikale Basis im Oberkiefer vor? Findet eine Traumatisierung der Gingiva statt?).
- Der *Modellbefund* erlaubt eine grobe Orientierung über die Achsenstellung der Front, die Bißlage, die Größe der apikalen Basis und die Zahnbogenform sowie eine Messung des vertikalen Überbisses.
- Die *kephalometrische Analyse* gibt Auskunft über die Inklination der Zahnachsen, die vertikalen Schädelmeßwerte (beim Deckbiß findet sich in der Regel ein brachyfazialer Typus) sowie die Ausdehnung der apikalen Basis (s. Tabelle 48).

D) Ätiologie

Mögliche Ursachen des *tiefen Bisses:*

1. Ein Tiefbiß kann primär (anlage- bzw. erbbedingt) vorliegen. Als Vorstufe ist der steile Stufenbiß anzusehen.
2. Die physiologische Bißhebung kann unterbleiben.
3. Bei Rücklage des Unterkiefers, vergrößerter Frontzahnstufe oder Retroinklination der Front(en) kann die mangelnde dentale Abstützung im Frontbereich durch eine Verlängerung der Inzisivi zu der Ausbildung bzw. Verstärkung eines tiefen Bisses führen.
4. Eine zu kleine untere SI, d.h. eine *Tonn*'sche Zahl (SI OK : SI UK) von > 4 : 3, kann ebenfalls zu einer Verstärkung des Überbisses beitragen.

Mögliche Ursachen des *Deckbisses:*
Der Deckbiß zählt zu den Anomalien, bei deren Entstehung hereditäre Faktoren eine maßgebliche Rolle spielen.

Tabelle 48: Differentialdiagnostische Merkmale der verschiedenen Formen eines tiefen Bisses.

++ obligatorisch
+ in der Regel vorhanden
(+) möglich
- nicht zugehörig

	Deckbiß	Deckbiß-charakter	Senkbiß	Dachbiß
tiefer Biß	++	++	++	++
Gingivakontakt	++	+	+	+
Retroinklination 11, 21	++	++	-	-
extreme Retroinklination der oberen Front (über 80°)	++	-	-	-
Anteinklination der oberen Front	-	-	(+)	++
Rücklage des Unterkiefers	+	+	(-)	+
große apikale Basis	++	-	-	-
erbliche Komponente	++	-	-	(-)
brachyfazialer Gesichtstyp	++	-	(+)	(+)
ausgeprägte Supramentalfalte	++	-	(+)	(+)
Verkürzung der vorderen Gesichtshöhe	++	(+)	+	(+)
Großnasenprofil	++	-	-	-
vorspringendes Weichteilkinn	+	-	-	-
Verkleinerung des ML NSL-winkels	++	(+)	+	(+)
Verkleinerung des Gonionwinkels	++	(+)	-	-
Temporaliskauer	++	(+)	-	-

Liegt ein Steilstand der oberen Front auf großer apikaler Basis vor, so deutet dies auf das Vorliegen einer erblichen Komponente hin.
Als Vorstufe des Deckbisses ist der Schachtelbiß beim Neugeborenen anzusehen.

Mögliche Ursachen des *Senkbisses:*
Verlust der vertikalen Abstützung im Seitenzahngebiet durch

- eingebrochene oder versehrte Stützzonen,
- Verlust permanenter Seitenzähne (z. B. der 1. Molaren) oder
- Lingual- bzw. Bukkalokklusion.

E) Häufigkeit

Der Tiefbiß stellt ein sehr häufig vorkommendes Symptom dar; über 50 % aller kieferorthopädischen Patienten weisen einen verstärkten vertikalen Frontzahnüberbiß auf.
Ein Deckbiß findet sich jedoch nur bei ca. 7%.

F) Behandlungsindikation

Für die Behandlungsbedürftigkeit eines tiefen Bisses, eines Deckbisses (z. T. auch eines Senkbisses) sprechen

- parodontalprophylaktische Gründe, da eine Fehlbelastung der Front vorliegt,
- das Risiko einer Schädigung der Gingiva (z. B. Ulcerationen) durch den Einbiß der Schneidezähne (Abb. 423),

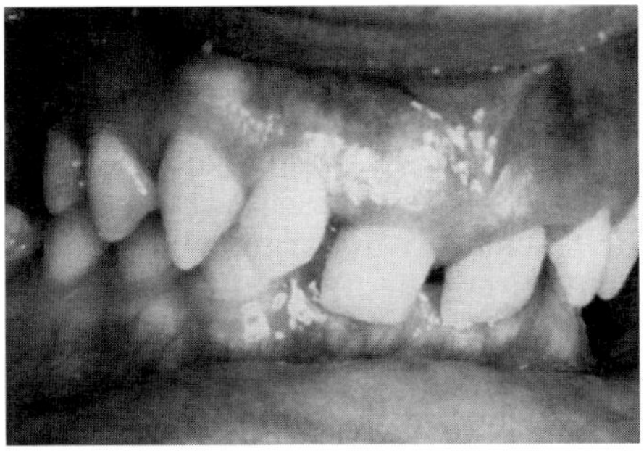

Abb. 423 Extremer Deckbiß. Hochgradiger Steilstand (Inversion) der oberen Front auf großer apikaler Basis mit traumatisierendem Einbiß der beiden Fronten in die marginale Gingiva im Unterkiefer bzw. in die Gaumenschleimhaut.

- die Verbesserung der Abbeiß- und der Kaufunktion, welche durch den Tiefbiß eingeschränkt sind,
- die Möglichkeit der Entstehung von Gelenkbeschwerden (Temporaliskauer),
- kariesprophylaktische Gründe, da die Retroinklination der Front zu einem Engstand und zu irregulären Interdentalräumen führen kann, und

- die Profilverbesserung (Großnasenprofil und vorspringendes Kinn), die - wenn auch nur in geringem Umfang - mit einer Deckbißkorrektur zu erreichen ist.

G) Zeitpunkt

Die Behandlung eines *tiefen Bisses* sollte in der 2. Phase des Zahnwechsels durchgeführt werden, um die physiologische Bißhebung voll ausnutzen zu können.
Die Therapie beim *Deckbiß* kann bereits nach Durchbruch der Fronten im siebenten bis achten Lebensjahr beginnen, wobei die Achsenkorrektur der Front und die Behebung eines möglichen distalen Zwangsbisses im Vordergrund stehen.
Für die Behandlung des *Dachbisses* gelten die gleichen Regeln wie für die Korrektur einer vergrößerten Frontzahnstufe bzw. einer Klasse II,1. In der Regel wird die Behandlung deutlich vor Erreichen des pubertären Wachstumsgipfels begonnen. Beim Vorliegen gravierender Habits kann die Behandlung frühzeitiger, gegebenenfalls bereits im Milchgebiß eingeleitet werden.
Ein *Senkbiß* sollte durch wirksame Prophylaxe verhindert und sofort bei Entstehung therapeutisch angegangen werden.

H) Prophylaktische Möglichkeiten

Die Ausbildung eines primären Tiefbisses und eines Deckbisses läßt sich nicht verhindern.
Zur Prophylaxe eines Senkbisses ist die Erhaltung der vertikalen Abstützung im Seitenzahngebiet (besonders der Molaren) wichtig.
Der Entstehung eines Dachbisses kann durch frühes Abstellen von Habits vorgebeugt werden.

I) Therapie (der verschiedenen Tiefbißformen)

Die erfolgreiche Therapie eines *Tiefbisses* bzw. eines *Senkbisses* setzt neben einer Bißhebung (Abschwächung des vertikalen Überbisses) das Erreichen einer dentalen Abstützung im Frontbereich voraus. Beim Senkbiß ist zusätzlich die vertikale Abstützung im Seitenzahngebiet wiederherzustellen.
Eine *Bißhebung*, d. h., der vertikale Bißausgleich ist durch verschiedene Zahnbewegungen möglich,

- eine Verlängerung der Seitenzähne (passiv und aktiv),
- eine Intrusion der Schneidezähne (aktiv) sowie durch
- das Ausnutzen der physiologischen Bißhebung (d.h. durch Wachstum).

Bei Spätfällen, besonders bei Senkbißformen, muß auch die Möglichkeit einer prothetischen Bißhebung diskutiert werden, wenn die Prognose einer kieferorthopädischen Behandlung schlecht ist oder die Voraussetzungen für kieferorthopädische Korrekturmaßnahmen nicht vorhanden sind.

Die Therapie beim *Deckbiß* ist mit der Tiefbißbehandlung grundsätzlich insoweit identisch, als auch hier der vertikale Frontzahnüberbiß normalisiert werden soll. Zusätzlich - und in der Regel vorgeschaltet - ist allerdings die schwierige Korrektur der Achsenstellung oberer (und unterer) Schneidezähne, häufig auch eine deutliche Nivellierung der *Spee*'schen Kurve erforderlich.
Die therapeutischen Möglichkeiten beim Deckbiß sind weitgehend abhängig vom Alter des Patienten und dem zur Verfügung stehenden Apparatesystem.

- *Beim jungen Patienten und Verwendung herausnehmbarer Apparaturen* wird ein Protrudieren der oberen Inzisivi, eine Ausformung der Zahnbögen und eine Bißhebung, gegebenenfalls auch eine Vorverlagerung des Unterkiefers durchgeführt.
  Dabei führt das Protrudieren der oberen Schneidezähne zu einer Bewegung der Kronen dieser Zähne in den Bereich der Lippenmuskulatur, was die große Rezidivgefahr erklärt (Abb. 424 a).
- *Bei älteren Patienten bzw. Verwendung festsitzender Apparaturen* kann die Achsenkorrektur der oberen Inzisivi auch durch einen Wurzeltorque erfolgen. Dabei ändert sich die Position der Krone nicht und die Wurzel rotiert nach palatinal (was ausreichende Platzverhältnisse und eine entsprechende, nicht zu dünne Ausprägung des Alveolarfortsatzes voraussetzt). Gleichzeitig trägt das Intrudieren der Front zur Korrektur des tiefen Bisses bei. Eine (rezidivträchtige) Bewegung der Zahnkronen nach labial wird auf diese Weise vermieden (Abb. 424 b).
  Für die Intrusion und den Wurzeltorque wird Platz benötigt. Dieser kann entweder durch Distalisation der Seitenzähne (z. B. mit Hilfe eines zervikalen Headgears) oder durch Extraktion der oberen 1. Prämolaren gewonnen werden.

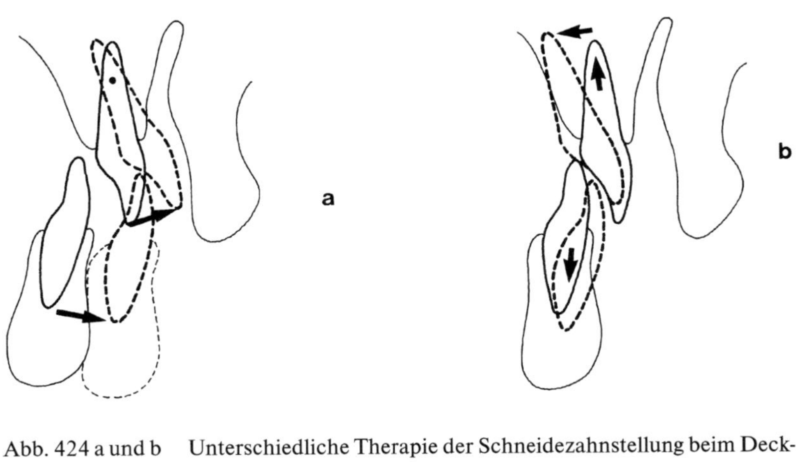

Abb. 424 a und b Unterschiedliche Therapie der Schneidezahnstellung beim Deckbiß.
a) Protrusion der Inzisivi in den Bereich der Lippenmuskulatur mit hochgradiger Rezidivneigung. Die zur Stabilisierung erforderliche dentale Abstützung durch die unteren Schneidezähne setzt zudem eine Vorverlagerung des Unterkiefers voraus.
b) Wurzeltorque und Intrusion der Schneidezähne mittels festsitzender Apparatur.

Extraktionen sollten beim Deckbiß möglichst vermieden werden, da auf der ausgeprägten Basis meistens ausreichend Platz zur Verfügung steht und eine Verschlechterung des Profils (Großnasenprofil) zu befürchten ist. Ausnahmen sind beim Raumverlust für Eckzähne oder Prämolaren gegeben, wenn eine Distalisation der Seitenzähne nicht mehr möglich ist.
Auch bei Spätfällen entfällt oft die Möglichkeit einer Platzschaffung nach distal, so daß dann eine Extraktion der oberen 1. Prämolaren erwogen werden kann.
Beim *Dachbiß* ist primär eine Korrektur der Frontzahnstellung (Retrusion der oberen Schneidezähne) und eine Vorverlagerung des Unterkiefers durchzuführen. In einer Reihe von Fällen - vor allem beim dolichofazialen Wachstumstyp - führt die Ventralverlagerung der Mandibula zu einer Abschwächung des vertikalen Überbisses, so daß auf eine weitere Bißhebung verzichtet werden kann.

K) Behandlungsgeräte

1. Zur *Korrektur eines* **tiefen Bisses** werden verwendet:

- Der **Aktivator** wie auch andere funktionskieferorthopädische Geräte (z. B. der Funktionsregler). Mit diesen Geräten gelingt eine (passive)

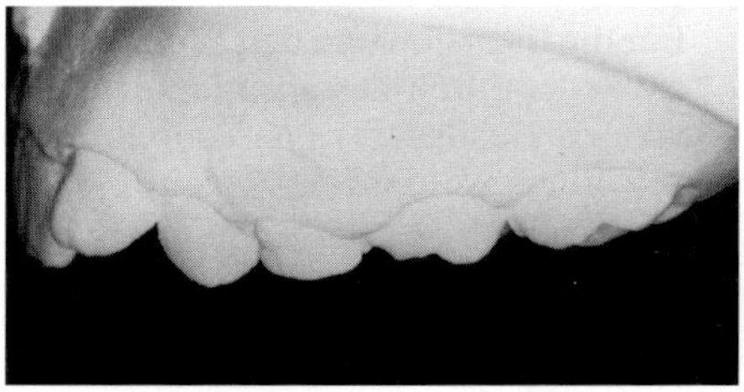

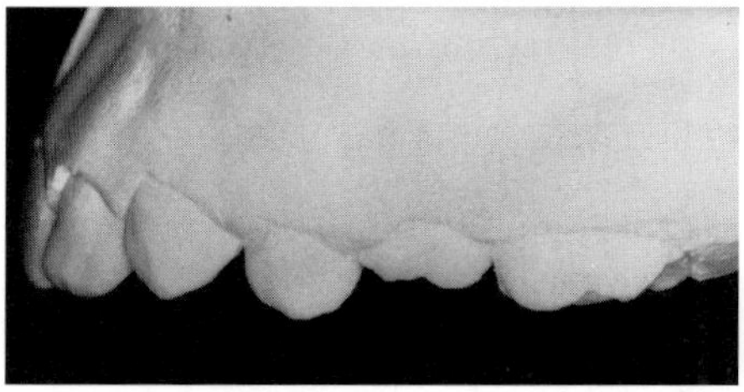

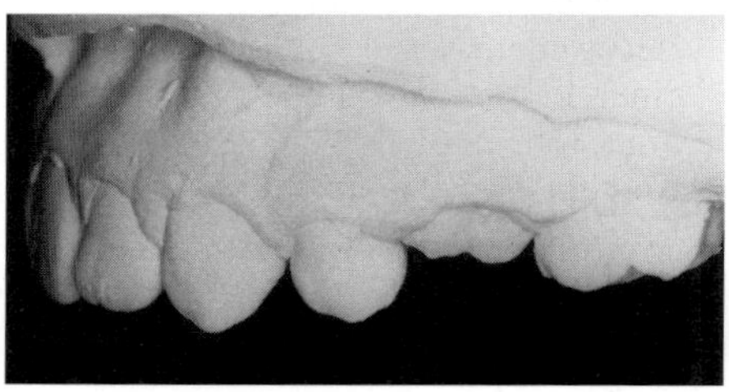

Abb. 425 a bis c Während der Wachstumsphase läßt sich das Vertikalwachstum der Seitenzähne für eine Bißhebung nutzen. Das Ausmaß der wachstumsbedingten Elongation der Sechsjahrmolaren soll hier am Beispiel eines infraokkludierten Milchmolaren (65) demonstriert werden, der sich aufgrund einer Ankylose vertikal nicht weiterentwickelt, während seine Nachbarzähne - insbesondere 26 - im Zeitraum von 3 1/2 Jahren ein deutliches Vertikalwachstum zeigen.

Verlängerung der Seitenzähne durch Ausnutzen der wachstumsbedingten Vertikalentwicklung der Seitenzähne (Abb. 425). Diese Therapie setzt ein noch ausreichendes Wachstumspotential und einen günstigen Wachstumstyp (z. B. dolichofazial bzw. neutral) voraus.
Bei der Aktivatortherapie ist zu beachten, daß die Sperrleiste im Frontgebiet mindestens 2 mm betragen sollte. Der Unterkiefer wird in der Regel in die Neutrallage, maximal bis zum Kantenbiß vorverlagert. Beim Einschliff sind die Seitenzähne freizugeben, während die frontale Bißsperre bestehen bleiben muß (Abb. 426).

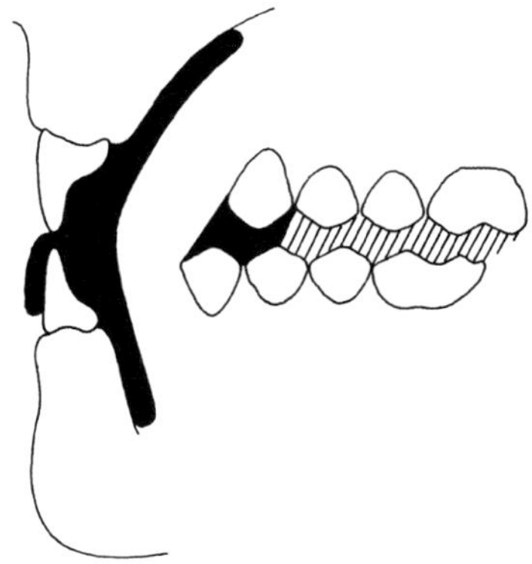

Abb. 426 Einschliff des Aktivators bei tiefem Biß bzw. Deckbiß (Freischleifen der seitlichen Sperrleiste).

- Die **Oberkieferplatte mit frontalem Aufbiß** zur Intrusion der Unterkieferfront.
  Die Platte ist als alleiniges Gerät zur Tiefbißkorrektur kaum effizient einzusetzen; durch die Kunststoffplatte und die Halteelemente ist eine Verlängerung der oberen Seitenzähne weitgehend blockiert. Auch die Möglichkeiten einer Bißverlagerung sind sehr begrenzt (Vorbißplatte).
  Beim Senkbiß (Sechsjahrmolarenverlust) kann der Plattenhalt problematisch sein.
- Der **Headgear mit Nackenband** (»low pull«)
  Die caudal-dorsale Zugrichtung führt zu einer Extrusion der oberen Molaren (und Beeinflussung des Oberkieferwachstums).
- **Festsitzende Apparaturen**
  Mit der Band-Bogen-Apparatur ist eine Intrusion der Frontzähne unter gleichzeitiger Molarenextrusion möglich; beides führt zur Abschwächung des vertikalen Überbisses.
  Verwendet werden Bögen mit einer Intrusionsstufe für die Front und einer Extrusionsstufe für die Molaren sowie Bögen mit eingebogener umgekehrter Speekurve (Sweep).
- **Kombinationen von festsitzenden und abnehmbaren Geräten**
  Eine Oberkieferplatte mit frontalem Aufbiß läßt sich z. B. kombiniert mit einem (»low pull«) Headgear oder einer Multibandapparatur einsetzen, wodurch sich die Effizienz der Geräte in bezug auf die Bißhebung steigern läßt.

2. Bei der *Korrektur eines* **Deckbisses** mit herausnehmbaren Geräten ergibt sich in den meisten Fällen die Notwendigkeit, zunächst die Zahnbögen auszuformen - insbesondere die Achsenstellung der oberen Front zu korrigieren - ehe die Vorverlagerung des Unterkiefers und die Bißhebung angegangen werden kann.
   Aus diesen Gründen erfolgt häufig eine initiale Behandlung mit Platten, an die sich eine Therapie mit bimaxillären funktionskieferorthopädischen Geräten anschließt.
   Zur initialen Ausformung des oberen Zahnbogen kann eine **Oberkieferplatte** mit frontalem Aufbiß und sagittaler Schraube oder Protrusionsfedern zur Labialkippung der retroinklinierten Schneidezähne verwendet werden (Abb. 427).
   Zur sagittalen und transversalen Erweiterung und zum Aufrichten der Frontzähne wird die **Y-Platte** empfohlen (Abb. 428).

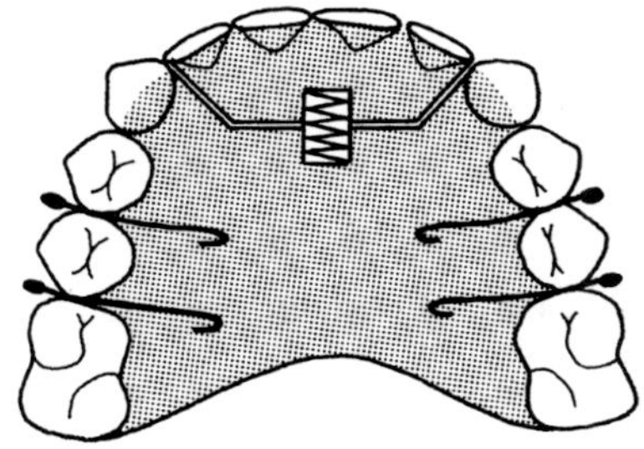

Abb. 427 Oberkieferplatte mit frontalem Aufbiß und sagittaler Schraube zur Protrusion der Front.

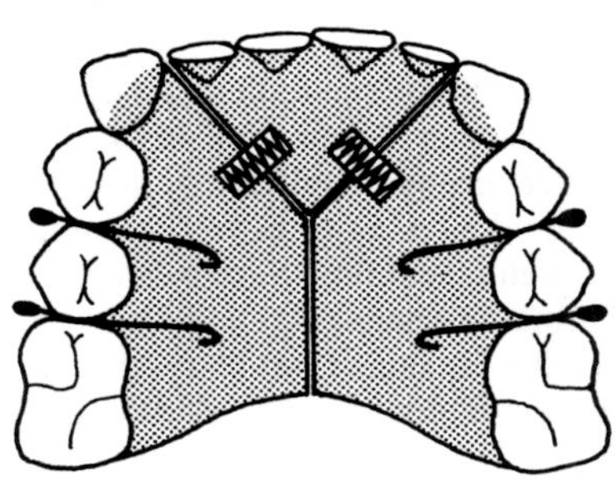

Abb. 428 Y-Platte zur transversalen und sagittalen Erweiterung des oberen Zahnbogens.

Nach Ausformung der Zahnbögen erfolgt die Okklusionseinstellung (z. B. durch Vorverlagerung der Mandibula) und die Bißhebung mit einem **funktionskieferorthopädischen Gerät**.
Bewährt hat sich der Aktivator mit fraktioniertem Einschliff bzw. Freischleifen der interokklusalen Sperrleiste im Seitenzahnbereich (s. Abb. 426). Als Vorteile des Aktivators können die gute Möglichkeit der Bißverlagerung sowie die Tatsache hervorgehoben werden, daß die zur Bißhebung erforderliche wachstumsbedingte Verlängerung der oberen und unteren Seitenzähne nicht behindert wird.

Als nachteilig muß empfunden werden, daß die Tragezeit limitiert ist, der Konstruktionsbiß nur im Kantenbiß genommen werden kann - was eine etappenweise Bißlagekorrektur erfordert - und daß die intramaxilläre Abstützung zum Teil erschwert ist. Außerdem ist die Nutzung dieser Geräte auf die Wachstumsphase beschränkt und die Rezidivgefahr relativ groß.

Grundsätzliche Unterschiede bestehen zwischen der Deckbißbehandlung mit herausnehmbaren Geräten und der Therapie mit **festsitzenden Apparaturen**.

Während mit der Platte eine Korrektur der Schneidezahnstellung nur durch eine kippende Zahnbewegung (nach labial) möglich ist, läßt die festsitzende Apparatur eine Achsenkorrektur auch durch eine Kippung der Wurzel nach palatinal (Wurzeltorque) zu. Auch ist eine aktive Verkürzung der Inzisivi (Intrusion) möglich. Der Wurzeltorque vermeidet ein Protrudieren der Kronen in den Bereich der Lippenmuskulatur und reduziert dadurch die Rezidivgefahr. Das Intrudieren der Schneidezähne vermindert den vertikalen Überbiß (s. Abb. 424 a und b) **6.3-6.4**

Außerdem läßt die Band-Bogen-Apparatur einen aktiven Niveauausgleich im Bereich der Speekurve zu.

Nachteilig kann sich der weitgehende Verzicht auf die in der Wachstumsphase mögliche Bißverlagerung auswirken, wenn die Behandlung mit festsitzenden Apparaturen erst nach Beendigung des Zahnwechsels begonnen wird.

L) Behandlungsdauer

Die Dauer der aktiven Behandlung eines tiefen Bisses ist bei Verwendung herausnehmbarer Geräte im wesentlichen abhängig von der Geschwindigkeit des Vertikalwachstums der Seitenzähne.

Der Durchbruch der Prämolaren und der 2. Molaren sowie das Wachstum des aufsteigenden Astes sind wichtige Faktoren, die für die Behandlung ausgenutzt werden müssen.

In der Regel ist mit einer Behandlungszeit nicht unter drei Jahren zu rechnen. Eine Verlängerung durch zusätzliche Anomalien, wie Deckbiß, Rückbiß, Retroinklination, transversale Enge etc. ist möglich.

Bei Verwendung festsitzender Apparaturen sind im allgemeinen kürzere aktive Behandlungszeiten, jedoch längere Retentionszeiten erforderlich.

M) Rezidivgefahr/Retention

Rezidive können auftreten und eine längere Retentionsphase erforderlich machen

- bei ungünstigem (horizontalen) Wachstum,
- nach Extraktion von Seitenzähnen,
- nach Protrusion der Inzisivi in den Bereich der Lippenmuskulatur sowie
- nach aktiver Intrusion der Front (aus diesem Grund ist eine Überkorrektur sinnvoll).

N) Prognose

Die Aussichten auf eine erfolgreiche Korrektur eines einfachen Tiefbisses sind relativ günstig, wenn bei frühem Behandlungsbeginn die physiologische Bißhebung genutzt werden konnte.
Auch ein dolichofaziales Wachstum (großer Summenwinkel, großer unterer Gonionwinkel, vergrößerter Basiswinkel etc.) trägt zur Verbesserung der Prognose bei.
Die Auswirkungen eines vertikalen Wachstumstyps auf den Frontzahnüberbiß sind besonders augenfällig, wenn eine Rücklage des Unterkiefers korrigiert wird, da mit Vorverlagerung der Mandibula häufig der tiefe Biß beseitigt oder zumindest reduziert wird (s. auch Abb. 411, S. 581).

Die Prognose einer Deckbißbehandlung ist vergleichsweise wesentlich ungünstiger, weil
- oft eine erbliche Komponente vorliegt,
- der Steilstand der Front am Behandlungsbeginn extrem war,
- meist ein brachyfazialer Gesichtstyp mit horizontalem Wachstum vorliegt, was sich ungünstig auf die Tiefbißbeseitigung auswirkt und
- die Rezidivneigung groß ist.

6.5 Schmalkiefer/Transversale Enge

A) Kennzeichnende Symptome

Schmale Zahnbögen im Ober- und/oder Unterkiefer, meist hoher Gaumen, (primärer) Engstand der Front(en) bzw. Spitzfront im Oberkiefer, enge Keimlage (Staffelstellung) im Frontbereich.
(Abb. 429 a und b)

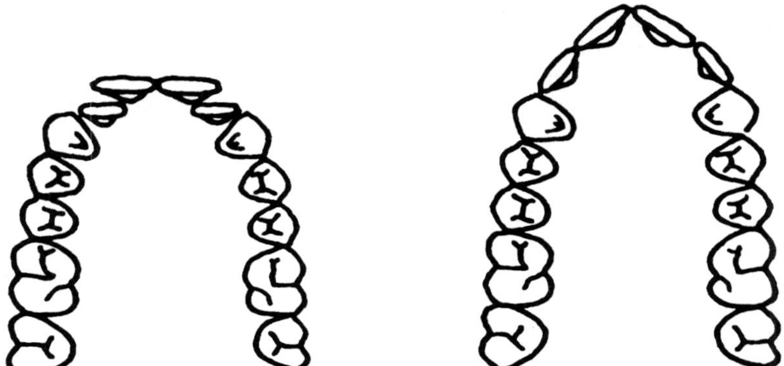

Abb. 429 a und b Transversale Enge des oberen Zahnbogens. a) mit frontalem Engstand. b) mit Spitzfront.

B) Nomenklatur

Die **transversale Enge** *(= Schmalkiefer)* wurde früher auch als »Kieferkompression« bezeichnet, ein Ausdruck, der irreführend darauf hindeutet, daß der schmale Kiefer durch Komprimieren der Zahnbögen (etwa durch die Wangenmuskulatur) entsteht.
Zwar sind Zusammenhänge zwischen Schmalkiefer, hohem Gaumen, Mundatmung und Änderung der Druckrelation zwischen der vestibulären und der Zungenmuskulatur offenkundig, jedoch führt nicht eine Steigerung des Wangendrucks zur Kompression der Zahnbögen. Die veränderte Druckrelation ist vielmehr so zu erklären, daß die Zunge bei der Mundatmung nach kaudal absinkt und daher dem Gaumen nicht mehr anliegt. Der fehlende Druck auf den Gaumen und die Zahnbögen bewirkt eine mangelnde Wachstumsstimulation, die zum Schmalkiefer führen kann. **6.5–6.7**
Sichtbares Zeichen der transversalen Enge ist häufig ein frontaler Engstand. Bei der Beschreibung eines Engstandes in der Front wird unterschieden zwischen:

- dem *primären Engstand* der Front, der von vornherein besteht und als Folge einer transversalen Enge zu betrachten ist,
- dem *sekundären Engstand* der Front, der erst im Laufe des Zahnwechsels entsteht - etwa durch vorzeitigen Milchzahnverlust oder Stützzoneneinbruch - und der meist die Folge sagittaler Veränderungen ist, sowie
- dem *tertiären Engstand* der Front, der nach Abschluß des Zahnwechsels (im Alter von 18 bis 22 [30] Jahren) entsteht, und daher auch »Adoleszentenengstand« genannt wird.
  Mögliche Ursachen dieser Engstandform sind in dem Mesialtrend der unteren Seitenzähne, dem Weisheitszahndurchbruch und dem Unterkieferwachstum nach Abschluß des Oberkieferwachstums zu sehen.

Als **Mikrognathie** bzw. **Mikrogenie** wird eine Unterentwicklung des Ober- bzw. Unterkiefers bezeichnet, die sich im Gegensatz zum Schmalkiefer nicht auf die transversale Dimension beschränkt, sondern auch die sagittale (und vertikale) Dimension betrifft.
Mißverhältnis zwischen Zahn- und Kiefergröße wird die Form des Raumdefizits genannt, die auf eine Überbreite der Zähne bei normaler Kiefergröße zurückzuführen ist.

C) Differentialdiagnose

Die Beurteilung der transversalen Ausdehnung der Zahnbögen erfolgt in der Regel in Abhängigkeit von der Breite der Inzisivi (S I) nach dem von *Pont* angegebenen Verfahren, der seinen Index Anfang des 20. Jahrhunderts publizierte.
Eine Modifizierung für deutsche Verhältnisse wurde von *Korkhaus* auf der Basis der Untersuchungsergebnisse von *Linder* und *Harth* angegeben (s. Bd. I, Kap. 3.5).
Im Regelfall werden Minuswerte nach *Pont* (negative Differenzen zwischen Meßwert und Sollwert) als **transversale Enge** interpretiert.

Hierbei kann folgende Abstufung verwendet werden:

bis - 3 mm = geringe transversale Enge
bis - 6 mm = mittlere transversale Enge
bis - 9 mm = ausgeprägte transversale Enge
ab - 10 mm = hochgradige transversale Enge

Minuswerte nach *Pont* sind jedoch nur dann als transversale Enge zu deuten, wenn kein Mißverhältnis bzw. keine Mikrognathie/Mikrogenie vorliegen, da auch bei diesen Anomalien deutliche Abweichungen zwischen den gemessenen transversalen Werten und den aus den Tabellen abzulesenden Sollwerten zu beobachten sind. Da sich diese Anomalien in Therapie und Prognose z. T. erheblich von der transversalen Enge unterscheiden, ist eine differentialdiagnostische Abklärung unerläßlich.
Beim **Mißverhältnis zwischen Zahn- und Kiefergröße** ist die Relation Schädel- : Kieferbreite normal. Minuswerte bei der Beurteilung nach *Pont* entstehen durch zu breite Zähne (besonders bei einer SI von über 34 mm) und nicht durch einen zu schmalen Kiefer.
Eine Differenzierungsmöglichkeit bietet der *Izard*'sche Index, d. h. das Verhältnis Jochbogenbreite : Zahnbogenbreite, welches normalerweise 2 : 1 beträgt.
Die Messung der Jochbogenbreite erfolgt durch Abstandsmessung der beiden Zygia (der am weitesten nach außen vorspringenden Punkte des Jochbeins) unter Beachtung der Weichteildicke von 5-7 mm. Zur genauen Messung kann auch eine p.a.-Aufnahme verwendet werden (Abb. 430).

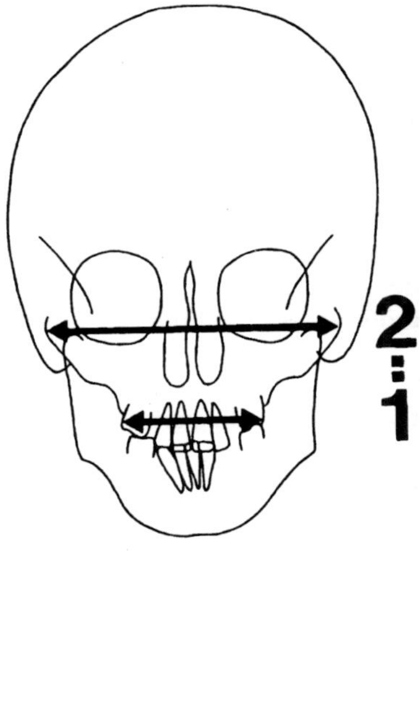

Abb. 430 Bestimmung des *Izard*'schen Index mit Hilfe der p.a.-Aufnahme.

Zur Messung der Zahnbogenbreite werden Meßpunkte im oberen Molarenbereich verwendet, und zwar

bis zum 12. Lebensjahr = der Abstand der Bukkalflächen der 1. Molaren,
bis zum 18. Lebensjahr = der Abstand der Bukkalflächen der 2. Molaren und
vom 18. Lebensjahr an = der Abstand der Bukkalflächen der 3. Molaren.

Eine korrekte Relation von Jochbogenbreite : Zahnbogenbreite (2 : 1) bei deutlichen Minuswerten nach *Pont* deutet auf ein Mißverhältnis zwischen Zahn- und Kiefergröße hin, welches durch zu breite Zähne entstanden ist.
Bei transversaler Enge (wie auch bei Mikrognathie bzw. Mikrogenie) ist zu erwarten, daß auch der *Izard*'sche Index zuungunsten der Zahnbogenbreite verändert ist. **6.5–6.7**
Ein Mißverhältnis wird meist in beiden Kiefern beobachtet.
Die Unterscheidung zwischen den genannten transversalen Anomalien ist sehr wichtig, da bei deutlicher Ausprägung des Mißverhältnisses im Gegensatz zur transversalen Enge keine Erweiterung der Zahnbögen, sondern eine Reduzierung der Zahnzahl (Extraktionstherapie) indiziert ist.
Als **Mikrognathie** bzw. **Mikrogenie** wird die Unterentwicklung (Wachstumshemmung) des Ober- bzw. Unterkiefers bezeichnet.
Im Rahmen der metrischen Analyse lassen sich diese Anomalien erfassen durch:

- Minuswerte bei der *Pont*'schen Auswertung und zusätzlich
- eine Verkleinerung der Kieferbasis,
  die sich im Fernröntgenbild z. B. durch Messung der Ober- bzw. Unterkieferlänge sowie der Winkel S N A und S N B,
  am Modell durch Beurteilung der apikalen Basis und
  am Abdruck durch untersichgehende Regionen im Bereich der Alveolarfortsätze feststellen läßt.

Abweichend von der Therapie beim Mißverhältnis sollten bei Mikrognathie bzw. Mikrogenie möglichst keine Extraktionen durchgeführt werden. Vielmehr ist der Versuch einer Wachstumsstimulation durch transversale *und* sagittale Erweiterung zu unternehmen (s. a. »Pseudoprogenie«, Kap. 6.2).

Weitere Differenzierungsmöglichkeiten der transversalen Enge bestehen in einer Unterscheidung in:
symmetrische bzw. asymmetrische und in
anteriore bzw. posteriore Enge.

D) Ätiologie

Der Schmalkiefer kommt in vielen Fällen vererbt oder ethnisch bedingt vor (dolichofazialer Typus), aber auch exogene Einflüsse, wie Mundatmung, eine hypotone Muskulatur oder eine offene Mundhaltung können eine Rolle spielen. Iatrogen kann eine transversale Enge durch mangelhaf-

te oder unterlassene Expansion bei Verwendung des zervikalen Headgears entstehen, was die Ausbildung eines seitlichen Kreuzbisses zur Folge haben kann.
Hinweise auf das Vorliegen eines Schmalkiefers im *Milchgebiß* sind in der Staffelstellung der permanenten Frontzahnkeime, im Fehlen von Lücken bzw. dem Auftreten eines Engstandes in der Front des Milchgebisses sowie in ellipsenförmigen Zahnbögen zu sehen.

E) Häufigkeit

Eine mittlere (bis hochgradige) transversale Enge findet sich bei etwa 1/3 aller kieferorthopädisch behandlungsbedürftigen Patienten; sie ist im Oberkiefer häufiger und ausgeprägter als im Unterkiefer.

F) Behandlungsindikation

Als Begründung für eine Behandlung der transversalen Enge läßt sich anführen, daß der meist vorhandene frontale Engstand durch Schmutznischen und irreguläre Interdentalräume die Zahnreinigung erschwert und seine Beseitigung daher aus karies- und parodontalprophylaktischen Gründen sinnvoll ist.
Ferner besteht durch die Interaktion: Schmalkiefer - hoher Gaumen - offene Mundhaltung - Mundatmung auch aus allgemeingesundheitlichen Gründen eine Indikation zur kieferorthopädischen Behandlung.

Eine auf den oberen Zahnbogen beschränkte transversale Enge kann weitere negative Folgen haben:
- einen lateralen Kreuzbiß (mit Zwangsbiß, Kiefergelenkschäden, mandibulärer Mittellinienverschiebung) oder
- einen distalen Zwangsbiß (Pantoffelvergleich von *Körbitz*, s. Abb. 385, Seite 556).

G) Zeitpunkt

Die Behandlung einer transversalen Enge wird in der Regel in der 2. Phase des Zahnwechsels durchgeführt.
In extremen Fällen eines lateralen (bzw. distalen) Zwangsbisses ist die transversale Erweiterung auch zu einem früheren Zeitpunkt (evtl. sogar im Milchgebiß) denkbar, um eine artikuläre Fixierung oder eine Wachstumshemmung im Oberkiefer zu vermeiden.

H) Prophylaktische Möglichkeiten

Zur Verhinderung einer transversalen Wachstumshemmung sollte dafür gesorgt werden, daß eine unbehinderte Nasenatmung und ein ungezwungener Lippenschluß möglich ist. Dies kann sowohl durch rhinologische Eingriffe als auch - beim Vorliegen einer habituellen Mundatmung - durch

myofunktionelle Übungen oder den Einsatz einer Mundvorhofplatte geschehen (s. Bd. I, Kap. 2.2.3).
Zur Vermeidung einer iatrogenen transversalen Fehlentwicklung bei Einsatz eines Headgears mit zervikalem Zug ist der Innenbogen des Headgears um 2–3 mm pro Seite zu expandieren.

I) Therapie

Liegt eine transversale Enge vor, so ist eine transversale Erweiterung des Zahnbogens anzustreben, wobei grundsätzlich die unterschiedlichen Möglichkeiten einer Verbreiterung der Zahnbögen im Ober- und Unterkiefer zu beachten sind.
Während im Oberkiefer eine Erweiterung des Zahnbogens durch 6.5–6.7

- Zahnkippung nach bukkal,
- Vertikalentwicklung der Seitenzähne (Zahnkegel nach *De Coster*) und
- Erweiterung der Basis in der Sutura palatina mediana möglich ist (Abb. 431),

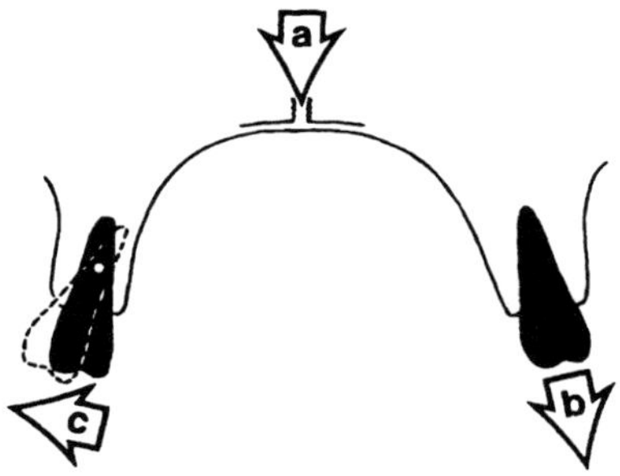

Abb. 431 Möglichkeiten der transversalen Erweiterung des oberen Zahnbogens
a) durch basale Erweiterung in der Sutura palatina mediana
b) durch Vertikalentwicklung der oberen Seitenzähne entlang des Zahnkegels
c) durch Bukkalkippung der Seitenzähne.

beschränkt sich die Erweiterung des unteren Zahnbogens auf die rezidivträchtige Zahnkippung nach bukkal (s. a. Kap. 1.2.3).
Aus diesen Gründen ist die Möglichkeit einer transversalen Erweiterung im Unterkiefer limitiert. Im Wechselgebiß kann mit einer rezidivfreien Erweiterung um maximal 4 mm gerechnet werden; bei Erweiterung im permanenten Gebiß tritt häufig ein Totalrezidiv auf.

K) Apparaturen

Eine transversale Erweiterung ist sowohl mit herausnehmbaren als auch mit festsitzenden Apparaturen möglich.

Platten

Die Indikation einer Behandlung des Schmalkiefers mit Platten besteht insbesondere, wenn

- eine ungleichmäßige Erweiterung des oberen und unteren Zahnbogens,
- eine asymmetrische Erweiterung,
- eine mehr anteriore bzw. mehr posteriore Erweiterung oder
- eine transversale Erweiterung verbunden mit Einzelzahnbewegungen durchgeführt werden soll

sowie bei mittlerer bis hochgradig ausgeprägter transversaler Enge (im Oberkiefer).
Als Erweiterungselement wird häufig eine Schraube verwendet, die in der Regel 1 x 90° pro Woche (= 0,2 mm) verstellt wird (Abb. 432). Zur vorwiegend bzw. ausschließlich anterioren oder posterioren Erweiterung können asymmetrische Schrauben eingefügt werden (Abb. 433 a und b).

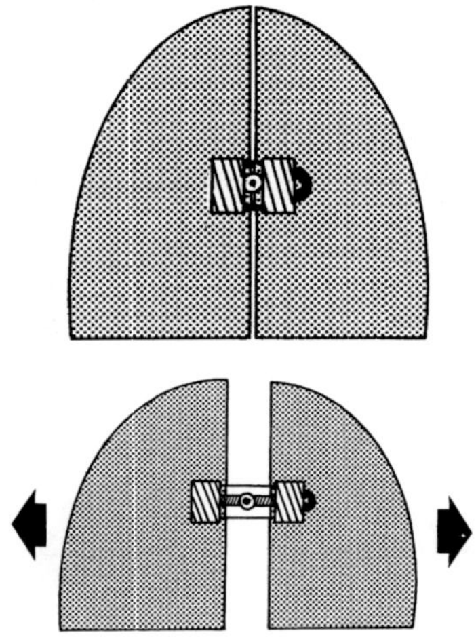

Abb. 432 Zur transversalen Erweiterung wird häufig eine Platte mit transversaler Schraube verwendet.

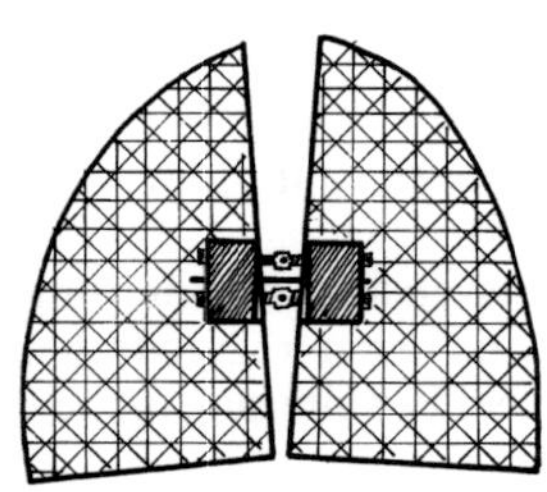

a

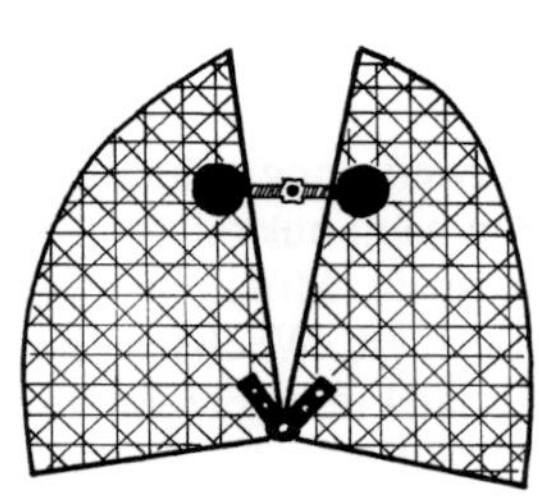

b

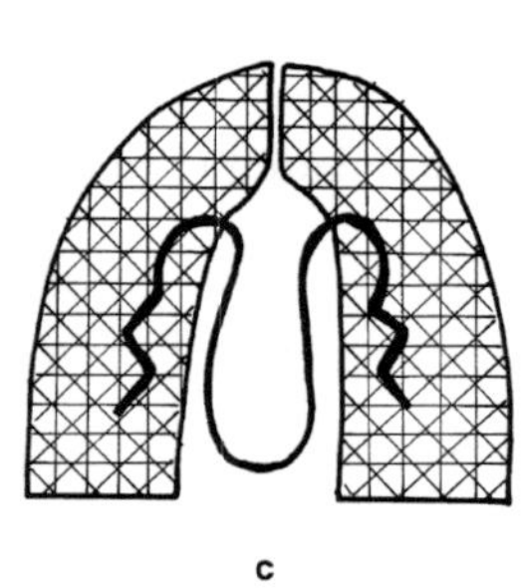

c

Abb. 433 a bis c Elemente zur vorwiegend anterioren transversalen Erweiterung des oberen Zahnbogens
a) asymmetrische Schraube mit 2 getrennt verstellbaren Spindeln
b) Fächer- oder Schwenkschraube
c) Coffinfeder.

Die früher zur Erweiterung häufiger verwendete Coffinfeder läßt zwar eine Aktivierung in mehreren Dimensionen zu, ist jedoch wegen der schlechten Dosierbarkeit, ihres manchmal unkontrollierbaren asymmetrischen Effekts und ihrer Reparaturanfälligkeit kaum zu empfehlen. Außerdem läßt sie ein Verstellen durch den Patienten nicht zu.
Bei einer Behandlung mit Platten sollte beachtet werden, daß

- eine transversale Erweiterung grundsätzlich zu einer Abschwächung des vertikalen Überbisses führt (Abb. 434)
  (Ursache ist die durch die Kippung der Seitenzähne veränderte Okklusion; dadurch besteht das Risiko der Entstehung eines offenen Bisses, insbesondere bei vertikalem Wachstumsmuster. Bei knappem Überbiß ist daher an den Platten ein seitlicher Aufbiß anzubringen), 6.5-6.7

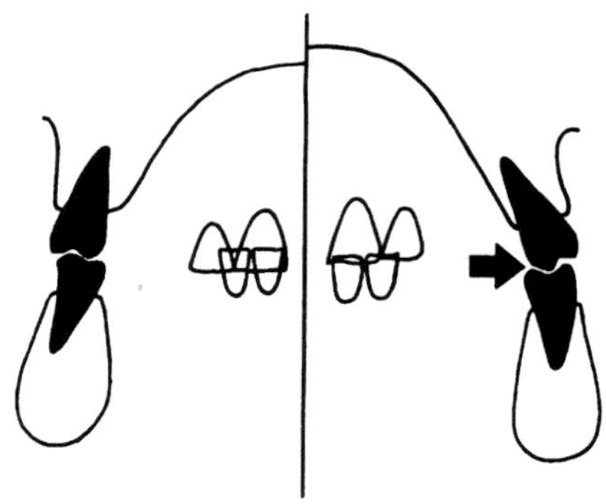

Abb. 434 Eine transversale Erweiterung bewirkt durch die Kippung der Seitenzähne eine Abschwächung des vertikalen Überbisses.

- daß Platten meist eine Störung der Okklusion verursachen,
- der Plattenhalt sich im Wechselgebiß häufig schwierig gestaltet, und daß
- eine Beeinflussung der Unterkieferlage mit Platten nur unvollkommen gelingt (Beispiel: Vorbißplatte/geführte Platten).

Beim lateralen Kreuzbiß ist eine Unterkieferführung bei gleichzeitiger transversaler Erweiterung mittels seitlichem Aufbiß und einem intermaxillären Kunststoffflügel möglich.

Aktivator und andere funktionskieferorthopädische Geräte

Auch mit funktionskieferorthopädischen Geräten besteht die Möglichkeit der transversalen Erweiterung, diese ist jedoch begrenzt, langsamer und nur symmetrisch durchführbar.
Der Einsatz dieser Geräte ist daher nur bei geringgradiger transversaler Enge und in Fällen indiziert, in denen die Korrektur einer Bißlage oder eines Habits im Vordergrund steht.
Starre funktionskieferorthopädische Apparaturen (z. B. der Aktivator) sind mit einer (transversalen) Nachstellschraube zu versehen, wenn sie bei wachsenden Patienten eingesetzt werden.

Größere Expansionsmöglichkeiten sind mit elastischen Geräten, z. B. dem Gebißformer *(Bimler)* oder dem Kinetor *(Stockfisch)* gegeben.
Zur Erweiterung der Kieferbasen kann sehr gut der Funktionsregler *(Fränkel)* eingesetzt werden.

Festsitzende Apparaturen

Wie mit Platten, ist auch mit festsitzenden Apparaturen eine transversale Erweiterung der Zahnbögen möglich.
Häufig erfolgt eine raschere Reaktion (mit Gefahr der Überlastung). Als vorteilhaft ist die von der Patientenkooperation unabhängige Erweiterungsmöglichkeit anzusehen.
Als Apparaturen lassen sich verwenden:

- *Im Oberkiefer:* Expansionsbögen, Quadhelix (Abb. 435), Headgear sowie Palatal Bar (Transpalatinalbogen, s. S. 483).
  In extremen Fällen ist auch eine Apparatur zur forcierten Gaumennahterweiterung verwendbar (s. S. 610).
- Im *Unterkiefer* werden Innenbögen, Expansionsbögen und gegebenenfalls ein Lipbumper eingesetzt.

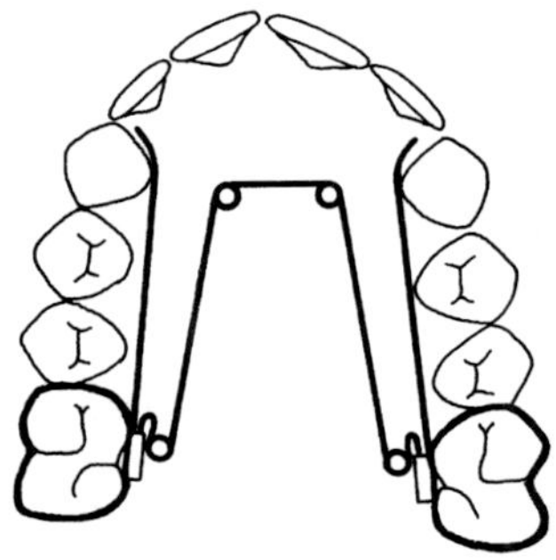

Abb. 435 Quadhelix-Apparatur (quadro = vier, helix = Schnecke, Schlaufe, Windung).

Die Quadhelix-Apparatur besteht aus einem im Gaumenbereich liegenden Drahtgerüst mit vier runden Schlaufen (Abb. 435), welches in der Regel an Ankerbändern auf oberen Sechsjahrmolaren fixiert ist. Die Apparatur wird entweder mit den Ankerbändern auf den Molaren durch Lötung verbunden oder (besser) so gestaltet, daß ihre beiden endständigen Schlingen in Schlößchen fixiert werden können, die palatinal auf die Molarenbänder geschweißt wurden. Auf eine sichere Fixierung des Drahtgerüsts - durch eine Kerbe im Schlößchen, ein Häkchen oder eine Ligatur - ist dann zu achten. Der Vorteil einer abnehmbaren Apparatur besteht in der Möglichkeit der besseren Aktivierung.
Die Quadhelix-Apparatur kann aus 0,9 mm Draht individuell gebogen werden, sie ist aber auch konfektioniert erhältlich.
Die Indikation dieses Zusatzgerätes festsitzender Systeme wird in der Möglichkeit gesehen, den oberen Zahnbogen in transversaler Richtung zu erweitern. Erforderlichenfalls kann dies im anterioren und posterioren Bereich unterschiedlich erfolgen.

Im Vergleich zu Plattenapparaturen wirkt sich die schwierigere Mundhygiene nachteilig aus. Da die Aktivierung nicht so gut dosierbar ist, läßt sich außerdem eine Überlastung der Zähne nicht immer mit Sicherheit vermeiden.

L) Dauer

Die zeitliche Ausdehnung einer aktiven Behandlung der transversalen Enge ist im wesentlichen abhängig von der Patientenkooperation.
Eine Aktivierung der Schraube in Platten kann etwa 4 x 90° (=0,8 mm) pro Monat erfolgen, gute Mitarbeit und Reaktion vorausgesetzt.
Für eine Erweiterung des Zahnbogens um 4 mm sind daher mindestens fünf Monate erforderlich.
Die Erweiterung mit festsitzenden Apparaturen gelingt rascher, ist aber auch rezidivgefährdeter.
Eine extrem schnelle Verbreiterung des Zahnbogens ist (nur) im Oberkiefer durch forcierte Gaumennahterweiterung möglich, wobei der Zahnbogen in drei Wochen um 10–15 mm verbreitert werden kann.
Zu beachten ist, daß die transversale Erweiterung apparateunabhängig eine vergleichsweise hohe Rezidivneigung aufweist und daher mit langen Retentionszeiten zu rechnen ist.

M) Rezidivneigung

Die im Laufe einer transversalen Erweiterung unvermeidlichen Zahnkippungen nach bukkal und die Tatsache, daß mit Ausnahme der forcierten Erweiterung keine nennenswerte Verbreiterung der Kieferbasen erreicht werden kann, bedingt eine massive Rezidivneigung, so daß es auch nach mehrmonatiger (mehrjähriger) Retention noch zu Rezidiven kommen kann.
Besonders im Unterkiefer sind Totalrezidive keine Seltenheit.
Eine Überdehnung der Zahnbögen ist daher zu vermeiden.
Eine Einschränkung der Rezidivgefahr kann durch progressive Entwöhnung der Behandlungsgeräte oder durch Einfügen festsitzender Retainer erreicht werden.

N) Prognose

Im Oberkiefer sind rezidivfreie Ergebnisse nur durch Erweiterung der Basis zu erzielen.
Im Unterkiefer neigt jede transversale Erweiterung zur Instabilität; die Expansion des Zahnbogens ist daher auf maximal 4 mm zu beschränken.
Nicht die transversale Erweiterung bereitet Probleme, sondern die Erhaltung der Stabilität des Behandlungsresultates.
Bei der Prognosestellung sollte auch der Einfluß des Wachstumstyps beachtet werden. In der Regel bedeutet dolichofaziales (vertikales) Wachstum eher eine Verschlechterung der Prognose, es sei denn, es läge zusätzlich ein Tiefbiß vor.

Als *Sonderform* der transversalen Erweiterung ist die
forcierte Erweiterung der Sutura palatina mediana,
die sog. »Gaumennahtsprengung« zu betrachten.

Bei konventioneller Erweiterung des Oberkiefers (z. B. mit der Platte) kommt es zu Zahnkippungen nach bukkal und nur in geringem Umfang zu einer Verbreiterung der Basis durch Expansion in der medianen Sutur.
Je umfangreicher die Zahnbogenerweiterung, um so ausgeprägter sind die (unerwünschten) Kippungen.
Eine massive Erweiterungsmöglichkeit der Oberkieferbasis ist durch die sog. »forcierte Gaumennahterweiterung« gegeben, wobei der obere Zahnbogen in nur drei Wochen um 10-15 mm transversal erweitert werden kann.
Die Methode wurde bereits 1893 von *Goddard* vorgeschlagen und später von *Schröder-Benseler, Derichsweiler, Haas* u. a. propagiert.
Möglichkeiten einer forcierten Erweiterung sind noch bis ins dritte Lebensjahrzehnt gegeben, da die Sutura palatina erst zwischen dem 14. und 30. Lebensjahr verknöchert.
Bei der forcierten Gaumennahterweiterung wird eine Beeinflussung des knöchernen Gerüsts über das Gebißsystem hinaus vermutet, so daß sie nicht nur zur Verbreiterung der Oberkieferbasis, sondern auch zu einer Verbreiterung der Nasenhöhlen (bis 5 mm), zur Senkung des Gaumendachs, zur Begradigung des Nasenseptums und damit zu einer deutlichen Verbesserung der Nasenatmung führen kann.

Apparatur und Vorgehen

Die Erweiterung der Sutur kann mit einer festsitzenden Apparatur in Form einer palatinal liegenden Spezialschraube mit Drahtversteifungen und 4 Ankerbändern (Abb. 436) oder einer festzementierten Platte mit Spezialschraube und Ankerbändern (Abb. 437, 438) durchgeführt werden. Die Verankerung beider Geräte erfolgt in der Regel auf den 1. Prämolaren und den 1. Molaren; seltener werden (noch feste) Milchmolaren oder Milcheckzähne zur Befestigung herangezogen.

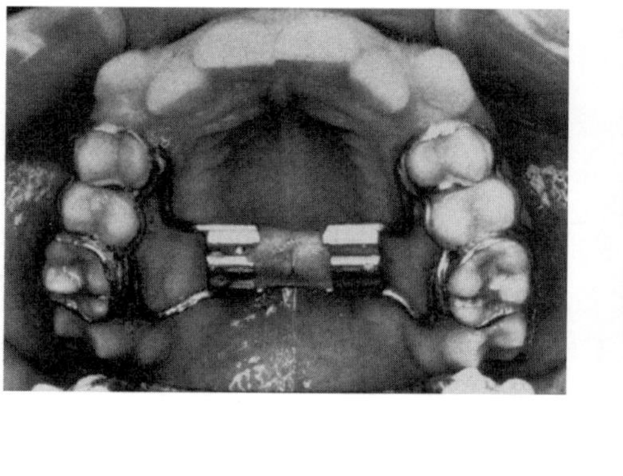

Abb. 436 Spezialschraube mit Ankerbändern auf den 1. Prämolaren und den 1. Molaren zur forcierten Erweiterung des Oberkiefers in der Sutura palatina mediana.

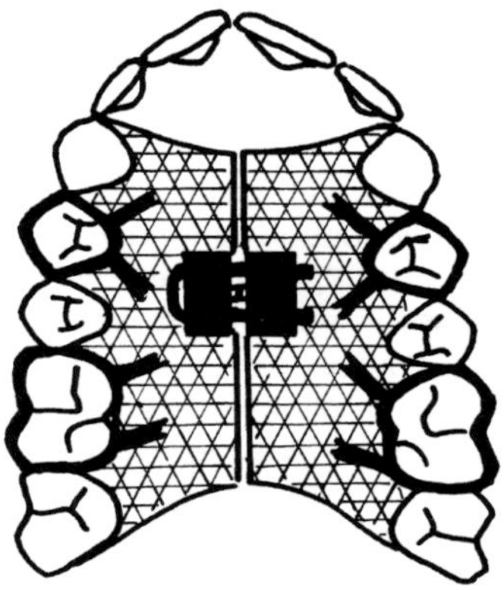

Abb. 437 Festzementierte Oberkieferplatte mit integrierten Ankerbändern auf den 1. Prämolaren und den 1. Molaren zur forcierten Gaumennahterweiterung.

6.5-6.7

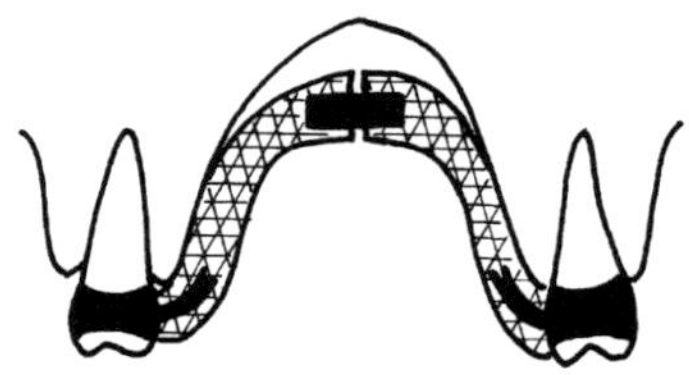

Abb. 438 Die Platte zur forcierten Erweiterung der Sutura palatina mediana muß am Gaumen hohl gelegt werden.

Die Erweiterungsapparatur bleibt mindestens für etwa acht bis zehn Wochen fest einzementiert.
Das Verstellen der Schraube erfolgt durch den Patienten (im Mund), und zwar täglich um ca. 0,5-0,8 mm.
Bei diesem Vorgehen kommt es zu einer Lösung der Sutur und zum Abriß des Nasenbodens. In den ersten Tagen (spätestens nach einer Woche) tritt ein breites (reversibles) Diastema mediale auf, welches obligatorisch ist und die Lösung der Sutur dokumentiert. Sollte dieses Diastema nicht zu beobachten sein, ist die forcierte Erweiterung nicht erfolgreich durchführbar, da dies als Zeichen einer bereits (teilweise) verknöcherten Sutur angesehen werden muß. Alternativ kommt eine chirurgische Schwächung des Knochens in Frage (s. unten).
In den ersten Tagen der Erweiterung ist mit Schmerzen im Gaumen-/ Nasenbereich bis hin zur Nasenwurzel zu rechnen.
Die Retentionszeit beträgt mindestens 8 bis 12 Wochen (bis zur knöchernen Ausheilung).
Als *Vorteile* dieser Methode sind die ultrakurze Behandlungszeit, die Anwendbarkeit auch bei älteren Patienten, die Verbesserung der Nasenatmung sowie die Stabilität des Ergebnisses nach Ausheilung der Fraktur zu erwähnen. Lediglich der Anteil der durch Zahnkippung erreichten Erweiterung rezidiviert, daher ist eine Überkompensation von 2-3 mm pro Seite sinnvoll.
Die *Nachteile* liegen in der temporär eingeschränkten Mundhygiene (was Gingivitiven und Druckstellen hervorrufen kann), in der zeitweise schmerz-

haften Behandlung und vor allem in der eingeschränkten Indikation. Eine forcierte Erweiterung des oberen Zahnbogens ist nämlich nur indiziert, wenn dieser primär deutlich schmaler war als der Unterkieferzahnbogen, der sich in diesem Umfang rezidivfrei ja nicht erweitern läßt.
Bei (teilweise) verknöcherter Sutur kann eine *chirurgische Unterstützung* der Gaumennahterweiterung erwogen werden.
Dabei erfolgt eine operative Schwächung der lateralen Wand von der Apertura piriformis bis zur Sutura pterygomaxillaris sowie des medianen Alveolarfortsatzes zwischen den mittleren Schneidezähnen bis zum Foramen incisivum. Intra operationem wird die Schraube einige Umdrehungen aktiviert und so die Sutur gelöst. Danach erfolgt die Fortführung der Behandlung nach dem vorher beschriebenen konventionellen Verfahren, jedoch ist mit einer längeren Heilungsphase zu rechnen.

6.6 Laterognathien/Bukkalokklusion

6.6.1 Laterognathien

A) Kennzeichnendes Symptom

Seitlicher Kreuzbiß, Kreuzbißneigung einzelner oder aller Seitenzähne mit mandibulärer Verschiebung der Unterkiefermitte (Abb. 439)
= lateraler Zwangsbiß
= Seitbiß.

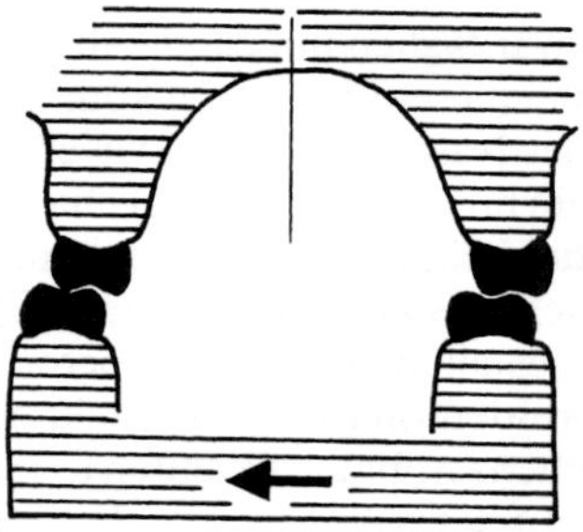

Abb. 439 Seitlicher Kreuzbiß mit Lateralverschiebung des Unterkiefers.

B) Nomenklatur

Als *mandibuläre Mittelinienverschiebung* wird die Verschiebung der Unterkiefermitte zur Oberkiefermitte bezeichnet, die in der Regel mit einer Schwenkung, seltener mit Parallelverschiebung der Mandibula verbunden ist (Abb. 440).
Ein *lateraler Zwangsbiß* (Seitbiß) ist gekennzeichnet durch eine Bißluxation nach lateral, die sich in der Endphase des Zusammenbeißens durch eine Zwangsbißführung im Seitenzahnbereich ergibt.

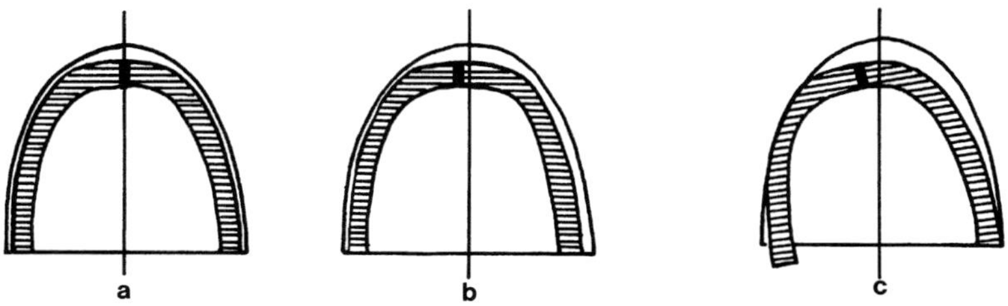

Abb. 440 Schematische Darstellung einer mandibulären Mittellinienverschiebung durch Unterkieferschwenkung (c) bzw. Parallelverschiebung der Mandibula (b). Die transversal korrekte Unterkieferlage (a) ist durch eine Übereinstimmung der Unterkiefermitte mit der Raphe-Median-Ebene des Oberkiefers bzw. der Median-Sagittal-Ebene des Schädels gekennzeichnet.

C) Differentialdiagnose

Liegt eine Laterognathie vor, sollten differentialdiagnostisch folgende Fragen abgeklärt werden:

1. Liegt die Unterkiefermitte in der Median-Sagittal-Ebene (MSE) des Schädels? (siehe Absatz: Mittellinienverschiebung)
2. Liegt ein lateraler Zwangsbiß vor? (Findet im Schlußbiß eine Bißluxation statt?)
3. Weist der Gesichtsschädel Asymmetrien in transversaler Richtung auf?
4. Liegt eine asymmetrische transversale Enge im Oberkiefer vor? (transversaler Symmetrievergleich im Rahmen der Modellanalyse).
5. Muß eine transversale Asymmetrie des Unterkieferzahnbogens vermutet werden? (aufgrund der Modellanalyse nicht feststellbar).

Wichtig ist auf jeden Fall die Feststellung einer Mittellinienverschiebung.

Im Rahmen der **Mittellinienbestimmung** wird unterschieden zwischen:
- **Zahnbogenmitte** = Mitte des Interdentalraumes zwischen den zentralen Schneidezähnen;
- **Kiefermitte** = kiefereigene Mitte, die im Oberkiefer durch die Raphe-Median-Ebene, im Unterkiefer durch die Mitte der Symphyse gekennzeichnet ist.

Eine Verschiebung der Mittellinie ist im Oberkiefer nur alveolär, im Unterkiefer sowohl alveolär als auch mandibulär möglich.
Als **alveoläre Mittellinienverschiebung** wird eine Zahnkippung nach rechts oder links ohne Lageänderung der Kiefermitte bezeichnet.
Bei der **mandibulären Mittellinienverschiebung** liegt eine Abweichung der Unterkiefermitte von der Oberkiefermitte (Raphe-Median-Ebene) bzw. der Schädelmitte (Median-Sagittal-Ebene) durch Schwenkung des Unterkieferkörpers, d.h. eine gnathische Anomalie vor.
Während die *Feststellung einer alveolären Verschiebung der Zahnbogenmitte im Oberkiefer* leicht und zweifelsfrei möglich ist, indem beim Symme-

trievergleich mit der Meßscheibe überprüft wird, ob die Zahnbogenmitte mit der Raphe-Median-Ebene übereinstimmt oder davon abweicht,
ist eine **Differenzierung der alveolären und mandibulären Form der Mittellinienverschiebung im Unterkiefer** wesentlich schwieriger, da die Bestimmung der Unterkiefermitte am Modell nur unvollkommen möglich ist.
Zur Differenzierung werden herangezogen:

1. **Das Modell**
Auf dem Kieferabguß des Unterkiefers ist die Achsenstellung der Inzisivi ein wichtiges Indiz. Eine Kippung der Schneidezähne nach lateral deutet auf das Vorliegen einer alveolären Mittellinienverschiebung hin. Weniger zuverlässig ist der Ansatz des *Lippen- und Zungenbändchens*, der nicht immer mit der Unterkiefermitte übereinstimmt.
Da eine Zahnkippung in der Regel zu einer Raumeinengung führt, deuten *erhaltene Stützzonen* eher auf eine mandibuläre Form der Mittellinienabweichung hin, während ein *einseitiger Zahnverlust* und die daraus resultierenden Zahnkippungen eher Rückschlüsse auf das Vorliegen einer alveolären Mittellinienverschiebung zulassen.
Die von einigen Autoren vorgeschlagene Übertragung der Raphe-Median-Ebene vom oberen auf das untere Modell ist im Rahmen der Mittellinienbestimmung nicht zulässig.

2. **Das intraorale Röntgenbild**
Auf der Röntgenaufnahme des unteren Frontbereichs läßt sich in der Unterkiefermitte häufig das *Foramen mentale mediale* (die Abbildung eines kleinen Gefäßkanals) darstellen (Abb. 441).

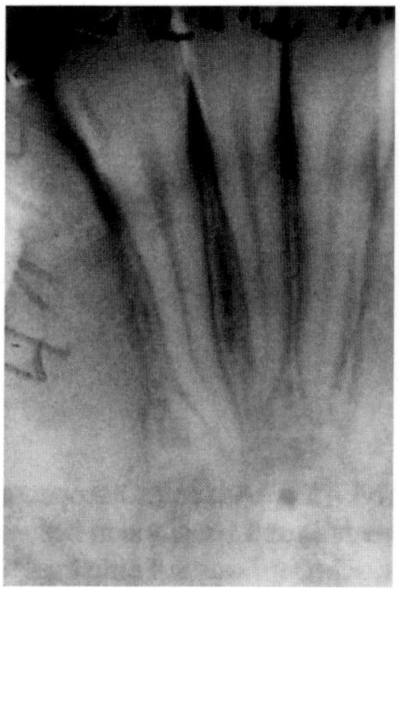

Abb. 441 Intraorales Röntgenbild der unteren Frontregion mit Darstellung des Foramen mentale mediale (zwischen den Wurzelspitzen der mittleren Inzisivi).

Auf der Aufbißaufnahme dieser Region ist ebenfalls in der Unterkiefermitte die Spina mentalis (der Ansatzpunkt der Mundbodenmuskulatur im Bereich der Symphyse) sichtbar (Abb. 442).

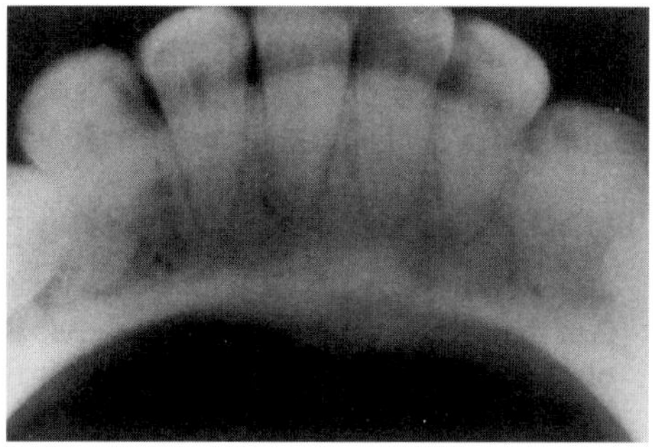

Abb. 442 Aufbiß-Röntgenaufnahme der unteren Front mit Darstellung der Spina mentalis.

6.5–6.7

3. **Das Orthopantomogramm**
Eine korrekte Aufnahmetechnik vorausgesetzt, lassen sich auch auf dem Panorama-Röntgenbild Bezugspunkte für die Unterkiefermitte darstellen (Abb. 443). In der Kiefermitte liegen

- das Gnathion (die Mitte der Einziehung im kaudalen Rand der Symphyse),
- die Spina mentalis und
- das Foramen mentale mediale.

Auch die Achsenstellung der Inzisivi ist auf dem korrekt eingestellten Orthopantomogramm metrisch zu erfassen. Eine Kippung der Zahnachsen nach rechts oder links zeigt eine alveoläre Form der Mittellinienabweichung an.

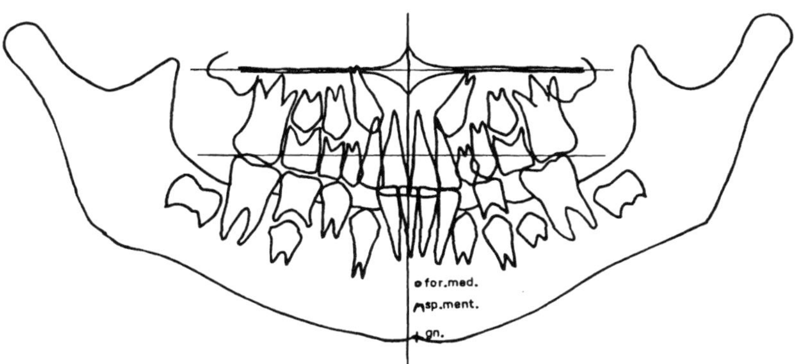

Abb. 443 Auf dem Orthopantomogramm liegen Foramen mentale mediale, Spina mentalis und Gnathion in bezug auf die Oberkiefermitte gleichermaßen nach links verschoben, was auf eine mandibuläre Mittellinienverschiebung hindeutet.

4. **Die p.a.-Aufnahme,** d. h. die Schädelaufnahme in der Norma frontalis mit posterior/anteriorem Strahlengang, läßt eine präzise Differenzierung von Mittellinienabweichungen zu. Auch sind mit Hilfe dieses Röntgenbildes transversale Asymmetrien des Schädels und des Oberkiefers feststellbar und metrisch zu analysieren.

Als Bezugslinie für die Schädelmitte (Median-Sagittal-Ebene) wird eine Senkrechte durch die Basis der Crista galli eingezeichnet, die zu möglichst vielen waagerecht verlaufenden Verbindungslinien paariger Schädelpunkte im rechten Winkel steht (Abb. 444).

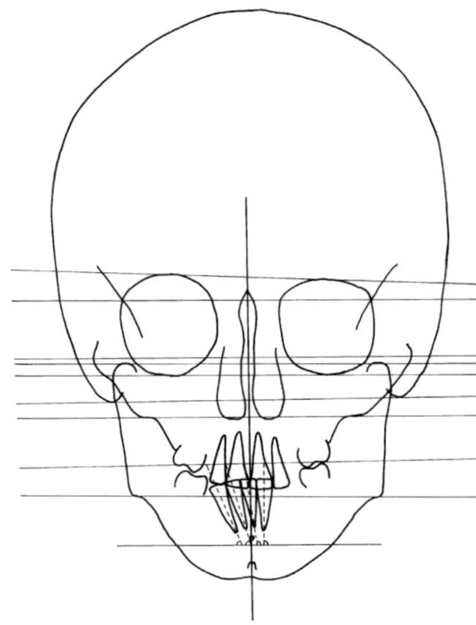

Abb. 444 Durchzeichnung einer p.a.-Aufnahme mit alveolär bedingter Abweichung der unteren Zahnbogenmitte nach rechts. Während die Unterkiefermitte mit der Median-Sagittal-Ebene des Schädels übereinstimmt, liegt der Interinzisalpunkt paramediär. Auch die Achsenwinkel der unteren Inzisivi zeigen eine deutliche Kippung nach rechts.

Bezugspunkte zur Mittellinienbestimmung sind:
is = Interincisale superior, die Zahnbogenmitte im Oberkiefer,
ii = Interincisale inferior, die untere Zahnbogenmitte
sowie Gnathion, Spina mentalis und Foramen mentale mediale.

Auch die Achsen der Schneidezähne lassen sich auf der p.a.-Aufnahme genau bestimmen und metrisch erfassen.

D) Ätiologie

Ursachen der Laterognathien können sein

- eine Zwangsführung, häufig durch verlängerte Milcheckzähne, die zu einer Bißluxation nach lateral führt,
- Kieferfrakturen (insbesondere Frakturen des Collum mandibulae),
- eine einseitige Schlaflage (eventuell mit Lagerung des Kopfes auf der Hand oder dem Arm), die angeblich eine einseitige transversale Enge des Oberkiefers oder eine Unterkieferschwenkung bewirken kann *(Stallard, Kjellgren)*,
- die Hebelwirkung des Daumens beim einseitigen Lutschen,
- längerer Nuckelgebrauch mit Ausbildung eines einseitigen Kreuzbisses,
- Geburtstraumen mit einseitigen Wachstumsstörungen sowie
- Wachstumsstörungen des Gesichtsschädels, die zu Schädelasymmetrien und zu ausgeprägten Laterognathien führen.

E) Häufigkeit

Eine mandibuläre Mittellinienverschiebung kommt bei kieferorthopädisch behandlungsbedürftigen Kindern bis zu 40%, ein seitlicher Kreuzbiß zu 15% vor.
Eine ausgeprägte Laterognathie findet sich selten.

F) Behandlungsindikation

Für eine Behandlung von Laterognathien werden folgende Gründe angeführt:

- Verbesserung der Kaufunktion, da die dynamische Okklusion behindert wird. 6.5–6.7
- Parodontalprophylaxe, da eine Fehlbelastung der zwangsbißführenden Zähne zu Schäden führen kann.
- Verhinderung einer Wachstumshemmung des Oberkiefers durch den eingefangenen Biß sowie
- Vorbeugung von Erkrankungen und Funktionsstörungen der Kiefergelenke, die durch den Zwangsbiß entstehen können.

G) Zeitpunkt

Im Falle einer Zwangsbißführung sollte die kieferorthopädische Behandlung (oder Prophylaxe) unverzüglich eingeleitet werden, um eine Wachstumshemmung des Oberkiefers bzw. eine artikuläre Fixierung zu vermeiden.

H) Prophylaktische Möglichkeiten

Wirksame Möglichkeiten der Vorbeugung bestehen im

- Abstellen von Habits, insbesondere des Nuckelgebrauchs,
- Verhinderung eines frühzeitigen (einseitigen) Milchzahnverlusts, der zu einer Mittellinienverschiebung führen kann sowie
- Einschleifen eines Kreuzbisses (Zwangsbisses) im Milchgebiß (s. Therapie).

I) Therapie

- Bei Zwangsführung durch Milchzähne ist ein frühzeitiges Beschleifen (oder die Extraktion) der zwangsbißführenden Zähne durchzuführen. Danach kann in vielen Fällen mit einem Selbstausgleich gerechnet werden. Von einigen Autoren wird auch eine aktive transversale Erweiterung des oberen Zahnbogens im Milchgebiß befürwortet.

- Bei Zwangsführung durch permanente Zähne ist ein Einschleifen nicht zulässig, vielmehr muß der Zwangsbiß durch apparative kieferorthopädische Behandlung behoben werden. Dies kann gelingen durch:

  - den Ausgleich transversaler Unstimmigkeiten (z. B. transversale Erweiterung des oberen Zahnbogens),
  - das Einstellen (Schwenken) des Unterkiefers sowie
  - gegebenenfalls durch eine Gaumennahterweiterung, wenn die Diskrepanz zwischen der Breite des oberen und des unteren Zahnbogens stark ausgeprägt ist.

K) Behandlungsgeräte

Zur Korrektur einer Laterognathie lassen sich verwenden:

- Aktive Platten (meist mit seitlichem Aufbiß im Unter- oder Oberkiefer und transversaler Schraube im Oberkiefer), die gegebenenfalls mit lateralen Flügeln zur Führung des Unterkiefers versehen sind (Abb. 445),
- Geführte Platten,

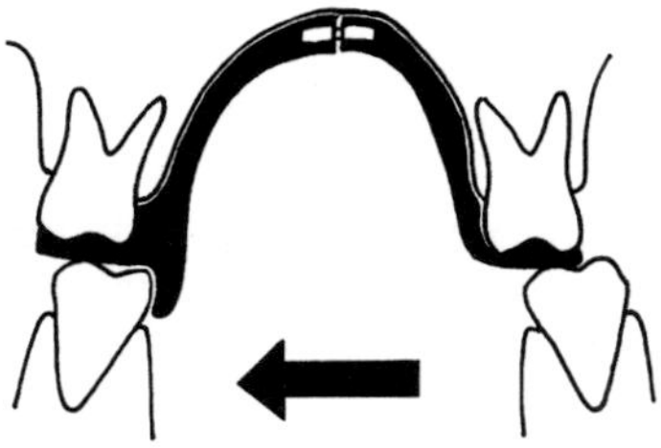

Abb. 445 Schematische Darstellung einer Oberkieferplatte mit transversaler Schraube, seitlichem Aufbiß und Führungsflügel zur Korrektur einer Laterognathie.

- Aktivatoren bzw. funktionskieferorthopädische Geräte zum Einschwenken des Unterkiefers,
- festsitzende Apparaturen zur Koordination der Zahnbögen, gegebenenfalls mit intermaxillären Gummizügen (z. B. »criss-cross«) oder Quadhelix zur Oberkiefererweiterung, sowie
- eine festsitzende Gaumennahterweiterungsapparatur.

Zur Korrektur eines seitlichen Kreuzbisses mit herausnehmbaren Apparaturen (Platten) ist die Anbringung einer Bißsperre (Kunststoffaufbiß) - am besten im Seitenzahngebiet - empfehlenswert.

L) Behandlungsdauer

Die Korrektur einer Anomalie mit Zwangsbißcharakter ist nach Beseitigung der Ursachen (z. B. einer transversalen Enge des oberen Zahnbogens) relativ rasch durchführbar und daher weitgehend abhängig vom Ausmaß der transversalen Enge (und eventueller vertikaler Komplikationen).

Sind Asymmetrien des Unterkieferkörpers für die Laterognathie verantwortlich, muß mit einer langjährigen Therapie und einer sehr ungünstigen Prognose gerechnet werden.

M) Rezidivgefahr

Sollte am Ende der aktiven Behandlung einer Laterognathie eine gesicherte Interkuspidation erreicht worden sein, ist das Risiko eines Rezidivs gering.

N) Prognose

Die Aussichten auf eine erfolgreiche und dauerhafte Korrektur sind beim Vorliegen eines Zwangsbisses relativ gut.
Liegt eine artikuläre Fixierung vor, ist die Prognose wesentlich ungünstiger.
In Fällen einer ausgeprägten Gesichtsasymmetrie sind die Behandlungsaussichten einer konservativen Therapie ohne chirurgische Unterstützung schlecht.

6.6.2 Bukkal- und Lingualokklusion

A) Kennzeichnendes Symptom

Okklusionsstörungen im Seitenzahnbereich, bei denen die oberen Prämolaren bzw. Molaren bukkal an den Antagonisten im Unterkiefer vorbeibeißen (Abb. 446).

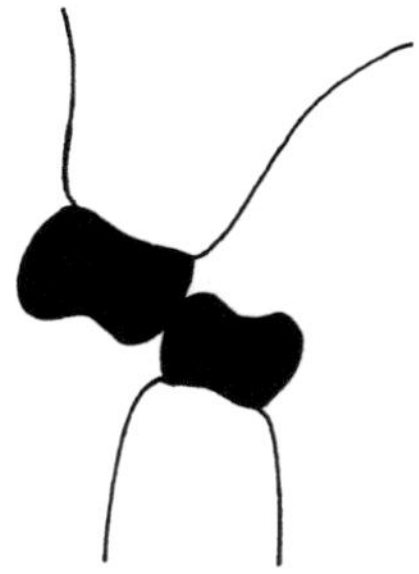

Abb. 446 Bukkal- bzw. Lingualokklusion.

B) Nomenklatur

Die oben beschriebenen Okklusionsstörungen werden als »seitliche Nonokklusion« oder »seitlicher Vorbeibiß« bezeichnet.
Liegt die Hauptschuld im Oberkiefer, spricht man von *»Bukkalokklusion«*, sind überwiegend Stellungsfehler unterer Zähne für den Vorbeibiß verantwortlich zu machen, wird der Ausdruck *»Lingualokklusion«* verwendet.

C) Differentialdiagnose

Beim Vorliegen einer Bukkal- bzw. Lingualokklusion ist abzuklären, ob es sich um rein dentoalveoläre Fehlstellungen oder eine Anomalie mit gnathischer Beteiligung (Unterkieferschwenkung) handelt. Auch ist festzustellen, ob die Hauptschuld im Ober- oder Unterkiefer liegt (Abb. 447). Betroffen von der Bukkal- bzw. Lingualokklusion sind im Oberkiefer meist die 1. Prämolaren und die permanenten 2. Molaren, im Unterkiefer bevorzugt die 1. und 2. Prämolaren und die permanenten 2. Molaren. Bei gnathischer Beteiligung ist eine Nonokklusion aller Seitenzähne möglich.

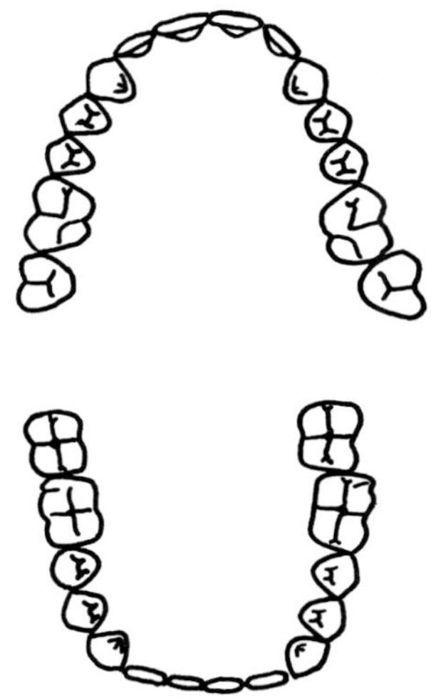

Abb. 447 Bukkalstand des oberen und Lingualstand des unteren 2. Molaren.

D) Ätiologie

Als mögliche Ursachen für die Entstehung einer Bukkal- bzw. Lingualokklusion kommen in Frage:

- eine atypische Durchbruchsrichtung einzelner Zähne,
- ein Größenmißverhältnis von Ober- und Unterkiefer (in diesen Fällen findet sich häufig eine totale Nonokklusion auf einer oder auf beiden Seiten),
- eine hochgradige transversale Enge des Unterkiefers und/oder eine transversale Weite des oberen Zahnbogens,
- eine Mikrogenie (Wachstumshemmung des Unterkiefers) sowie
- Funktionsstörungen (z. B. eine Hypomobilität der Zunge).

E) Häufigkeit

Eine Bukkal- bzw. Lingualokkusion ist bei ca. 3% der kieferorthopädischen Patienten zu finden.
Eine totale Nonokklusion kommt extrem selten vor.

F) Behandlungsindikation

Die bei der Bukkal- bzw. Lingualokklusion im Seitenzahnbereich vorliegenden Okklusionsstörungen bedingen eine nahezu absolute Behandlungsnotwendigkeit.
Im Vordergrund stehen:

- die Wiederherstellung der Kaufunktion,
- die Parodontalprophylaxe, wenn fehlokkludierende Zähne direkt betroffen sind (traumatisierende Okklusion) oder eine Schädigung durch Fernwirkung eines Gleithindernisses (Diagonalgesetz nach *Thielemann*) zu befürchten ist, sowie
- die Vermeidung eines sekundären Seitbisses, d. h. einer artikulären Fixierung. **6.5–6.7**

G) Zeitpunkt

Um eine Verschlechterung der Anomalie sowie parodontale Schäden bzw. Gelenkschäden oder eine artikuläre Fixierung zu vermeiden, sollte die Behandlung einer Bukkal- bzw. Lingualokklusion unverzüglich eingeleitet werden.

H) Prophylaktische Möglichkeiten

Die Möglichkeiten einer wirksamen Vorbeugung sind spärlich.
Sie beschränken sich auf die Extraktion persistierender Milchzähne bei bukkalem Durchbruch der permanenten Nachfolger sowie gegebenenfalls auf die Normalisierung des Funktionsmusters und die Behebung wachstumshemmender Faktoren.

I) Therapie

Bei ausgedehnten Nonokklusionen ist ein Ausgleich der transversalen Unstimmigkeiten der Zahnbogenformen anzustreben, der

- bei Bukkalokklusion in einer Verschmälerung des oberen Zahnbogens durch Kippung der Seitenzähne nach palatinal,
- bei Lingualokklusion in einer Verbreiterung des unteren Zahnbogens durch transversale Erweiterung besteht.

Bei atypischer Durchbruchsrichtung einzelner Zähne kann bereits die Extraktion persistierender Milchzähne hilfreich sein, andernfalls ist die Stellungskorrektur der fehlokkludierenden Zähne aktiv durchzuführen.
Bei gnathischen Abweichungen (Seitbiß) ist zusätzlich ein Einschwenken des Unterkiefers zu versuchen.

K) Behandlungsgeräte

Eine Verschmälerung des oberen Zahnbogens läßt sich mit einer Oberkieferplatte mit offener transversaler Schraube erreichen (Abb. 448).
Zur Verbreiterung des unteren Zahnbogens kann eine Unterkieferplatte mit transversaler Schraube oder ein Expansionsbogen eingefügt werden.
Die Korrektur einzelner Zähne bzw. Zahngruppen gelingt mit Hilfe von Platte(n), die im Oberkiefer mit Bukkalfedern bzw. im Unterkiefer mit Lingualfedern versehen sind (Abb. 449 und 450). Auch Bänder und intermaxilläre (»criss-cross«) Gummizüge können gute Dienste leisten (Abb. 451).
Ein Einschwenken des Unterkiefers kann mit Hilfe bimaxillärer Apparaturen (z. B. dem Aktivator) versucht werden.

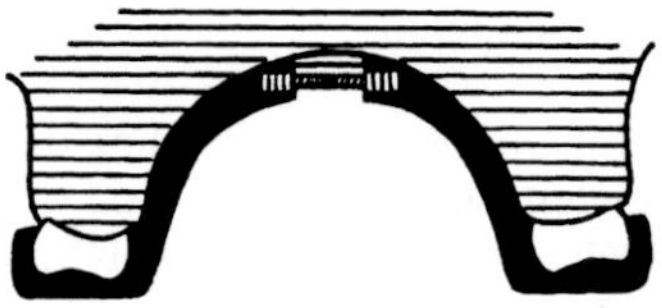

Abb. 448 Oberkieferplatte mit offener Schraube und seitlichem, nach bukkal übergreifenden Aufbiß.

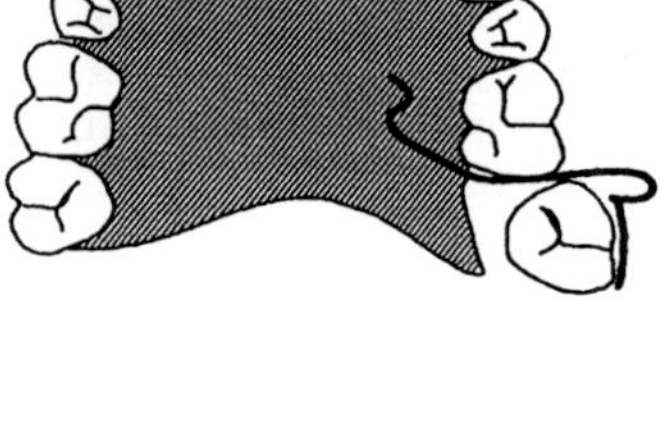

Abb. 449 Oberkieferplatte mit Bukkalfeder zur Einordnung eines in Bukkalokklusion stehenden 2. Molaren.

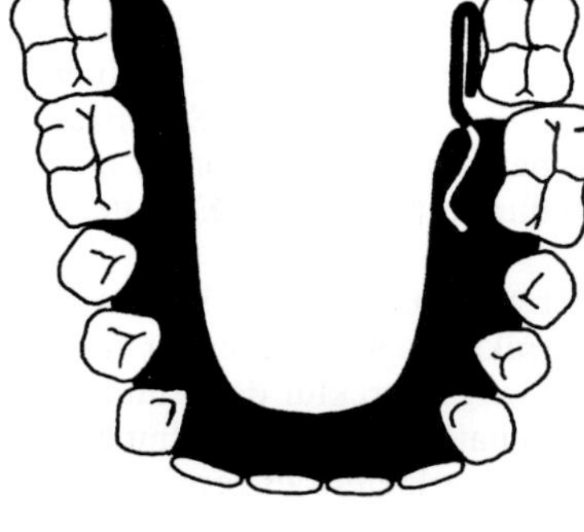

Abb. 450 Unterkieferplatte mit Lingualfeder zur Einordnung eines in Lingualokklusion stehenden 2. Molaren.

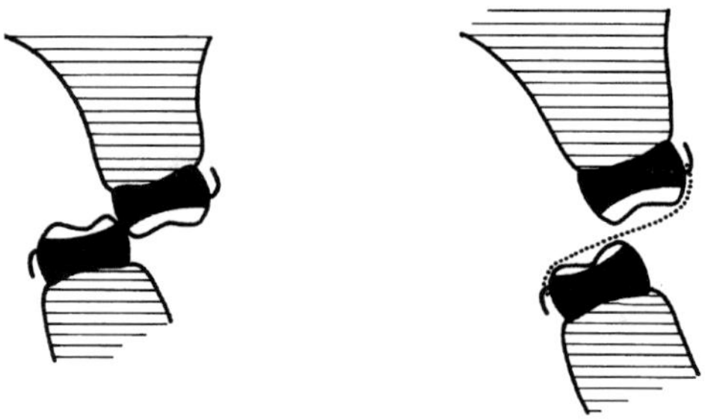

Abb. 451 Bänder auf oberen und unteren Molaren zur Korrektur einer seitlichen Nonokklusion mit Hilfe intermaxillärer Gummizüge (sog. »criss-cross«-Gummizüge).

L) Behandlungsdauer

Für die Überstellung einzelner Zähne werden nur wenige Wochen oder Monate benötigt, gnathische Korrekturen erfordern eine längere Behandlungszeit.

M) Rezidivgefahr

Gelingt es, durch die kieferorthopädische Behandlung eine gesicherte Okklusion einzustellen, ist die Rezidivgefahr gering. Dies ist insbesondere in Fällen zu erwarten, in denen lediglich Einzelzahnbewegungen erfolgten. War zur Okklusionseinstellung eine transversale Erweiterung des unteren Zahnbogens erforderlich, muß mit einer langdauernden und deutlich ausgeprägten Rezidivneigung gerechnet werden.

N) Prognose

Die Behandlungsaussichten sind im allgemeinen dann gut, wenn nur Einzelzahnbewegungen durchgeführt werden müssen.
Bei knappem Überbiß besteht allerdings die Gefahr einer Bißöffnung durch Elongation der überstellten Seitenzähne.
Gnathische Korrekturen (besonders die Unterkieferschwenkung) weisen eine ungünstigere Prognose auf.

6.7 Diastema mediale

A) Kennzeichnendes Symptom

(Breite) Lücke zwischen den mittleren (permanenten) Schneidezähnen, bevorzugt im Oberkiefer (Abb. 452 und 453), selten im Unterkiefer.

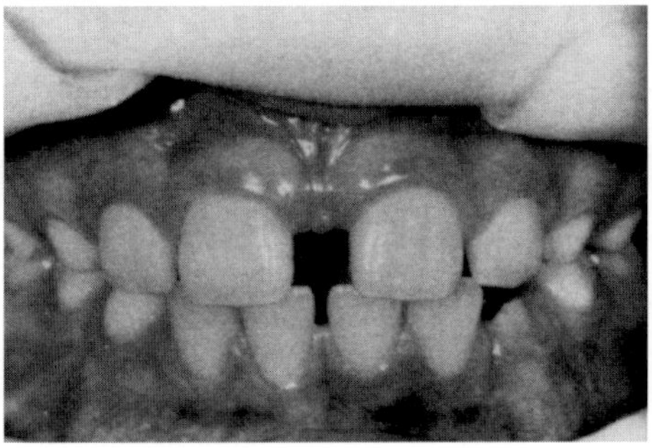

Abb. 452 »Echtes« Diastema mediale. Breite Lücke zwischen den mittleren oberen Schneidezähnen ohne Raummangel für die seitlichen Inzisivi.

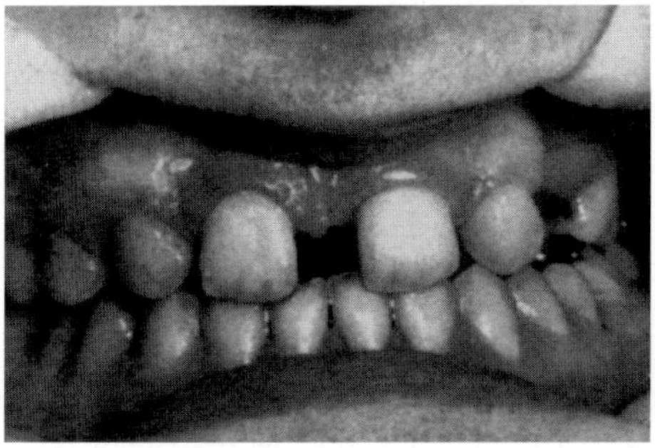

Abb. 453 »Unechtes« Diastema mediale. Breite Lücke zwischen den mittleren oberen Schneidezähnen durch Distalstand dieser Zähne bei Aplasie und eingeengten Lücken der seitlichen Inzisivi.

B) Nomenklatur

Beim Diastema, auch Trema genannt, unterscheidet man zwischen

- dem Trema convergens, einer Lücke zwischen den mittleren Schneidezähnen mit mesialer Kronenneigung, und
- dem Trema divergens, einem Diastema mit distaler Kronenneigung.

Als *»echtes Diastema«* wird ein erbliches Diastema bezeichnet, das gekennzeichnet ist durch ein Mißverhältnis zwischen Zahnbreiten und Zahnbogen-(Kiefer-)größe mit einem Raumüberschuß, der im Bereich der Zahnbogenmitte lokalisiert ist (Abb. 452). Beim echten Diastema ist immer ein tief inserierendes Lippenbändchen zu finden.
Ein *»unechtes Diastema«* ist eine Lücke zwischen den mittleren Inzisivi, bei welcher aber kein Raumüberschuß - manchmal sogar ein Raummangel - vorhanden ist, und die kombiniert mit

- lückiger Anteinklination der Schneidezähne,
- Distalstand der mittleren und Raumeinengung für die seitlichen Schneidezähne,
- Distalstand der mittleren Inzisivi bei Aplasie bzw. Verlust der seitlichen Schneidezähne (Abb. 453) oder mit
- Verlagerung bzw. palatinalem Durchbruch der Eckzähne

auftreten kann.

Als *»Lückenstand der Front«* wird der Befund beschrieben, bei dem sich im Frontbereich gleichmäßig verteilte Lücken befinden.
Der Ausdruck *»lückige Anteinklination«* beschreibt eine Labialkippung der Inzisivi mit gleichmäßig verteilten Lücken im Frontbereich.

C) Differentialdiagnose

Zur differentialdiagnostischen Abklärung werden verwendet:

Die *Anamnese:* Beim echten Diastema müßte eine erbliche Komponente nachweisbar sein.
Eine lückige Anteinklination entsteht häufig durch habituelle Faktoren (z. B. Lippenbeißen). **6.5–6.7**
Haben sich die Lücken im Frontzahnbereich in letzter Zeit deutlich vergrößert, muß an eine (alters- oder krankheitsbedingte) Schwäche des Zahnhalteapparates gedacht werden, die sehr oft zur Auffächerung der Front (Lückenstand, lückige Anteinklination) führt.

Im Rahmen der *klinischen Untersuchung* ist auf den Ansatz des Lippenbändchens zu achten. Wird die Gingiva im Bereich der Papilla incisiva beim Abziehen der Oberlippe anämisch, spricht dies für das Einstrahlen eines derben bindegewebigen Stranges in den palatinalen Bereich, was für die Indikation und Durchführung einer Lippenbandexzision von Bedeutung ist.
Ein Diastema fördert Sprachstörungen, wie den Sigmatismus (interdentalis).
Habituelle Faktoren oder Störungen des Funktionsmusters, wie z. B. die Einlagerung der Unterlippe zwischen die oberen und unteren Inzisivi, können eine lückige Anteinklination der Front hervorrufen.

Der *Modellbefund* enthält Messungen von Zahn- und Zahnbogenbreiten zur Feststellung, ob ein Raumüberschuß oder ein Raumdefizit vorhanden ist, um so eine Differenzierung in die »echte« und die »unechte« Form eines Diastema mediale zu erleichtern.

Der *Röntgenstatus* gibt Auskunft über mögliche Nichtanlagen, das Vorhandensein eines Mesiodens und eine beim tief inserierenden Lippenbändchen mögliche Unterbrechung der Knochenstruktur zwischen den mittleren Schneidezähnen.

Die *kephalometrische Analyse* erlaubt genaue Angaben über die Achsenstellung der Schneidezähne (Anteinklination).

D) Ätiologie

Beim »echten« Diastema steht die erbliche Komponente im Vordergrund. Als mögliche Ursachen eines »unechten« Diastemas sind zu nennen:

- Distalstand der mittleren Inzisivi durch
  - Nichtanlage der seitlichen Inzisivi,
  - Mesiodens,
  - atypische Keimlage und/oder
  - tief inserierendes Lippenbändchen.
- Anteinklination der Front als Folge von Habits (Lippenbeißen, Lutschen, Zungenpressen etc.) oder im Rahmen von »Wanderungsparodontopathien« im Gebiß Erwachsener.

E) Häufigkeit

Das »echte« Diastema findet sich bei ca. 3–4%,
das »unechte« Diastema bei etwa 14% aller kieferorthopädischen Patienten.
Nicht eingerechnet sind hier Lückenbildungen im Milchgebiß, die (auch) im Frontbereich physiologisch sind, da der Raumüberschuß für die breiteren permanenten Frontzähne zur Verfügung stehen muß.

F) Behandlungsindikation

Für die Korrektur eines »echten« Diastema mediale gibt es keine zwingende Indikation, allenfalls physiognomische bzw. phonetische Gründe. Liegen keine weiteren behandlungsbedürftigen Fehlstellungen vor, sollte der Patient »Mut zur Lücke« beweisen.
Beim »unechten« Diastema sollte die Indikation für kieferorthopädische bzw. zahnärztlich-chirurgische Maßnahmen von der Größe der Lücke, dem Platzbedarf der seitlichen Inzisivi, eventuell vorhandenen Nichtanlagen und dem dentalen Alter des Patienten abhängig gemacht werden.
Ist das Diastema nur klein, kann bei Durchbruch der seitlichen Inzisivi bzw. Eckzähne ein Selbstausgleich erwartet werden.
Bei deutlichem Raummangel mit Durchbruchsbehinderung der seitlichen Schneidezähne ist ein früheres Eingreifen sinnvoll.

G) Zeitpunkt

Wird beim »echten« Diastema eine kieferorthopädische Intervention überhaupt ins Auge gefaßt, sollte die Behandlung in der Regel erst im späten Wechselgebiß bzw. nach Abschluß des Zahnwechsels erfolgen.
Die erforderliche Mesialwanderung der Seitenzähne kann vorher durch approximales Beschleifen bzw. gezielte Extraktion von Milchzähnen gefördert werden.
Beim Vorliegen eines »unechten« Diastema mediale kommen eine Lippenbandexcision und kieferorthopädische Maßnahmen im allgemeinen erst nach Durchbruch der seitlichen Schneidezähne in Betracht. Eine Ausnahme kann bei erheblichem Raummangel mit Durchbruchsbehinderung für die seitlichen Inzisivi erwogen werden.

Bei aktiver Bewegung der mittleren Inzisivi muß auf das Wurzelwachstum Rücksicht genommen werden, da eine massive körperliche Bewegung dieser Zähne bei noch nicht abgeschlossenem Wachstum und breitem Foramen apicale zu einem vorzeitigen Abschluß des Wurzelwachstums und zur bleibenden Verkürzung dieser Zähne führen kann.

H) Prophylaktische Möglichkeiten

Vorbeugende Maßnahmen zur Verhinderung eines »echten« Diastema mediale sind nicht möglich.
Die Verhinderung eines »unechten« Diastema mediale ist allenfalls bei lückiger Anteinklination der Frontzähne denkbar, indem Habits frühzeitig abgestellt werden. 6.5–6.7

I) Therapie

1. »Echtes« Diastema

Sollte eine Behandlung indiziert sein (was selten vorkommt), kann ein stabiles Resultat nur erzielt werden, wenn nicht nur das Diastema geschlossen wird, sondern durch Mesialbewegung aller Seitenzähne ein lückenloser Zahnbogen entsteht.
Falls erforderlich, ist die kieferorthopädische Therapie durch eine Lippenbandexzision zu unterstützen.
Im Rahmen der Behandlung ist die Mesialbewegung aller permanenten Zähne (1-2-3-4-5-6-7) möglichst ohne Zahnkippungen durchzuführen, was häufig nur nacheinander erfolgen kann. Aus diesem Grund ist diese Therapie trotz des relativ geringen Nutzens relativ aufwendig.

2. »Unechtes« Diastema

- Bei lückiger Anteinklination werden die Schneidezähne nach Abstellen des Habits retrudiert, wobei sich die Lücken im Frontbereich häufig schließen, zumindest aber deutlich verkleinern.
- Bei Distalstand der mittleren Inzisivi mit Raummangel für die seitlichen Schneidezähne müssen die mittleren Inzisivi nach mesial bewegt werden, um so für die lateralen Nachbarn Platz zu schaffen und ihre Einordnung in den Zahnbogen zu ermöglichen.
  Ggf. kann eine Lippenbandexzision oder die Entfernung von Mesiodentes erforderlich sein.
- Liegt ein Distalstand der mittleren und eine Aplasie der seitlichen Schneidezähne vor, ergeben sich nach Mesialbewegung der mittleren Inzisivi zwei Möglichkeiten:
  - ein kieferorthopädischer Lückenschluß 12, 22 durch Mesialbewegung aller Seitenzähne mit Einstellung einer distalen Verzahnung bzw. Ausgleichsextraktion im Unterkiefer oder

- die prothetische Versorgung der Lücken 12, 22, welche bevorzugt bei ausreichenden Platzverhältnissen, Orthoposition der Eckzähne und neutraler Verzahnung erwogen wird (s. Kap. 6.8).

K) Behandlungsgeräte

Das Schließen eines Diastema mediale ist sowohl mit herausnehmbaren Apparaturen (Platten bzw. funktionskieferorthopädischen Geräten) als auch mit festsitzenden Apparaturen möglich.

- Mit **Platten** ist ein aktiver Lückenschluß mit Hilfe von Interdentalfedern distal an 11 und 21 (Abb. 454) oder überkreuzten Federn in Verbindung mit einer gleichzeitig ablaufenden transversalen Erweiterung durch eine eingefügte Schraube möglich. Zahnkippungen sind dabei unvermeidlich, so daß Plattenapparaturen bevorzugt zur Korrektur eines Trema divergens eingesetzt werden.
  Bei lückiger Anteinklination führt das Retrudieren der Front mit Hilfe eines Labialbogens ebenfalls zur Verringerung bzw. zum Schließen der Lücken (Abb. 455).

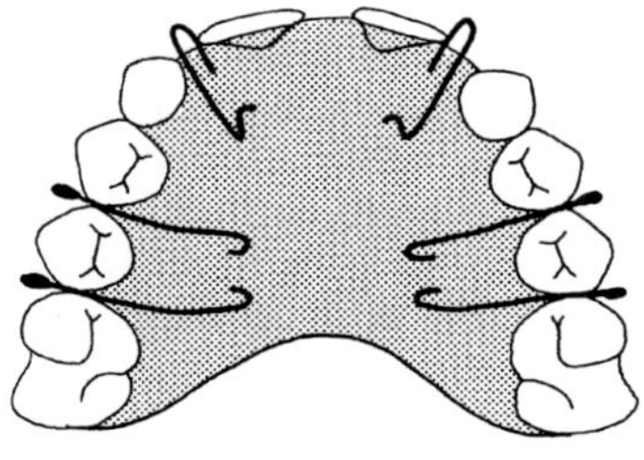

Abb. 454 Oberkieferplatte mit Interdentalfedern zum Schließen eines Diastema mediale.

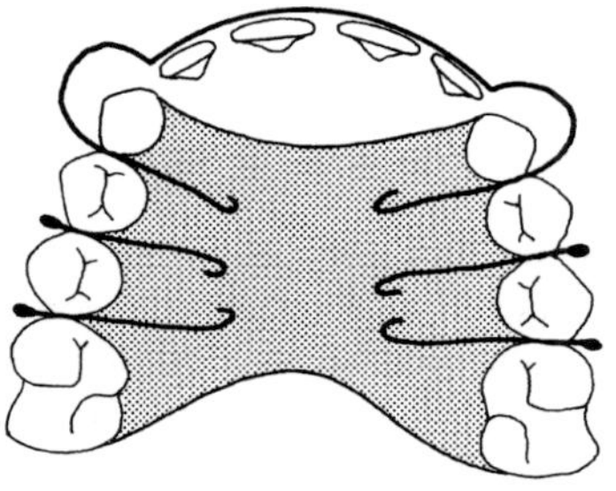

Abb. 455 Oberkieferplatte mit Labialbogen zur Korrektur einer lückigen Anteinklination der Front. Das Retrudieren der Inzisivi verringert bzw. beseitigt gleichzeitig die Lücken im Frontbereich.

- **Funktionskieferorthopädische Geräte** (z. B. der Aktivator) erlauben ebenfalls einen aktiven Lückenschluß durch Mesialbewegung der mittleren Schneidezähne mit Hilfe von Drahtelementen (z. B. dem Ösensporn). Dabei sind Zahnkippungen unvermeidlich, so daß eine Anwendung nur beim Trema divergens sinnvoll erscheint.
  Allgemein kann der Einsatz funktionskieferorthopädischer Geräte nur empfohlen werden, wenn das Diastema einen Nebenbefund darstellt.

- **Festsitzende Apparaturen**, d. h. zumindest Bänder oder Brackets auf den mittleren Schneidezähnen (falls erforderlich auch auf weiteren Zähnen) mit Teil- oder Vollbögen, dienen zur körperlichen Mesialbewegung und zum Schließen eines Diastema mediale ohne unerwünschte Kippungen. Die Bewegung erfolgt mittels Gummiring, elastischer Ligatur, Achterligatur, Omegafeder etc. (Abb. 456).

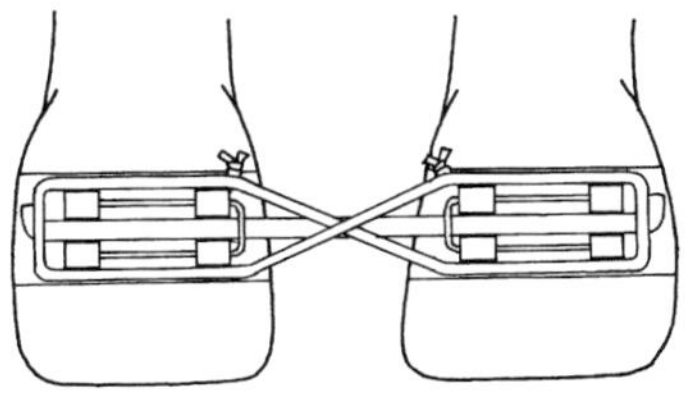

Abb. 456 Bänder auf den mittleren oberen Schneidezähnen mit elastischer Ligatur zum Schließen eines Diastema mediale.

Eine komplette festsitzende Apparatur (Vollbogen) ist in der Regel nur beim »echten« Diastema oder zur Lösung weiterer dentoalveolärer Aufgaben erforderlich.
Beschränkt sich die Bewegung auf die zentralen Inzisivi, reicht im allgemeinen eine Teilbogenapparatur aus (»kleine Orthodontie«).

Bei der Auswahl der Geräte sind zu berücksichtigen:

- die Breite des Diastema mediale
  (breite Lücken erfordern wegen der Notwendigkeit körperlicher Bewegungen meist den Einsatz festsitzender Apparaturen),
- die Achsenstellung der zentralen Inzisivi in transversaler Richtung
  (ein Trema divergens ist ggf. mit herausnehmbaren Geräten zu korrigieren; ein Trema convergens erfordert meist die Behandlung mit festsitzender Technik),
- die Inklination der Inzisivi
  (das Retrudieren der Schneidezähne ist auch mit herausnehmbaren Geräten, z. B. mit der Platte, dem Aktivator etc., gut möglich)
  sowie
- die Platzverhältnisse im Zahnbogen
  (geringe Stellungsänderungen sind auch mit herausnehmbaren Apparaturen durchführbar).

Immer wieder wird versucht, ein Diastema mit Hilfe **ungesicherter Gummiringe** um die mittleren Schneidezähne zu schließen.
Dieses Verfahren darf **auf keinen Fall** angewandt werden. Es ist als **Kunstfehler** zu betrachten, da es durch den nach apikal abrutschenden Gummiring mit Sicherheit zum raschen Verlust der zu bewegenden Zähne führt (Abb. 457 und 458).

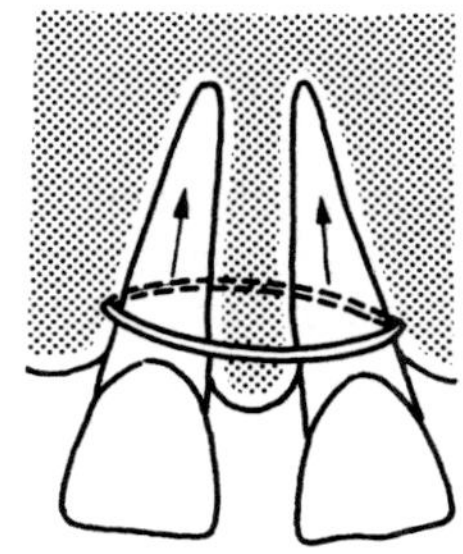

Abb. 457 Ein ungesicherter Gummiring gleitet an den Wurzeln der Schneidezähne nach apikal, zerstört den Zahnhalteapparat und führt zum raschen Zahnverlust.

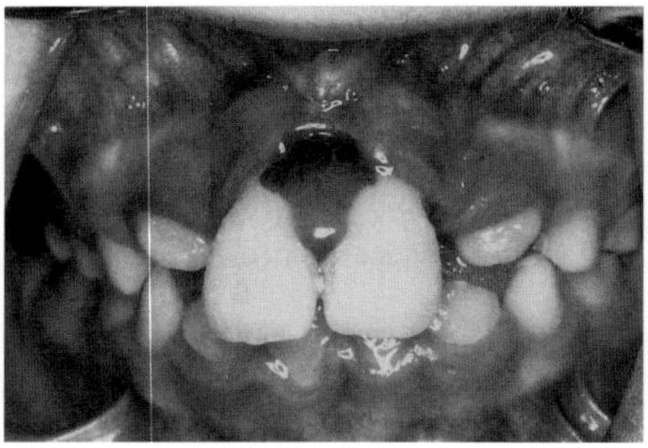

Abb. 458 a Zustand nach 2-monatigem Tragen eines ungesicherten Gummirings zum Schließen eines Diastema mediale. Der quer verlaufende Einschnitt oberhalb der entzündeten Interdentalpapille zeigt den Bereich, in welchem der Gummiring die Gingiva durchschnitten hat, ehe er nach apikal abgerutscht ist.

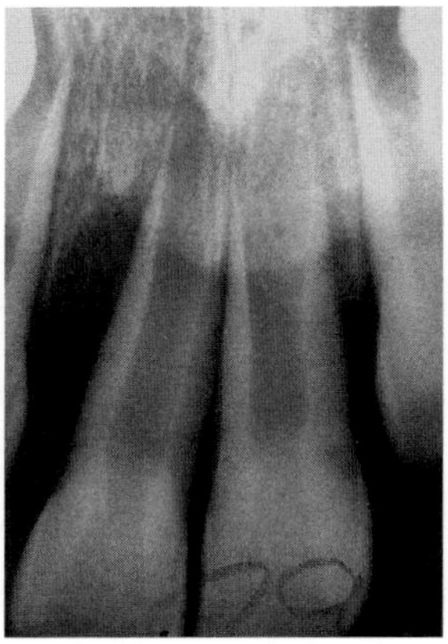

Abb. 458 b Röntgenbild der Region 11, 21. Durch den ungesicherten Gummiring wurde der Zahnhalteapparat weitgehend und irreversibel zerstört. Beide Inzisivi konnten nicht erhalten werden.

L) Behandlungsdauer

Die Dauer einer kieferorthopädischen Behandlung dieser Anomalie ist abhängig von der Größe und der Form des Tremas.
Ein Lückenschluß ist beim »unechten« Diastema in der Regel in sechs bis zwölf Monaten zu erreichen.
Beim »echten« Diastema bzw. bei Nichtanlage der seitlichen Schneidezähne und kieferorthopädischem Lückenschluß muß infolge der Mesialbewegung aller Seitenzähne mit einer wesentlich längeren Behandlungszeit gerechnet werden.

M) Rezidivgefahr/Retention

Die Korrektur eines »echten« Diastema mediale bleibt nur nach Mesialbewegung aller Seitenzähne eigenstabil.
Die Rezidivneigung nach Schließen eines »unechten« Diastema mediale ist nach Durchbruch der Eckzähne und ggf. nach Lippenbandexzision gering; jedoch ist eine Retentionszeit von ca. sechs Monaten angebracht.

N) Prognose

Bei sachgerechtem Vorgehen ist die Prognose der kieferorthopädischen Behandlung des Diastema mediale generell nicht schlecht.
Als günstige Faktoren sind ein Trema divergens, kleine Lücken am Behandlungsbeginn, eine Behandlung ohne wesentliche Zahnkippungen sowie das Erreichen eines kompletten Lückenschlusses auch im Seitenzahnbereich zu nennen. **6.8–6.10**
Ungünstig wirken sich ein Trema convergens, breite Lücken, ein Mißverhältnis zwischen den Zahnbreiten im Ober- und Unterkiefer (wegen der problematischen Okklusionseinstellung), Zahnkippungen sowie Lücken im Seitenzahnbereich nach Abschluß der Therapie aus.

6.8 Aplasie

A) Kennzeichnendes Symptom

Nichtanlage permanenter Zähne (Abb. 459).

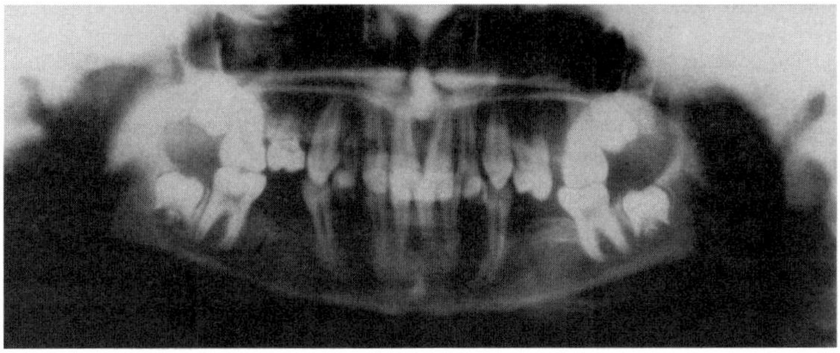

Abb. 459 Orthopantomogramm eines Patienten mit multiplen Aplasien.

B) Nomenklatur

Das Fehlen von Zahnanlagen der 1. oder 2. Dentition wird als Aplasie oder Nichtanlage bezeichnet.

Sind mehrere Zähne davon betroffen, spricht man von Hypodontie (Zahnunterzahl); bei Nichtanlage von mehr als vier Zähnen wird auch der Ausdruck »multiple Aplasien« verwendet (s. Abb. 459).

C) Differentialdiagnose

Der Verdacht auf eine mögliche Nichtanlage permanenter Zähne besteht bei

- Milchzahnpersistenz,
- Lücken im Zahnbogen,
- hochgradigem Raummangel durch Mesialstand der Seitenzähne,
- Diastema mediale oder
- positiver Anamnese bei der Frage nach möglichen hereditären Faktoren (wie Nichtanlagen, Kümmerformen, Zapfenzähnen etc. in der Familie).

Eine Sicherung der Diagnose »Aplasie« ist jedoch nur durch die *Röntgenuntersuchung* möglich. Hierbei ist darauf zu achten, daß die gesamte Region ausreichend dargestellt wird, um Verlagerungen (z. B. der Eckzähne) und Spätanlagen (z. B. der 2. Prämolaren) auszuschließen.
Differentialdiagnostisch muß im Rahmen der Anamnese bzw. der Röntgenuntersuchung abgeklärt werden, ob eine Nichtanlage oder

- eine frühzeitige Extraktion,
- ein Unfallverlust,
- eine Verlagerung bzw. Retention oder
- eine verzögerte Zahnentwicklung (Spätanlage) vorliegt.

D) Ätiologie

Als Ursache für Aplasien kommen in Frage:

- Die *»phylogenetische Reduktion«*, d.h. Rückbildungserscheinungen im Gebiß des Kulturmenschen, von welchen die Weisheitszähne, die 2. Prämolaren und die oberen seitlichen Schneidezähne besonders betroffen sind (Abb. 460) und zu denen auch Vorstufen der Nichtanlage, wie Zapfen- oder Tütenzähne, Kümmerformen etc. (Abb. 461), zu rechnen sind.

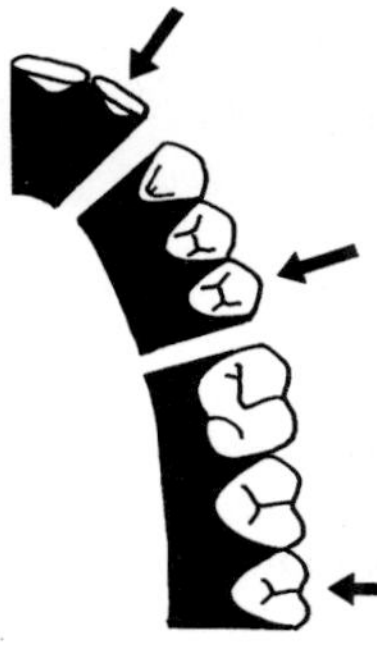

Abb. 460 Von der Nichtanlage sind insbesondere die Zähne am Ende eines jeden Segments (seitliche Schneidezähne, 2. Prämolaren und Weisheitszähne) betroffen.

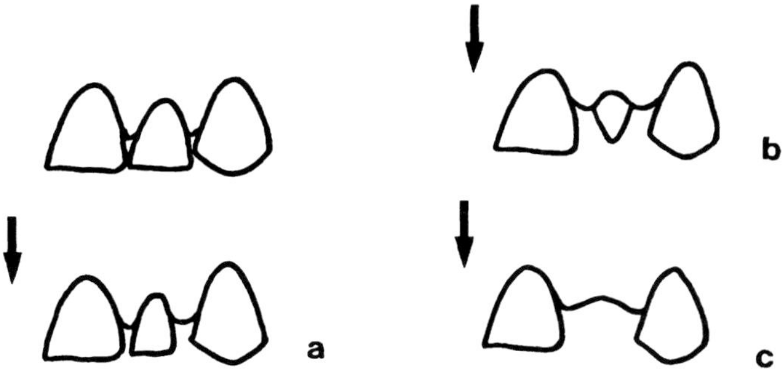

Abb. 461 a bis c Reduktionsformen des seitlichen Schneidezahnes im Oberkiefer: a) Verkleinerung b) Zapfen- oder Tütenzahn, c) Nichtanlage

6.8–6.10

- Teilerscheinungen einer *Entwicklungsstörung*, wie z. B. Lippen-Kiefer-Gaumenspalten, Dysostosis mandibulo-facialis, Morbus Down.
- *Vererbung:* Ein typisches Beispiel stellt die bei der »Habsburger Progenie« vorkommende Aplasie der oberen lateralen Inzisivi dar. Auch das signifikant gehäufte familiäre Vorkommen spricht für den Einfluß hereditärer Faktoren.
  Im Rahmen der Anamnese sollte daher nach Nichtanlagen, Kümmerformen oder Zahnverlagerungen bei Eltern oder Verwandten geforscht werden.
- *Exogene Ursachen*, z. B. Infektionen im Keimgebiet oder eine Keimschädigung durch ein Trauma oder Bestrahlung.

E) Häufigkeit

Nichtanlagen von Weisheitszähnen werden in der heutigen Population bei ca. 20–25 % festgestellt, während die Angaben über die Nichtanlage der übrigen Zähne zwischen 6 % und 9 % schwanken.
Neben den Weisheitszähnen sind häufig die 2. Prämolaren im Unter- und Oberkiefer sowie die seitlichen oberen Schneidezähne nicht angelegt. Seltener kommen Aplasien der mittleren Inzisivi im Unterkiefer vor, sehr selten (meist nicht einzeln, sondern im Rahmen multipler Aplasien) fehlen die Anlagen der 1. Prämolaren, der Eckzähne, der oberen mittleren und der unteren seitlichen Schneidezähne sowie der zweiten und der ersten permanenten Molaren.

F) Behandlungsindikation

Mit Ausnahme der Weisheitszähne und der seltenen Fälle, in denen nach Ausfallen oder Extraktion der Milchzähne ein Selbstausgleich zu beobachten ist, wird in der Regel bei Aplasie permanenter Zähne ein kieferorthopädischer Lückenschluß zu diskutieren sein.

Unterbleibt das Schließen der durch die Nichtanlage entstandenen Lücke durch eine (meist umfangreiche) kieferorthopädische Behandlung, ist zu einem späteren Zeitpunkt in der Regel eine *prothetische Versorgung der Lücken* (durch Brücken, Implantate etc.) unvermeidlich.
Die nach Verlust persistierender Milchzähne bei Nichtanlage der permanenten Nachfolger entstehenden Lücken können zu *Okklusionsstörungen* durch Kippung der Nachbarzähne führen.
Fehlende Zahnanlagen und die sich daraus ergebenden Lücken schränken auch die *Kau- und Abbeißfunktion* ein.
Aplasien im Frontbereich (z. B. der lateralen Inzisivi) beeinträchtigen ferner die *Ästhetik* z. T. erheblich.

G) Zeitpunkt

Ist bei Nichtanlage permanenter Zähne ein kieferorthopädischer Lückenschluß geplant, kann ein frühzeitiges Ausnutzen des physiologischen Mesialtrends der Seitenzähne durch gezielte Milchzahnextraktion (z. B. des 2. Milchmolaren) oder ein Slicen dieser Zähne die kieferorthopädische Therapie wesentlich erleichtern oder sogar einen Selbstausgleich bewirken.
Eine aktive Behandlung kommt in der Regel erst gegen Ende des Zahnwechsels oder gar danach in Frage, da die bei großen Restlücken häufig erforderlichen körperlichen Zahnbewegungen meist mit festsitzenden Apparaturen durchgeführt werden und auch das Wurzelwachstum zu beachten ist.

H) Prophylaktische Möglichkeiten

Keine.

I) Therapie

Grundsätzlich sind bei Aplasie permanenter Zähne drei Möglichkeiten der Therapie gegeben:

1. Das **Belassen der Milchzähne** so lange wie möglich, mit anschließender prothetischer Versorgung.
   Voraussetzung hierfür ist, daß

   - kein Raummangel vorhanden ist,
   - die Milchzähne kariesfrei bzw. dauerhaft zu versorgen sind,
   - die Milchzahnwurzeln keine oder nur geringe Wurzelresorptionen aufweisen und
   - keine Infraokklusion der Milchzähne besteht oder eintritt.

2. Das Offenhalten der Lücke und eine zeitgerechte prothetische Versorgung durch eine konventionelle Brücke, eine Klebebrücke, ein Implantat oder ähnliches, d.h. der **prothetische Lückenschluß** (Abb. 462a).

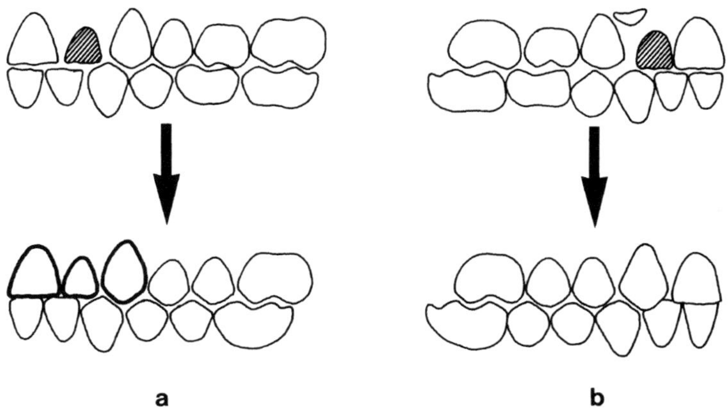

6.8–6.10

Abb. 462 Für den *prothetischen Lückenschluß* bei Nichtanlage des oberen seitlichen Schneidezahnes (a) sprechen u.a. die neutrale Seitenzahnokklusion, die ausreichenden Platzverhältnisse und der achsengerechte Durchbruch des Eckzahnes. Für den *kieferorthopädischen Lückenschluß* bei Nichtanlage des oberen seitlichen Schneidezahnes (b) sprechen u.a. die distale Seitenzahnokklusion, der Raummangel im Stützzonenbereich und die mesiale Durchbruchsrichtung des Eckzahnes.

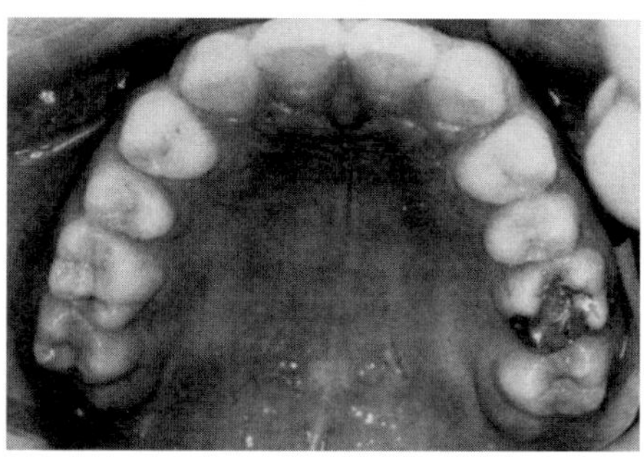

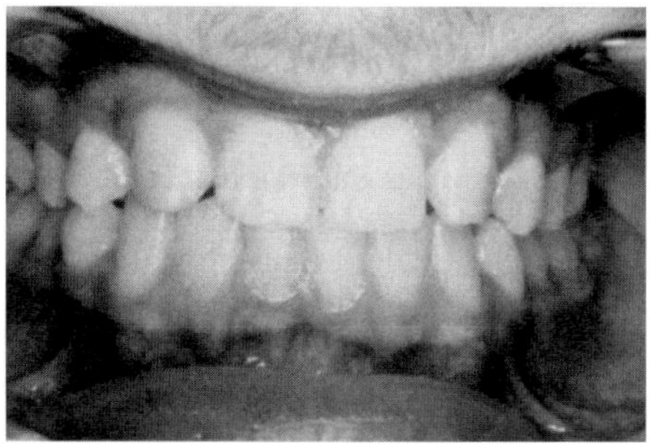

Abb. 463 a und b Einordnung der Zähne 13 und 23 an die Stelle der nicht angelegten seitlichen Schneidezähne. Die Ansicht von labial (b) läßt sich durch Komposit-Aufbau kosmetisch noch verbessern.

3. Der komplette **kieferorthopädische Lückenschluß** (Abb. 462 b und 463).
   Die Entscheidung zwischen der prothetischen und der kieferorthopädischen Lösung ist abhängig von

- dem Alter des Patienten,
- der Anzahl und der symmetrischen bzw. asymmetrischen Verteilung der Aplasien,
- der Größe der Restlücken bzw. dem Ausmaß des Raummangels,
- der Keimlage bzw. Stellung der Nachbarzähne,
- der Okklusion bzw. der Bißlage,
- dem Vorhandensein begleitender Anomalien,
- dem Vorkommen im Ober- bzw. Unterkiefer,
- der Form der Nachbarzähne (insbesondere der Eckzähne) (Abb. 464),
- dem Zustand der Milchzähne und der bleibenden Zähne sowie
- der Mundhygiene und der Motivation des Patienten.

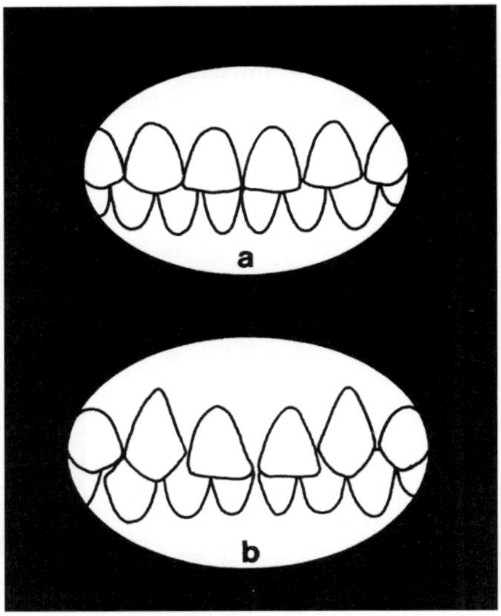

Abb. 464 Werden die Eckzähne bei Aplasie der oberen seitlichen Inzisivi nach mesial an die Stelle der nicht angelegten Zähne bewegt (»kieferorthopädischer Lückenschluß«), sind gedrungene, kurze Eckzahnkronen (a) ästhetisch günstiger als lange, spitze Eckzahnformen (b).

Die Nutzung des physiologischen Mesialtrends der Seitenzähne zur passiven Lückenverkleinerung bis hin zum Lückenschluß (Selbstausgleich) läßt sich durch gezielte Milchzahnextraktion fördern.
Bei Nichtanlage der seitlichen Inzisivi kommt eine vorzeitige Entfernung der seitlichen Milchschneidezähne, gegebenenfalls auch der Milcheckzähne in Frage. Die Vorwanderung der Sechsjahrsmolaren bei Aplasie der 2. Prämolaren kann durch frühzeitige Extraktion der 2. Milchmolaren gefördert werden.

Argumente für

den **kieferorthopädischen**	den **prothetischen**
Lückenschluß	
- Im Wechselgebiß: Ein Ausnutzen des physiologischen Mesialtrends der Seitenzähne erlaubt einen Lückenschluß mit geringeren Kippungen.	- Im permanenten Gebiß: Ein Schließen größerer Lükken erfordert meist den Einsatz festsitzender Apparaturen, deren Risiken zu beachten sind. Altersbedingt ist im Erwachsenengebiß mit einer schlechteren Gewebsreaktion zu rechnen.
	- Lücken bei multiplen Aplasien bzw. Nichtanlagen von mehr als 2 Zähnen pro Kiefer sind kieferorthopädisch schwer zu schließen, - die einseitige Aplasie eines seitlichen Schneidezahnes birgt die Gefahr einer Mittellinienverschiebung.
- Durch einen Mesialstand verkleinerte Lücken sind kieferorthopädisch leicht zu schließen.	- Das Schließen großer Restlücken ist schwieriger (insbesondere bei problematischem Einsatz festsitzender Apparaturen).
- Enge Keimlage, - distale Kronenneigung der Nachbarzähne sowie - Weisheitszahnanlage bei engem retromolaren Raum.	- Mesiale (ungünstige) Kronenneigung der Nachbarzähne.
- Ungesicherte Verzahnung,	- Gesicherte Verzahnung, - neutrale Bißlage.
- Große Frontzahnstufe bei Aplasie im Oberkiefer, - progene Tendenz bei Aplasie im Unterkiefer.	- Tendenz zur Pseudoprogenie (Verknappung des Überbisses), - Mikrogenie bei Aplasie im Unterkiefer.
- Mesialstand der Seitenzähne, - offener Biß/dolichofazialer Typ.	- Lückenstand (Mißverhältnis), - tiefer Biß/brachyfazialer Typ (da ein kieferorthopädischer Lückenschluß den Überbiß verstärken kann).

- Ein kieferorthopädischer Lückenschluß ist im Oberkiefer leichter zu erreichen als im Unterkiefer.	- Im Unterkiefer ist ein kieferorthopädischer Lückenschluß nicht selten durch einen sehr schmalen Alveolarfortsatz (kompakter Knochen ohne Spongiosa) erschwert oder unmöglich. - Bei Aplasie im Unterkiefer wird oft eine Ausgleichsextraktion im Oberkiefer erforderlich.
- Eine gedrungene, kurze Eckzahnkrone ist bei Aplasie des seitlichen Inzisivus günstig für eine ästhetisch befriedigende Lösung.	- Eine lange, spitze Eckzahnkrone ist bei Aplasie des seitlichen Schneidezahnes ästhetisch problematisch, ggf. ist eine Verbesserung durch Compositeaufbau und Rekonturierung bzw. durch Beschleifen der Spitze zu erwägen.
- Eine gute Mundhygiene, gute Patientenkooperation und geringe Kariesanfälligkeit sind Grundvoraussetzungen für eine Behandlung mit festsitzenden Apparaturen.	- Schlechte Mundhygiene, ein unmotivierter Patient und ein kariesanfälliges Gebiß lassen den Einsatz festsitzender Apparaturen und damit das Schließen größerer Restlücken ohne Kippung nicht zu.
- Der kieferorthopädische Lückenschluß vermeidet Brücken und das Beschleifen permanenter Zähne (bzw. alternativ ein Implantat).	- Bei Aplasie eines seitlichen Inzivus führt ein kieferorthopädischer Schluß zum »Rollentausch« der Frontzähne, wobei die Eckzahnführung verloren geht.

K) Behandlungsgeräte

Je nach Art und Umfang der erforderlichen Zahnbewegungen sind zur Behandlung von Patienten mit Nichtanlagen einsetzbar:

1. Festsitzende Apparaturen
2. Platten
3. Funktionskieferorthopädische Geräte.

Festsitzende Apparaturen sind vor allem bei größeren Restlücken und der Notwendigkeit körperlicher Zahnbewegungen indiziert.
Es sollte darauf geachtet werden, daß die aktive Positionsänderung der Zähne, insbesondere der Wurzeln, zu Resorptionen und - bei noch nicht abgeschlossenem Wurzelwachstum - zu einem früheren Wachstumsabschluß und damit zur Verkürzung des Zahnes führen kann.

In einigen Fällen ist eine Kombination von Platten mit Einzelbändern bzw. -brackets denkbar (etwa zur Mesialisierung von Frontzähnen).
Mit **Platten** gelingt ein aktiver Lückenschluß durch die Betätigung eingefügter offener Schrauben im Seitenzahnbereich (z. B. bei Aplasie der 2. Prämolaren) oder unter Nutzung von Interdentalfedern (zum Lückenschluß bei Aplasie seitlicher Inzisivi).
Zahnkippungen sind jedoch unvermeidlich, so daß die Platte zum Schließen größerer Lücken in der Regel nicht geeignet ist.
Platten können jedoch verwendet werden, wenn beim Vorliegen multipler Aplasien ein Lückenschluß nicht vorgesehen ist, sondern die vorhandenen Zähne im Rahmen einer präprothetischen Behandlung nur geringfügig in eine bessere Position bewegt werden sollen.
Mit dem **Aktivator bzw. anderen funktionskieferorthopädischen Geräten** ist ein aktiver kieferorthopädischer Lückenschluß nicht möglich. Passiv gelingt eine Reduzierung der Lücken, indem der physiologische Mesialtrend der Seitenzähne ausgenutzt wird. Die Zähne sollen in diesem Fall die Möglichkeit haben, ungehindert nach mesial zu wandern, was z. B. durch einen Plateaueinschliff der interokklusalen Sperrleiste des Aktivators erreicht wird. **6.8-6.10**

L) Behandlungsdauer

Die für einen passiven Lückenschluß erforderliche Zeit ist abhängig von der Größe der Restlücke und der Geschwindigkeit der (physiologischen) Mesialwanderung der Seitenzähne. Eine Zeitangabe ist daher schwierig und unterliegt starken individuellen Schwankungen.
Die Dauer der Behandlung beim aktiven Schließen von Lücken, die durch Nichtanlagen entstanden sind, zeigt ebenfalls eine Abhängigkeit von der Größe der Restlücke; der Lückenschluß ist aber im allgemeinen innerhalb von 12-18 Monaten möglich.
Eine Verlängerung der aktiven Behandlungszeit kann durch die Notwendigkeit einer Korrektur begleitender Anomalien bzw. durch das Auftreten mechanischer Probleme erforderlich sein, etwa wenn die Bewegung der Seitenzähne nicht en bloc, sondern nur nacheinander erfolgen kann.

M) Rezidivgefahr/Retention

Bei komplettem Lückenschluß durch Mesialbewegung aller Seitenzähne besteht nur eine geringe Rezidivneigung.
Zur Retention nach Behandlung mit festsitzenden Apparaten (während des »Settlings«) ist zur Festigung der zum Teil gelockerten Zähne eine Stabilisierungsphase von etwa einem halben Jahr zweckmäßig.

N) Prognose

Die Aussichten auf ein optimales Resultat werden bei einer Therapie mit Platten durch mögliche Zahnkippungen und Restlücken beeinträchtigt.
Bei Aktivatorbehandlung ist der Erfolg abhängig vom Ausmaß des physiologischen Mesialtrends, daher schwerer kalkulierbar und unsicher.
Mit festsitzenden Apparaturen lassen sich die Folgen einer Nichtanlage in der Regel gut korrigieren, jedoch sind Einschränkungen bei unilateraler Aplasie zu befürchten, weil die Gefahr einer Mittellinienverschiebung besteht.

6.9 Frontzahnverlust

A) Kennzeichnendes Symptom

Frühzeitiger Verlust eines oder mehrerer permanenter Schneidezähne, in der Regel durch bzw. nach Trauma (Abb. 465).

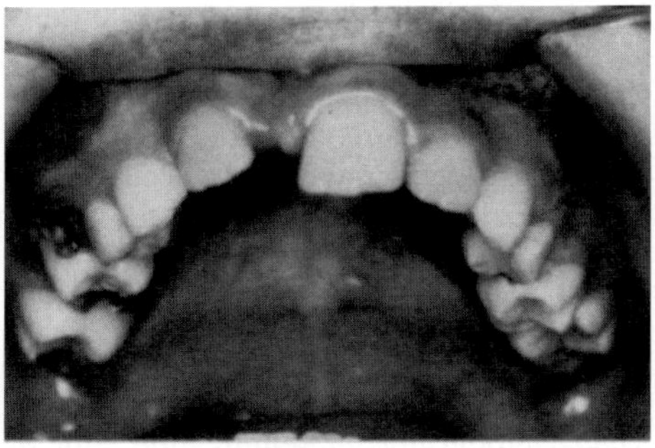

Abb. 465 Traumatischer Verlust des rechten mittleren Schneidezahnes im Oberkiefer mit deutlicher Lückenverkleinerung durch Kippung der Nachbarzähne und Mittellinienverschiebung.

B) Nomenklatur

Als Folgen eines Traumas im Frontzahnbereich lassen sich Kronenfrakturen, Zahnluxationen und - in wenigen Fällen - auch ein Verlust der betroffenen Zähne feststellen.
Die *Kronenfrakturen* werden in 3 Schweregrade eingeteilt: Frakturen der Kategorie I sind auf den Schmelzbereich beschränkt, in der Kategorie II ist eine Dentinwunde entstanden und bei Frakturen der Kategorie III findet sich eine Eröffnung der Pulpa.
Unter einer *Zahnluxation* wird die traumatisch bedingte Positionsänderung eines Zahnes verstanden.
Ein *Frontzahnverlust* kann sowohl als direkte Unfallfolge als auch als Spätfolge zu beobachten sein.
Aus kieferorthopädischer Sicht interessiert bei Zahnfrakturen, ob der Zahn aller Voraussicht nach auf Dauer erhaltungsfähig bleiben wird und welche konservierenden (endodontischen) Maßnahmen möglicherweise erforderlich sind.
Bei einer Luxation steht die Reposition und Fixierung im Vordergrund. Kleinere Abweichungen lassen sich auch noch später durch eine kieferorthopädische Behandlung korrigieren.
Beim Frontzahnverlust stellt sich direkt nach dem Trauma - aber auch später - die Frage, in welcher Weise ein Lückenschluß erfolgen kann und soll: durch kieferorthopädische oder durch prothetische Maßnahmen.

C) Differentialdiagnose

Im Rahmen der diagnostischen Abklärung sind - insbesondere aus forensischen und versicherungstechnischen Gründen - eine Vielzahl von Punkten zu beachten.
Die *anamnestischen Angaben* sollten

- den Zeitpunkt des Unfalls,
- den Unfallhergang,
- Art und Ausmaß der zahnärztlichen Versorgung nach dem Unfall sowie
- evtl. eine Schilderung der Reaktion des Zahnes nach dem Trauma enthalten.

Im Rahmen der *klinischen Untersuchung* ist bei Frakturen und Luxationen über die normale Befunderhebung hinaus ratsam:

- eine Vitalitätsprobe sowie die Perkussion der betroffenen Zähne,
- die Feststellung des Verletzungsumfangs (z. B. Kategorie I–III),
- die Registrierung der relativen Zahnmobilität sowie **6.8–6.10**
- die Beurteilung einer eventuellen Mitbeteiligung des Parodontiums.

Die *Röntgenuntersuchung* soll klären, ob als Unfallfolge

- Wurzelfrakturen,
- Veränderungen des alveolären Knochens,
- apikale Veränderungen,
- eine Schädigung benachbarter Zähne

oder bei Traumen im Milch- bzw. im frühen Wechselgebiß

- eine Schädigung von permanenten Zahnkeimen aufgetreten sind.

Für die Therapieplanung ist von besonderer Bedeutung, ob

- das Wurzelwachstum abgeschlossen ist,
- alle Zähne angelegt sind oder Nichtanlagen vorhanden sind und welche
- Kronenform und Achsenneigung die noch nicht durchgebrochenen Nachbarzähne aufweisen.

Im Rahmen der *Modellanalyse* interessiert neben den üblichen Befunden besonders, ob im Zahnbogen

- ein Raummangel oder ein Lückenstand,
- eine Ante- oder eine Retroinklination der Front,
- eine distale oder neutrale Okklusion,
- eine gesicherte oder eine ungesicherte Okklusion,
- eine distale oder mesiale Bißlage sowie
- ein offener oder ein tiefer Biß festzustellen sind.

Die *Profilanalyse* soll neben der Feststellung des Gesichtstyps auch die Frage eines möglicherweise iatrogenen Großnasenprofils klären.

Relevante Meßwerte der *Fernröntgenanalyse* betreffen

- die Inklination und Position der Inzisivi,
- Lage bzw. Größe des Ober- und Unterkiefers (Pro- oder Retrogenie, Prognathie, Mikrognathie etc.),

- den Gesichtstyp (dolicho- bzw. brachyfazial) sowie
- das Weichteilprofil.

D) Ätiologie

Hauptursachen einer traumatischen Schädigung von Frontzähnen sind ein Schlag, Stoß oder Sturz auf die Schneidezähne.
Die Unfälle passieren häufig zu Hause, aber auch in der Schule, im Verkehr (Fahrrad) oder beim Sport (Schwimmbad).

E) Häufigkeit

In den letzten Jahrzehnten ist eine deutliche Zunahme traumatisch bedingter Schäden an permanenten Zähnen zu registrieren.
Heute finden sich Frontzahntraumen permanenter Zähne bei ca. 13 % der Kinder im Alter zwischen 6 und 15 Jahren. Bei den Jungen liegt der Prozentsatz mit 16 % signifikant höher als bei den Mädchen (10 %).
Häufigstes Unfallalter ist das neunte bis elfte Lebensjahr.
Die Frontzähne im Oberkiefer sind zehnmal häufiger betroffen als die des Unterkiefers. Kinder mit großer Frontzahnstufe scheinen besonders gefährdet zu sein.
Von traumatischen Schäden sind vor allem die mittleren Schneidezähne im Oberkiefer (ca. 95 %), seltener die seitlichen Inzisivi im Oberkiefer, ganz selten andere (Front-)Zähne betroffen.
Häufigstes Frontzahntrauma ist die Kronenfraktur (Kat. I = 57 %, Kat. II = 40 % und Kat. III = 2,5 %). Seltener sind Luxationen (0,6 %) bzw. ein Frontzahnverlust (0,2 %) festzustellen.
(Alle Angaben basieren auf einer Untersuchung von über 11000 Schulkindern in Frankfurt (*Prenusil,* 1985)).
Nicht nur vom Frontzahntrauma sondern auch vom Frontzahnverlust sind Jungen stärker betroffen als Mädchen; die Relation beträgt hier 3 : 1.
Zum Frontzahnverlust kommt es im Oberkiefer 16 mal häufiger als im Unterkiefer. Nicht selten wird auch ein Zahnverlust als Spätfolge eines Traumas beobachtet.

F) Behandlungsindikation

Die Auswirkungen eines Frontzahntraumas/-verlusts sind im Milchgebiß im allgemeinen nicht so gravierend und betreffen eine mögliche Schädigung der permanenten Zahnkeime (z. B. Schmelzschäden und Dilacerationen (Abb. 466)). Im Wechsel- bzw. im bleibenden Gebiß können Frontzahntraumen hingegen zu einer erheblichen Beeinträchtigung von Ästhetik, Funktion, Psyche und Phonetik führen.

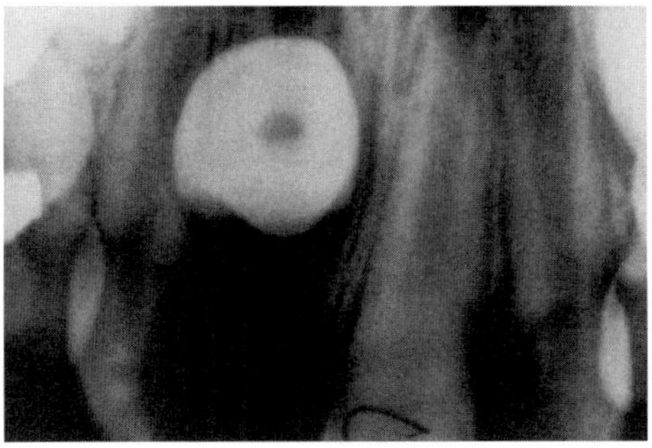

Abb. 466 Dilaceration. Abknickung zwischen Krone und Wurzel eines permanenten Schneidezahnes als Folge eines Frontzahntraumas im Milchgebiß.

6.8-6.10

Wird die Lücke nach Frontzahnverlust sich selbst überlassen, sind eine Reihe von Zahnstellungsänderungen zu erwarten (Abb. 467 a und b):

- Zahnwanderungen in die Lücke
- Zahnkippungen
- Aufwandern der Seitenzähne
- Mittellinienverschiebungen sowie
- Okklusions- und Artikulationsstörungen.

Daher ist nach Frontzahnverlust immer eine Überwachung erforderlich und in den meisten Fällen eine kieferorthopädische Therapie sinnvoll.
Ein Selbstausgleich ist - zumindestens im Oberkiefer - kaum zu erwarten.

a

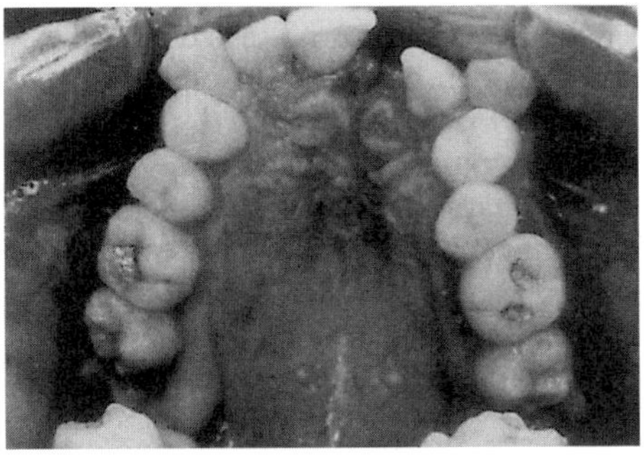

b

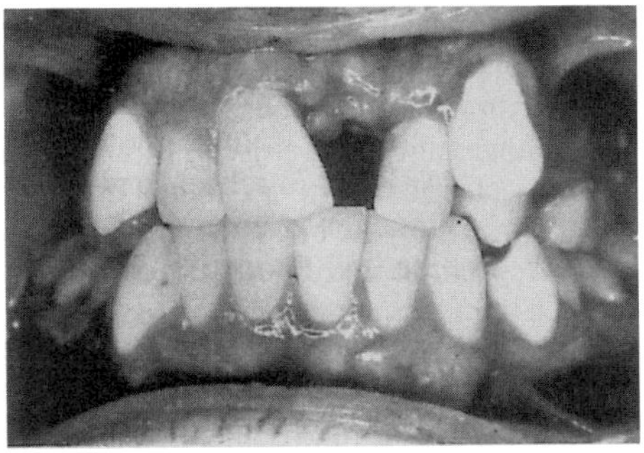

Abb. 467 a und b Folgen des traumatischen Verlusts eines mittleren oberen Schneidezahnes. In der Aufsicht (a) ist die Mittellinienverschiebung und die Lückeneinengung gut zu erkennen; die Frontansicht (b) zeigt die Kippung der Nachbarzähne in die Lücke und die Beeinträchtigung der Ästhetik.

G) Zeitpunkt

Eine Überwachung, ggf. auch eine Therapie, ist sofort nach einem Frontzahnverlust erforderlich.
Nachdem eine Entscheidung über das therapeutische Vorgehen erfolgt ist, wird entweder

- der ausgeschlagene Zahn replantiert,
- die Lücke bis zur prothetischen Versorgung offengehalten,
- eine temporäre prothetische Lückenversorgung durchgeführt oder
- eine kieferorthopädische Behandlung mit dem Ziel eines Lückenschlusses begonnen. Bei der Einleitung kieferorthopädischer Maßnahmen sollte der Stand des Wurzelwachstums der körperlich zu bewegenden Zähne beachtet werden. Eine aktive Behandlung findet daher häufig erst im späten Wechselgebiß bzw. im permanenten Gebiß statt.

H) Prophylaktische Möglichkeiten

Keine. Die Folgen lassen sich jedoch begrenzen, wenn nach dem Frontzahnverlust eine sofortige Überwachung und Lückenversorgung erfolgt.

I) Therapie

Nach traumatischem Verlust eines permanenten Frontzahnes sind grundsätzlich drei Möglichkeiten gegeben:

- *die Replantation des Zahnes,*
- *ein prothetischer Lückenschluß oder*
- *ein kieferorthopädischer Lückenschluß.*

Bei einer **Replantation** erfolgt ein Wiedereinfügen sowie eine Fixation des ausgeschlagenen Frontzahnes, der bei weitgehend intakter Wurzelhaut und raschem Vorgehen eine gute Chance hat, wieder einzuheilen. In der Regel ist in diesen Fällen allerdings mit einem Vitalitätsverlust des replantierten Zahnes zu rechnen. Vor der Replantation kann eine (extraorale) Wurzelbehandlung erforderlich sein.
Dieses Vorgehen schließt nicht aus, daß bei einem Mißerfolg später ein prothetischer oder kieferorthopädischer Lückenschluß durchgeführt wird.
Vor einer Replantation sollte nach Möglichkeit die Indikation eines kieferorthopädischen Lückenschlusses erörtert werden.
Kieferorthopädische Überlegungen und Entscheidungen erfordern jedoch häufig umfangreiche diagnostische Maßnahmen (Modellanalyse, Röntgen, Fernröntgen ect.), so daß in der akuten Situation nach dem Trauma aus Zeitgründen nicht immer eine qualifizierte Beurteilung möglich ist. Daher sollte - wenn keine Gegenindikation besteht - ein ausgeschlagener Zahn im Zweifelsfall vorsorglich immer replantiert werden, auch wenn seine Verweildauer durch Resorption der Wurzel in der Regel auf etwa zwei bis fünf Jahre begrenzt ist. Eine Extraktion ist später immer noch möglich, wenn nach eingehender diagnostischer Abklärung doch ein kieferorthopädischer Lückenschluß für sinnvoll gehal-

ten wird. Die Abklärung kann dann aber in aller Ruhe und unter Einbeziehung des fachlichen Urteils eines Kieferorthopäden erfolgen. Ein replantierter Zahn ist jedenfalls ein brauchbarer Lückenhalter - auch wenn er nur temporär im Munde verbleibt - und verhindert eine Atrophie des Alveolarfortsatzes.

Ein **prothetischer Lückenschluß** kann

- provisorisch, etwa durch eine Interimsprothese oder
- definitiv durch eine konventionelle Brücke, eine Klebebrücke, einen herausnehmbaren Zahnersatz oder durch ein Implantat erfolgen.

Der **kieferorthopädische Lückenschluß** kann

- vollständig oder
- teilweise durchgeführt werden, wobei sich im letzten Fall weitere zahnärztliche Maßnahmen, wie z. B. die Überkronung des seitlichen Schneidezahnes bei Verlust des mittleren Inzisivus, anschließen. **6.8-6.10**

Bei der Entscheidung, ob ein **prothetischer** oder ein **kieferorthopädischer Lückenschluß** indiziert ist, spielen folgende Faktoren eine Rolle:

Das ***Alter des Patienten***
Erwachsene wünschen oft einen raschen Lückenschluß. Außerdem sind die Voraussetzungen für eine kieferorthopädische Behandlung ungünstiger als beim kindlichen Patienten, da die Umbaufähigkeit des Gewebes nachläßt, die Tragemöglichkeiten (z. B. festsitzender Apparaturen oder einer Gesichtsmaske) eingeschränkt sind und eine Ausnutzung des physiologischen Mesialtrends der Seitenzähne zum Lückenschluß nicht mehr möglich ist. Aus diesen Gründen wird im Erwachsenengebiß meistens der prothetischen Lösung der Vorzug gegeben.
Bei Kindern ist die Gewebsreaktion günstiger, der physiologische Mesialtrend läßt sich zum Schließen der Lücke ausnutzen (gegebenenfalls ist eine Förderung durch vorzeitige Extraktion oder Beschleifen von Milchzähnen möglich); es bestehen bessere Tragemöglichkeiten und eine geringere psychische Belastung durch die temporär bestehende Frontzahnlücke, die sich bei Behandlung mit Platten auch gut durch einen eingefügten Kunststoffzahn verdecken läßt. Außerdem erfolgt nicht selten eine Wanderung von Zahnkeimen in die Lücke mit relativ geringer Kippung. In vielen Fällen bestehen zusätzlich Dysgnathien, die ohnehin einer kieferorthopädischen Behandlung bedürfen.

Der **Umfang des Zahnverlusts**
Entscheidend ist die Zahl der verlorengegangenen Zähne und die Breite der entstandenen Lücke.
Bei Verlust eines mittleren oberen Inzisivus ist ein kieferorthopädischer Lückenschluß möglich,
bei Verlust beider zentralen Inzisivi ist dies zwar auch realisierbar, die Behandlung ist jedoch umfangreicher,
bei Verlust von mehr als zwei Frontzähnen bzw. von zwei Frontzähnen im selben Quadranten ist fast immer ein prothetischer Lückenschluß indiziert.
Der Verlust eines mittleren oberen Inzisivus (mit einer Breite von ca. 9 mm) ist gravierender als der Verlust des seitlichen Schneidezahnes, der nur etwa

7 mm breit ist. Dies hat zum einen ästhetische Gründe, zum anderen ist die Okklusionseinstellung bei Verlust des seitlichen Inzisivus leichter, da auch die Prämolaren 7 mm breit sind.

Größe, Stellung, Form und Farbe der Nachbarzähne

Wird eine Lücke nach Verlust des oberen mittleren Inzisivus durch Mesialbewegung des lateralen Inzisivus geschlossen, ist aus kosmetischen Gründen meistens eine Überkronung bzw. ein Composite-Aufbau dieses Zahnes unerläßlich. Hierbei stellen sich die Fragen, ob der Zahn geeignet ist (was insbesondere bei Zapfenzähnen abzuklären ist), welche Wurzellänge und welche Kronenbreite er aufweist etc.

Ein Mesialstand der Nachbarzähne begünstigt die Entscheidung für einen kieferorthopädischen Lückenschluß, vor allem, wenn eine achsengerechte Position oder nur eine geringe Mesialneigung der Seitenzähne vorliegt.

Soll der Eckzahn an die Stelle des seitlichen Schneidezahnes treten, ist aus kosmetischen Gründen eine kurze, rundliche Kronenform viel günstiger als eine lange, spitze Eckzahnform mit hoch ansetzender Gingiva. Bei ungünstiger Eckzahnform ist häufig eine Rekonturierung durch Beschleifen bzw. Composite-Aufbau erforderlich.

Auch die Zahnfarbe kann für die Therapieentscheidung eine Rolle spielen. Der Eckzahn ist im allgemeinen dunkler (gelblicher) als der seitliche Schneidezahn, was im Falle eines »Rollentauschs« zu auffälligen Resultaten führen kann.

Die **Platzverhältnisse**

Ein massiver Engstand, bei dem im Rahmen einer kieferorthopädischen Intervention eine Reduzierung der Zahnzahl in Frage kommen würde (Extraktionsfall), tendiert eher zum kieferorthopädischen Lückenschluß als ein lückiges Gebiß.

Bei dieser Beurteilung sind die Größe der apikalen Basis sowie die Achsenneigung der Frontzähne (Ante-/Retroinklination) zu beachten. So wird z. B. bei Verlust des mittleren Schneidezahnes im Oberkiefer und extremem Raummangel (wie in Abb. 467 a im 2. Quadranten) wohl kaum eine Extraktion des ersten Prämolaren und die Anfertigung einer Frontzahnbrücke (o. ä.) in Frage kommen, sondern in der Regel ein Lückenschluß im Frontbereich durch kieferorthopädische Behandlung (gegebenenfalls mit Extraktionen in den übrigen Quadranten) vorzuziehen sein. Beim Vorliegen eugnather Verhältnisse ist hingegen eher an eine prothetische Lösung zu denken.

Nichtanlagen

Die Aplasie permanenter Zähne verstärkt die Problematik eines traumatischen Frontzahnverlusts, da hierdurch die Frage der Indikation eines kieferorthopädischen oder prothetischen Lückenschlusses für zwei Bereiche zu beantworten ist.

So wird z. B. bei Aplasie des seitlichen Inzisivus und Verlust des mittleren Schneidezahnes im selben Quadranten in der Regel ein prothetischer Lückenschluß unumgänglich sein. Kommt es bei Nichtanlage eines 2. Prämolaren im selben Quadranten zu einem Frontzahnverlust, wird ein kieferorthopädischer Lückenschluß im Front- *und* im Seitenzahngebiet kaum möglich sein, sondern entweder

- eine prothetische Versorgung beider Lücken,
- eine prothetische Lösung im Seitenzahnbereich und ein kieferorthopädischer Lückenschluß in der Front oder
- ein kieferorthopädischer Lückenschluß im Seitenzahnbereich und eine prothetische Versorgung in der Front erfolgen müssen.

Die ***Anlage der Weisheitszähne*** verdient eine besondere Betrachtung.
Wird ein kieferorthopädischer Lückenschluß durchgeführt, entschärft die Mesialbewegung der Seitenzähne die Platzprobleme für die Sapientes.
Bei Aplasie des unteren 3. Molaren und Anlage dieses Zahnes im Oberkiefer ließe sich durch eine Mesialbewegung der oberen Seitenzähne bei kieferorthopädischem Lückenschluß nach Frontzahnverlust eine Abstützung des oberen Weisheitszahnes durch den unteren 2. Molaren erreichen und so die sonst erforderliche Entfernung des antagonistenlosen 3. Molaren im Oberkiefer vermeiden.

Mundhygiene und Kariesfrequenz **6.8-6.10**
- Da ein kieferorthopädischer Lückenschluß nach Frontzahnverlust häufig nur mit Hilfe einer festsitzenden Apparatur möglich ist, muß bei hierfür ungünstigen Voraussetzungen (schlechte Mundhygiene, große Kariesfrequenz) eher die prothetische Lösung gewählt werden.

Der Umfang des Knochendefekts
- Umfangreiche Knochendefekte erschweren sowohl die orthodontischen Zahnbewegungen als auch das Einbringen eines Implantats.

Zusätzlich vorhandene Dysgnathien verstärken die Tendenz zum

kieferorthopädischen Lückenschluß:	*prothetischen* Lückenschluß:
große Frontzahnstufe	knapper Überbiß
distale Okklusion	neutrale Okklusion
ungesicherte Verzahnung	gesicherte Verzahnung
Engstand/Raummangel	Lückengebiß
Extraktionsfall	ausreichende Platzverhältnisse
Retrogenie ohne Wachstum	Retrogenie mit Wachstum
offener Biß	tiefer Biß
dolichofazialer Typ	brachyfazialer Typ
Anteinklination der Front	progene Tendenz
	Großnasenprofil
	konkaves Gesichtsprofil.

Beim **kieferorthopädischen Lückenschluß** können eine Reihe von **Problemen** auftreten.
So bewirkt er zwangsläufig eine auch dem Laien auffallende ästhetische Veränderung bzw. - bei einseitigem Verlust - Asymmetrien im Frontbereich. Auch der »**Rollentausch**«, bei dem der seitliche Schneidezahn die Position des verlorengegangen mittleren Inzisivus, der Eckzahn die Stelle

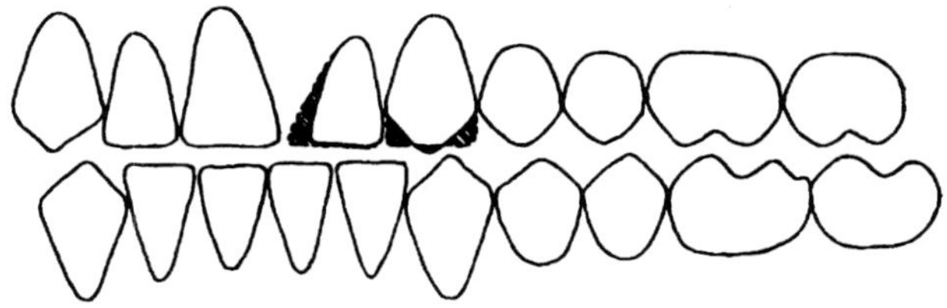

Abb. 468 **Rollentausch.**
Wird die Lücke eines traumatisch verlorengegangenen mittleren Schneidezahnes (im 2. Quadranten) kieferorthopädisch geschlossen, übernimmt der seitliche Inzisivus die Stelle des mittleren, der Eckzahn die Position des seitlichen Schneidezahnes und der 1. Prämolar die Rolle des Eckzahnes. Auf eine Verbreiterung und Konturierung des schmaleren seitlichen Schneidezahnes durch Composite oder eine Überkronung ist aus kosmetischen Gründen kaum zu verzichten.

des seitlichen Schneidezahnes und der 1. Prämolar die Funktion des Eckzahnes übernimmt (Abb. 468), wirft wegen der unterschiedlichen Zahngrößen, der Differenzen in der Zahnform, in der Farbe, vor allem aber in der Funktion, Probleme auf.

Beim Rollentausch kommt es nämlich zwingend zu einer Veränderung der Okklusion, die »Eckzahnführung« geht verloren. Der 1. Prämolar kann die Eckzahnfunktion nicht voll übernehmen. Eine Irritation der marginalen Gingiva im Bereich der Interdentalpapillen ist nicht ganz zu vermeiden. Balancekontakte häufen sich.

Gnathologische Gesichtspunkte sprechen daher eigentlich gegen einen Rollentausch, der bei einem kieferorthopädischen Lückenschluß nach Verlust eines mittleren bzw. eines seitlichen oberen Schneidezahnes unausweichlich ist.

Bei Durchführung eines kieferorthopädischen Lückenschlusses nach Frontzahnverlust können auch *Probleme mechanischer Art* auftreten.

So hinterläßt der Verlust beider mittlerer Inzisivi eine sehr große Lücke (durchschnittlich 2 x 9 = 18 mm), die durch körperliche Zahnbewegungen nicht einfach zu schließen ist. Der einseitige Verlust birgt die Gefahr einer Mittellinienverschiebung.

Auf jeden Fall sollte vermieden werden, eine kieferorthopädische Behandlung nach Frontzahnverlust mit einem »Kompromißergebnis« abzuschließen, bei welchem die Lücken nur teilweise oder durch kippende Zahnbewegungen geschlossen wurden. Eine solche Therapie hinterläßt einen Gebißzustand, der meist ungünstiger ist, als wenn gar keine Behandlung stattgefunden hätte, da die anschließend oft erforderliche prothetische Lösung in der Regel wesentlich erschwert wird.

Probleme bei prothetischer Versorgung einer Lücke nach traumatischem Frontzahnverlust:

Geht ein Frontzahn im kindlichen bzw. jugendlichen Gebiß verloren, muß mit einer längeren Interimsversorgung gerechnet werden, da ein definitiver

festsitzender Zahnersatz erst nach Abschluß des Kiefer- und Wurzelwachstums angefertigt werden kann und ein Beschleifen der Pfeilerzähne bei weitem Pulpencavum mit Risiken verbunden ist.
Möglicherweise lassen sich diese Nachteile durch die Eingliederung von Klebebrücken reduzieren, die in jüngster Zeit zunehmend Verwendung finden.
Als wesentliche negative Faktoren sind ferner anzuführen, daß Frontzahnbrücken in einer Reihe von Fällen unübersehbare kosmetische Nachteile aufweisen, und daß nach Eingliederung von Brücken ferner nicht selten Gingivaretraktionen, größere Taschentiefen etc. zu beobachten sind.
Der festsitzende Zahnersatz stellt in der Regel auch keine dauerhafte (lebenslange) Versorgung dar. Seine Verweildauer wird mit durchschnittlich fünf bis zehn Jahren angegeben. Nach dieser Zeit kann eine Neuanfertigung bzw. Erweiterung erforderlich werden.
Ein weiteres Problem bei der Versorgung des Gebisses nach Frontzahnverlust stellt die evtl. erforderliche **Ausgleichsextraktion** nach kieferorthopädischem Lückenschluß dar (siehe auch Kap. 6.13.4).
Bei reduzierter Zahnzahl in einem Kiefer wird in der Regel eine ausgleichende Extraktion im Gegenkiefer erforderlich. Die Begründung für diesen Schritt ergibt sich aus den unterschiedlichen Längen der Zahnbögen, die zu Okklusions- und Artikulationsstörungen durch antagonistenlose Zähne führen können, sowie aus der bei reduzierter Zahnzahl im Oberkiefer häufig zu beobachtenden Ausbildung eines frontalen Engstandes im Unterkiefer. **6.8–6.10**

Für die Ausgleichsextraktion gelten folgende Regeln:
Bei Verlust eines mittleren oder seitlichen Inzisivus im Oberkiefer und kieferorthopädischem Lückenschluß ist

- die Extraktion des entsprechenden 1. Prämolaren im Unterkiefer oder
- das Einstellen einer distalen Verzahnung
  (wenn keine Tendenz zum unteren Frontengstand vorliegt) oder
- sogar die Extraktion von drei Prämolaren
  (bei Mesialstand im anderen oberen Quadranten und Frontengstand im Unterkiefer [Mittellinienproblematik])

zu erwägen (Abb. 469).

Bei Verlust *beider* mittleren Schneidezähne im Oberkiefer kommt

- eine Ausgleichsextraktion der 1. Prämolaren im Unterkiefer oder
- das Einstellen einer distalen Verzahnung in Frage
  (insbesondere wenn eine vergrößerte Frontzahnstufe vorhanden und ein Engstand im Unterkiefer nicht zu befürchten ist).

K) Behandlungsgeräte

Im allgemeinen erfordern die nach traumatischem Verlust von Frontzähnen durchzuführenden körperlichen Zahnbewegungen den Einsatz festsitzender Apparaturen.
In Einzelfällen kann ein zufriedenstellendes Ergebnis auch mit herausnehmbaren Geräten erreicht werden.

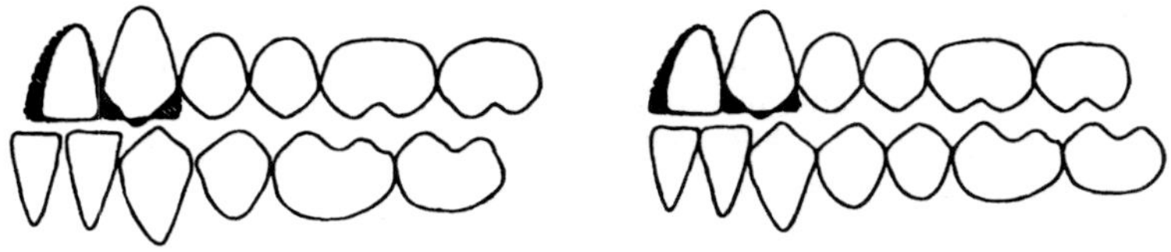

a b

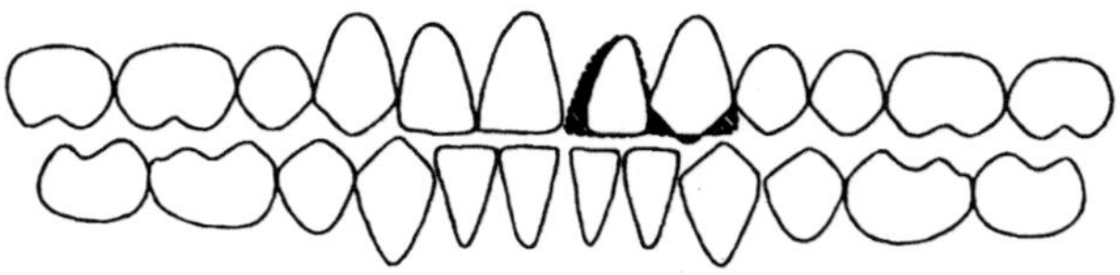

c

Abb. 469 a bis c Ausgleichsextraktion bei traumatischem Verlust eines oberen Schneidezahnes.
a) ausgleichende Extraktion eines unteren 1. Prämolaren
b) keine Ausgleichsextraktion und Einstellung einer distalen Okklusion
c) Extraktion auch in den übrigen Quadranten.

Festsitzende Apparaturen ermöglichen einen aktiven Lückenschluß nach Frontzahnverlust durch körperliche Zahnbewegungen.
Mechanische (Abstützungs-) Probleme werden vor allem bei unilateralem Lückenschluß beobachtet, bei dem die Einstellung bzw. das Halten der Mittellinie problematisch sein kann.
Bei Behandlung mit festsitzenden Apparaturen ist evtl. der zusätzliche Einsatz extraoraler Hilfsmittel, wie Gesichtsmaske, Kinnkappe mit vertikalen Stegen etc., erforderlich.
In einigen Fällen kann eine Kombination von Platten mit Einzelbändern bzw. -brackets erwogen werden.
Mit **Platten** ist ein aktiver Lückenschluß nur bei geringen Restlücken und unter Inkaufnahme von Kippungen möglich. Allenfalls unter sehr günstigen Voraussetzungen (mesialer Durchbruch der Nachbarzähne, große Frontzahnstufe mit Anteinklination der oberen Front) ist ein erfolgversprechender Einsatz von Platten zum Lückenschluß nach Frontzahnverlust denkbar.
Funktionskieferorthopädische Geräte spielen bei der Therapie nach Frontzahnverlust im allgemeinen keine Rolle.

I) Behandlungsdauer

Die Dauer einer kieferorthopädischen Therapie nach traumatischem Verlust von Frontzähnen ist abhängig von der Größe der Lücke und dem Ausmaß der mechanischen Probleme. Im allgemeinen ist ein Lückenschluß in 12-24 Monaten möglich.
Eine Verlängerung der Behandlung kann durch begleitende Dysgnathien bedingt sein.

M) Rezidivgefahr/Retention

Konnte durch die kieferorthopädische Behandlung, d. h. die Mesialisierung aller Seitenzähne, ein kompletter Lückenschluß erreicht werden, besteht nur eine geringe Rückfallneigung.
Für die Retention nach Behandlung mit festsitzenden Apparaturen während des »Settlings« und der Festigung der zum Teil gelockerten Zähne ist ein Zeitraum von etwa einem halben Jahr anzusetzen.

N) Prognose

Nur bei Behandlung mit festsitzenden Apparaten und sorgfältiger Beachtung der Indikation sind gute Resultate zu erwarten.
Mit einer Einschränkung der guten Prognose ist bei unilateralem Verlust zu rechnen, da hier die Gefahr einer Mittellinienverschiebung droht.

6.10 Retention und Verlagerung

A) Kennzeichnendes Symptom

Ein Zahnkeim verbleibt wesentlich über seine normale Durchbruchszeit hinaus in normaler bzw. abwegiger Lage im Kiefer.

B) Nomenklatur

Als **Verlagerung** (Abb. 470 und 472) wird eine Durchbruchsstörung bei *abwegiger Keimlage*, als **Retention** (Abb. 471) eine Durchbruchsstörung bei *korrekter Keimlage* bezeichnet; in beiden Fällen ist der Zahn im Knochen total impaktiert.

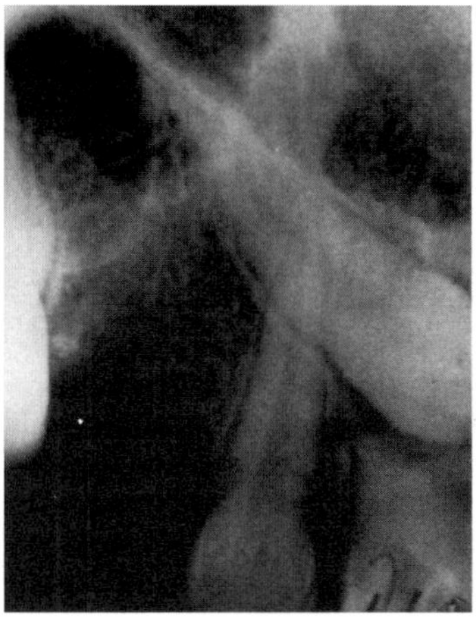

Abb. 470 Palatinale Verlagerung eines oberen Eckzahnes (mit Resorption der Wurzel des mittleren Schneidezahnes).

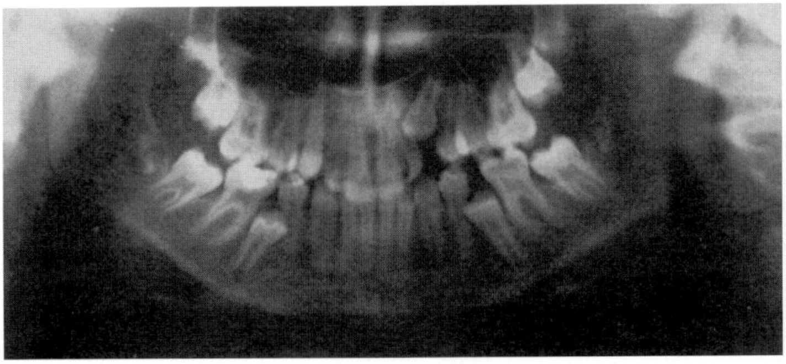

Abb. 471 Retention unterer Prämolaren als Folge eines Raummangels.

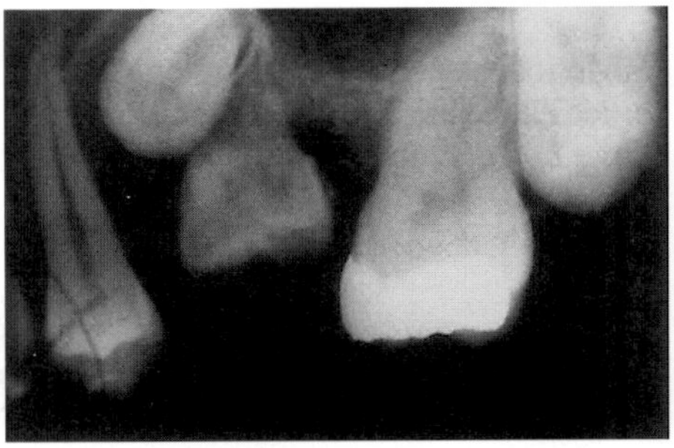

Abb. 472 Infraokklusion (Halbretention) des 2. Milchmolaren und Verlagerung des 2. Prämolaren im Oberkiefer.

Halbretention *bzw.* **Infraokklusion** (Abb. 472) wird der Zustand genannt, bei dem durch eine isolierte, deutlich gehemmte Vertikalentwicklung eines Zahnes (Milchmolar oder Molar) eine vertikale Stufe zu den Nachbarzähnen entstanden ist, so daß der betroffene Zahn zwar durchgebrochen, aber scheinbar intrudiert ist.
Im Gegensatz zur Verlagerung wird der Begriff »Dystopie« verwendet, wenn die deutliche Fehlstellung eines durchgebrochenen Zahnes beschrieben werden soll.

C) Differentialdiagnose

Zur Abklärung, ob eine Verlagerung oder eine Retention vorliegt, lassen sich folgende diagnostischen Maßnahmen verwenden:
Im Rahmen der **Anamnese** sollte nach familiär gehäuftem Vorkommen von Verlagerungen, Retentionen oder Nichtanlagen gefragt werden. Auch interessieren Unfälle im Milchgebiß (z. B. eine Milchzahnintrusion mit konsekutiver Dilaceration des bleibenden Zahnkeims).

Bei der **klinischen Untersuchung** gibt der Palpationsbefund Hinweise auf eine palatinale bzw. vestibuläre Lage und auf Zysten.
Ein überfälliger Zahndurchbruch oder persistierende Milchzähne sollten Veranlassung für weitere Untersuchungen sein.
Auch Dystopien der Nachbarzähne können auf eine Verlagerung hinweisen; so ist die Distalkippung und Rotation der seitlichen Schneidezähne im Oberkiefer ein typischer Befund bei Verlagerung der oberen Eckzähne.
Ein besonderes Augenmerk verdienen Lockerungen permanenter Zähne, wenn einer ihrer Nachbarn noch nicht durchgebrochen ist, da dies die Folge einer Wurzelresorption durch einen verlagerten Zahn sein kann.
Spärliche Hinweise sind der **Modellanalyse** zu entnehmen. Allenfalls weisen ein massiver Raummangel oder vestibuläre, palatinale oder linguale Vorwölbungen auf die Möglichkeit einer Retention oder Verlagerung hin.
Aussagekräftig ist hingegen der **Röntgenbefund**.
Mit Hilfe des Einzelfilms, der Aufbißaufnahme oder eines Panorama-Bildes sind röntgenologisch abzuklären

6.8–6.10

- mögliche Ursachen einer Retention oder Verlagerung in Form von Mesiodentes (Abb. 473), Zysten, Odontomen (Abb. 474), Formanomalien der Zähne etc. sowie
- die *Lokalisation* des verlagerten bzw. retinierten Zahnes.

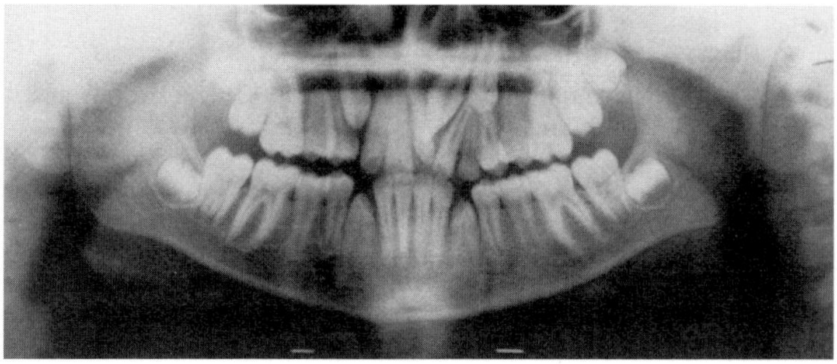

Abb. 473 Verlagerung eines mittleren oberen Inzisivus durch Mesiodens.

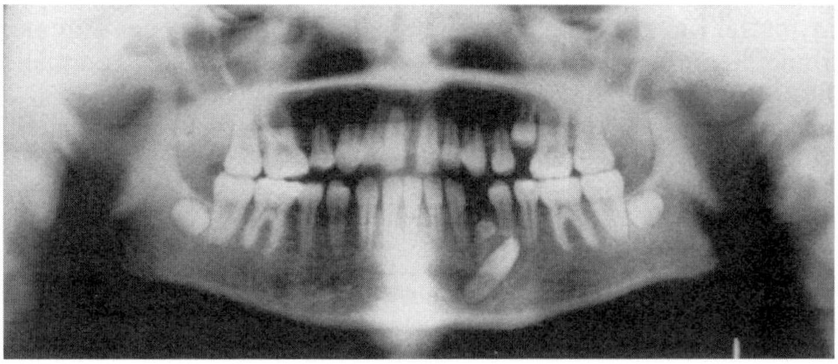

Abb. 474 Verlagerung eines unteren Eckzahnes durch Odontom.

Zur röntgenologischen Lokalisation eines verlagerten Zahnes kann die *Panorama-Röntgenaufnahme* (Orthopantomogramm) herangezogen werden, wobei als Vorteile die gute Übersicht und die für die Prognose wichtige gute Darstellung der Achsenneigung der verlagerten Zähne zur Okklusionsebene hervorzuheben sind.
Nachteilig wirkt sich die nicht immer zuverlässige Lokalisation in palatinal/vestibulärer Richtung aus. Auch ist die Detailerkennbarkeit eingeschränkt.
Durch die Auswertung *intraoraler Röntgenaufnahmen* (Zahnfilme) erhält man eine Orientierung über

- die *horizontale Position* (palatinale oder vestibuläre Lage) mittels der exzentrischen Aufnahmetechnik, während
- die *vertikale Position* sich durch einen Zahnfilm nur bedingt darstellen läßt, da sie stark abhängig von den Projektionsbedingungen ist. Auch der Neigungswinkel zur Okklusionsebene läßt sich nicht mit ausreichender Genauigkeit feststellen, da er zu sehr von der Projektionsrichtung abhängt.

Ferner sind röntgenologisch Wurzelkrümmungen und Resorptionen von Milchzahnvorgängern und benachbarten permanenten Zähnen abzuklären bzw. auszuschließen.

D) Ätiologie

Retentionen und Verlagerungen von Zähnen können folgende Ursachen haben:

- raumeinengende Stellungsfehler im Zahnbogen (z. B. Mesialstand von Seitenzähnen, sagittale Enge, Mißverhältnis, Zahnkippungen etc.),
- Durchbruchshindernisse, wie Mesiodentes, überzählige Zähne, Odontome etc.,
- verdrängende Prozesse, wie radikuläre bzw. follikuläre Zysten, Tumore etc.,
- Formanomalien der Zähne (Doppelbildung, Dilaceration, Wurzelkrümmung),
- erbliche Faktoren (z. B. familiär gehäufte Verlagerung des oberen Eckzahnes),
- phylogenetische Ursachen (Beispiel: verlagerte Sapientes),
- eine atypische Keimlage, z. B. durch hereditäre Einflüsse oder Trauma,
- Syndrome/Hemmungsmißbildungen (z. B. Dysostosis cleido-cranialis (s. Abb. 475), Lippen-Kiefer-Gaumenspalten) oder
- eine ankylotische Verbindung zwischen Zahnwurzel und Alveolarknochen.

E) Häufigkeit

Sieht man von den Weisheitszähnen ab, bei denen Verlagerungen und Retentionen bei nahezu der Hälfte der Population vorkommen, ist bei mindestens 2–4% der Zahnanlagen mit einer derartigen Durchbruchsstörung zu rechnen.

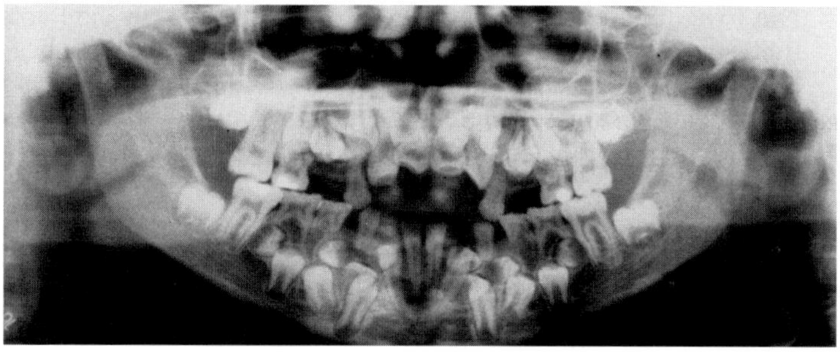

Abb. 475 Multiple Zahnretentionen und -verlagerungen sowie überzählige Zahnanlagen bei einem Patienten mit Dysostosis cleido-cranialis.

Besonders betroffen von der Retention sind die 2. Prämolaren (bevorzugt im Unterkiefer) sowie die oberen mittleren Schneidezähne; auch kommen vereinzelt multiple Retentionen vor. **6.8-6.10**
Die Verlagerung betrifft - wenn man von den Sapientes absieht - schwerpunktmäßig die oberen Eckzähne, die immerhin bei ca. 1,5 % der kieferorthopädisch behandlungsbedürftigen Patienten verlagert sind.

F) Behandlungsindikation

Grundsätzlich ergibt sich die Indikation zur kieferorthopädischen Behandlung (oder Entfernung) retinierter bzw. verlagerter Zähne aus verschiedenen Gründen:

- retinierte bzw. verlagerte Zähne sind für die Kaufunktion nicht nutzbar,
- bei Verlagerung besteht das Risiko einer Resorption der Wurzeln benachbarter permanenter Zähne sowie der Ausbildung follikulärer Zysten,
- bei Verlust der evtl. persistierenden Milchzähne entstehen Lücken im Zahnbogen, welche sowohl das Aussehen beeinträchtigen als auch zu Kippungen der Nachbarzähne mit konsekutiven Okklusionsstörungen führen können, und
- als Folge einer Retention oder Verlagerung kann es später zu einem dystopischen Durchbruch, zum Engstand und zu Schmutznischen kommen, so daß die Behandlung auch aus karies- und parodontalprophylaktischen Gründen sinnvoll ist.

Bei Verlagerung des oberen Eckzahnes sind weitere, spezifische Gründe für den Versuch einer kieferorthopädischen Einordnung anzuführen.

- Die »Eckzahnführung«, d.h. eine eckzahngeschützte Okklusion, ist für den Funktionsablauf und die Belastung der Zähne bei Seit- und Vorschubbewegungen wichtig. Geht der Eckzahn verloren oder steht er nicht an seinem angestammten Platz, kann der 1. Prämolar selbst im Falle eines kieferorthopädischen Lückenschlusses die Aufgaben des Eckzahnes nicht vollwertig übernehmen.

- Die Erhaltung und korrekte Einordnung ist auch für eine spätere prothetische Versorgung von großem Wert, da dieser Zahn infolge seiner langen, stabilen Wurzel, der geringen Anfälligkeit für Karies und Parodontopathien und seiner Schlüsselposition im Zahnbogen als ein besonders wichtiger Pfeilerzahn anzusehen ist.

G) Zeitpunkt

Wenn eine kieferorthopädische Behandlung indiziert ist und die Voraussetzungen hierfür vorhanden sind, ist ein frühzeitiger Beginn anzustreben, da aufgrund der relativ späten Feststellung einer Verlagerung bzw. Retention kieferorthopädische Maßnahmen in der Regel ohnehin erst spät, d. h. meistens erst nach Abschluß des Zahnwechsels eingeleitet werden.
Wird eine Tendenz zur Verlagerung des Zahnkeims im Wechselgebiß erkannt, ist auf jeden Fall dafür zu sorgen, daß ausreichend Platz zur Verfügung steht, damit der Keim nicht infolge eines Raummangels weiter abgelenkt wird und möglicherweise deshalb die Wurzeln benachbarter permanenter Zähne resorbiert.
Auch vermag eine frühzeitige Entfernung des Milchzahnes die Durchbruchsrichtung des verlagerten Zahnes günstig zu beeinflussen, wie insbesondere nach Extraktion des Milcheckzahnes bei Verlagerung eines oberen permanenten Caninus zu beobachten ist.
Eine Überwachung sowie eine (jährliche) Röntgenkontrolle sind dringend zu empfehlen.

H) Prophylaktische Maßnahmen

Zur Sicherung einer normalen Keimentwicklung sollten Durchbruchshindernisse, wie Mesiodentes, überzählige Zähne, Odontome, Zysten etc., frühzeitig beseitigt werden. Auch ist für ausreichende Raumverhältnisse zu sorgen. Eventuell muß der erforderliche Platz durch sagittale und/oder transversale Erweiterung bzw. Extraktionstherapie geschaffen werden.
Die operative Entfernung von überzähligen Zähnen, Odontomen etc. soll zu einem möglichst frühen Zeitpunkt erfolgen, wenn sie ohne Schädigung der permanenten Nachbarzähne zu realisieren ist.
Eine Extraktion permanenter Zähne zur Platzschaffung ist nur erlaubt, wenn die Einordnung des verlagerten Zahnes mit großer Wahrscheinlichkeit erfolgreich verläuft.

I) Therapie

Bei Verlagerung (und Retention) von Zähnen ist zunächst zu entscheiden, ob der Zahn eingeordnet werden kann und soll, oder ob er operativ entfernt werden muß, was nur in hoffnungslosen Fällen in Frage kommt.

Fällt die Entscheidung für den Versuch der kieferorthopädischen Einordnung des verlagerten bzw. retinierten Zahnes, erfolgt zunächst eine kausale Therapie, d.h. die Beseitigung des Durchbruchshindernisses (Lückenöffnung, Entfernung überzähliger Zahnanlagen etc.).
Bricht der Zahn daraufhin nicht innerhalb von sechs Monaten spontan durch - was nur bei retinierten Zähnen und günstigen Voraussetzungen erwartet werden kann - ist eine Reihe von kieferorthopädischen bzw. chirurgischen Maßnahmen indiziert:

Druckpelotte

Durchbruch | chir. Freilegung

Durchbruch und Einordnung | Befestigung eines Klebebrackets 6.8-6.10

Einordnung | operative Entfernung

kieferorthopädischer | prothetischer Lückenschluß

- Als **Druckpelotte** wird eine Platte mit Kunststoff-/Guttaperchaauflage zur Druckbelastung der Region über dem retinierten (verlagerten) Zahn verwendet, die diesen zum Durchbruch anreizen soll. Diese Methode ist allerdings selten erfolgreich.
- Bricht der Zahn nicht durch, kommt als nächster Schritt die **operative Freilegung** ohne weitere kieferorthopädische Maßnahmen in Frage, die ebenfalls nur bei retinierten Zähnen und günstigen Bedingungen erfolgversprechend ist.
- Führt die Freilegung als alleinige Maßnahme nicht zum Ziel oder wird sie von vornherein als nicht wirkungsvoll angesehen, ist eine *operative Freilegung und* **Anbringen von Behelfen zur aktiven Bewegung** *des verlagerten (retinierten) Zahnes* durchzuführen (Abb. 476).

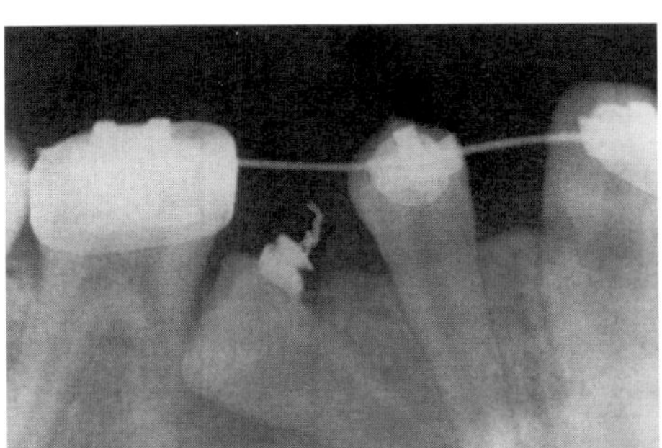

Abb. 476 Klebebracket auf einem verlagerten Zahn zur Einordnung desselben in den Zahnbogen.

Dies kann intra operationem entweder durch
- Befestigung eines Klebebrackets geschehen, wobei das Problem besteht, den Zahn so gut trockenzulegen, daß eine dauerhafte Befestigung des Brackets mittels der Säureätztechnik erfolgen kann, oder
- der verlagerte Zahn muß mit einer zervikalen Drahtschlinge versehen werden, eine Methode, die wegen der Notwendigkeit eines weiteren Freilegens der Krone und der möglichen Schädigung der Nachbarzähne in jüngster Zeit nur ungern gewählt wird.

Das früher geübte Durchbohren der inzisalen Kante als Öse für eine Drahtligatur ist nach dem heutigen Wissensstand als Kunstfehler anzusehen.
Zur Einordnung des verlagerten (retinierten) Zahnes werden die zervikale Drahtschlinge oder ein am Klebebracket befestigter Draht in Verbindung mit festsitzenden Apparaturen oder Platten verwendet. Die Kraftübermittlung (der Zug) erfolgt durch Gummiringe verschiedener Größe oder elastische Ligaturen, die in Häkchen der Platte oder der festsitzenden Apparatur eingehängt werden.
Als ergänzende oder alternative chirurgische Maßnahmen wurden ferner vorgeschlagen:

- das Vorbereiten der künftigen Alveole durch Osteotomie im Rahmen der Freilegung und
- die Replantation eines hoffnungslos verlagerten Zahnes nach operativer Entfernung, Wurzelbehandlung und Schaffen einer neuen Alveole. Dieses Vorgehen kann nur als temporäre Maßnahme angesehen werden, da der Zahn in der Regel nach zwei bis fünf Jahren infolge einer Resorption der Wurzel verloren geht.
- In früheren Zeiten wurde auch das sog. »Redressement forcé« durchgeführt, eine gewaltsame Positionsänderung des Zahnes mit der Zange, die meist mit einem Vitalitätsverlust verbunden war.

Die beschriebenen Maßnahmen und Abläufe sind sowohl bei Retention wie auch bei Verlagerung von Schneidezähnen, Eckzähnen und Prämolaren (sinngemäß auch im Molarengebiet) zu realisieren.
Bei Verlagerung oberer Eckzähne – der neben der abweichenden Keimlage der Weisheitszähne weitaus häufigsten Form der Verlagerung – sind ferner eine Reihe spezieller Gegebenheiten zu berücksichtigen.

Therapeutische Möglichkeiten bei Verlagerung oberer Eckzähne:

Kieferorthopädische Einordnung nach Platzschaffung durch	Operative Entfernung des verlagerten Zahnes
Erweiterung/Extraktion	mit
und operativer Freilegung mit Kleben eines Brackets/ Anschlingung	kieferorthopädischem/ prothetischem Lückenschluß

Wichtig ist der erneute Hinweis, daß **eine Extraktion permanenter Zähne (z. B. der 1. Prämolaren) erst erfolgen darf, wenn die Einordnung des verlagerten Zahnes sicher ist**. Dies kann angenommen werden, wenn nach Anbringung einer Zugvorrichtung eine deutliche Positionsänderung erkennbar ist.
Keinesfalls soll die der Platzschaffung dienende Extraktion gleichzeitig mit der operativen Freilegung erfolgen, da im Falle eines Mißerfolgs der Verlust von zwei Zähnen (des verlagerten und des vorher extrahierten Zahnes) zu beklagen wäre.

Kriterien für die Therapieentscheidung: Versuch der Einordnung oder operative Entfernung eines verlagerten Eckzahnes 6.8–6.10

Argumente für die Einordnung	*Argumente für die Entfernung*
In vielen Fällen ist eine funktionell und ästhetisch vollwertige Lösung zu erzielen.	Nach Entfernung des verlagerten Zahnes läßt sich zwar eine zufriedenstellende Lösung erreichen, jedoch geht beim kieferorthopädischen Lückenschluß ein wichtiger Zahn sowie die »Eckzahnführung« verloren.
Bei kieferorthopädischer Einordnung eines verlagerten Zahnes bleibt die Zahnzahl bzw. ein für die Funktion wichtiger Zahn erhalten.	
Beim prothetischen Lückenschluß ist das Beschleifen mehrerer Zähne erforderlich; der Zahnersatz hat auch nur eine begrenzte Lebensdauer.	Die kieferorthopädische Einordnung verlagerter Zähne ist zeitaufwendig und mühevoll, während sich die operative Entfernung und der prothetische Lückenschluß rasch realisieren lassen.
Bei einem Mißerfolg der kieferorthopädischen Behandlung ist immer noch eine Entfernung des verlagerten Zahnes und eine prothetische Lösung möglich.	Die Mißerfolgsrate beim Versuch der Einordnung eines verlagerten Zahnes liegt bei über 10%.
Beim jungen Patienten kann mit einer guten Reaktionslage und guter Kooperation gerechnet werden.	Beim Spätfall ist die Reaktionslage ungünstiger, häufig ist der Einsatz festsitzender Apparaturen erforderlich.
Günstigere Voraussetzungen bestehen bei ausreichenden Raumverhältnissen.	Ein erheblicher Raummangel (z. B. Extraktionsfall) kompliziert die kieferorthopädische Therapie.

Ein Zahnverlust, Kümmerformen oder ein pulpentoter Zahn im gleichen Abschnitt sprechen für den Versuch der Einordnung eines verlagerten Zahnes.	
Nicht abgeschlossenes Wurzelwachstum (Durchbruchspotenz) verbessert die Chancen einer Einordnung verlagerter Zähne.	Abgeschlossenes Wurzelwachstum und Wurzelkrümmungen reduzieren die Aussichten auf einen kieferorthopädischen Therapieerfolg.
Bei einem Winkel der Zahnachse zur Okklusionsebene > 45° bestehen bessere Aussichten auf eine Einordnung.	Bei extrem hoher Lage des Eckzahnes oder einem Achsenwinkel < 45° ist eine Einordnung unwahrscheinlich.

Ein Belassen verlagerter Zähne ist auf Dauer nicht zu vertreten.

Mögliche **Komplikationen**, die von verlagerten Zähnen ausgehen können, sind

- follikuläre Zysten,
- Wurzelresorptionen an Nachbarzähnen evtl. mit Verlust derselben (s. Abb. 470),
- Verdrängung der Nachbarzähne sowie
- neuralgiforme Beschwerden.

Auch ist zu bedenken, daß bei Verlust des persistierenden Milchzahnes im Erwachsenenalter die Möglichkeiten eines kieferorthopädischen Lückenschlusses eingeschränkt sind.
Wegen der möglichen Komplikationen ist auf jeden Fall vor Eingliederung eines definitiven prothetischen Ersatzes (einer Brücke) die Entfernung verlagerter Zähne erforderlich.

K) Behandlungsgeräte

Nach Anbringung eines Klebebrackets (oder Anschlingung) kann die Zugapplikation vom Bracket (bzw. der Drahtschlaufe) über einen Gummiring oder eine elastische Ligatur an eine Platte oder den Bogen der festsitzenden Apparatur erfolgen.
Eine **Platte** ist in allen Fällen indiziert, in denen keine Zahnbewegungen erforderlich sind, die nur mit festsitzender Apparatur durchgeführt werden können.

Gegebenenfalls kann die abschließende Feineinstellung (z. B. die häufig erforderliche Rotation des verlagerten Zahnes) mit Hilfe einer festsitzenden Apparatur (Teil- oder Vollbogen) erfolgen.
Festsitzende Apparaturen zur Einordnung verlagerter Zähne über die volle Behandlungsdauer bedeuten Langzeitbebänderung. Auch droht die Gefahr einer Intrusion der abstützenden, benachbarten Zähne - vor allem, wenn die Bewegung des verlagerten Zahnes (z. B. durch eine abgekrümmte Wurzelspitze) erschwert oder durch eine Ankylose unmöglich ist.
Funktionskieferorthopädische Geräte sind zur Einordnung von verlagerten bzw. retinierten Zähnen in der Regel nicht zu verwenden.

L) Behandlungsdauer

Bei der Abschätzung der erforderlichen Behandlungsdauer sind zwei Therapiekomponenten zu berücksichtigen: **6.8-6.10**

- die Platzschaffung bei einem Raummangel und
- die kieferorthopädische Bewegung nach operativer Freilegung des verlagerten bzw. retinierten Zahnes.

Für die 1. Phase wird - je nach Ausmaß der Lückenenge sowie nach Art, Umfang und Schwierigkeit der erforderlichen Zahnbewegungen - in der Regel bis zu 1 Jahr anzusetzen sein.
Die eigentliche Einordnung (Phase 2) dauert je nach Lokalisation des Zahnkeims 1-1 1/2 Jahre, die anschließende Feineinstellung kann noch einmal 6 bis 9 Monate erfordern.

M) Rezidivgefahr/Retention

Nach erfolgreicher Einordnung verlagerter bzw. retinierter Zähne besteht nur eine geringe Rezidivgefahr, die sich meistens auf eventuelle Rotationen beschränkt. Eine Stabilisierung der zum Teil gelockerten Zähne (für 6 bis 9 Monate) ist ratsam.

N) Prognose

Die Aussichten auf einen Behandlungserfolg sind bei der Verlagerung von Zähnen sehr schwer abzuschätzen. Sie sind weitgehend abhängig vom Ausmaß der Verlagerung. Die Patienten sollten vor zu hohen Erwartungen gewarnt werden.

6.11 Lippen-Kiefer-Gaumenspalten

A) Kennzeichnendes Symptom

Mangelnde bzw. fehlende Verschmelzung der Gesichtswülste mit Fehlbildungen im Gesichts- und Kieferbereich (Abb. 477).

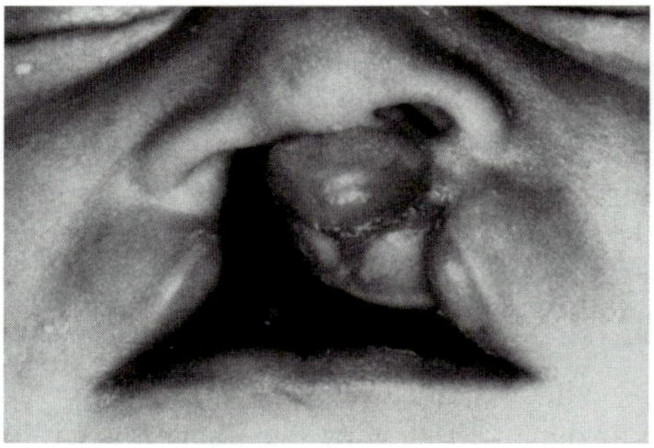

Abb. 477
Lippen-Kiefer-Gaumenspalte.

B) und C) Nomenklatur und Differentialdiagnose

Die Lippen-Kiefer-Gaumenspalte (Cheilo-gnatho-palato-chisis) kann ein- oder doppelseitig sowie vollständig oder unvollständig ausgebildet sein.
Von der Spaltbildung kann die Lippe, die Lippe und der Kiefer (Alveolarfortsatz) sowie Lippe, Kiefer und Gaumen, aber auch nur der Gaumen betroffen sein.
Im Bereich der **Lippe** kommt als Mikroform die Lippenkerbe oder – im Bereich der Philtrumkante – die subkutane bzw. die totale Lippenspalte vor.
Im Bereich von **Lippe und Kiefer** ist als Mikroform die Kieferkerbe im Alveolarfortsatz zu finden, die häufig zusammen mit einer Lippenspalte auftritt. Ferner ist eine Lippen-Kieferspalte möglich.
Die **Lippen-Kiefer-Gaumenspalte** verläuft im Lippen- und Zwischenkieferbereich seitlich (im Bereich des lateralen Schneidezahnes), in der Region des harten Gaumens medial neben dem Nasenseptum. Im weichen Gaumen (Gaumensegel) liegt die Spalte genau in der Mittellinie.
Die isolierte Gaumenspalte ist eine doppelseitige Spaltbildung des harten und weichen Gaumens, d. h. ohne Verbindung zum Nasenseptum. Sie kann unvollständig (zwischen Foramen incisivum und Hinterrand des harten Gaumens beginnend und bis zur Uvula durchgehend) oder vollständig (durchgehend vom Foramen incisivum) vorkommen.

Seltene Spaltformen

Mediane Gesichtsspalten:
häufig sind ausgedehnte Fehlbildungen dieser Gruppe mit Enzephalozelen oder Hirnmißbildungen vergesellschaftet.

Schräge Gesichtsspalten:
Das Auftreten dieser Spaltformen ist sehr selten, gelegentlich kommen sie doppelseitig vor; häufig ist das Auge mitbetroffen (Mikrophtalmus, Kolobome [Spalten] im Augenbereich, Störungen im Bereich der Tränenwege). Oft treten multiple Körperfehlbildungen sowie Defekte des zentralen Nervensystems auf.

Quere Mundspalte:
Segmentale Fehlbildung des ersten Mandibularbogens, gelegentlich in Kombination mit einer medianen Gaumenspalte.
Sehr häufig ist das Ohr derselben Seite mitbetroffen und der aufsteigende Unterkieferast nicht oder nur rudimentär ausgebildet. Eine typische Fehlbildung dieser Art ist die Dysostosis mandibulo-facialis (Franceschetti), die auch doppelseitig vorkommen kann. Dieses Krankheitsbild ist an der anti- **6.11**
mongoloiden Schrägstellung der Lidspalte mit Kolobombildung des Unterlids, Ohrfehlbildungen mit Atresie des Gehörgangs und dem Vorliegen einer Gaumenspalte zu erkennen.

Spaltbildungen der Nase:
Isolierte Spaltbildungen des Nasenflügels. Die übrigen Fälle sind unter die schrägen Gesichtsspalten einzuordnen.

Mediane Oberlippenspalte:
Sie tritt bei Defektmißbildungen und Dysmorphien des Stirn-Nasen-Fortsatzes sowie (sehr selten) isoliert auf.

D) Ätiologie

Lippen-Kiefer-Gaumenspalten können als Folge einer erworbenen Fruchtschädigung oder ererbter Genveränderungen zu ganz bestimmten Zeiten während der Embryonalperiode entstehen.
Als Schicksalszeit für die Mißbildung des primären Gaumens (Lippe/Alveolarfortsatz) während der embryonalen Entwicklung kann der 30.–35. Tag angesehen werden. Hemmungsmißbildungen des sekundären Gaumens (harter und weicher Gaumen) entstehen um den 45.–47. Tag, d. h. etwa in der 7. embryonalen Woche.
Spalten sind eine Hemmungsmißbildung, bei der eine Verwachsung der Nasenwülste und des Zwischenkiefers mit dem Oberkiefer unterbleibt oder erst zu einem späteren Zeitpunkt erfolgt, so daß die Epithelmauern nicht mehr von Mesenchym durchwachsen werden, oder sie entstehen durch Einreißen von noch nicht substituierten Epithelmauern, durch Zug- und Scherwirkung bei der Gesichtsentwicklung.
Es gibt viele Faktoren, die als Ursache für Spalten in Frage kommen.

Grundsätzlich unterscheidet man dabei:

1. endogene Faktoren, d.h. eine Genschädigung, und
2. exogene Faktoren, wie etwa während der Schwangerschaft einwirkende Noxen (z. B. ionisierende Strahlen, Virusinfektionen [Röteln], die toxische Wirkung von Medikamenten, Unterernährung oder Sauerstoffmangel [bei Placentablutungen] etc.)

Das Zusammentreffen mehrerer Faktoren ist notwendig, damit eine Erkrankung (Fehlbildung) in Erscheinung treten kann. Man spricht daher von einem multifaktoriellen Geschehen mit Schwellenwerteffekt.

E) Häufigkeit

Bei einer von etwa 500 Geburten muß man bei einem Kind mit einer Fehlbildung im Kiefer und/oder Gesichtsbereich rechnen. Diese Zahl variiert in den verschiedenen ethnischen Gruppen.
Sie beträgt z. B. bei der kaukasischen Rasse (Europäer, Weiße) 2:1000, bei Orientalen 1,7:1000, bei den Afro-Amerikanern 2,5:1000 und in der Gruppe der amerikanischen Indianer 3,6:1000.
Lippen-Kiefer-Gaumenspalten können als alleinstehende Krankheitsbilder auftreten. Seltener findet man sie aber auch als Teilerscheinungsbild eines Syndroms (es gibt ca. 600 bekannte Syndrome mit Spaltenbildungen).
Die Kombinationsmöglichkeiten in der Beteiligung von Lippe, Kiefer und Gaumen (vollständig/unvollständig, einseitig oder doppelseitig) sind sehr zahlreich. Bei etwa der Hälfte der Spaltpatienten ist die Lippe, der Kiefer und der Gaumen betroffen.
Eine isolierte Lippenspalte bzw. eine isolierte Gaumenspalte finden sich bei je 20–30 % der Patienten. Regional überwiegt dabei eher der Anteil isolierter Gaumenspalten.

F) Behandlungsindikation

Kinder mit Spaltbildungen des Kiefers und Gaumens bedürfen fast immer einer kieferorthopädischen Betreuung, da diese in der Regel mit schwersten Störungen der Gebißfunktion (Nahrungsaufnahme, Abbeißen, Kauen) einhergehen.
Weitere Gründe für die nahezu absolute Behandlungsbedürftigkeit sind:

- Sprachstörungen (z. B. die Rhinolalia aperta).
- Karies- und parodontalprophylaktische Gründe, da häufig durch die Unterentwicklung des Oberkiefers ein Engstand entsteht (Schmutznischen, irreguläre Interdentalräume).
- Die Hemmung der Entwicklung des Oberkiefers in sagittaler, vertikaler und transversaler Richtung mit Ausbildung einer Mikrognathie, gegebenenfalls auch einer Pseudoprogenie.
- Präprothetische Gründe, da eine spätere Versorgung u. a. durch die Mikrognathie und deren Folgen erschwert sein kann.
- Die Physiognomie der Patienten ist z. T. erheblich beeinträchtigt. Spalten zählen zu den »entstellenden« Anomalien.

G) Zeitpunkt

Die Zeitplanung einer Behandlung von Patienten mit Lippen-Kiefer-Gaumenspalten sollte berücksichtigen, daß nur eine interdisziplinäre Betreuung einen Therapieerfolg erwarten läßt.

Im Zentrum der Zahn-, Mund- und Kieferheilkunde der Universität Frankfurt am Main wird zur Zeit nach folgendem Schema vorgegangen:

Alter:	Chirurgische Maßnahmen:	Kieferorthopädische Maßnahmen:
24 Std.		Abdrucknahme und Einfügen einer Trinkplatte (Trennung von Mund- und Nasenhöhle, Verbesserung der Nahrungsaufnahme, Förderung der Sprachentwicklung)
vor der 1.Operation		ggf. Reposition der Segmente mittels Oberkieferplatte (nach *Hotz* oder *Latham*) [s. S. 668]
bei ca. 5000 g Körpergewicht	Lippenadhäsion und Gingivoperiostalplastik, Verschluß des Velums	
2 1/2 Monate nach 1.OP	definitive Operation von Lippe und Nase	
1 Jahr nach 2. OP	Verschluß des harten Gaumens	
ab 3. Jahr		nach Durchbruch aller Milchzähne: erforderlichenfalls kieferorthopädische Behandlung
mit 4 Jahren	Columella-Plastik (bei bilat. Spalten)	
ab 6. Jahr		Überwachung des Zahndurchbruchs, ggf. kieferorthopädische Behandlung: Versuch einer Korrektur der basalen Relationen (insbesondere bei Mikrognathie)

vor Durchbruch des Eckzahnes im Spaltbereich	evtl. sekundäre Osteoplastik, ggf. chirurgische Repositionierung der Prämaxilla	ggf. Fortführung der kieferorthopädischen Behandlung
nach der Pubertät	definitive Korrektur der Nase, evtl. Narbenrevisionen	ggf. Fortführung der kieferorthopädischen Behandlung
nach Abschluß des Wachstums	ggf. Korrektur skelettaler Strukturen, falls erforderlich: prothetische Versorgung	

Ergänzend ist während der gesamten Behandlungszeit eine regelmäßige Kontrolle durch den Hals-Nasen-Ohrenarzt (Mittelohr) und eine linguistische Betreuung des Spracherwerbs notwendig.

Die interdisziplinären Bemühungen betreffen demnach in den ersten Lebensmonaten drei Komplexe:

1. *Positionierung der Oberkiefersegmente:*
   präoperative Ausformung des Oberkiefers mit Beseitigung des Breitenkollaps im anterioren Bereich des Alveolarfortsatzes sowie eventuell notwendige Einordnung des Zwischenkiefers in den (Zahn-) Bogen; z. B. mit Plattenapparaturen nach *Hotz* oder *Latham.*

2. *Verbesserung der Funktion:*
   Mit der Lippenadhäsion werden die Muskelstümpfe des Musc. orbicularis oris verbunden.
   Die Gingivoperiostalplastik ermöglicht eine knöcherne Reorganisation des Blutkoagulums im Spaltbereich, das von einem Periostschlauch umgeben ist.
   Der Verschluß des Velums verbessert die Tubenfunktion und damit die Belüftung des Mittelohrs, mit der Folge, daß rezidivierende eitrige oder seröse Mittelohrentzündungen seltener auftreten; damit wird auch späteren Schalleitungsstörungen vorgebeugt.
   Der frühe Verschluß des weichen Gaumens ist die Voraussetzung für eine normale Sprachentwicklung.

3. *Verbesserung der Ästhetik*
   durch die definitive Operation der Lippe und Nase etwa 2 1/2 Monate nach der Lippenadhäsion, Gingivoperiostalplastik und Verschluß des weichen Gaumens.

Der erst relativ spät erfolgende Verschluß des harten Gaumens begünstigt das natürliche Breitenwachstum des Oberkiefers und erlaubt zwischenzeitlich eine Annäherung der Oberkiefersegmente.

Der dann noch notwendige (Weichteil-) Verschluß des harten Gaumens ist durch Adhäsion der beiden Mukoperiostlappen ohne umfangreiches Abpräparieren von Weichteilen möglich. Dieses schonende Vorgehen führt zu einer weitgehend unbeeinflußten Breitenentwicklung des Oberkiefers ohne Einschränkung durch ausgeprägte Narbenzüge.
Eine Verlängerung der Columella im Alter von etwa 4 Jahren ist oft notwendig, um eine Aufrichtung des knorpeligen Nasenskeletts während des Wachstums zu gewährleisten.

H) Prophylaktische Möglichkeiten

Sieht man von der Ausschaltung pränataler Noxen ab, ist eine wirksame Verhinderung von Mißbildungen nicht möglich.

I) Therapie

Möglichkeiten einer kieferorthopädischen Korrektur der Folgen von Lippen-Kiefer-Gaumenspalten sind während einer großen Zeitspanne (von der Geburt bis zum Abschluß des Wachstums) gegeben.

1. Kieferorthopädische Frühbehandlung

Geschichte

Die systematische kieferorthopädische Frühbehandlung wurde von *McNeil* (Glasgow, 1954) initiiert und nach ihm von *R. Hotz* (Zürich, 1957) weiterentwickelt.
Der Initiator behandelte die Kinder kurz nach der Geburt mit Platten aus hartem Kunststoff, um präoperativ die Stellung der Oberkiefersegmente zu korrigieren, die Spalte zu verkleinern und dadurch den chirurgischen Eingriff zu erleichtern.
Longitudinale Modellserienmessungen (Zürich, 1957–1964) zeigten jedoch, daß eine forcierte Annäherung der Oberkiefer-Segmente *(McNeil)* nicht indiziert ist, weil dann der Oberkiefer zu klein bleibt.
Durch Aufschub der notwendigen chirurgischen Eingriffe läßt sich ein beträchtliches Wachstumspotential gewinnen. Deswegen wurde in Zürich seit 1965 *(M. Hotz)* das Vorgehen geändert und vereinfacht, wobei die Platten aus einer Kombination von hartem und weichbleibendem Kunststoff gefertigt wurden.
Das an der Züricher Klinik angewandte Verfahren war Vorbild für viele interdisziplinäre Arbeitsgruppen (Kieferchirurgen, Kieferorthopäden, Logopäden, Hals-Nasen-Ohren-Ärzte, Pädiater etc.), welche die gemeinsame Betreuung dieser Patienten übernahmen und diese Methode weiterentwickelten. Durch die Beteiligung mehrerer Fachrichtungen konnte die Rehabilitation von Spaltträgern wesentlich verbessert werden.

Vorgehen

Kurz nach der Geburt (24–48 Stunden) wird (z. B. mit Xantopren grün und einem speziell angefertigten Löffel) ein Abdruck des Oberkiefers genommen. Auf dem Modell erfolgt die Anfertigung einer Kunststoffplatte mit Fortsatz, die alle Kieferteile und den Spaltenbereich abdeckt. Die Platte kann aus einer Kombination von hartem und weichbleibendem Kunststoff (z. B. Vertex klar) hergestellt werden.
Der harte Anteil bewirkt eine Stabilisierung der Platte gegenüber dem Zungendruck, die weichbleibenden Anteile passen sich dem wachsenden Kiefer an. Bei Kompression der Kiefersegmente kann eine Platte mit Schwenkschraube zur transversalen Erweiterung und Ausformung eingefügt werden.
Das Einfügen einer Trinkplatte kurz nach der Geburt fördert durch die Trennung von Mund- und Nasenhöhle nicht nur die Sprachentwicklung, sondern verhindert auch die Einlagerung der Zunge in den Nasenraum, bewirkt so eine Normalisierung der Zungenlage und fördert die Saug- und Schluckfunktion.

Handhabung der Platte

Beim Einsetzen der Platte ist ein genaues Anpassen notwendig. Druckstellen sind zu vermeiden. Nach einer Eingewöhnungszeit von ca. 14 Tagen kann die Ausformung des oberen Alveolarfortsatzes eingeleitet werden. Die Platte muß dazu in der gewünschten Wachstumsrichtung ausgeschliffen werden. Die Spaltränder sind im Bereich des harten Gaumens nach median und unten zu entlasten.
Nach vier bis fünf Monaten muß die Platte wegen Alterung des Materials erneuert werden. Außerdem sollte nach dem ersten operativen Eingriff (Verschluß der Lippe sowie des Velums oder des Gaumens) eine neue Platte zur postoperativen Retention eingesetzt werden.
Dem Zahndurchbruch entsprechend wird die Platte ausgeschliffen. Die kieferorthopädische Frühbehandlung endet in der Regel etwa sechs Monate nach Verschluß des harten Gaumens.
Zur präoperativen Repositionierung der Gaumensegmente (und ggf. des Zwischenkiefers) läßt sich auch die von *Latham* angegebene Plattenapparatur verwenden. Diese besteht aus zwei Kunststoffplatten, welche im dorsalen Bereich mit einer median gelegenen Schwenkschraube verbunden sind. Die Apparatur wird während der (kurzen) Behandlung mittels kleiner Stahlstifte fest im Kiefer befestigt. Bei bilateralen Spalten erfolgt die häufig erforderliche Retraktion des Zwischenkiefers mit einer Gummikette, die zwischen der Plattenapparatur und einer im Zwischenkiefer befestigten Drahtschlinge gespannt wird. Als Vorteil der *Latham*-Apparatur wird die vergleichsweise rasche präoperative Ausformung des Oberkiefers angesehen, die in der Regel nur etwa 4 Wochen in Anspruch nimmt.

Ziele der kieferorthopädischen Frühbehandlung sind:

- die Normalisierung der Funktion (Ernährungshilfe, Verbesserung der Zungenlage),
- eine Einflußnahme auf das Wachstum und die korrekte Einstellung der Oberkiefersegmente, besonders im Hinblick auf die intermaxilläre Relation sowie die Reduzierung der mikrognathen Komponente,
- ein Aufschub chirurgischer Eingriffe und damit eine bessere Ausnutzung des vorhandenen Wachstumspotentials sowie
- die Verbesserung der psychologischen Situation der Eltern durch die rasche Normalisierung der Ernährung, der Kieferform und die vorübergehende Deckung der Spalte.

2. Kieferorthopädische Behandlung im Milchgebiß

Für eine Behandlung in dieser Phase besteht nur eine begrenzte Indikation, zumal der schwierige Plattenhalt, die meist in diesem Alter noch nicht optimale Mitarbeit sowie der Durchbruch der Milchzähne ungünstige Einflußfaktoren darstellen. 6.11
Eine postoperative Korrektur von Kieferasymmetrien durch kieferorthopädische Maßnahmen im Milchgebiß ist möglich. Bei Lückenöffnungen kann dadurch im Spaltbereich auch eine Knochenapposition bewirkt werden.
Sinnvollerweise beschränken sich kieferorthopädische Behandlungen in diesem Alter auf die Behebung extremer Wachstumsbehinderungen, z. B. eines seitlichen Kreuzbisses oder den Versuch, den Oberkiefer nach vorn zu bringen. Besonders bei doppelseitigen Spalten erscheint eine frühe Korrektur der basalen Relation indiziert.

3. Behandlung im frühen Wechselgebiß

Während der ersten Phase des Zahnwechsels empfiehlt sich die Überstellung eines frontalen Kreuzbisses.

4. Behandlung im Wechselgebiß

Aufgrund der meist schweren funktionellen Störungen, die als Folge von Lippen-Kiefer-Gaumenspalten zu beobachten sind, ist es sinnvoll, die kieferorthopädische Behandlung dieser Patienten spätestens in der zweiten Phase des Zahnwechsels einzuleiten und nicht bis zum Abschluß des Zahnwechsels zu warten.
Schwerpunkte der kieferorthopädischen Therapie im Wechselgebiß sollten sein:

- Der Versuch einer Ausformung des Oberkiefers, möglicherweise auch eine Ventralentwicklung desselben (bei Mikrognathie). (Das Narbengewebe und die fehlende knöcherne Verbindung der Oberkieferanteile können größere therapeutische Schwierigkeiten bereiten;

so ist mit einer ungenügenden Erweiterung, einer erheblichen Rezidivgefahr und einer längeren Retentionsphase zu rechnen. Auch werden bevorzugt festsitzende Apparaturen zur Anwendung gelangen müssen.)

- Der Versuch einer Einordnung aller vorhandenen Zähne, insbesondere im Spaltbereich.
  (Häufig erwachsen hier Probleme aus der ausgeprägten Wachstumshemmung, der Verlagerung oder Transposition von Zahnkeimen etc.).
- Der Versuch des Lückenschlusses bei Nichtanlagen.
  (Bei Spaltpatienten finden sich häufiger Nichtanlagen bzw. ein Verlust oberer seitlicher Inzisivi (Spaltnähe). Gerade Lücken im Spaltbereich lassen sich sehr schwer schließen, da eine Mesialbewegung der distalen Nachbarzähne wegen der Unterbrechung der knöchernen Basis häufig nicht gelingt.)
  Vor Durchbruch des Eckzahnes kann bei unzureichender knöcherner Verbindung der Kiefersegmente eine Osteoplastik (z. B. mit Beckenkammspongiosa) erwogen werden. Bricht der Eckzahn dann in das frisch inkorporierte Knochengewebe durch, kommt es in der Regel zur Ausbildung eines funktionsfähigen Parodontiums sowie zu einer optimalen knöchernen Verbindung der Alveolarfortsatzsegmente. Spätere Knochentransplantate nach Durchbruch der permanenten Zähne haben diesbezüglich eine deutlich schlechtere Prognose.
- Der Versuch, eine gesicherte Okklusion einzustellen.
  (Schwierigkeiten bei der Einstellung in neutrale Okklusion sind vor allem bei Pseudoprogenie, seitlichem Kreuzbiß und progener Entwicklung des Unterkiefers zu erwarten.)

K) Behandlungsgeräte

Zur Behandlung von Patienten mit Lippen-Kiefer-Gaumenspalten werden eingesetzt:

1. Platten
2. festsitzende Apparaturen

Platten werden häufig im Rahmen der Frühbehandlung benutzt, z. B. als Trink-, Dehnungs-, Retentions- und Sprechplatten.
Im Wechselgebiß kann zur Korrektur einer (mäßig ausgeprägten) Mikrognathie z. B. eine Y-Platte eingefügt werden.
Die Vorteile der Platten liegen in der relativ schonenden Behandlungsweise und im Verschluß von Restperforationen.
Wegen des häufig zu beobachtenden knappen Überbisses ist bei der Erweiterung auf die Gefahr der Entstehung eines iatrogen offenen Bisses zu achten.
Festsitzende Apparaturen werden hauptsächlich im permanenten Gebiß (Spätfälle) benutzt, in Kombination mit extraoralen Geräten (Gesichtsmaske nach *Delaire*) leisten sie aber auch im Wechselgebiß gute Dienste, etwa bei der Ausformung des oberen Zahnbogens, der Vorverlagerung des Oberkiefers und beim Schließen von Lücken (Nichtanlagen).

Funktionskieferorthopädische Geräte, wie der Funktionsregler Typ III von *Fränkel* oder der Aktivator, der Bionator, der Kinetor etc. werden im Rahmen der Behandlung von Spaltpatienten kaum eingesetzt.

L) Behandlungsdauer

Kaum eine andere Gruppe von Patienten bedarf einer so intensiven Betreuung wie die Kinder mit Lippen-Kiefer-Gaumenspalten. Die hier durchzuführende Therapie ist eine Langzeitbehandlung, die sich in der Regel (mit Unterbrechungen) von der ersten Lebenswoche bis zur Beendigung des Zahnwechsels oder bis zum Wachstumsabschluß, manchmal sogar bis zur definitiven prothetischen Versorgung erstreckt.

M) Rezidivgefahr/Retention

Die Rezidivgefahr einer transversalen Erweiterung im Oberkiefer ist wegen der Narbenkontraktur in jeder Phase der kieferorthopädischen Behandlung groß. Diese Gefahr ist geringer, wenn der Oberkiefer im Laufe der Behandlung im Bereich des Alveolarfortsatzes durch eine primäre oder sekundäre Osteoplastik stabilisiert worden ist. Ist die Spalte im knöchernen Bereich unberührt, so ist oft eine prothetische Stabilisierung des oberen Zahnbogens sinnvoll und notwendig.

N) Prognose

Bei der prognostischen Beurteilung sollten folgende Faktoren berücksichtigt werden:

- der Anfangsbefund,
- der Erfolg der chirurgischen Maßnahmen und
- die Mitarbeit des Patienten.

Je komplizierter und schwerer der **Anfangsbefund** (z. B. doppelseitige Spalte, verlagerter Zwischenkiefer etc.), desto ungünstiger ist die Prognose. Eine große Rolle spielt die Stellung der Kiefersegmente; ein Kollabieren der Segmente ist immer problematisch, besonders, wenn diese Stellung durch Narben nach vorangegangener Operation gehalten wird. Probleme entstehen oft auch durch Nichtanlagen, die nicht nur im Spaltbereich gehäuft auftreten.
Eine schonende und erfolgreiche **chirurgische Therapie** sowie eine gute interdisziplinäre Zusammenarbeit vermögen den Erfolg einer kieferorthopädischen Therapie bei Patienten mit Lippen-Kiefer-Gaumenspalten sehr günstig zu beeinflussen.
Spaltträger, die schon zahlreiche Behandlungen (Chirurgie, HNO, Kieferorthopädie etc.) »ertragen« mußten, sind nicht immer zu einer umfangreichen **Kooperation** während der langdauernden kieferorthopädischen Behandlung bereit. Den verständlichen »Ermüdungserscheinungen« sollte durch Behandlungsunterbrechungen begegnet werden, sofern diese klinisch vertretbar sind.

6.12. Sagittale Enge/Platzmangel/ Diskrepanz zwischen Raumangebot und Raumbedarf

A) Kennzeichnende Symptome

Die sagittale Enge ist gekennzeichnet durch einen vornehmlich im Seitenzahngebiet lokalisierten Engstand. Weitere mögliche Symptome sind:

- ein Außenstand (vor allem der Eckzähne) (Abb. 478),
- ein Lingualstand (insbesondere der unteren 2. Prämolaren),
- eine Lückenenge (im Bereich der Stützzonen im Wechselgebiß),
- eine ausgeprägte *Spee*'sche Kurve sowie
- eine Staffelstellung bzw. Rotationen der Frontzähne.

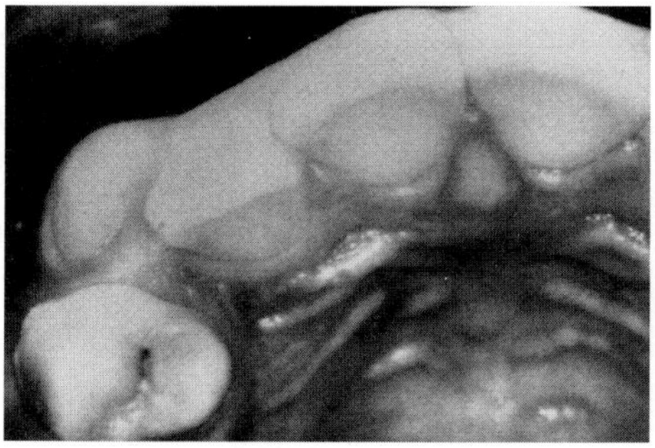

Abb. 478 Eckzahnaußenstand als Folge eines Raummangels bei sagittaler Enge.

B) Nomenklatur

Unter dem Begriff *»sagittale Enge«* versteht man die Verkürzung des Zahnbogens in sagittaler Richtung mit Raummangel durch

- Mesialstand der Seitenzähne,
- Retroinklination bzw. Retroposition der Schneidezähne und/oder
- Distalstand der Front.

Als *Raummangel/Platzmangel* wird eine Diskrepanz zwischen Platzangebot und Platzbedarf mit eingeengten Lücken für noch nicht durchgebrochene Zähne bezeichnet.
Eine Diskrepanz zwischen Platzangebot und Platzbedarf mit gedrängter Zahnstellung kann mit dem Begriff *»Engstand«* beschrieben werden.
Ein Durchbruch außerhalb des regulären Zahnbogens führt zum *Außenstand* bzw. zum *Lingualstand*; auch werden - insbesondere für Dystopien der Eckzähne - die Begriffe »Hochlabialstand«, »vestibulärer Durchbruch« oder »Eckzahndystopie« verwendet.
Führt die Diskrepanz zwischen Platzangebot und Platzbedarf zu einem totalen Lückenschluß, bei dem die beiden benachbarten Zähne sich bis zum Kontakt genähert haben, wird dies als *»Raumverlust«* bezeichnet.

C) Differentialdiagnose

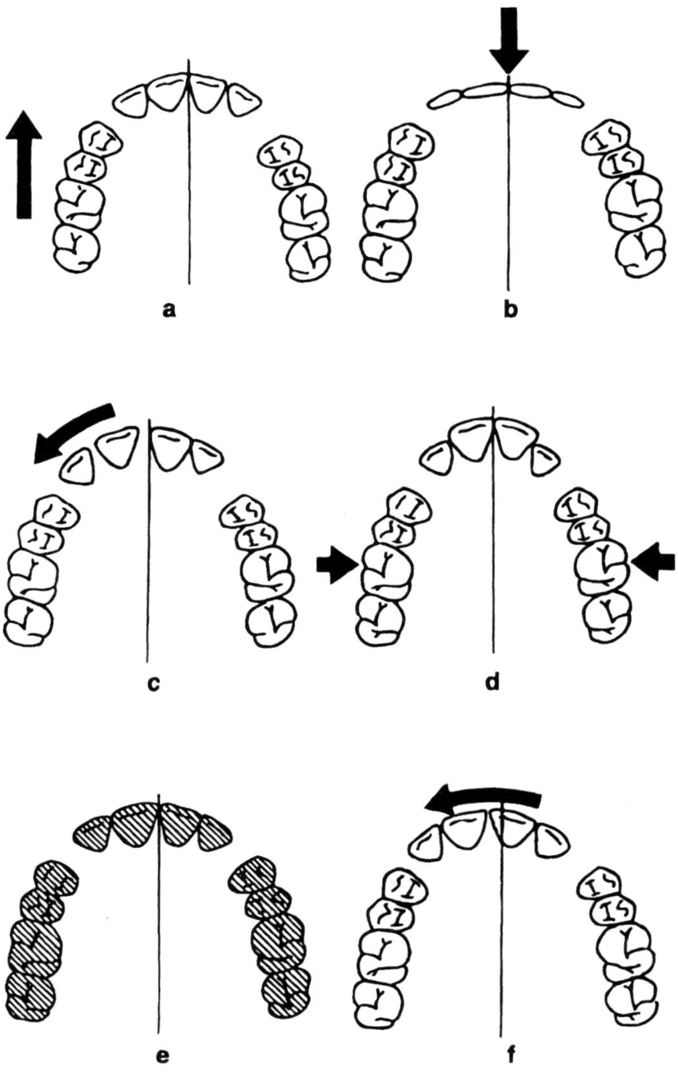

6.12

Abb. 479 a bis f Zahnstellungs- und Kieferanomalien, die zu einer Raumeinengung im Eckzahnbereich führen können:
a) Mesialstand der Seitenzähne
b) Retroinklination der Front
c) lückiger Distalstand der Inzisivi
d) transversale Enge
e) Mißverhältnis zwischen Zahn- und Kiefergröße
f) Distalstand der Inzisivi mit Mittellinienverschiebung.

Ein Engstand bei sagittaler Enge (Abb. 479 a, b, c und f) muß abgegrenzt werden gegen:

- den Schmalkiefer (transversale Enge) (Abb. 480),
- eine Unterentwicklung des Ober- bzw. Unterkiefers (Mikrognathie, Mikrogenie),
- ein Mißverhältnis zwischen Zahn- und Kiefergröße (siehe auch Kap. 6.5), sowie
- eine Breitendiskrepanz einzelner Zahngruppen (Bolton-Diskrepanz).

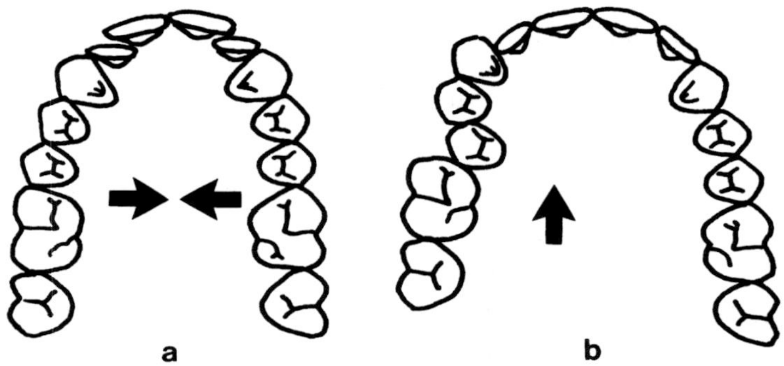

Abb. 480 Während die transversale Enge (a) in der Regel die Raumverhältnisse im Frontgebiet negativ beeinflußt, ist bei der sagittalen Enge (b) vorwiegend ein Engstand bzw. Raummangel im Seitenzahnbereich (»Stützzone«) zu beobachten.

D) Ätiologie

Eine sagittale Enge, etwa durch Mesialstand der Seitenzähne oder Distalstand der Front kann entstehen durch:

- frühzeitige Extraktion von Milchzähnen,
- Reduktion des mesiodistalen Kronendurchmessers kariöser Milchzähne oder auch durch
- unterminierende Resorption (siehe Bd. I, Kap. 2.2.4).

Weitere mögliche Gründe für die Entwicklung einer sagittalen Enge sind:

- erbliche Faktoren, z. B. bei Deckbiß (Retroinklination der Front), Mißverhältnis, Mikrognathie oder Mikrogenie sowie
- habituelle Faktoren, wie z. B. Lippenbeißen oder Lutschen, die zu einer Retroinklination der unteren Front führen können.

E) Häufigkeit

Die sagittale Enge (insbesondere durch Stützzoneneinbruch) kommt sehr häufig vor; bis zu 80 % der kieferorthopädischen Patienten weisen dieses Symptom auf.

F) Behandlungsindikation

Eine Auflösung des Engstands, eine Lückenöffnung und die Einreihung dystopisch stehender Zähne ist aus einer Vielzahl von Gründen indiziert. Die kieferorthopädische Behandlung dient

- der Kariesprophylaxe (weil Schmutznischen beseitigt werden),
- der Parodontalprophylaxe (durch Beseitigung von irregulären Interdentalräumen und Fehlbelastungen von Zähnen),
- der Verbesserung der Funktion (z. B. durch Erreichen einer »Eckzahnführung«),
- der Verbesserung der Ausgangssituation für eine spätere prothetische Versorgung - insbesondere durch korrekte Einstellung der Eckzähne in den Zahnbogen, da diese Zähne mit ihren langen, stabilen Wurzeln und ihrer geringen Anfälligkeit gegen Karies und Parodontopathien als Pfeilerzähne von großem Wert sind, sowie
- der Verbesserung des Aussehens: der Eckzahnaußenstand (»Dracula-Gebiß«) zählt zu den entstellenden Anomalien.

G) Zeitpunkt

Prophylaktische Maßnahmen zur Verhinderung eines Stützzoneneinbruchs sollten so früh wie möglich durchgeführt werden (siehe Bd. I, Kap. 2.2.4). 6.12
Therapeutische Maßnahmen werden im allgemeinen in der zweiten Phase des Zahnwechsels eingeleitet, wenn die Breiten der permanenten Eckzähne und Prämolaren besser einzuschätzen sind und eine ausreichende Zahl permanenter Zähne vorhanden ist.
Eine Platzschaffung im Bereich der Stützzone ist vor Durchbruch der Eckzähne und der 2. Prämolaren sinnvoll, damit diese Zähne möglichst gleich in die regelrechte Position durchbrechen.
Von dieser Zeitregel wird abgewichen, wenn nach sorgfältiger Diagnostik eine Reduzierung der Zahnzahl unumgänglich scheint und eine »gesteuerte Extraktion« durchgeführt wird (siehe Kap. 6.13.7).

H) Prophylaktische Maßnahmen

Die Ausbildung einer sagittalen Enge läßt sich verhindern durch:

- Erhaltung der Stützzonen, d.h.
  - kariesprophylaktische Maßnahmen,
  - konservierende Behandlung kariöser Milchzähne sowie
  - Eingliederung eines Platzhalters bei drohendem Stützzoneneinbruch;
- Abstellen von Habits, die z. B. eine Retroinklination der unteren Front hervorrufen (z. B. Lutschen, Lippenbeißen), und
- Beschleifen von Milchzähnen bei ungünstiger Durchbruchsreihenfolge der permanenten Zähne. So gibt z. B. die Reduzierung des mesiodistalen Kronendurchmessers der 2. Milchmolaren durch Beschleifen der mesialen Approximalfläche bei frühzeitigem Durchbruch der permanenten Eckzähne Raum für eine physiologische Distalwanderung der 1. Prämolaren;

evtl. kann auch eine Extraktion des 2. Milchmolaren erwogen werden, jedoch ist dabei der Durchbruchszeitpunkt des 2. Prämolaren zu beachten.

I) Therapie

Zur Beseitigung eines Raummangels stehen grundsätzlich zwei Behandlungskonzepte zur Verfügung:

1. Der **Raumgewinn durch Erweiterung (Expansion) der Zahnbögen** (in sagittaler und/oder transversaler Richtung), die **»Non-Ex-Behandlung«**, gegebenenfalls unter Reduzierung der mesiodistalen Breiten permanenter Zähne durch approximales Beschleifen (»Slicen«, »Stripping«) und
2. die **Anpassung des Raumbedarfs an das Raumangebot durch Reduzierung der Zahnzahl, die »Extraktionstherapie«**.

Aufgrund der sich im Rahmen der diagnostischen Maßnahmen ergebenden Zahnbogenbilanz (s. Bd. I, Kap. 3.5) sowie der Ergebnisse der klinischen Untersuchung fallen die Entscheidungen über Therapie und Apparaturen.
In der Regel bildet der Mesialstand der 1. Molaren um ca. 1/2 Pb., d.h. die Notwendigkeit zur Distalisation um 3,5 mm einen gewissen Grenzwert zwischen Ex- und Non-Ex-Behandlung.
Dabei hat das Raumdefizit im Unterkiefer einen höheren Stellenwert als im Oberkiefer.
Im Rahmen der Non-Ex-Behandlung sind folgende Möglichkeiten der Platzschaffung (evtl. auch kombiniert) gegeben:

- **Sagittale Erweiterung**, d. h. eine Streckung des Zahnbogens durch Protrusion der Front und/oder Distalisation der Seitenzähne.
  Die Distalisation von Seitenzähnen ist infolge der reziproken Krafteinwirkung ohne extraorale Verankerung nur in geringem Umfang realisierbar.
  Daher überwiegt bei sagittaler Erweiterung mit Platten bzw. festsitzenden Apparaturen ohne Einsatz extraoraler Geräte im allgemeinen die Auswirkung auf die Front (Abb. 481).

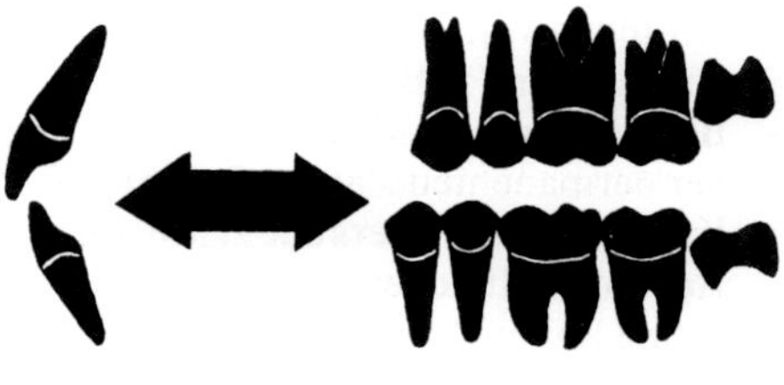

Abb. 481 Die reziproke Belastung der Front- und Seitenzähne im Zuge einer sagittalen Erweiterung führt aufgrund des stärkeren Widerlagers weitgehend zu einer Protrusion der Schneidezähne und nur in geringerem Umfang zu einer Distalisation der Seitenzähne.

Ein umfangreiches Protrudieren der Front ist aber nur bei Retroinklination der Schneidezähne sinnvoll.
Eine echte Distalisation (in der Regel um 3-4 mm, z.T. bis zu 8 mm) ist mit dem Headgear möglich, jedoch besteht dabei die Gefahr einer Bißöffnung (mit zervikalem Zug) sowie einer Einengung des retromolaren Raumes (mit Erschwerung des Weisheitszahndurchbruchs).

- **Mesialbewegung distal stehender Frontzähne** in vorhandene Lücken bzw. nach Mittellinienkorrektur.
- **Transversale Erweiterung** beim Raummangel durch transversale Enge.

Hierbei ist jedoch zu beachten, daß die transversale Erweiterung der Zahnbögen - insbesondere bei knappem Überbiß oder dolichofazialem Wachstum - mit dem Risiko der Entstehung eines iatrogen offenen Bisses verbunden ist (was im übrigen auch für das Protrudieren der Front gilt, Abb. 482), und daß der Raumgewinn (z. B. für die Eckzähne) im Vergleich zur sagittalen Erweiterung relativ gering ausfällt. In der Regel ist davon auszugehen, daß eine transversale Erweiterung um 4 mm den Platz für die Eckzähne nur um jeweils ca. 1 mm vergrößert.

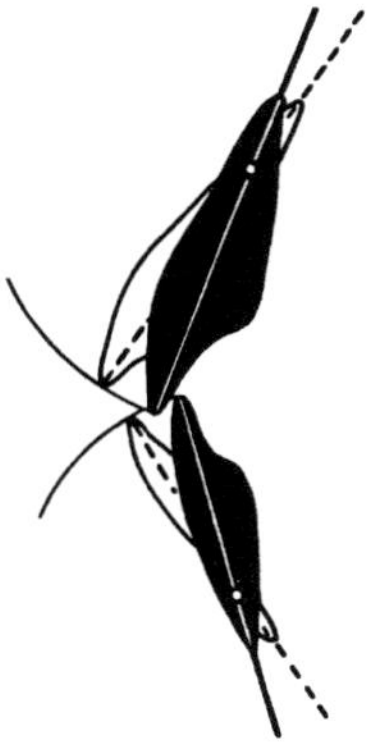

Abb. 482 Abschwächung des vertikalen Frontzahnüberbisses bis hin zum offenen Biß durch Protrusion (Labialkippung) der Inzisivi.

K) Behandlungsgeräte

Zur sagittalen Erweiterung bzw. zur Platzschaffung und Einordnung außenstehender Eckzähne lassen sich - je nach vorliegender Anomalie - verwenden:

1. **Plattenapparaturen**
- mit Sagittalschrauben im Seitenzahngebiet oder im frontalen Bereich zur sagittalen Erweiterung, zum Protrudieren der Front und ggf. zur Distalisation von Seitenzähnen (Abb. 483-486),
- mit Transversalschraube zur Dehnung des Zahnbogens beim Schmalkiefer,

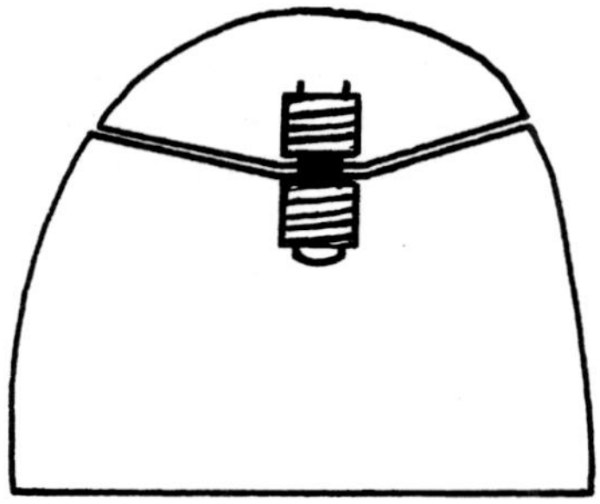

Abb. 483 Schematische Darstellung einer Oberkieferplatte zum Protrudieren der Front.

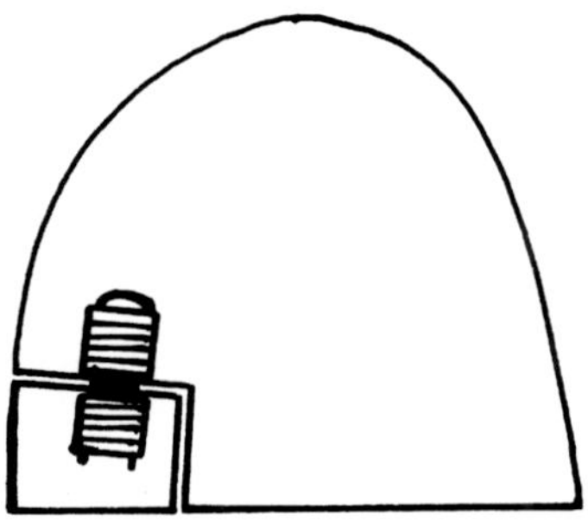

Abb. 484 Schematische Darstellung einer Oberkieferplatte zur Distalisation eines Molaren.

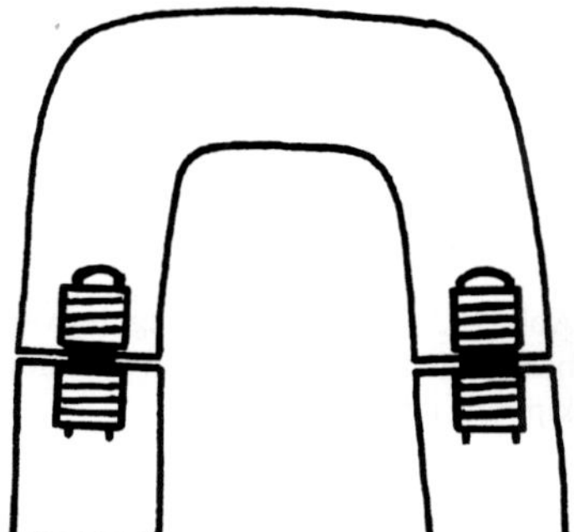

Abb. 485 Schematische Darstellung einer Unterkieferplatte zur sagittalen Erweiterung, d. h. Protrusion der Front (und Distalisation der Seitenzähne?).

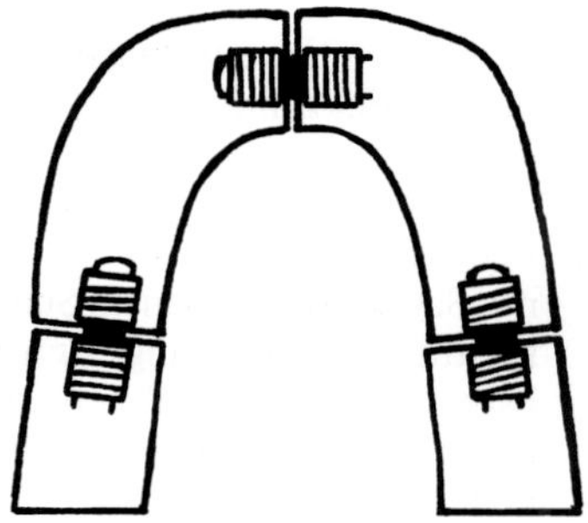

Abb. 486 Schematische Darstellung einer Unterkieferplatte mit 3 Schrauben zur sagittalen und transversalen Erweiterung des unteren Zahnbogens.

- mit Y-förmigem Sägeschnitt und 2 Schrauben (Y-Platte) (Abb. 487) zur transversalen und sagittalen Erweiterung,
- mit Protrusionsfedern bzw. Einzelschrauben zum Protrudieren von Schneidezähnen oder
- mit asymmetrischem Labialbogen zum Platzschaffen auf einer Seite beim Vorliegen einer Mittellinienverschiebung (Abb. 488).

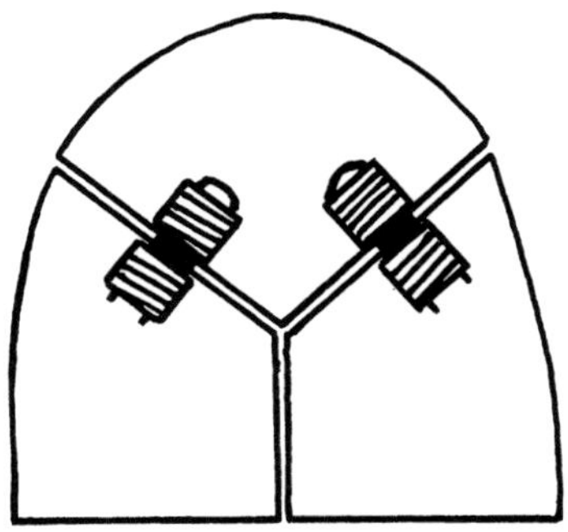

Abb. 487 Schematische Darstellung einer Y-Platte zur transversalen und sagittalen Erweiterung des oberen Zahnbogens.

6.12

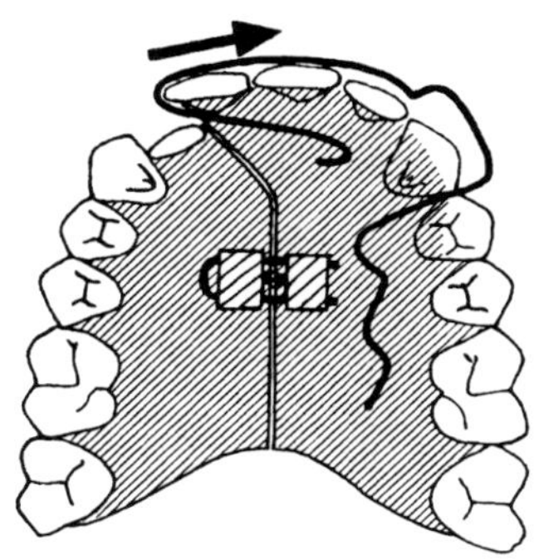

Abb. 488 Oberkieferplatte mit asymmetrischem Labialbogen zur Korrektur einer alveolären Mittellinienverschiebung.

In die Platten werden, falls erforderlich, Elemente zur Einordnung von dystopischen (Eck-)Zähnen eingefügt, z. B.:

- Ösen
- Rechte Winkel
- (langgestielte) Bukkalfedern und
- Rückholfedern (mit Öse) (s. Bd. I, Kap. 4.3.1.3).

2. **Funktionskieferorthopädische** Geräte bieten nur eine sehr begrenzte Möglichkeit zur sagittalen Erweiterung, da erhebliche intramaxilläre Abstützungsprobleme bestehen, eine segmentale Beeinflussung schwierig ist und die übliche Tragezeit für die erforderliche Umformung im allgemeinen nicht ausreicht.

3. **Extraorale Apparaturen**, wie z. B. der Headgear, ermöglichen eine Distalisation der (oberen) Molaren und damit eine Verlängerung des Zahnbogens ohne negative Auswirkungen auf die Front durch eine (bei anderen Apparaturen unvermeidbare) reziproke Krafteinwirkung. Zu beachten ist aber die Auswirkung der Zugrichtung auf den Frontzahnüberbiß. Problematischer und nicht so ausgeprägt bzw. erfolgreich ist die Distalisation unterer Molaren, die mittels Nackenschlange, Unterkieferheadgear oder Lipbumper versucht wird.
4. **Festsitzende Apparaturen** erlauben eine rasche Ausformung der Zahnbögen in sagittaler (wie auch in transversaler und vertikaler) Richtung. Sie sind jedoch ohne gleichzeitige Anwendung extraoraler Behelfe bzw. einer wirksamen intraoralen Verankerung der Molaren mit den gleichen Nachteilen behaftet wie Plattenapparaturen, d. h., bei reziproker Krafteinwirkung kommt es hauptsächlich zu Zahnstellungsänderungen in der Front und kaum zu einem Raumgewinn durch Distalisation der Molaren.
   Eine sagittale Erweiterung des Zahnbogens kann bereits in der Nivellierungsphase beobachtet werden. Lückenöffnungen lassen sich z. B. mit Hilfe von Druckfedern (»coil spring«, Abb. 489), eingebogenen Loops u. a. erreichen, sagittale Verschiebungen von Seitenzähnen auch durch intermaxilläre Gummizüge.
   Zur Distalisation (Aufrichtung) unterer Molaren wird der Lipbumper oder ein Lingualbogen eingesetzt (s. Kap. 5.4.4).

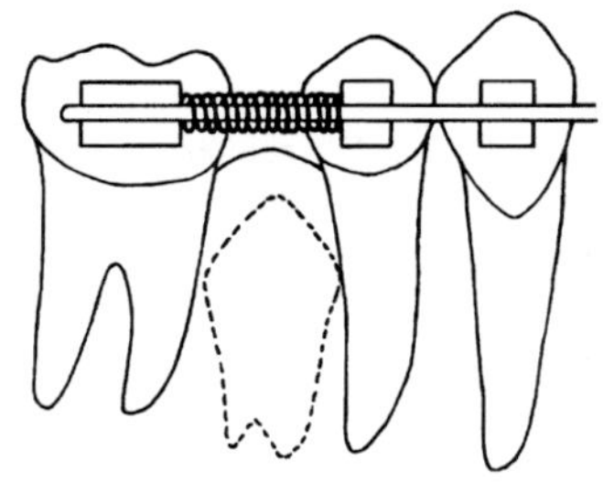

Abb. 489 Druckfeder (»coil spring«) zur Öffnung der Lücke für einen 2. Prämolaren.

L) Behandlungsdauer

Die Dauer der aktiven kieferorthopädischen Behandlung ist abhängig vom Ausmaß des Raummangels, der Art der Therapie (Ex- oder Non-Ex-Behandlung), dem Umfang der durchzuführenden (körperlichen) Zahnbewegungen und der eingesetzten Apparatur.
Bei der Komplexität der genannten Einflußfaktoren sind generelle Angaben über Behandlungs- und Retentionszeiten nicht möglich.

M) Rezidivgefahr

Nach Expansion der Zahnbögen ist im allgemeinen eine langfristige Retention des Behandlungsresultats erforderlich (Retentionsplatten/Retainer). Besonders ausgeprägt ist die Rezidivneigung bei Diskrepanz zwischen Zahnbogen und Kieferbasis, bei ungesicherter Okklusion sowie bei unzureichender Abstützung der Zähne im Zahnbogen.

N) Prognose

Ein wesentlicher Einfluß auf die Prognose einer sagittalen Erweiterung kommt dem Ausmaß des Raummangels, dem Wachstumstyp (Gefahr des iatrogen offenen Bisses bei dolichofazialem Typ), der Anlage der Weisheitszähne (Einengung des retromolaren Raumes) und der Mitarbeit des Patienten (Platte, Headgear) zu.
Insbesondere wegen der Möglichkeit, eine sagittale Erweiterung durch Distalisation der Molaren unter Nutzung einer extraoralen Abstützung zu erreichen, besteht im Oberkiefer in der Regel eine günstigere Prognose.

6.13 Kieferorthopädische Extraktionstherapie

6.13.1 Geschichte

636 empfahlen *Paul von Ägina*,
994 *Hali Abbas* die Entfernung überzähliger und außerhalb der Zahnreihe stehender Zähne, vorwiegend aus ästhetischen Gründen.
1728 beschrieb *Fauchard* die Extraktion permanenter Zähne als Regulierungsmaßnahme.
1803 publizierte *Fox* die Empfehlung, Sechsjahrmolaren aus kariesprophylaktischen Gründen zu extrahieren.
1855 empfahl auch *Mac Lean* die Extraktion der 1. permanenten Molaren aus Gründen der Kariesprophylaxe, zur Erleichterung des Weisheitszahndurchbruchs sowie zur Vorbeugung und Behebung eines Engstandes.
1868 äußerten sich *Brenizer* und *Mills* sehr entschieden gegen die Sechsjahrmolarenextraktion.
1882 wurden von *Walkhoff* und *Herbst* die Möglichkeiten einer Extraktion von Prämolaren im Rahmen der orthodontischen Therapie beschrieben.
1900 postulierte *Angle* ein striktes Extraktionsverbot.

Wie man sieht, wurde die Extraktion von Zähnen aus kieferorthopädischen Gründen bereits sehr früh, lange vor apparativen Maßnahmen, praktiziert und im Laufe der Zeit immer wieder sehr kontrovers diskutiert.

Heute werden im deutschsprachigen Raum etwa 25–50 % der kieferorthopädischen Behandlungen mit Extraktionstherapie durchgeführt, in den USA (unter dem Einfluß der Schule von *Tweed*) zeitweise bis zu 80%, eine Frequenz, die dort aufgrund der Ausweitung der therapeutischen und apparativen Möglichkeiten eine deutlich rückläufige Tendenz zeigt.

6.13.2 Indikation zur Extraktion, Vor- und Nachteile

Grundsätzlich ist zu unterscheiden in

- die Extraktion permanenter Zähne aus *pathologischen Gründen*, wie Karies, Parodontopathien, Trauma etc. und
- die Extraktion permanenter Zähne aus *kieferorthopädischen Gründen*, d. h. zur Behebung eines Raummangels oder als *»Ausgleichsextraktion«* (s. Kap. 6.13.4).

Während die Notwendigkeit einer Zahnentfernung aus pathologischen Gründen aus allgemeinzahnärztlicher Sicht zu beurteilen ist und daher hier nicht diskutiert werden soll, gelten für die Extraktion von Zähnen im Rahmen einer kieferorthopädischen Behandlung Grundregeln für die Indikation, die Auswahl der zu extrahierenden Zähne sowie den Zeitpunkt der Zahnentfernung, die in den folgenden Absätzen dargestellt und erläutert werden.

Die Extraktion permanenter Zähne ist zur Behebung eines Raummangels nicht zu umgehen, wenn der Platz für alle Zähne durch Erweiterung der Zahnbögen nicht zu schaffen ist.

Wichtiger als das Ausmaß des Platzdefizits ist für die Extraktionsentscheidung das Ausmaß des Mesialstandes der Seitenzähne, da ein Raummangel durch verschiedene Maßnahmen (Distalisation der Seitenzähne, Protrusion der Inzisivi, transversale Erweiterung usw.) zu korrigieren ist, wobei die Distalisation die größten Probleme aufwirft. Diese Bewegung, d. h. die Korrektur eines Mesialstandes, ist nur in begrenztem Umfang möglich. Im allgemeinen kann davon ausgegangen werden, daß diese Grenze etwa im Bereich von 3,5 mm (1/2 Prämolarenbreite) liegt.
Eine Extraktionsindikation besteht also aus kieferorthopädischer Sicht, wenn der Mesialstand der Seitenzähne diese Grenze von 3,5 mm deutlich überschreitet. Dies ist bei

- massiver Verkleinerung der Stützzone und orthoaxial stehender Front,
- mäßiger Verkleinerung der Stützzone und hochgradiger Anteinklination der Front oder bei
- totalem Raumverlust für einen Seitenzahn und steilstehender Front zu vermuten (Abb. 490).

Grundlage dieser Regel ist die klinische Beobachtung, daß eine sagittale Erweiterung (Streckung des Zahnbogens) – zumindest wenn keine extraorale Verankerung verwendet wird – mehr zu einer Protrusion der Front als zu einer Distalisation der Seitenzähne führt, da bei reziproker Kraftan-

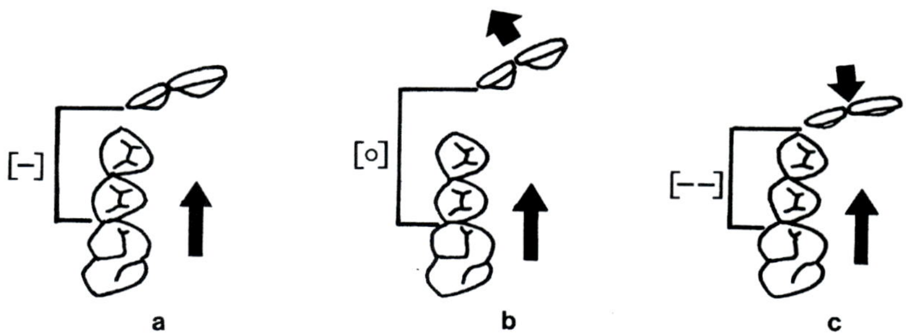

Abb. 490 a bis c Deutlicher Mesialstand der Seitenzähne
a) mit Lückenenge für den Eckzahn (bei korrekt stehender Front)
b) mit ausreichendem Platzangebot im Eckzahnbereich infolge hochgradiger Anteinklination der Front
c) mit Lückenschluß im Eckzahnbereich bei Retroinklination der Front.

wendung und gleicher Belastung die Verankerung der einwurzligen Frontzähne schwächer ist als die der mehrwurzligen Seitenzähne (s. Abb. 481, S. 676).
So ist erklärlich, daß eine Distalbewegung oberer Seitenzähne ohne extraorale Geräte in nennenswertem Umfang nicht möglich ist. Im Unterkiefer ist ein Raumgewinn durch Distalisation selbst mit Headgear bzw. Nackenschlange schwierig. Außerdem engt diese Bewegung den retromolaren Raum ein und erschwert den Durchbruch der Weisheitszähne. 6.13
Die Indikation zur Extraktion im Unterkiefer ist grundsätzlich zwingender, da

- sich die Basis der Mandibula nicht erweitern läßt,
- nur eine geringe Möglichkeit zur Distalisation von Molaren (meist nur im Sinne einer Aufrichtung mit geringem Raumgewinn) besteht,
- die Chancen einer rezidivfreien transversalen Erweiterung geringer sind als im Oberkiefer
- sich häufiger ein tertiärer Engstand ausbildet,
- die Knochenstruktur kompakter ist und
- die Möglichkeit der Frontzahnbewegung stark limitiert ist, so daß ein sagittaler Raumgewinn im allgemeinen nur bei Retroinklination gelingt.

Aus den genannten Gründen fällt die Entscheidung zur Reduzierung der Zahnzahl im Rahmen einer kieferorthopädischen Behandlung vielfach im Unterkiefer,

Extraktion bei Mißverhältnis zwischen Zahn- und Kiefergröße

Zu breite Zähne, d. h. eine SI über 34 mm, führen bei normal großem Kiefer zwangsläufig zu Platzproblemen, die sich durch Expansion der Zahnbögen rezidivfrei kaum beheben lassen.
Liegt ein solches Mißverhältnis zwischen Zahn- und Kiefergröße vor, ist häufig eine Reduzierung der Zahnzahl nicht zu umgehen (s. Kap. 6.5).

Extraktion bei Mikrognathie bzw. Mikrogenie
Ist der durch eine Unterentwicklung des Ober- bzw. Unterkiefers verursachte Raummangel durch wachstumsstimulierende Maßnahmen nicht auszugleichen, muß die Extraktion permanenter Zähne erwogen werden.

Zusammenfassung:
Eine kieferorthopädische Extraktionstherapie muß erwogen werden

- **bei einem Mesialstand der Seitenzähne von mehr als 3,5 mm,**
- **bei einem ausgeprägten Mißverhältnis zwischen Zahn- und Kiefergröße sowie**
- **bei hochgradiger, therapeutisch nicht korrigierbarer Mikrognathie bzw. Mikrogenie.**

Anomaliebezogen ist ferner zu beachten:

- Eine Extraktionstherapie ist bei offenem Biß bzw. vertikalem Wachstumstyp eher indiziert, da sowohl bei sagittaler wie auch bei transversaler Erweiterung ein (iatrogen) offener Biß entstehen bzw. ein bereits vorhandener offener Biß verstärkt werden kann (s. Kap. 6.3).
- Zurückhaltung mit Extraktionen empfiehlt sich bei tiefem Biß bzw. horizontalem Wachstumstyp, da nach Zahnentfernungen im Seitenbereich eine Bißsenkung bzw. eine Erschwerung der Bißhebung zu erwarten ist. (s. Kap. 6.4).
- Bei hochgradigem Rückbiß bzw. Mikrogenie wird ungern eine Extraktion im Unterkiefer geplant, da durch eine weitere Verkleinerung des unteren Zahnbogens die Korrektur einer vergrößerten Frontzahnstufe erschwert wird (Abb. 491).

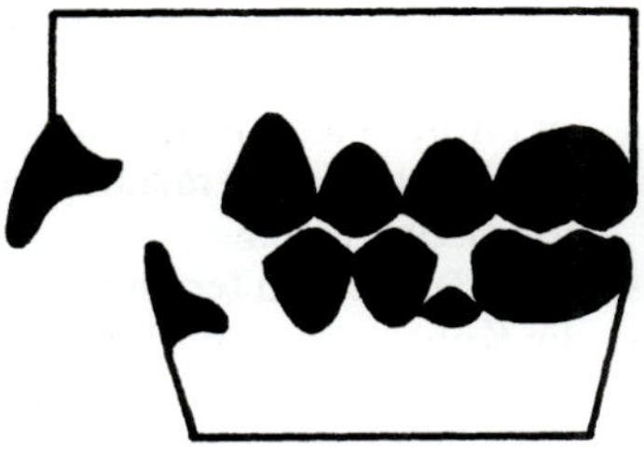

Abb. 491 Bei Retro- oder Mikrogenie würde eine Zahnentfernung im Unterkiefer die Korrektur einer vergrößerten Frontzahnstufe erschweren.

- Bei Progenie sollten Extraktionen nur in Extremfällen erfolgen; durch die Reduzierung der Zahnzahl im Oberkiefer würde die Überstellung in den fazialen Überbiß durch die Verkürzung des Zahnbogens erschwert (Abb. 492). Bei Extraktionen im Unterkiefer verbleiben auf der oft stark vergrößerten Basis nicht oder nur mangelhaft zu schließende Restlücken. Auch resultiert häufig eine hochgradige Retroinklination der Front (Abb. 493).

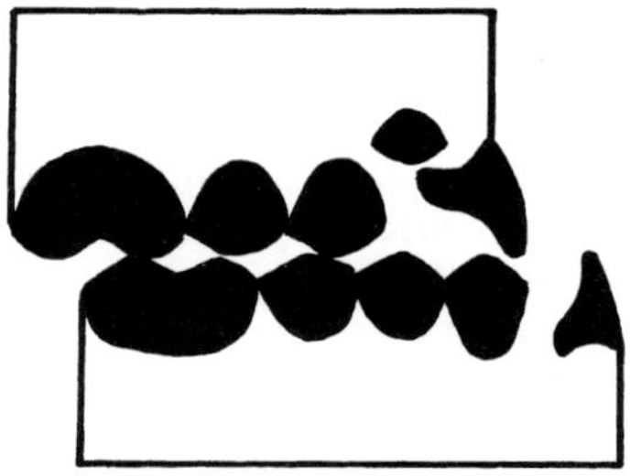

Abb. 492 Bei einer Progenie, insbesondere mit mikrognather Komponente, würde eine Zahnentfernung im Oberkiefer die Korrektur einer umgekehrten Frontzahnstufe erschweren.

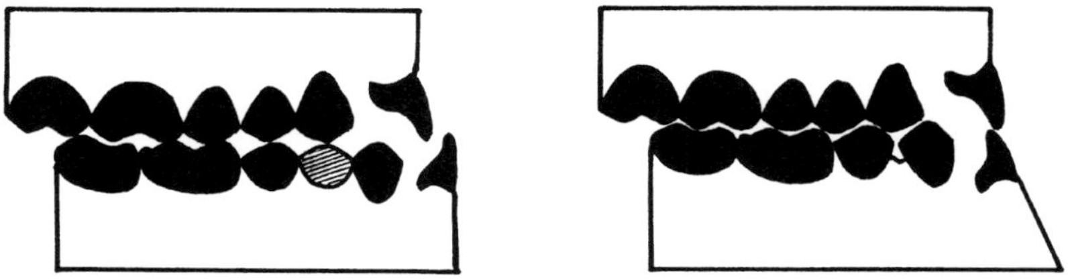

Abb. 493 Die Extraktion eines unteren Prämolaren im Zuge einer Progeniebehandlung führt zu einer hochgradigen Retroinklination der unteren Front. Die ungünstige mesiale Okklusion und die Ventrallage des Unterkiefers bestehen jedoch unverändert weiter.

- Beim Deckbiß und ausschließlicher Therapie mit herausnehmbaren Geräten werden trotz des z. T. hochgradigen Raummangels nur ungern Extraktionen im Oberkiefer durchgeführt, da dadurch die Korrektur des 6.13
tiefen Bisses und der Retroinklination erschwert ist und die große apikale Basis eine Erweiterung möglich macht. Das Protrudieren der Inzisivi in den Bereich der Lippenmuskulatur kann allerdings zu Rezidiven führen, so daß in diesen Fällen die Extraktion oberer Prämolaren und der Wurzeltorque mit Hilfe von festsitzenden Apparaturen zu erwägen sein wird (s. Kap. 6.4).
- Die Anlage der Weisheitszähne spricht im Grenzfall eher für eine Reduzierung der Zahnzahl, da eine Extraktion von Seitenzähnen (Prämolaren, besonders aber 1. Molaren) häufig eine problemlosere Einordnung der Sapientes bewirkt. Außerdem ist auffällig, daß bei Anlage der 3. Molaren in der Regel im gesamten Gebiß deutlich breitere Zähne und damit ein größerer Raumbedarf vorhanden sind.

Vor- und Nachteile der kieferorthopädischen Extraktionstherapie

In der Regel hat eine kieferorthopädische Extraktionstherapie folgende *Vorteile:*

- kürzere Behandlungszeit
- geringere Rezidivneigung
- Vereinfachung der Therapie
- das Erreichen tragbarer Kompromisse bei problematischen Spätfällen
- die Erleichterung des Weisheitszahndurchbruchs.

Als *Nachteile* sind zu nennen:

- der Verlust meist gesunder permanenter Zähne,
- häufige Zahnkippungen, die bei Anwendung herausnehmbarer Geräte zu beobachten sind, wenn größere Restlücken zu schließen sind,
- unkontrollierte Zahnkippungen und Verankerungsverlust bei Abbruch bzw. unzureichender Mitarbeit des Patienten,
- die mögliche Ausnutzung des physiologischen Mesialtrends führt nicht immer zum Schließen der Restlücken, so daß häufig der Einsatz festsitzender Geräte erforderlich wird, und
- der Einsatz festsitzender Apparaturen ist besonders im kariesanfälligen Gebiß (in Fällen einer Extraktion aus pathologischen Gründen) problematisch.

6.13.3 Allgemeine Extraktionsregeln, Auswahl der zu extrahierenden Zähne

Fällt nach sorgfältiger Befunderhebung (Modellanalyse [Zahnbogenbilanz], Röntgenbefund, kephalometrische Analyse, Anamnese, klinische Untersuchung etc.) die Entscheidung für eine Extraktion im Rahmen der kieferorthopädischen Therapie, sind eine Reihe von Überlegungen anzustellen. Die therapeutische Entscheidung kann nach folgendem Schema ablaufen:

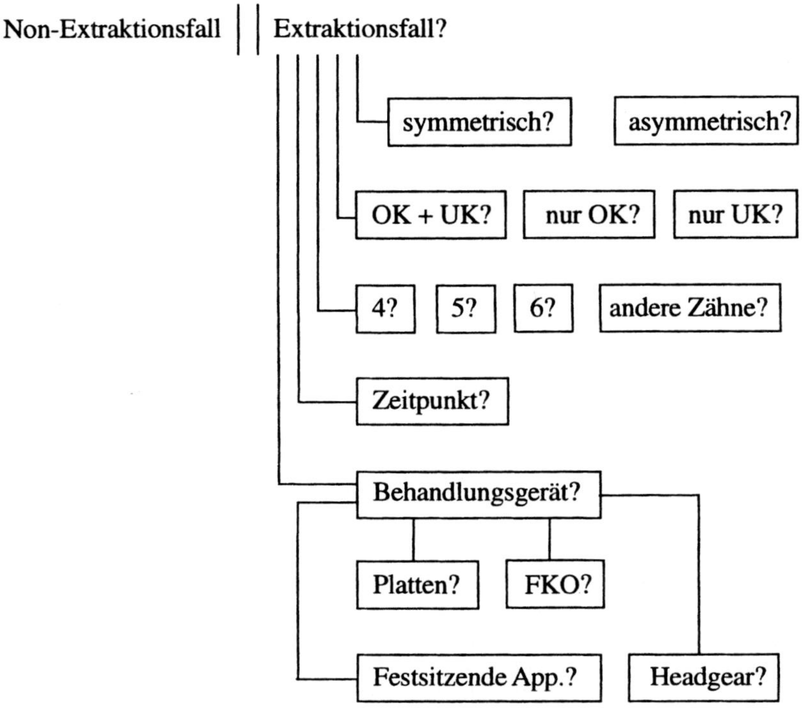

Nach der grundsätzlichen Entscheidung, ob es sich bei der kieferorthopädischen Behandlung um einen Non-Extraktionsfall oder einen Extraktionsfall handelt, wird zu überlegen sein, ob die Extraktionen symmetrisch oder asymmetrisch erfolgen sollen. Auch ist denkbar, daß sie beide Kiefer oder nur den Oberkiefer bzw. nur den Unterkiefer betreffen. Grundsätzlich kommen alle Zähne des Gebisses für eine Extraktionstherapie in Frage; in den meisten Fällen fällt die Entscheidung zwischen den 1. und 2. Prämolaren sowie den Sechsjahrmolaren. In die Entscheidung fließt ferner ein, mit welchem Gerätesystem (Platten, funktionskieferorthopädische Geräte, festsitzende bzw. extraorale Apparaturen) die Therapie durchgeführt werden soll.
Die Kriterien für diesbezügliche Entscheidungen sollen kurz erläutert werden:

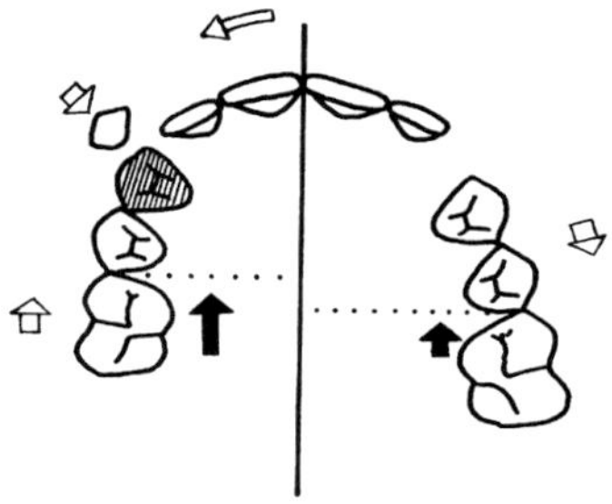

Abb. 494 Würde bei hochgradigem Mesialstand der rechten Seitenzähne und geringgradigem Mesialstand der linken Seitenzähne zur Platzschaffung und Einordnung der Eckzähne asymmetrisch nur der 1. Prämolar im 1. Quadranten extrahiert (schraffiert gezeichnet), müßte auf der rechten Seite ein Lückenschluß durch Mesialbewegung des 2. Prämolaren und der Molaren, auf der linken Seite hingegen eine Lückenöffnung durch Distalisation der Seitenzähne erfolgen. Dabei ließe sich eine Mittellinienverschiebung nach rechts kaum vermeiden. Aus diesem Grund wird trotz unterschiedlicher Mesialstände häufig die symmetrische Extraktion (links und rechts) vorgezogen.

6.13

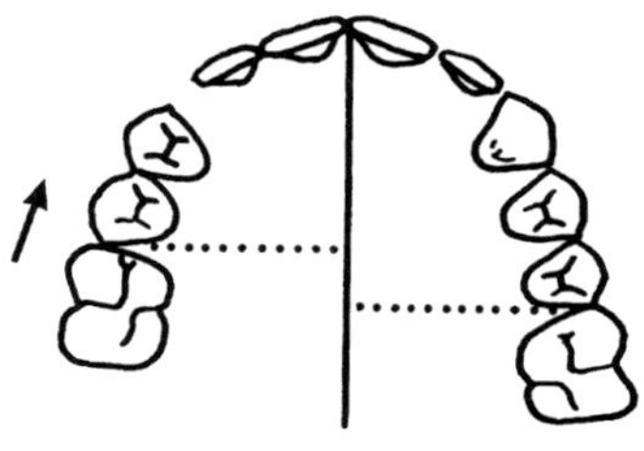

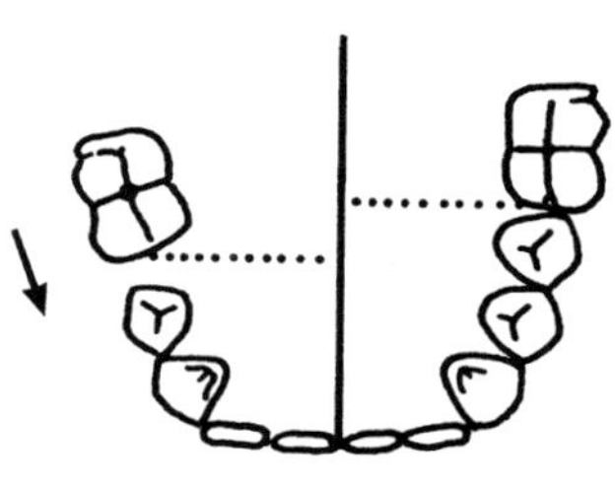

Abb. 495 Eine asymmetrische Extraktion kommt nur in Frage, wenn die Mesialstände auf einer Seite (hier im 1. und 4. Quadranten) deutlich ausgeprägt und die Raumverhältnisse in den übrigen Quadranten ausreichend sind.

a) **Symmetrische oder asymmetrische Extraktion**
Extraktionen aus kieferorthopädischen Gründen werden in der Regel symmetrisch in allen vier Quadranten durchgeführt, da bei einer asymmetrischen Zahnentfernung die Gefahr einer Mittellinienverschiebung besteht (Abb. 494) und die Einstellung einer optimalen Okklusion erschwert sein kann. Einseitige Extraktionen sollten daher nur bei eindeutigem Raummangel auf der betroffenen Seite und ausreichendem bzw. überschüssigem Platz auf der Gegenseite geplant werden (Abb. 495 und 496).

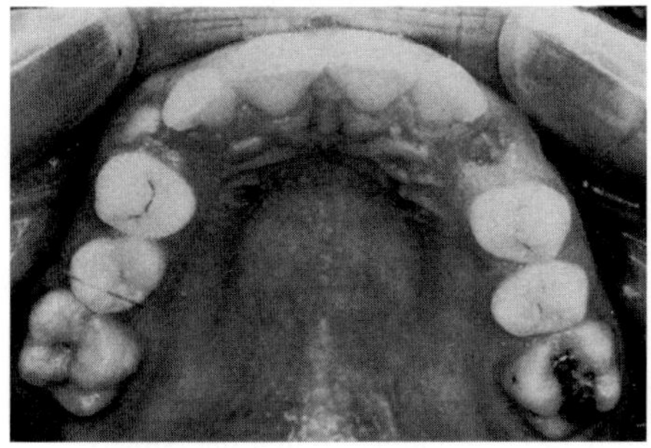

Abb. 496 Bei deutlicher Raumeinengung für 13 und ausreichenden Platzverhältnissen für 23 kann eine asymmetrische Extraktion erwogen werden. Wegen des Risikos einer Verschiebung der Mittellinie sollte von dieser Möglichkeit jedoch nur in eindeutigen Fällen Gebrauch gemacht werden. Alternativ käme eine Lückenöffnung für 13 (z. B. durch Distalisation 16 und Derotation 15) oder eine symmetrische Prämolarenextraktion in Frage.

b) **Extraktion im Ober- und Unterkiefer, nur im Ober- bzw. nur im Unterkiefer**
Im allgemeinen erfolgt eine Extraktion in allen vier Quadranten, auch wenn der Raummangel nicht überall eine Reduzierung der Zahnzahl erfordern würde. Der Vorteil einer Extraktion auch in antagonistischen Bereichen liegt in der günstigeren Okklusionsgestaltung (s. Ausgleichsextraktion, 6.13.4). Abweichend hiervon kommt eine Extraktion (z. B. der 1. Prämolaren) **nur im Oberkiefer** in Frage bei:

- Prognathie (Abb. 497, s. auch Kap. 6.1).
- Bei hochgradigem Raummangel nur im Oberkiefer und normaler Zahnbogenform im Unterkiefer (hierbei besteht allerdings die Gefahr der Entstehung eines frontalen Engstandes im Unterkiefer).
- Bei Rückbißfällen, wenn eine Bißverlagerung (z. B. altersbedingt) erschwert oder infolge fehlenden Wachstums unmöglich ist.
  Nachteilig wirkt sich hier aus, daß die Reduzierung der Frontzahnstufe nach Extraktion im Oberkiefer in den meisten Fällen mit einer Verschlechterung des Profils einhergeht (Großnasenprofil mit schiefem Rückgesicht), da sie nur durch Retrudieren der Front, jedoch nicht durch Vorverlagerung des Unterkiefers erfolgt.

- Bei extremem Mißverhältnis zwischen den Zahnbreiten im Ober- und Unterkiefer, wenn ein Ausgleich nicht durch approximales »Stripping« zu erreichen ist.

In allen Fällen der ausschließlichen Extraktion oberer Prämolaren ist in der Regel eine distale Molarenverzahnung bei neutraler Eckzahnokklusion anzustreben (Abb. 498).

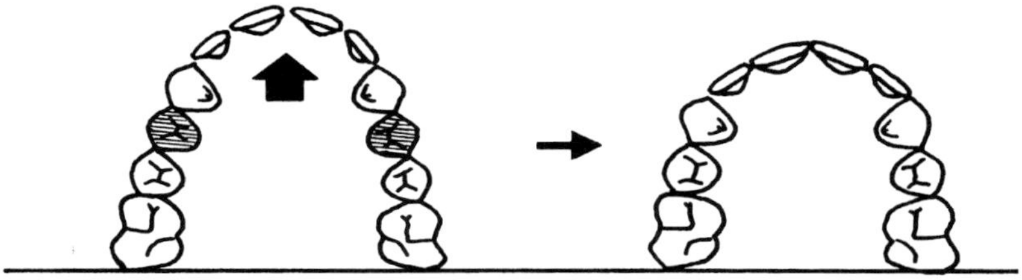

Abb. 497 Im Rahmen einer Prognathiebehandlung werden in der Regel die 1. Prämolaren im Oberkiefer extrahiert und der Zahnbogen durch Retrusion bzw. Retropositionierung der Frontzähne ausgeformt.

Abb. 498 Bei der Behandlung einer Prognathie wird nach Extraktion der oberen 1. Prämolaren eine neutrale Eckzahnokklusion und eine distale Molarenverzahnung angestrebt.

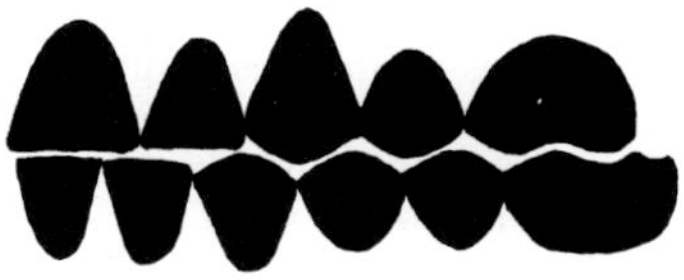

Eine Extraktion von Prämolaren **nur im Unterkiefer** ist im allgemeinen (auch als Kompromiß) sehr selten indiziert. Selbst bei Progenie mit frontalem Engstand im Unterkiefer ist sie wegen der zu befürchtenden verstärkten Lingualkippung der unteren Inzisivi kaum zu befürworten.
Zur Prophylaxe einer makrogenen Entwicklung eignet sich die Extraktion unterer Prämolaren jedenfalls nicht.

c) **Auswahl der zu extrahierenden Zähne**
Allgemein sind folgende Grundsätze zu beachten:

- Die Auflösung eines Engstandes gelingt am leichtesten, wenn ein Zahn im Zentrum des Engstandes extrahiert wird.
  Daher erfolgt bei Raummangel im Bereich der Stützzone standardmäßig eine Extraktion der 1. Prämolaren (Abb. 499).
  Selbstverständlich ist eine Extraktion von Frontzähnen beim frontalen Engstand aus ästhetischen Gründen nicht zu vertreten.

Abb. 499 Die Extraktion eines 1. Prämolaren im Zentrum des Engstandes erleichtert sowohl die Einordnung des Eckzahnes als auch das Schließen eventueller Restlücken durch Mesialbewegung des 2. Prämolaren und der Molaren.

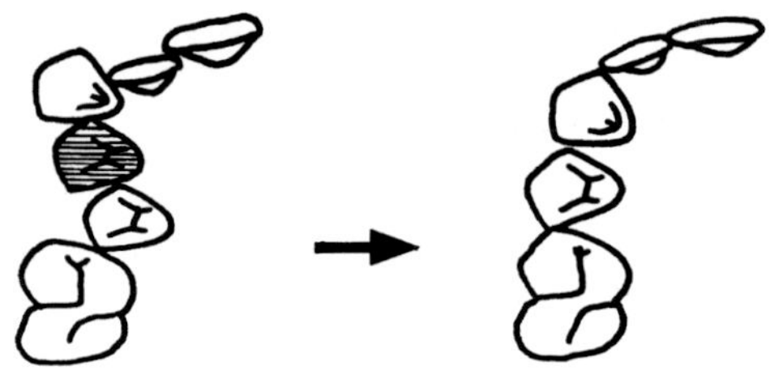

- In der Regel wird aus Gründen der günstigeren Okklusionsgestaltung die Extraktion gleichnamiger Zähne - zumindest in der betroffenen Kieferhälfte - bevorzugt (d. h. 14 und 44 oder 15 und 45 oder 26 und 36 etc.).
- Die Standardextraktion (der 1. Prämolaren) wird im allgemeinen nicht durchgeführt, wenn im selben Quadranten *nicht erhaltungswürdige Zähne* vorhanden sind, wie z. B.:

  - devitale Zähne
  - große Füllungen bzw. ausgedehnte kariöse Defekte (Abb. 500)
  - Schmelzhypoplasien (insbesondere an den 1. Molaren)
  - parodontale Schäden
  - extrem verlagerte Zähne.

Abb. 500 Wegen der Zerstörung des rechten Sechsjahrmolaren ist bei vollständigem Raumverlust für den Eckzahn derselben Seite die sonst übliche Extraktion des ersten Prämolaren kontraindiziert; vielmehr müssen nach Entfernung des zerstörten Zahnes beide Prämolaren distalisiert werden, um den Eckzahn einordnen zu können.

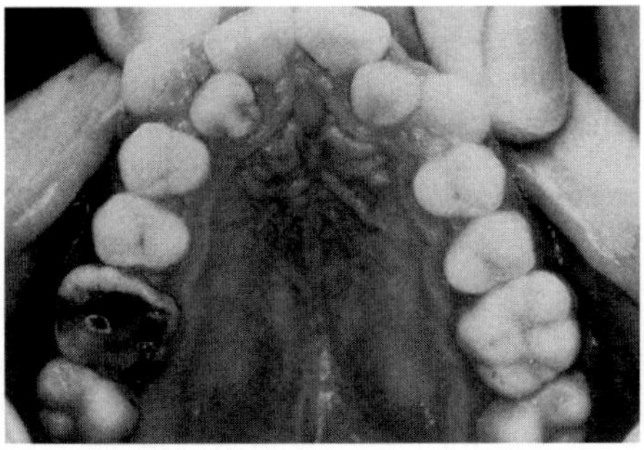

Die Auswahl zu extrahierender Zähne kann ferner abhängen von:

- der Achsenposition der Nachbarzähne (Kippungen)
- der Größe der Restlücke (liegen sie im sichtbaren Bereich?)
- der Zahl der zu bewegenden Zähne
- der Beurteilung von Wurzelgröße und -form
- der eingesetzten Apparatur (herausnehmbar oder festsitzend)
- dem Alter des Patienten (Behandlungsumfang)
- dem Durchbruch der 2. Molaren (vor Durchbruch derselben ist das Schließen der Lücken leichter) sowie
- der anomalieabhängigen Behandlungsaufgabe.

Neben der Standardextraktion der 1. Prämolaren besteht im Rahmen der kieferorthopädischen Extraktionstherapie seltener auch die Indikation zur Entfernung anderer Zähne.
Die **Extraktion 2. Prämolaren** ist zu erwägen bei:

- offenem Biß, da eine Extraktion im distalen Bereich eher zu einer Bißsenkung führt,
- großen Restlücken, da die Bewegung nur der Molaren in die Extraktionslücke des 2. Prämolaren einfacher ist als die Bewegung der Molaren und der 2. Prämolaren in die Extraktionslücke der ersten Prämolaren (Abb. 501),
- bei Aplasie oder Verlust der entsprechenden Antagonisten,
- bei palatinaler Verlagerung oder extremer Dystopie der 2. Prämolaren,
- wenn bei Behandlung mit festsitzenden Apparaturen nur minimale Verankerungsprobleme bestehen sowie
- bei flachem Profil und neutraler Bißlage.

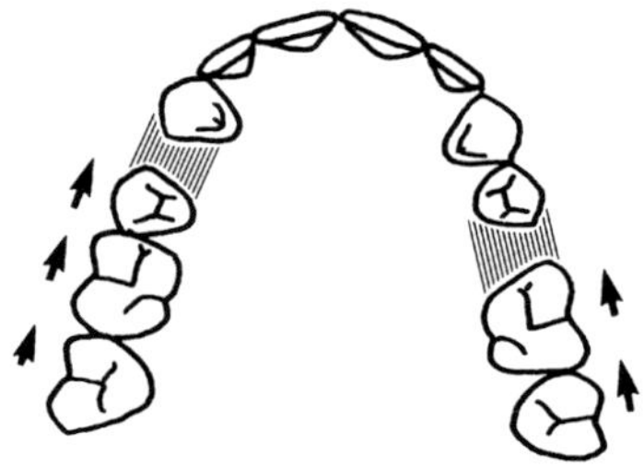

Abb. 501 Sind nach Prämolarenextraktion größere Restlücken zu erwarten, so vermag die Entfernung der 2. Prämolaren die Therapie zu erleichtern, da in diesem Fall nur die 1. und 2. Molaren nach mesial bewegt werden müssen.

6.13

Auf die Extraktion von *Sechsjahrmolaren* wird im Abschnitt 6.13.5 ausführlich eingegangen.

Die Extraktion von **2. Molaren** kommt eventuell als Alternative zur Sechsjahrmolarenextraktion mit ähnlicher Indikation in Frage.

Die Extraktion von **Eckzähnen** sollte nur bei hoffnungsloser Verlagerung geplant werden. Der Eckzahn ist sozusagen die »heilige Kuh« der Kieferorthopäden, da er für das Gebiß aus verschiedenen Gründen wichtig ist: Er ist ein stabiler einwurzliger Zahn mit geringer Kariesanfälligkeit, der eine lange Verweildauer im Munde aufweist, ein wichtiger prothetischer Pfeilerzahn sowie ein wesentlicher Faktor der optimalen Funktion (»Eckzahnführung«).
Die Extraktion von **Schneidezähnen** aus kieferorthopädischen Gründen ist selten indiziert, da

- eine deutliche kosmetische Beeinträchtigung zu befürchten ist (insbesondere, wenn die Zahnentfernung im Oberkiefer erfolgt),
- die Schneidezahnextraktion eine einwandfreie Okklusionseinstellung erschwert und
- meist komplizierte und umfangreiche körperliche Zahnbewegungen erforderlich sind, so daß bei Einsatz herausnehmbarer Geräte die Gefahr von Zahnkippungen besteht.

- Bei Extraktion unterer Inzisivi muß ferner mit einer Verstärkung des vertikalen und horizontalen Frontzahnüberbisses (Abb. 502) und häufigen Rezidiven eines frontalen Engstandes gerechnet werden. Auch ist die Ausgleichsextraktion im Oberkiefer infolge der unterschiedlichen Zahnbreiten problematisch.

Die Indikation zur Extraktion **oberer Schneidezähne** ist allenfalls gegeben bei:

- Mißbildungen (Zwillingszahn, Dilaceration)
- hoffnungsloser Verlagerung
- irreparabler parodontaler Schädigung
- evtl. bei devitalen Zähnen
- evtl. bei Wurzelresorption (z. B. durch einen verlagerten Eckzahn) sowie
- evtl. bei traumatischer Schädigung.

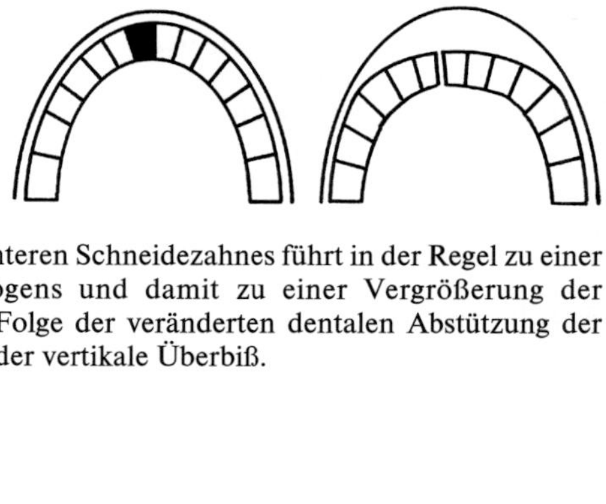

Abb: 502 Die Extraktion eines unteren Schneidezahnes führt in der Regel zu einer Abflachung des unteren Zahnbogens und damit zu einer Vergrößerung der horizontalen Frontzahnstufe. Als Folge der veränderten dentalen Abstützung der oberen Inzisivi verstärkt sich auch der vertikale Überbiß.

Die Indikation zur Extraktion **seitlicher oberer Inzisivi** kann ferner erwogen werden bei:

- einseitiger Aplasie
- Zapfenzähnen sowie
- selten bei Dystopie der Eckzähne mit ungünstiger, nach mesial gerichteter Achsenrichtung.

Die Indikation zur Extraktion **unterer Schneidezähne** ist allenfalls denkbar bei:

- Progenie mit frontalem Engstand und knappem Überbiß (?)
- tertiärem Engstand (??)
- Mißverhältnis zwischen oberer und unterer SI sowie bei
- Verlagerung, Trauma, parodontalen Schäden, apikalen Veränderungen etc.

Erscheint eine Extraktion unterer Inzisivi grundsätzlich indiziert, hängt die Auswahl des Zahnes ab von:

- der Position der unteren Inzisivi (lingual/vestibulär)
- den Zahnbreiten (d. h. der Größe der Restlücke)
- dem Zustand der Parodontien
- evtl. vorhandenen Torsionen
- den Wurzelverhältnissen (Länge, Form)
- der Achsenrichtung (ungünstige Kippungen sind zu vermeiden) sowie
- dem Zustand der Zähne (Karies, Schmelzschäden).

6.13.4 Ausgleichsextraktion

Im Gegensatz zur Extraktion im Rahmen einer kieferorthopädischen Behandlung, die zur Raumschaffung erforderlich ist, wird die Ausgleichsextraktion gesunder Zähne bei ausreichenden Platzverhältnissen durchgeführt.
Dieses Vorgehen läßt sich mit den Schwierigkeiten einer korrekten Okklusionseinstellung bei reduzierter Zahnzahl - und damit einer Verkürzung des Zahnbogens - im Gegenkiefer, z. B. als Folge von

- Aplasien
- traumatischem Zahnverlust
- Zahnverlust durch Karies bzw. Parodontopathien oder
- Extraktion im Gegenkiefer aus Gründen eines Raummangels

begründen. 6.13

Ausgleichsextraktionen sind vor allem im Oberkiefer (d. h. bei reduzierter Zahnzahl im Unterkiefer) erforderlich, da der untere Zahnbogen primär kürzer ist als der obere.

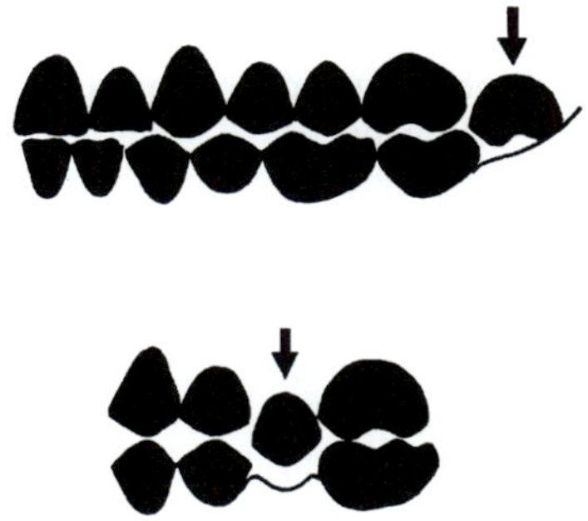

Abb. 503 Eine Verkürzung des unteren Zahnbogens durch Extraktion oder Nichtanlage (z. B. eines Prämolaren) kann bei unterlassener Ausgleichsextraktion eines oberen Seitenzahnes zu einer Elongation des endständigen oberen Molaren führen (a).
Unterbleibt der Lückenschluß im Unterkiefer, können sich obere Seitenzähne verlängern und ebenfalls ein Gleithindernis bilden (b).

Bei unterlassener Ausgleichextraktion sind eine Reihe von Störungen zu befürchten, wie

- Vertikalwachstum antagonistenloser Zähne (besonders endständiger Molaren) (Abb. 503)
- Überbelastung einzelner Zähne mit parodontalen Schäden
- Gleithindernisse, d.h. eine gestörte Artikulation
- Gelenkbeschwerden als Folge der gestörten Artikulation
- Engstände in dem Zahnbogen mit kompletter Zahnzahl sowie
- ungleiche Zahnbogenformen mit Mittellinienunstimmigkeiten.

Zwar wäre ein Ausgleich der unterschiedlichen Zahnbogenlänge theoretisch auch durch Extraktion der endständigen Molaren (z. B. der 2. Molaren oder der Sapientes) möglich, dagegen sprechen jedoch

- der mögliche Zeitpunkt einer solchen Extraktion (nach dem 13. Lebensjahr), so daß bis dahin bereits irreparable Schäden zu befürchten sind,
- die Tatsache, daß die Kauleistung eines 2. Molaren wertvoller ist als die eines 2. oder 1. Prämolaren,
- daß die Germektomie der 2. Molaren keine Standardlösung darstellt und
- daß bei stärkerer kariöser Zerstörung bzw. größerer Füllung am Sechsjahrmolaren und der dadurch begrenzten Lebensdauer dieses Zahnes eher die Entfernung des 1. Molaren und die Erhaltung des 2. Molaren indiziert ist.

Für die Ausgleichextraktion können folgende *Grundregeln* angegeben werden:

1. **Bei verminderter Zahnzahl im Unterkiefer ist (fast) immer eine ausgleichende Extraktion im Oberkiefer erforderlich.**
   Ausnahmen bilden die Progenie, bedingt auch der Deckbiß.

2. **Bei verminderter Zahnzahl im Oberkiefer ist eine Ausgleichsextraktion im Unterkiefer nicht unbedingt erforderlich.**
   Eine Notwendigkeit besteht jedoch bei
   - Progenie,
   - unterem Frontengstand sowie
   - deutlichem Mesialstand der unteren Sechsjahrmolaren.

   Eine ausgleichende Extraktion ist hingegen verzichtbar bei
   - korrekter unterer Zahnbogenform,
   - Prognathie,
   - Mißverhältnis zwischen oberen und unteren Frontzahnbreiten (z. B. bei sehr breiten oberen Schneidezähnen) oder
   - bei erschwerter Vorverlagerung des Unterkiefers.

Bei Fehlen, Verlust bzw. Extraktion von:		erfolgt in der Regel folgende Ausgleichsextraktion:
1. Prämolar im Unterkiefer	>>	1. Prämolar im Oberkiefer.
2. Prämolar im Unterkiefer	>>	2. Prämolar im Oberkiefer (Abb. 504).
Prämolaren im Oberkiefer	>>	nur bedingt erforderlich (Abb. 505).
1. Molar im Unterkiefer	>>	1. Molar im Oberkiefer (Abb. 506).
1. Molar im Oberkiefer	>>	nicht unbedingt erforderlich, evtl. kann eine ausgleichende Extraktion des 2. Prämolaren (bzw. des 1. Molaren) im Unterkiefer sinnvoll sein (Abb. 507).
Ein unterer Schneidezahn	>>	allgemein keine Ausgleichsextraktion.
Zwei untere Inzisivi	>>	- prothetische Lösung ohne Ausgleichsextraktion oder - Extraktion der 1. Prämolaren, selten der seitlichen Inzisivi im Oberkiefer (Abb. 508).
Ein oberer Schneidezahn	>>	- kieferorthopädischer oder prothetischer Lückenschluß ohne Ausgleichsextraktion oder - Ausgleichsextraktion des unteren 1. Prämolaren oder eines unteren Schneidezahnes (Abb. 509).
Zwei obere Inzisivi	>>	- prothetische Lösung ohne Ausgleichsextraktion mit Einstellen einer neutralen Okklusion, - kieferorthopädischer Lückenschluß ohne Ausgleichsextraktion (distale Seitenzahnokklusion) oder - kieferorthopädischer Lückenschluß mit Ausgleichsextraktion der 1. Prämolaren im Unterkiefer.

Kombinierte Extraktionen von Prämolaren, Molaren und Schneidezähnen müssen immer als Kompromiß angesehen werden.

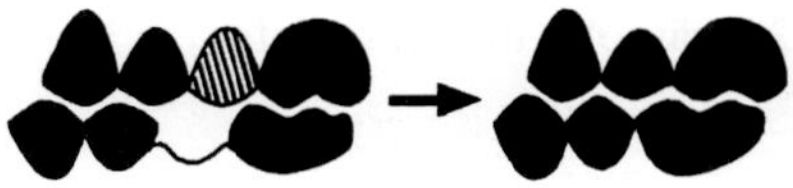

Abb. 504 Beim Fehlen eines unteren 2. Prämolaren (etwa bei Aplasie oder Extraktion) ist eine Ausgleichsextraktion im Oberkiefer indiziert - vorausgesetzt, daß ein kieferorthopädischer Lückenschluß erfolgt. In der Regel wird der gleichnamige Zahn, in diesem Fall der 2. obere Prämolar, ausgleichend entfernt.

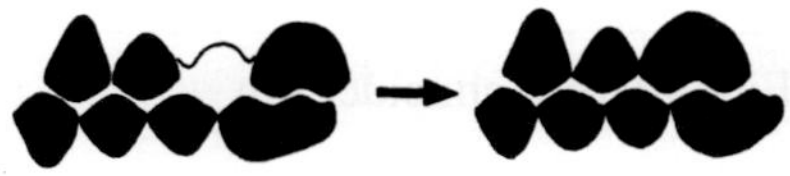

Abb. 505 Fehlt ein oberer Prämolar (etwa durch Extraktion oder Aplasie) und wird die Lücke kieferorthopädisch geschlossen, ist eine Ausgleichsextraktion im Unterkiefer nicht unbedingt erforderlich. Unterbleibt die ausgleichende Zahnentfernung, ist eine distale Molarenverzahnung anzustreben.

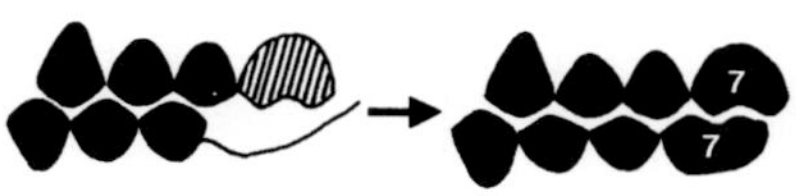

Abb. 506 Bei frühzeitigem Verlust eines unteren Sechsjahrmolaren (und kieferorthopädischem Lückenschluß) ist in der Regel eine ausgleichende Extraktion im Oberkiefer erforderlich. In den meisten Fällen wird auch der obere Sechsjahrmolar entfernt.

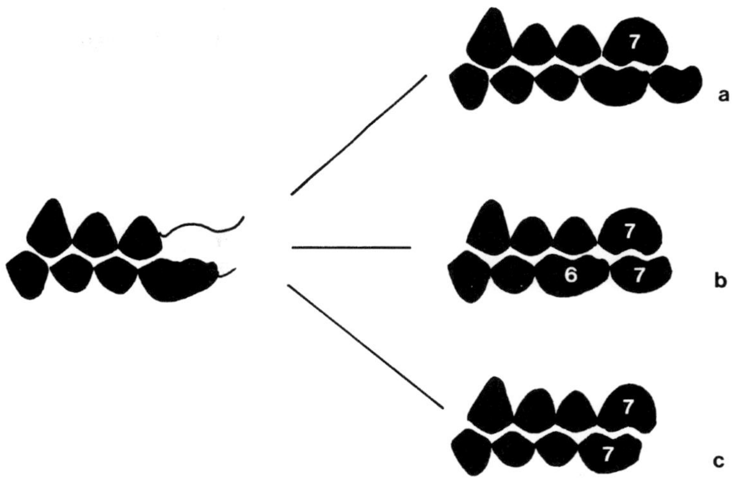

Abb. 507 a bis c Geht ein oberer Sechsjahrmolar frühzeitig verloren, sind drei therapeutische Alternativen denkbar:
a) keine Ausgleichsextraktion im Unterkiefer und Einstellung der 2. oberen Molaren an die Stelle der 1. Molaren
b) ausgleichende Extraktion des 2. Prämolaren im Unterkiefer mit ungünstiger Seitenzahnokklusion
c) Ausgleichsextraktion des unteren 1. Molaren, was im Zuge des Lückenschlusses durch Mesialisierung des 2. Molaren eine umfangreiche körperliche Zahnbewegung erforderlich macht.

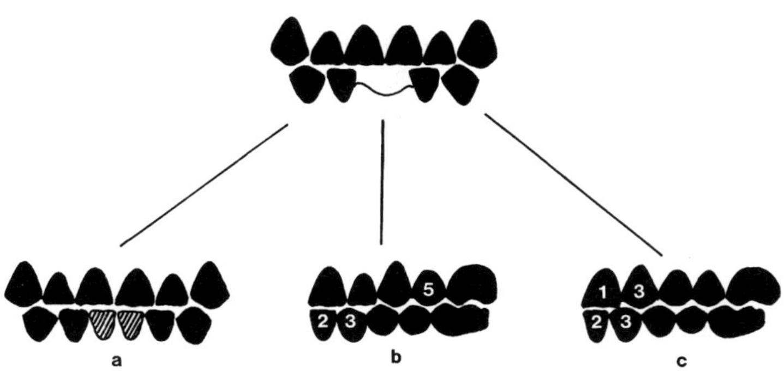

Abb. 508 a bis c Fehlen zwei untere Schneidezähne, sind drei therapeutische Alternativen denkbar:
a) die prothetische Lückenversorgung (in der Regel durch eine Brücke)
b) der kieferorthopädische Lückenschluß mit ausgleichender Extraktion der 1. Prämolaren im Oberkiefer
c) der kieferorthopädische Lückenschluß mit Ausgleichsextraktion des seitlichen oberen Schneidezahnes (eine Lösung, die trotz Einstellung einer neutralen Eckzahnrelation aus kosmetischen Gründen nur selten in Frage kommen dürfte).

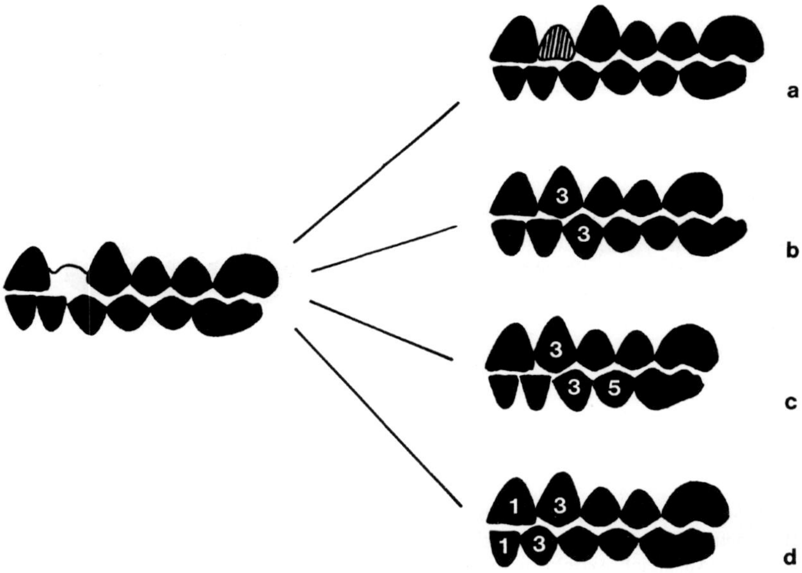

Abb. 509 a bis d Beim Fehlen eines seitlichen Schneidezahnes im Oberkiefer (z. B. Aplasie) sind vier therapeutische Alternativen denkbar:

a) Ein prothetischer Lückenersatz, etwa durch eine Brücke, ein Implantat o.ä., ohne Ausgleichsextraktion im Gegenkiefer.
b) Der kieferorthopädische Lückenschluß im Oberkiefer ohne ausgleichende Extraktion im Unterkiefer. In diesem Fall wird im gesamten Seitenzahnbereich (vom Eckzahn bis zum endständigen Molaren) eine distale Okklusion angestrebt.
c) Der kieferorthopädische Lückenschluß im Oberkiefer mit Ausgleichsextraktion des unteren 1. Prämolaren. Die Verzahnung im Eckzahnbereich ist dann am Behandlungsende distal, die Molarenverzahnung neutral.
d) Der kieferorthopädische Lückenschluß im Oberkiefer mit Ausgleichsextraktion des seitlichen Schneidezahns im Unterkiefer. Trotz Extraktion gleichnamiger Zähne und Einstellung einer neutralen Verzahnung auch im Eckzahnbereich ist in der Regel die Lösung c) vorzuziehen.

6.13.5 Sechsjahrmolarenextraktion

Die Extraktion der 1. permanenten Molaren wurde bereits vor nahezu 200 Jahren im Schrifttum erwähnt. So schlug *Fox* (1803) die systematische Entfernung aller Sechsjahrmolaren aus kariesprophylaktischen Gründen vor.

Mc Lean (1855) hob die prophylaktische Wirkung einer Extraktion der 1. Molaren zur Verhütung von Karies, Dentitio difficilis und eines frontalen Engstandes sowie die Möglichkeit der Selbstregulierung eines vorhandenen Engstandes hervor.

Angle (1900) wandte sich scharf gegen Zahnextraktionen im Rahmen kieferorthopädischer Behandlungen und wies darauf hin, daß der Verlust keines anderen Zahnes von so vielfältigen und schlimmen Folgen begleitet sei. Ähnlich äußerten sich später auch *Hotz* und *A. M. Schwarz*, die der Auffassung waren, daß es *außer der Karies keine orthodontische Indikation für die Extraktion der Sechsjahrmolaren gibt, bzw. daß die Extraktion dieser Zähne nur dann in Frage kommt, wenn ihre Erhaltung bis zum 3. Lebensjahrzehnt nicht wahrscheinlich ist.*
Diese Lehrmeinung hat auch heute noch Gültigkeit.
Eine Ausnahme bildet lediglich die *systematische Sechsjahrmolaren-Extraktion beim rachitisch bzw. strukturell offenen Biß.*
Ziel ist hier eine Bißsenkung; die Extraktion der 1. Molaren bietet sich in der Regel an, weil die Okklusalflächen dieser Zähne beim rachitisch offenen Biß meist ausgedehnte Schmelzhypoplasien aufweisen, die Zweifel an einer langdauernden Erhaltungsfähigkeit aufkommen lassen.
Als nachteilig wirkt sich bei diesem Verfahren aus, daß es im Zuge des Durchbruchs der 2. Molaren vielfach wieder zu einer Bißöffnung kommt.

In den meisten Fällen wird jedoch die Entfernung der 1. Molaren dem Kieferorthopäden aufgezwungen, d. h. die Indikation zur Extraktion ergibt sich aus pathologischen Gründen, wie Karies profunda, großen Füllungen, Gangrän, apikaler Ostitis etc.

Häufigkeit

Der Kariesbefall der Sechsjahrmolaren ist regional sehr unterschiedlich. **6.13**
Während in Ländern mit guter Mundhygiene und geringer Kariesfrequenz (z. B. Schweiz, USA etc.) die Erhaltungsfähigkeit der 1. Molaren ganz selten in Zweifel gezogen werden muß und die Extraktion dieser Zähne im Rahmen einer kieferorthopädischen Behandlung daher kaum zu erwägen ist, spielte die Frage der Einbeziehung der Sechsjahrmolaren in die kieferorthopädische Extraktionstherapie in Deutschland eine wesentlich größere Rolle.
So hatten noch vor 15 Jahren 12 % der kieferorthopädischen Patienten der Frankfurter Universitäts-Zahnklinik bereits vor Behandlungsbeginn einen oder mehrere Molaren verloren.

Für die Kenntnisse der Folgen eines Verlusts der 1. Molaren sind die **Wanderungsgesetze nach Zahnextraktionen** von *Baume* von besonderer Bedeutung.
(*Baume, L. J.*: »Auswirkung der Extraktion von Zähnen auf das deforme Gebiß«, Schweiz. Mschr. f. Zahnheilkunde 49 (1939), 295 und 50 (1940), 45).
Der Autor kam aufgrund seiner Untersuchungen zu folgenden Feststellungen:

1. Nach Zahnextraktionen ohne kieferorthopädische Behandlung erfolgt eine kippende Wanderung der Nachbarzähne in die Lücke.
2. Die Wanderungsgeschwindigkeit ist im Oberkiefer höher als im Unterkiefer (etwa doppelt so schnell).

3. Körperliche Wanderungen sind eher bei noch nicht durchgebrochenen Zähnen (Zahnkeimen) möglich.
4. Die durchgebrochenen Prämolaren wandern langsamer nach distal als die durchgebrochenen Molaren nach mesial (zumindest im Oberkiefer).
5. Bei einem Zahnverlust im Seitengebiet ist ein früherer Durchbruch der 2. und 3. Molaren zu erwarten (bis zu 3 Jahre früher).
6. Beschleunigend auf die Wanderung zur Extraktionslücke hin wirken sich aus:
   - der Durchbruch benachbarter Zähne,
   - nicht abgeschlossenes Wurzelwachstum sowie
   - noch nicht vollzogener Durchbruch (d. h. die Keime wandern schneller).

Unter Berücksichtigung der Erkenntnisse von *Baume* läßt sich feststellen, daß die Veränderungen nach Verlust von Sechsjahrmolaren von folgenden Faktoren abhängig sind:

- der Lokalisation des Zahnverlusts (Ober- oder Unterkiefer)
- dem Zeitpunkt der Extraktion
- der Keimlage, dem Durchbruchsstand und der Achsenrichtung der Nachbarzähne
- den Platzverhältnissen (Engstand, Größe der Restlücke)
- der Anlage der Weisheitszähne
- dem Gegenbiß.

Im *Oberkiefer* erfolgt nach Extraktion der 1. Molaren meist ein rasches Einwandern der 2. Molaren, vor allem bei frühzeitigem Zahnverlust. Dabei ist die (unerwünschte) Kippung wegen der primär distalen Kronenneigung relativ gering. Häufig wird ein Lückenschluß ohne kieferorthopädische Behandlung beobachtet (Abb. 510).

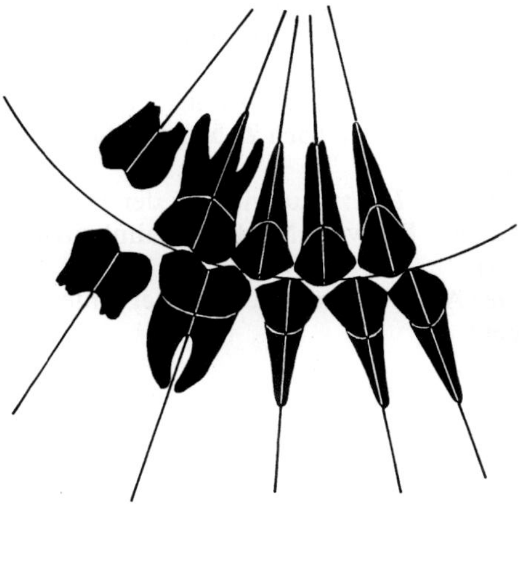

Abb. 510 Durch die primär nach distal gerichtete Achsenstellung der oberen Molaren (-keime) und die nach mesial gerichtete Achsenneigung der unteren Molaren (-keime) bestehen nach Verlust der Sechsjahrmolaren im Oberkiefer grundsätzlich günstigere Bedingungen, ein gutes Resultat mit Lükkenschluß ohne wesentliche Mesialkippung zu erreichen.

Im *Unterkiefer* wandern die 2. Prämolaren und die 2. Molaren (bzw. ihre Keime) in die Lücke ein, was eine Reihe schwerwiegender Folgen haben kann:

- eine Auflockerung im Prämolarengebiet,
- eine deutliche Mesialkippung der 2. Molaren infolge der primär ungünstigeren, nach mesial gerichteten Neigung der Zahnkrone (die Wanderung der 2. Molaren ist besonders rasch bei engem retromolaren Raum),
- eine Mittellinienverschiebung bei einseitiger Extraktion sowie
- oft eine Torsion bzw. eine Lingualneigung der 2. Molaren.

Ein Lückenschluß ohne Einsatz kieferorthopädischer Apparaturen ist im Unterkiefer sehr selten, da

- die Extraktionslücke größer ist als im Oberkiefer (der untere 1. Molar ist breiter als der obere),
- eine kompaktere Knochenstruktur vorhanden ist und
- die Mesialwanderungstendenz des 2. Molaren im Unterkiefer schwächer ausgeprägt ist.

Die *Anlage der Weisheitszähne* begünstigt den Lückenschluß durch Mesialschub.
Der *Gegenbiß* kann sehr unterschiedliche Auswirkungen haben. Je nach Okklusion kann der Antagonist die Aufrichtung eines nach mesial gekippten 2. Molaren bewirken oder verhindern. (Abb. 511).

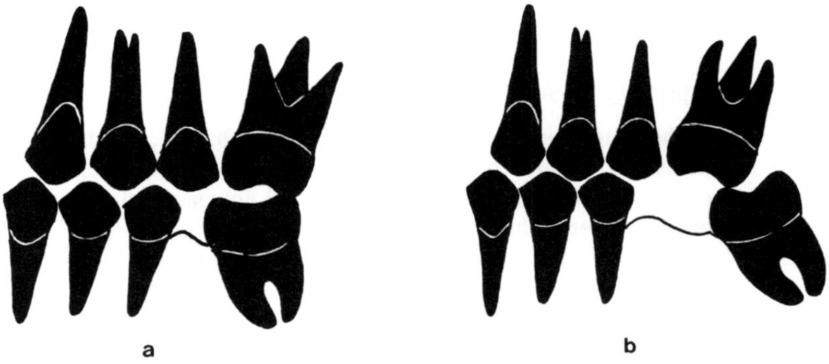

Abb. 511 Bestehen nach Extraktion von Sechsjahrmolaren nur geringe Restlücken und ein Kontakt der geringgradig gekippten 2. Molaren auf den distalen Höckerspitzen (a), ist eine Aufrichtung der Molaren durch den Gegenbiß denkbar.
Größere Restlücken sowie ungünstige Achsen- und Okklusionsverhältnisse (b) führen zwangsläufig zu einer stärkeren Kippung, insbesondere der unteren Molaren.

Von entscheidender Bedeutung für den Erfolg einer Extraktionstherapie mit Entfernung der 1. Molaren ist der **Extraktionszeitpunkt.**
Werden die 1. Molaren **zu früh** extrahiert, sind eine Reihe von Komplikationen zu befürchten:

- im Oberkiefer können die 2. Molaren bei Vorliegen eines Engstandes zu rasch in die Extraktionslücke einwandern, so daß trotz Verminderung der Zahnzahl ein Raummangel verbleibt;
- im Unterkiefer wandern die Prämolarenkeime nach distal, was zu einer z. T. massiven Lückenbildung und zur Mittellinienverschiebung führen kann,
- außerdem ist bei fehlender Abstützung die Entstehung eines Senkbisses zu befürchten.

Werden die 1. Molaren **zu spät** extrahiert, resultieren

- große Restlücken
- deutliche Kippungen der 2. Molaren (vor allem im Unterkiefer) sowie
- stärkere parodontale Schäden durch Gleithindernisse, schlechte Abstützung antagonistenloser Zähne etc.

Für die Wahl des Zeitpunkts einer Sechsjahrmolaren-Extraktion ist entscheidend, ob

- die Zahnentfernung im Ober- oder im Unterkiefer durchgeführt wird,
- im betreffenden Zahnbogen ein Raummangel vorliegt oder ausreichende Platzverhältnisse vorhanden sind und
- ob die Wahl des Behandlungsgerätes (herausnehmbare oder festsitzende Apparatur) frei erfolgen kann oder durch ungünstige Faktoren (Kariesanfälligkeit, geringe Motivation zum Tragen einer extraoralen Verankerungsapparatur, schlechte Mundhygiene etc.) eingeschränkt ist.

Regeln für den optimalen Zeitpunkt einer Extraktion oberer Sechsjahrmolaren

- **Bei ausreichendem Raum im Seitenzahnbereich (Abb. 512, rechts) sollte die Extraktion so früh wie möglich erfolgen, damit der Keim des 2. Molaren in die Lücke einwandern kann und so evtl. ein Lückenschluß ohne apparative Behandlung erreicht wird.**
- **Bei Engstand im Seitenzahnbereich (Abb. 512, links) sollte der Durchbruch des 2. Molaren abgewartet werden, damit dieser Zahn gegen eine unerwünschte Mesialwanderung abgesichert werden kann und die Extraktionslücke zur Beseitigung des Engstandes zur Verfügung steht.**

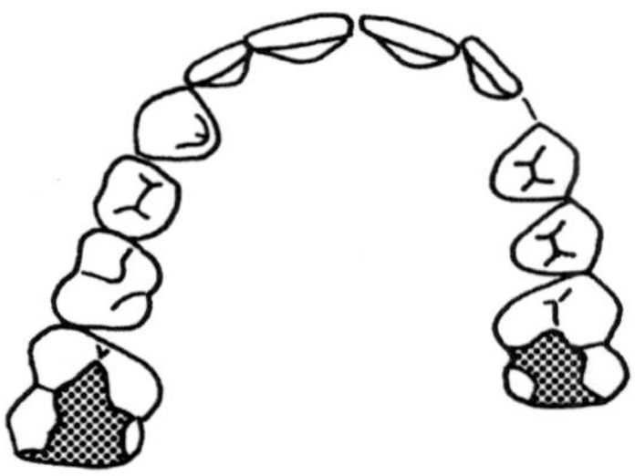

Abb. 512 Muß ein oberer Sechsjahrmolar extrahiert werden, sollte die Entfernung bei ausreichenden Platzverhältnissen (hier: rechts) möglichst früh, bei eingeengten Stützzonen (links) erst nach Durchbruch des 2. Molaren erfolgen.

Für die Extraktion unterer Sechsjahrmolaren gilt hingegen:

- **Bei ausreichenden Raumverhältnissen im Seitenzahnbereich (Abb. 513, rechts) sollte die Entfernung des 1. Molaren möglichst erst nach Durchbruch des 2. Prämolaren durchgeführt werden, um eine Distalwanderung dieses Zahnes zu vermeiden, die als Keim besonders ausgeprägt ist. Anzustreben ist aber auch die Extraktion vor Durchbruch des 2. Molaren, um die Mesialwanderungstendenz im Zuge dessen Durchbruchs auszunutzen.**
- **Bei Engstand im Seitenbereich des Unterkiefers (Abb. 513, links) sollte die Extraktion eines Sechsjahrmolaren so früh wie möglich erfolgen, da in diesem Fall eine Distalwanderung der Prämolarenkeime zur Auflockerung des Engstandes erwünscht ist. Auf die Möglichkeit einer Mittellinienverschiebung bei einseitiger Zahnentfernung und eventuelle Torsionen der 2. Molaren ist zu achten.**

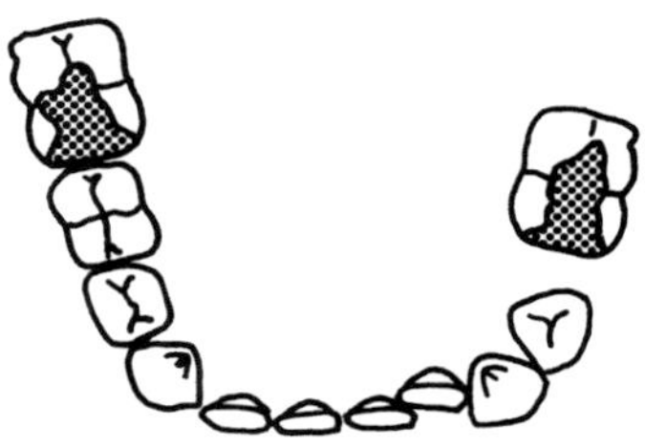

Abb. 513 Muß ein *unterer* Sechsjahrmolar extrahiert werden, wäre es wünschenswert, die Entfernung bei eingeengter Stützzone (hier: links) möglichst früh, bei ausreichenden Platzverhältnissen (rechts) hingegen erst nach Durchbruch der 2. Prämolaren durchzuführen.

6.13.6 Behandlungsgeräte bei Extraktionsfällen

Die Auswahl der Apparatur ist abhängig von den erforderlichen Zahnbewegungen.
Bei größeren Restlücken sind in der Regel körperliche Bewegungen und somit festsitzende Apparaturen notwendig.
Eine Verkleinerung der Lücken kann zeitweise auch ohne Geräte erwartet werden, wenn die Wanderungstendenz der Nachbarzähne ausgenutzt wird; diese führt zur Auflockerung eines frontalen Engstandes sowie zur Mesialwanderung von Seitenzähnen. Diese Tendenz zum »Selbstausgleich« darf aber nur bei ausreichenden Platzverhältnissen genutzt werden, da sonst ein Raummangel trotz vorher erfolgter Extraktion zu befürchten ist.
Regelmäßige Beobachtung und Röntgenkontrollen sind unerläßlich.
Bei knappen Platzverhältnissen muß unbedingt eine Absicherung der Lücke durch Einfügen einer kieferorthopädischen Apparatur erfolgen.
Bei der Geräteauswahl ist grundsätzlich zu beachten:

- Die **Platte** hemmt die physiologische Mesialwanderung der Seitenzähne; eine aktive Mesialisierung (z. B. mit offener Schraube, s. Bd. I, Kap. 4.3.1.4) führt in der Regel zu Zahnkippungen.

- Der **Aktivator** läßt einen aktiven Lückenschluß nicht zu. Durch sagittales Freigeben der Seitenzähne (Einschleifen der interdentalen Septen und des okklusalen Reliefs = Plateaueinschliff, s. Bd. I, Kap. 4.4.9) ist eine Ausnutzung des Mesialtrends der Seitenzähne möglich, die jedoch ebenfalls die Gefahr von Zahnkippungen in sich birgt.
  Nicht geeignet sind funktionskieferorthopädische Geräte bei extremem Raummangel, da ein Offenhalten der Extraktionslücken aufgrund des lockeren Sitzes der Apparatur nicht mit der erforderlichen Sicherheit möglich ist.
- **Festsitzende Apparaturen** erlauben als einzige einen körperlichen Lückenschluß.

Probleme können bei der Notwendigkeit einer maximalen Verankerung der Molaren auftreten, wenn eine Mesialwanderung der Seitenzähne nicht erwünscht ist. Hier ist der Einsatz extraoraler Geräte (z. B. Headgear) bzw. intraoraler Abstützungskomponenten (z. B. Nance, Palatinalbogen, Lingualbogen etc.) häufig erforderlich. Eine Mesialwanderung der Molaren läßt sich auch durch Rotation der Molarenwurzeln in die Kortikalis bremsen.
Wird die kieferorthopädische Behandlung eines Extraktionsfalls mit festsitzenden Apparaturen durchgeführt, läßt sich der typische Ablauf wie folgt skizzieren:

1. Nivellierung und Einordnung dystopischer Zähne (z. B. mit Twistflex-, Nitinol- oder TMA-Draht)
2. Retraktion der Eckzähne (mittels Retraktions- oder Teilbögen, Gummiketten etc.)
3. Schließen der Restlücken (z. B. mit Kontraktionsbögen, Loops, Gummiketten)
4. Feinausformung der Zahnbögen (unter Verwendung von Vierkant-Idealbögen mit Torque, Angulation, Artistics)
5. Retention (Positioner, Hawley-Platte, 3 zu 3-Retainer).

6.13.7 Kieferorthopädisch indizierte Milchzahnextraktionen

Trotz der oft schwerwiegenden Folgen eines vorzeitigen Milchzahnverlusts und der daraus begründeten Notwendigkeit einer Erhaltung der Milchzähne kann ein vorzeitiges Entfernen von Zähnen der ersten Dentition im Wechselgebiß aus kieferorthopädischer Sicht durchaus indiziert und für die Gebißentwicklung förderlich sein. In manchen Fällen ist eine versäumte Milchzahnextraktion sogar für die Entstehung lokaler Stellungsfehler und Okklusionsstörungen sowie die Erschwerung und Verlängerung einer kieferorthopädischen Therapie mitverantwortlich zu machen.
Indikationen für eine vorzeitige Entfernung von Milchzähnen als prophylaktische oder als kieferorthopädisch-therapeutische Maßnahme bestehen:

- im Rahmen der »gesteuerten Extraktion«
- bei Durchbruchbehinderung permanenter Zähne bzw. bei deren dystopischem Durchbruch
- zum temporären Platzschaffen für permanente Nachbarzähne

- bei Aplasie permanenter Zähne
- bei Zwangsbißführungen
- zur Verbesserung der Okklusionsverhältnisse
- bei Infraokklusion von Milchmolaren sowie
- zur gezielten Wachstumshemmung.

Die »gesteuerte Extraktion«

Als »gesteuerte Extraktion« wird die planmäßige Entfernung der oberen und unteren Milcheckzähne und ersten Milchmolaren sowie der ersten Prämolaren nach *Kjellgren, Heath* und *Hotz* bezeichnet (Abb. 514).

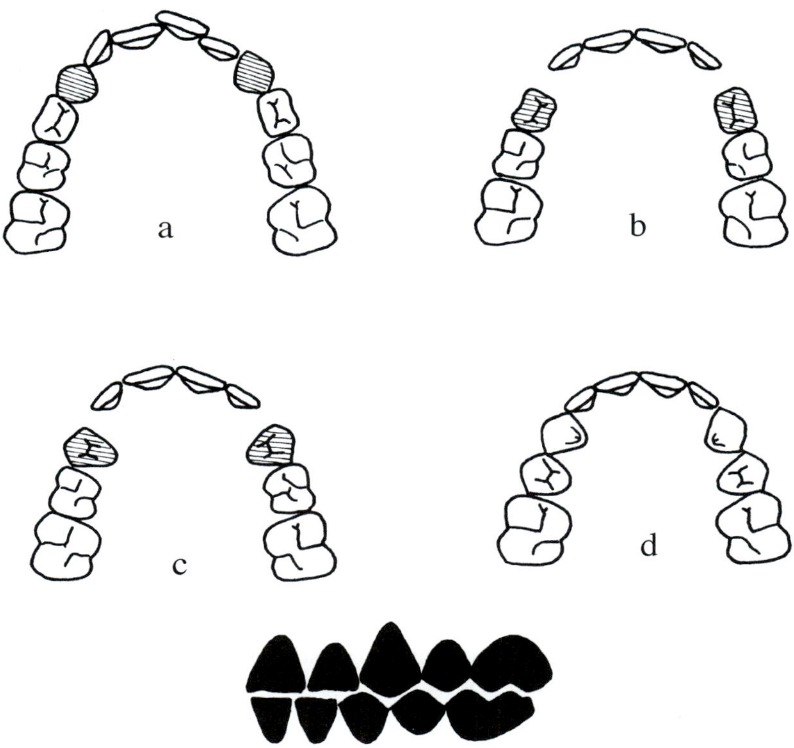

6.13

Abb. 514 Reihenfolge bei der »gesteuerten Extraktion«:
a) Entfernung der Milcheckzähne mit anschließender Auflockerung des frontalen Engstandes
b) Extraktion der 1. Milchmolaren
c) Extraktion der 1. Prämolaren
d) Einordnung der durchbrechenden Eckzähne in den Zahnbogen (wenn möglich ohne apparative Hilfe).

Ziel ist das Erreichen einer neutralen Okklusion der um jeweils einen Prämolaren auf jeder Seite reduzierten Zahnbögen.

Ziel der gesteuerten Extraktion ist die Beseitigung von Fehlstellungen der Frontzähne ohne Einsatz kieferorthopädischer Apparaturen, indem durch Reduzierung der Zahnzahl ausreichende Platzverhältnisse geschaffen werden, die einen Selbstausgleich ermöglichen.
Bevorzugt kommen diese Maßnahmen bei Neutralbiß (Klasse I) mit frontalem Engstand in Frage. Ein tiefer Biß stellt in der Regel eine Kontraindikation dar.
Voraussetzung für die Planung einer Serienextraktion ist eine sorgfältige Auswertung der Kieferabgüsse und Röntgenaufnahmen, welche die Notwendigkeit der späteren Entfernung permanenter Zähne bestätigen müssen.
Bei der Röntgenuntersuchung erfolgt die Überprüfung der Anlage aller permanenten Zähne sowie deren Keimlage. Nichtanlagen oder Verlagerungen von Zähnen schließen die planmäßige Durchführung einer gesteuerten Extraktion aus. Auch die Erhaltungswürdigkeit der Sechsjahrmolaren ist vorher abzuklären.
Unerläßlich ist ferner eine Analyse des Entwicklungsstandes des Gebisses, da eine zu frühe Entfernung der Milchzähne eine Verzögerung des Durchbruchs der permanenten Ersatzzähne zur Folge haben kann. Die zeitgerechte Extraktion der Milchzähne (etwa ½–1 Jahr vor Durchbruch ihrer Nachfolger) bewirkt eine Beschleunigung der Dentition.
Als *Vorteile der gesteuerten Extraktion* werden genannt:

1. die Auflösung eines frontalen Engstandes nach Extraktion der Milcheckzähne ohne die Einwirkung kieferorthopädischer Apparaturen,
2. der frühzeitige Durchbruch der ersten Prämolaren und der permanenten Eckzähne und somit
3. die primär korrekte Einstellung der permanenten Eckzähne, welche evtl. eine kieferorthopädische Behandlung unnötig macht.

Die gesteuerte Extraktion ist bei extremem Platzmangel problematisch, da hier bei fehlender apparativer Absicherung die weitere Mesialwanderung der bleibenden Zähne trotz Reduzierung der Zahnzahl eine Lückenverengung mit konsekutivem Eckzahnaußenstand zur Folge hätte.
Vielfach ist ein zusätzlicher Einsatz kieferorthopädischer Apparaturen erforderlich, da eine vollkommene Selbstregulierung in dem gewünschten Ausmaß nur selten zu beobachten ist. Auf jeden Fall vermag die gesteuerte Extraktion aber auch bei den Patienten, bei welchen sich eine Korrektur mit apparativen Behelfen nicht umgehen läßt, die kieferorthopädische Behandlung zu erleichtern und zu verkürzen.

Milchzahnentfernung bei Durchbruchsbehinderung permanenter Zähne bzw. bei dystopischem Durchbruch

Eine atypische Keimlage oder eine Persistenz der Milchzähne führt oft zu dystopischem Durchbruch bzw. Behinderung der Vertikalentwicklung permanenter Zähne. Als Beispiele wären die Persistenz von Milchschneidezähnen mit palatinalem bzw. lingualem Durchbruch der permanenten Inzisivi (Abb. 515) sowie die Milchzahnpersistenz bei bukkaler Durchbruchsrichtung der Eckzähne und ersten Prämolaren (Abb.

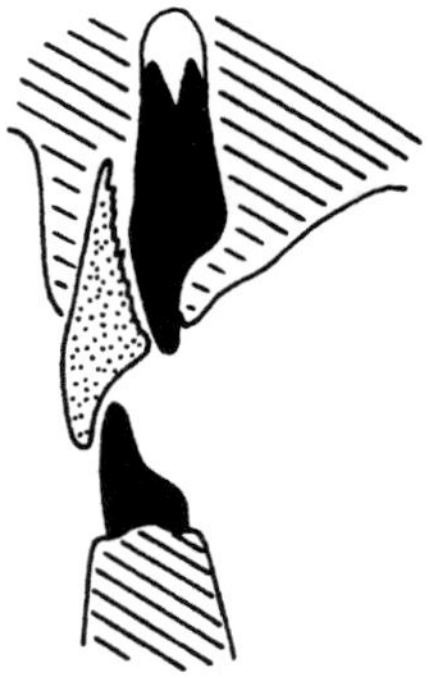

Abb. 515 Die rasche Extraktion eines persistierenden Milchschneidezahnes vermag beim palatinalen Durchbruch des permanenten Nachfolgers u. U. die Entstehung eines frontalen Kreuzbisses zu verhindern.

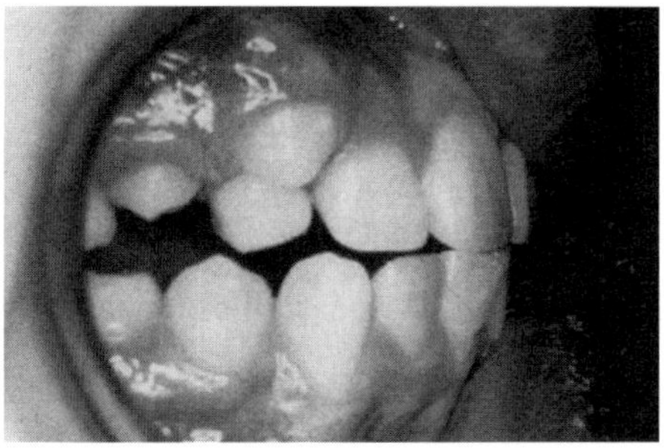

Abb. 516 Indikation zur Extraktion eines persistierenden Milchzahnes (53) bei dystopischem Durchbruch des permanenten Nachfolgers (13).

516) mit konsekutivem Eckzahnaußenstand oder Bukkalokklusion der Prämolaren zu nennen.
Eine rechtzeitige Entfernung der Milchzähne ist sofort nach Erkennen der fehlerhaften Durchbruchsrichtung der Nachfolger geboten.
Die Kontrolle etwa zwei oder drei Wochen nach der Extraktion zeigt häufig eine korrekte Einstellung der durchbrechenden permanenten Zähne unter dem funktionellen Einfluß von Zunge, Wange und Lippen ohne apparative Hilfe. Ein Selbstausgleich ist um so eher zu erwarten, je früher die Milchzahnextraktion erfolgte.
Eine fehlerhafte Verschlüsselung des durchbrechenden Zahnes in der Okklusionsebene (wie sie vor allem bei palatinalem Durchbruch oberer Inzisivi vorkommt) erfordert in der Regel kieferorthopädische Therapiemaßnahmen, d. h. das Einfügen einer Regulierungsapparatur.

Milchzahnextraktion zum Platzschaffen für permanente Nachbarzähne

Die Entfernung eines Milchzahnes kann erwogen werden, um einem benachbarten permanenten Zahn die Einstellung in den Zahnbogen zu erleichtern - z. B. bei Durchbruch eines seitlichen Schneidezahnes infolge Raummangels im Staffelstand (palatinal bzw. lingual vom mittleren Schneidezahn), der zu einem frontalen Kreuzbiß oder einer Zwangsbißführung führt (Abb. 517).

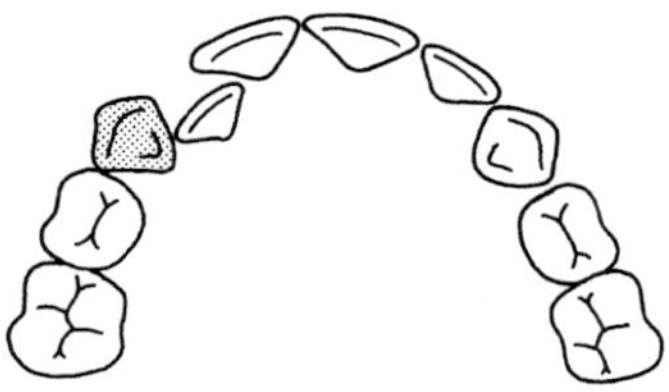

Abb. 517 Die Extraktion des Milcheckzahnes (gerastert) schafft temporär Platz für den palatinal stehenden permanenten Schneidezahn und erleichtert dessen Einordnung in den Zahnbogen. Dieser »Erfolg« wird allerdings häufig mit Raumproblemen für den nachfolgenden permanenten Eckzahn erkauft.

In diesem Fall vermag die vorzeitige Extraktion des benachbarten Milcheckzahnes - zumindest temporär - Abhilfe zu schaffen. Durch das größere Raumangebot erfolgt danach oft eine spontane Korrektur der Zahnfehlstellung, was die spätere kieferorthopädische Behandlung erleichtert.
Ähnliche Resultate lassen sich auch bei vorzeitiger Extraktion eines breiteren zweiten Milchmolaren zum Platzschaffen für einen durchbrechenden permanenten Eckzahn erzielen, wenn das Raumangebot nach Ausfallen des Milcheckzahnes nicht ausreicht.
Generell wird sich bei der vorzeitigen Entfernung eines Milchzahnes zum Platzschaffen für einen permanenten Nachbarzahn nur selten eine kieferorthopädische Behandlung oder zumindest das Einfügen eines Platzhalters vermeiden lassen.
Der Erfolg, den die Einordnung des falsch stehenden Zahnes darstellt, ist meist temporärer Natur und wird mit einem Raummangel für den Zahn erkauft, der dem extrahierten Milchzahn nachfolgt.
Die Unterbrechung der Zahnreihe führt vielfach zu Zahnwanderungen bzw. -kippungen, einer weiteren Lückeneinengung, lokalen Wachstumshemmungen, Mittellinienverschiebungen, Okklusionsveränderungen usw.
Die Indikation der vorzeitigen Milchzahnentfernung ist daher in diesen Fällen sehr eng zu begrenzen; sie liegt vor, wenn infolge einer fehlerhaften Zahnstellung (etwa eines Kreuzbisses) irreparable Schäden, wie z. B. eine Wachstumshemmung, ein Zwangsbiß oder Parodontopathien an überbelasteten Zähnen, zu befürchten sind.

Milchzahnextraktionen bei Aplasie permanenter Zähne

Ist bei Nichtanlage permanenter Zähne ein kieferorthopädischer Lückenschluß durch Mesialbewegung der distalen Nachbarzähne bzw. aller Seitenzähne vorgesehen, vermag die Ausnutzung des physiologischen Mesialtrends der Seitenzähne die aktive kieferorthopädische Behandlung zu erleichtern und zu verkürzen. Förderlich kann hier auch die vorzeitige Entfernung von Milchzähnen sein. So kommt bei Aplasie der lateralen Inzisivi im Oberkiefer die vorzeitige Extraktion der seitlichen Milchschneidezähne, evtl. auch der Milcheckzähne in Frage. Die Vorwanderung der Sechsjahrmolaren kann bei Aplasie der 2. Prämolaren durch frühzeitige Entfernung der 2. Milchmolaren gefördert werden (s. Kap. 6.8).

Milchzahnextraktion bei Zwangsbiß

Bei Zwangsführung im Milch- oder Wechselgebiß durch Milchzähne ist zunächst ein Beschleifen dieser Zähne sinnvoll.
Der vertikale Überbiß ist jedoch manchmal so groß, daß eine erfolgreiche Korrektur der Zwangsführung durch Beschleifen ohne Eröffnung des Pulpencavums nicht möglich ist. Neben einer Devitalisierung und Wurzelfüllung der Milchzähne mit resorbierbarem Füllmaterial kommt deren vorzeitige Entfernung in Frage, auch wenn bei der Extraktion das Risiko alveolärer Zahnverschiebungen oder lokaler Wachstumshemmungen nicht auszuschließen ist.

Milchzahnextraktion zur Verbesserung von Okklusionsverhältnissen

Die Persistenz eines Milchzahnes (vor allem des unteren zweiten Milchmolaren) kann zur Fixierung einer fehlerhaften Verzahnung bzw. Bißlage beitragen, wenn sich im Laufe des Zahnwechsels im Sechsjahrmolarengebiet eine scharfe Höcker-Fissuren-Verzahnung ausgebildet hat. 6.13
Auch kann das Vertikalwachsen antagonistenloser Milchmolaren eine Verriegelung der Okklusion bewirken, was die kieferorthopädische Korrektur der Unterkieferlage erschwert (Abb. 518).
Abhilfe schafft hier das Beschleifen der betreffenden Milchmolaren oder ihre vorzeitige Entfernung.
Vielfach ist eine derartige Extraktion nur im Rahmen einer kieferorthopädischen Behandlung sinnvoll; ein Selbstausgleich tritt selten ein. Bei Gefahr eines Stützzoneneinbruchs nach Entfernung des Milchzahnes ist die Eingliederung eines Lückenhalters zu erwägen.

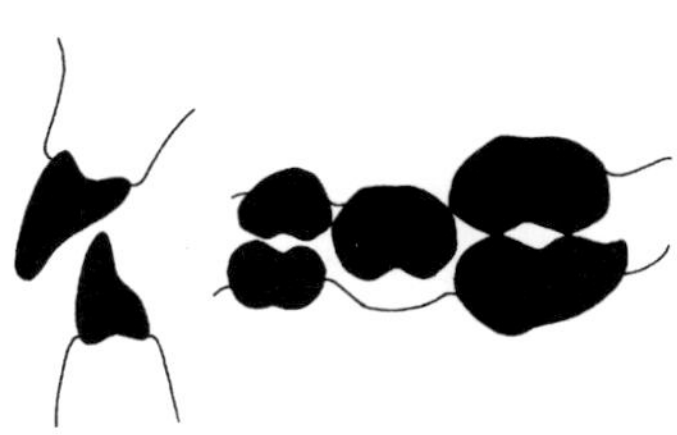

Abb. 518 Behindert ein antagonistenloser, elongierter Milchzahn die korrekte Einstellung des Unterkiefers oder bildet er ein Gleithindernis, das sich durch Beschleifen des Milchmolaren nicht korrigieren läßt, kann die vorzeitige Extraktion des elongierten Zahnes indiziert sein. Auf eine anschließende Absicherung der Stützzone ist zu achten.

Vorzeitige Entfernung von Milchzähnen bei Infraokklusion

Bei Infraokklusion von Milchmolaren (auch als Halbretention, Infraposition, Reinklusion sowie als »ankylosierter Zahn« bezeichnet) führen häufig Ankylosen zwischen Zahnwurzel und Kieferknochen zu einem zunehmenden Niveauunterschied zwischen dem betroffenen Milchzahn und seinen Nachbarn, die ihre physiologische Vertikalentwicklung unbehindert vollziehen können (Abb. 519 und 520).

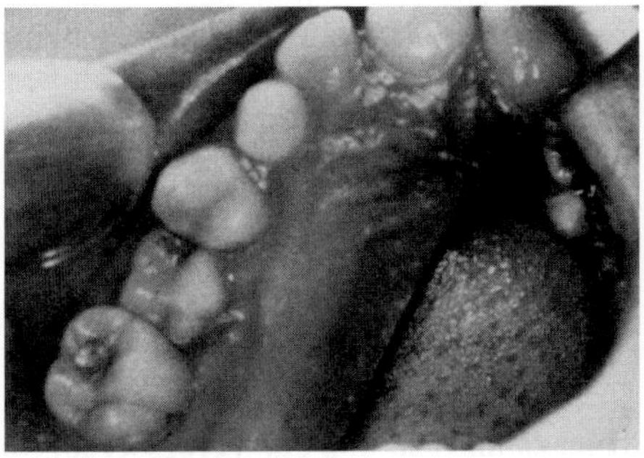

Abb. 519 Infraokklusion eines 2. Milchmolaren im Oberkiefer.

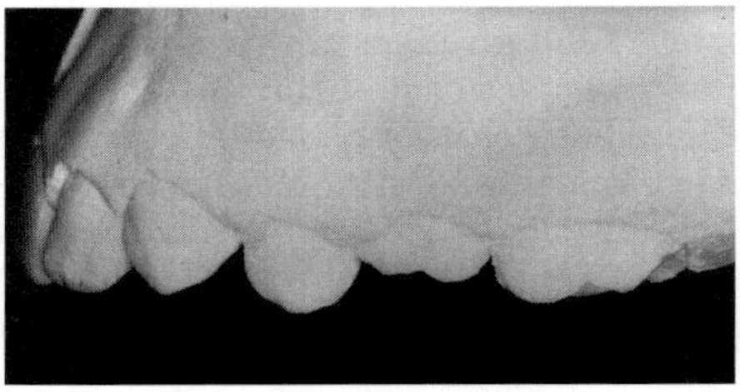

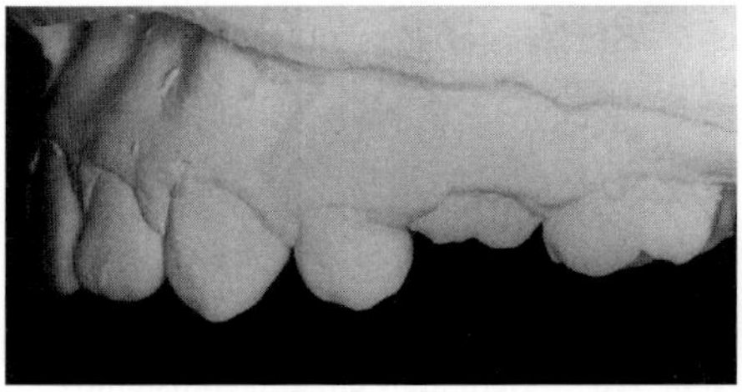

Abb. 520 a und b Fortschreitende Infraokklusion eines Milchmolaren als Folge einer Ankylose und der Vertikalentwicklung der Nachbarzähne.

Dieser Vorgang ist an zweiten und ersten Milchmolaren, aber auch an Milcheckzähnen zu beobachten.
Infraokklusionen von Milchseitenzähnen kommen relativ häufig, d. h. bei etwa 5% der Kinder vor, am häufigsten sind die oberen und unteren 2. Milchmolaren davon betroffen.

Die klinische Problematik ergibt sich aus der Durchbruchsbehinderung des permanenten Nachfolgers und der mangelhaften Abstützung der Nachbarzähne, die mit zunehmender Elongation über den in der Vertikalentwicklung blockierten Milchzahn kippen, so daß dieser im fortgeschrittenen Stadium von den Nachbarn »überwachsen« wird und mit seiner Okklusalfläche gerade noch das Niveau des Gingivalsaums dieser Zähne erreicht (Abb. 521).
Eine Behinderung der Kaufunktion, Nischenbildungen mit Einschränkung der Mundhygiene und Okklusionsstörungen sind häufige Folgen.
In diesen Fällen ist eine rechtzeitige Entfernung dieser Milchzähne indiziert. Die Notwendigkeit einer frühzeitigen Extraktion ergibt sich auch aus der Schwierigkeit, welche ein überwanderter Milchzahn zu einem späteren Zeitpunkt einer chirurgischen Entfernung entgegensetzt.

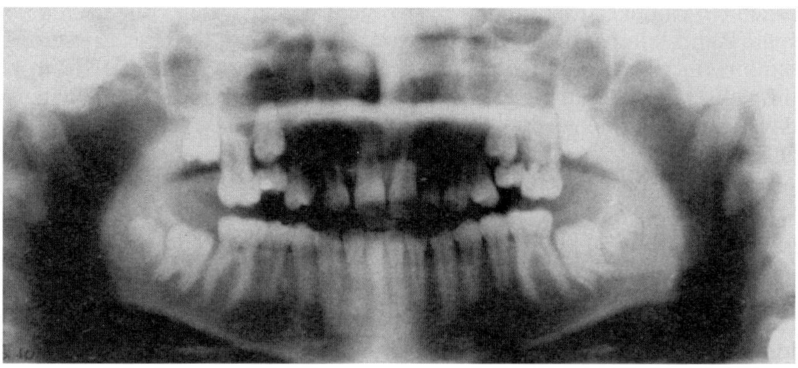

Abb. 521 Als Folge einer Infraokklusion der oberen 2. Milchmolaren ist auf dem Röntgenbild auch eine Retention der 2. Prämolaren zu erkennen.
Die rasche Entfernung der infraokkludiert stehenden Milchzähne ist nicht nur indiziert, um die Einordnung der retinierten Prämolaren zu ermöglichen; sie ist bei hochgradiger Infraokklusion auch erforderlich, ehe die Nachbarzähne so weit elongiert sind, daß sie über die Milchmolaren kippen und deren chirurgische Entfernung erheblich erschweren.

Milchzahnextraktion zur gezielten Wachstumshemmung

Als Indikationen werden die Nichtanlage der oberen seitlichen Inzisivi und die progene Entwicklung genannt.
Während bei der Nichtanlage durch Extraktion des seitlichen Milchschneidezahnes und des Milcheckzahnes vielfach eine Minderung der Wachstumsimpulse erwartet werden kann, scheint die Hoffnung, ein exzessives Unterkieferwachstum durch frühzeitige Entfernung der unteren Milcheckzähne bremsen zu können, kaum berechtigt. Die Entfernung der unteren Milcheckzähne bei progener Verzahnung führt allenfalls zu einem stärkeren Steilstand der unteren Inzisivi und damit zur Reduzierung der

umgekehrten Frontzahnstufe. Eine nennenswerte Beeinflussung des Unterkiefer-Längenwachstums ist hingegen nicht zu erwarten.

6.13.8 Weisheitszahnproblematik

Kieferorthopädisch-prophylaktische Maßnahmen, welche die Entstehung von Dysgnathien verhindern sollen, sind in den meisten Fällen in einer sehr frühen Phase der Gebißentwicklung indiziert und effektiv. Fehlentwicklungen drohen jedoch nicht nur in den ersten Lebensjahren, auch später zeigen sich ungünstige Entwicklungstendenzen, die sich durch rechtzeitige vorbeugende Maßnahmen verhindern bzw. eindämmen lassen (z. B. Entwicklung bzw. Verhinderung eines tertiären Engstandes).

Am Ende des zweiten Lebensjahrzehntes entwickelt sich bei vielen Menschen ein frontaler Engstand, der bevorzugt im Unterkiefer auftritt. Diese späte Zahnstellungsanomalie (Adoleszentenengstand, tertiärer Engstand) muß in einer Reihe von Fällen als Rezidiv nach vorangegangener kieferorthopädischer Behandlung angesehen werden, kann aber auch unabhängig davon bei Jugendlichen auftreten, bei denen nie ein frontaler Engstand vorgelegen hatte.

Der zeitliche Zusammenhang der Entstehung dieses tertiären Engstandes mit dem Durchbruch der dritten Molaren ist auffällig, und der Einfluß der um ihren Platz im Zahnbogen kämpfenden *Weisheitszähne*, die dabei ihre mesialen Nachbarn nach vorne schieben und damit den Engstand in der Front verursachen, scheint so plausibel, daß den Patienten meist die Entfernung der Weisheitszähne im Unterkiefer (und damit im allgemeinen auch im Oberkiefer) angeraten wird, um eine Verstärkung der Raumprobleme zu verhindern. Auch die prophylaktische *Germektomie der Sapientes* wird häufig empfohlen.

Effizient könnte diese vorbeugende Maßnahme jedoch nur sein, wenn der Weisheitszahndurchbruch tatsächlich für die Entstehung des Adoleszentenengstandes verantwortlich wäre. Genau dies wird im Schrifttum aber kontrovers diskutiert.

Untersuchungen, welche den engstandauslösenden Einfluß der dritten Molaren bejahen, stehen die Resultate der Arbeiten gegenüber, welche keine signifikanten Unterschiede bezüglich der Entstehung eines tertiären Engstandes zwischen Patientengruppen mit Anlage und mit Aplasie der unteren dritten Molaren nachweisen konnten.

Andere Autoren messen wachstumsbedingten Änderungen einen wesentlich größeren Einfluß auf den in diesem Alter zunehmenden frontalen Engstand bei als den durchbrechenden Weisheitszähnen und verweisen darauf, daß in dem betreffenden Altersabschnitt der Unterkiefer noch weiter wachse, während die Oberkieferentwicklung bereits weitgehend zum Stillstand gekommen sei. Dies gilt insbesondere für das männliche Geschlecht, was das häufigere Auftreten eines tertiären Engstandes bei jungen Männern erklärt. Außerdem ist gegen Ende des Wachstums mit einer Retrusion der unteren Inzisivi zu rechnen, die zusammen mit einer Rotation des Unterkiefers und einer konsekutiven Verstärkung des Überbisses zur Ausbildung eines frontalen Engstandes beiträgt.

Interessant scheint auch der Hinweis, daß in Fällen mit Anlagen der dritten Molaren generell breitere Zahnformen zu beobachten sind, während bei Nichtanlage der Weisheitszähne die übrigen Zähne eine schmalere Form aufweisen.
Als Erklärung für die Entstehung eines tertiären Engstandes können ferner Zahnbreitendiskrepanzen, eine ungünstige Belastung der unteren Eckzähne bei Lateralbewegungen der Mandibula sowie ein verstärkter vertikaler Überbiß eine Rolle spielen.
Auch die kieferorthopädische Behandlung vermag die Raumverhältnisse in den Zahnbögen zu verändern. So wird die Extraktionstherapie für ein größeres Platzangebot sorgen, den Weisheitszahndurchbruch erleichtern (Abb. 522) und die Wahrscheinlichkeit der Entstehung eines Frontengstandes vermindern. Die Distalisation der Seitenzähne - z. B. mit extraoralen Behelfen - wird hingegen zur Verschärfung des Raumproblems beitragen.

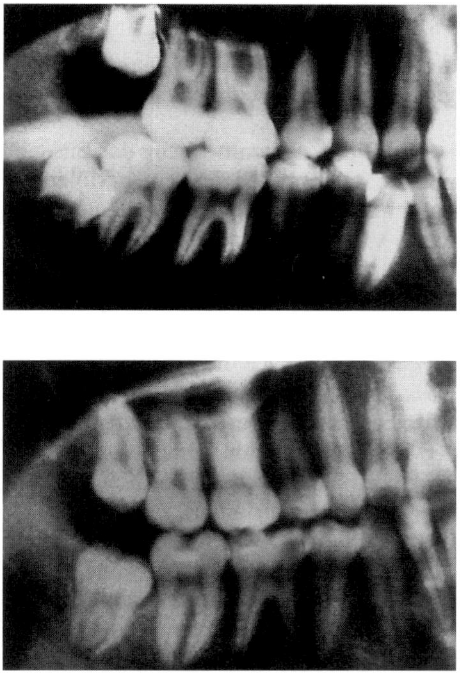

Abb. 522 Vor Extraktion des 1. Prämolaren im Unterkiefer bestand eine enge Keimlage im Gebiet der 2. und 3. Molaren (a).
Nach Extraktion der Prämolaren und kieferorthopädischer Ausformung des Zahnbogens hatten sich die Raumverhältnisse für die 3. Molaren entscheidend verbessert (b).

Die Vielfalt der ätiologischen Faktoren deutet darauf hin, daß die Abhängigkeit zwischen Weisheitszahndurchbruch und Ausprägung eines unteren Frontengstandes keineswegs so linear zu sehen ist, wie es bei oberflächlicher Betrachtungsweise den Anschein haben könnte. Die Entwicklung eines tertiären Engstandes stellt sich vielmehr als sehr komplexer Vorgang dar, bei welchem neben dem Weisheitszahn insbesondere die unterschiedlichen Wachstumsabläufe im Ober- und Unterkiefer eine wesentliche Rolle spielen.

Für den Zahnarzt stellt sich die Frage, welche Schlußfolgerungen sich aus den verschiedenen Untersuchungen in Bezug auf die Möglichkeit einer Prophylaxe des tertiären Engstandes durch Germektomie der Weisheitszähne ergeben.
Aus kieferorthopädischer Sicht erscheint dieser operative Eingriff indiziert

- bei Platzverlust (insbesondere bei Lokalisation des unteren dritten Molaren im aufsteigenden Ast, Abb. 523),
- in Grenzfällen anstelle einer systematischen Extraktion der ersten Prämolaren,
- bei Distalisation von Prämolaren und Molaren mit extraoralen Apparaturen sowie
- bei den ersten erkennbaren Anzeichen eines (neuen) Engstandes in der Front.

Bei der Beratung des Patienten über die Indikation, die Möglichkeiten, den Zeitpunkt und die Erfolgsaussichten einer Weisheitszahnentfernung in Bezug auf den tertiären Engstand darf man trotz der unterschiedlichen Bewertung im Schrifttum zusammenfassend von folgenden *Grundsätzen* ausgehen:

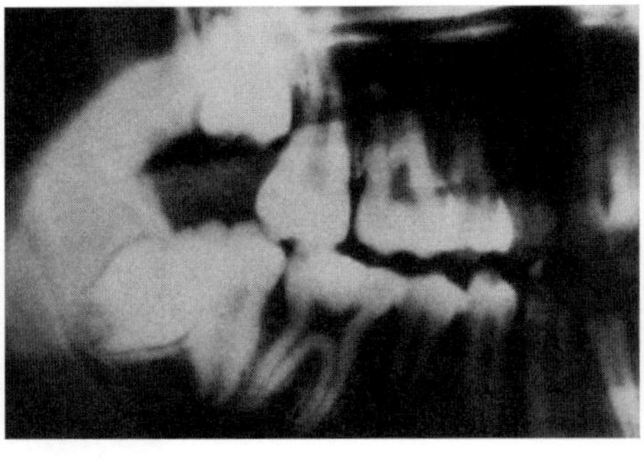

Abb. 523 Bei hochgradigem Raummangel für den 3. Molaren, insbesondere bei Lage des Keims im aufsteigenden Ast, ist ein regulärer Durchbruch des Weisheitszahnes nicht zu erwarten. In diesem Fall ist bei engstandgefährdeten Patienten eine prophylaktische Germektomie des Weisheitszahnkeims indiziert.

1. *Die Entstehung eines frontalen Engstandes im Unterkiefer lange nach Abschluß des Zahnwechsels, der auch als tertiärer oder Adoleszentenengstand bezeichnet wird, muß als sehr komplexes Geschehen gewertet werden. Diese Form des Engstandes stellt häufig kein Rezidiv, sondern eine neue Anomalie dar. An seiner Entwicklung kann der Durchbruch der Weisheitszähne beteiligt sein; er kann sich jedoch auch bei Nichtanlage oder aber trotz prophylaktischer Germektomie der Weisheitszähne ausbilden.*
2. *Die Keimentfernung oder Extraktion der dritten Molaren führt nicht zur Reduzierung oder gar zur Auflösung eines tertiären Engstandes. Günstigstenfalls wird sie dazu beitragen, daß sich dieser Engstand nicht weiter verstärkt.*

3. *Die Germektomie korrekt liegender dritter Molaren in Fällen, in denen die Entstehung eines tertiären Engstandes für möglich gehalten wird, muß nach den im Schrifttum vertretenen Ansichten als umstritten bezeichnet werden, zumal mit dem Weisheitszahn ein möglicherweise verwendbarer Brückenpfeiler geopfert wird. Dies erscheint in unserer Population umso bedeutsamer, als der Zustand der Sechsjahrmolaren eine langjährige Erhaltung dieser Zähne leider häufig nicht erwarten läßt. Auf jeden Fall empfiehlt sich vor der prophylaktischen Germektomie der Weisheitszähne eine sorgfältige Überprüfung der Erhaltungsfähigkeit der ersten und zweiten Molaren.*
4. *Die vorbeugende Germektomie der Sapientes kann engstandgefährdeten Patienten angeraten werden, wenn die Keimlage und die Platzverhältnisse einen regulären, unbehinderten Durchbruch der dritten Molaren ohnehin nicht erwarten lassen, was für etwa 45 % unserer Population zutrifft.*
5. *Wenn eine Entfernung der Weisheitszähne vorgesehen ist, erscheint zur Verhütung eines frontalen Engstandes eine Germektomie zweckmäßiger als die Extraktion des durchgebrochenen Zahnes. Auf jeden Fall muß die Weisheitszahnentfernung vor Ausbildung des Engstandes oder spätestens bei Auftreten der ersten Anzeichen desselben erfolgen.*
6. *Eine Germektomie vor dem vierzehnten Lebensjahr bringt keine Vorteile; sie sollte wegen der übersichtlicheren anatomischen Situation einige Zeit nach Durchbruch der zweiten Molaren durchgeführt werden.*

Literaturhinweise

6.13

Für weitere Informationen über einzelne Fachgebiete stehen ergänzend folgende, im Literaturverzeichnis aufgeführte Publikationen zur Verfügung:

Therapie (allgemein): 31, 51, 59, 73, 82, 85, 93, 95, 96, 97, 105, 129, 131, 134, 141, 158, 160, 165, 168, 171.

- Gaumennahterweiterung: 32, 158, 166.
- Nichtanlagen: 59, 94.
- Frontzahntrauma: 3, 4, 56, 60, 73, 74, 89, 94, 98, 156.
- Verlagerung: 5, 14, 47, 59, 87, 127.
- Lippen-Kiefer-Gaumenspalten: 30, 72, 78, 128, 130.
- Extraktionstherapie: 21, 25, 31, 65, 73, 129, 131, 134, 141, 158.

7 Interdisziplinäre Aspekte

7.1 Zusammenarbeit zwischen Kieferorthopäden und Hauszahnarzt

Eine optimale Betreuung setzt eine gute Kooperation und Kommunikation zwischen Allgemeinzahnarzt (Haus- bzw. Familienzahnarzt) und Spezialisten (Kieferorthopäden) voraus, die sich

- auf die Zeit vor Einleitung einer kieferorthopädischen Therapie
- auf die kieferorthopädische Behandlungszeit sowie
- die Phase nach Abschluß der kieferorthopädischen Therapie

erstrecken sollte.

7.1.1 Kieferorthopädisch relevante Aufgaben des Hauszahnarztes vor Einleitung einer kieferorthopädischen Therapie

(in der Regel im Kleinkindalter sowie im Vor- und Grundschulalter, d. h. im Milch- bzw. im frühen Wechselgebiß):

- Überwachung der Gebißentwicklung und des Zahnwechsels
- prophylaktische Maßnahmen, wie z. B. das Abstellen von Habits, die Erhaltung der Stützzonen etc.
- Behebung wachstumshemmender Einflüsse,
  z. B. Einschleifen von Milchzähnen beim Zwangsbiß
- kleinere zahnärztlich-chirurgische Maßnahmen
  - Entfernung überzähliger Zahnkeime (z. B. Mesiodens)
  - vorzeitige Milchzahnextraktion
    (z. B. bei Durchbruchsbehinderung bleibender Zähne)
  - Lippenbandexcision
- Versorgung unfallbedingter Gebißschäden, wie z. B. Zahnluxationen, Kronenfrakturen, Zahnverlust mit der notwendigen Überwachung der Lücke. Vielfach wird dabei eine Abstimmung mit dem Spezialisten sinnvoll sein, wenn eine spätere Korrektur der Traumafolgen in Frage kommt (wie etwa die Abklärung, ob nach Frontzahnverlust ein kieferorthopädischer Lückenschluß indiziert ist oder welche kieferorthopädischen Behandlungsmöglichkeiten nach Zahnluxation oder -frakturen bestehen).

- Konservierende Behandlung kariöser Defekte bzw. Extraktion nicht erhaltungsfähiger Zähne; sind von der Extraktion permanente Zähne (häufig Sechsjahrmolaren) betroffen, empfiehlt sich eine Rücksprache wegen Indikation und Zeitpunkt aus kieferorthopädischer Sicht.
- Abschätzung der Notwendigkeit und des richtigen Zeitpunkts für die Einleitung kieferorthopädischer Maßnahmen;

wenn die Behandlung nicht selbst übernommen wird:
rechtzeitige Überweisung an einen Spezialisten (besser zu früh als zu spät!). In diesem Fall sollte der Hauszahnarzt auf eine eingehende Beratung verzichten, sondern die Eltern nur in groben Zügen informieren.

7.1.2 Aufgaben des Hauszahnarztes während der kieferorthopädischen Behandlung

A) In der Regel wird der Hauszahnarzt auch während einer laufenden kieferorthopädischen Behandlung die **allgemeinzahnärztliche Betreuung** eines Patienten weiter übernehmen.
Dabei ist es wünschenswert, wenn der Hauszahnarzt folgende Empfehlungen berücksichtigt:

- Geplante Extraktionen von Milch- und permanenten Zähnen sollten mit dem Kieferorthopäden abgestimmt werden (Auswahl der Zähne, Zeitpunkt).
- Ist eine Füllungstherapie geplant, sollte sie dann mit dem Kieferorthopäden abgestimmt werden, wenn im Rahmen der kieferorthopädischen Therapie die Extraktion von Zähnen in Frage kommen könnte. So wird vermieden, daß Zähne erst gefüllt und kurze Zeit darauf extrahiert werden.
- Eine erforderliche konservierende Versorgung sollte möglichst vor Einleitung kieferorthopädischer Maßnahmen abgeschlossen sein - vor allem, wenn diese mit festsitzenden Apparaturen erfolgen - da Bänder, Brackets und Bögen die Füllungstherapie erheblich erschweren können.
- Ist während der Therapie mit festsitzenden Apparaturen eine konservierende Behandlung erforderlich, kann eine Rücksprache mit dem Kieferorthopäden hilfreich sein; dieser wird - wenn erforderlich und möglich - störende Bestandteile seiner Apparatur temporär entfernen (Ausligieren eines Bogens, Abnahme eines Bandes) und damit die konservierenden Maßnahmen (z. B. Füllung, Kofferdam o. a.) ermöglichen oder erleichtern.
- Vor Einleitung einer prothetischen Versorgung bzw. umfangreicher restaurativer Maßnahmen (mit Neugestaltung von Kauflächenkomplexen) sollte überprüft werden, ob bei diesen Patienten nicht eine kieferorthopädische Behandlung in Frage kommen könnte, geplant ist oder durchgeführt wird. In diesem Fall ist eine vorherige Abstimmung mit dem Kieferorthopäden dringend geboten.

In der Regel ist eine derartige, definitive prothetische bzw. restaurative Versorgung erst nach Abschluß einer kieferorthopädischen Behandlung sinnvoll, da sich bei der Korrektur der Zahnstellung die okklusalen Relationen verändern, was im allgemeinen eine Neuanfertigung vorher gestalteter Kauflächenkomplexe, Kronen, Brücken etc. erforderlich macht.

B) Zahnärztliche Maßnahmen auf Veranlassung des Kieferorthopäden

Da sich der (Fach-) Zahnarzt für Kieferorthopädie in der Regel auf sein Fachgebiet beschränkt, wird er den Patienten zur Durchführung bestimmter, im Rahmen seiner Therapie erforderlicher allgemeinzahnärztlicher Maßnahmen zum Hauszahnarzt (zurück-) überweisen. Dies kann z. B. in Frage kommen bei:

- Lippenbandexcision
- Freilegung retinierter oder verlagerter Zähne
- Überprüfung von Füllungen vor kieferorthopädisch indizierten Extraktionen
- Extraktionen im Rahmen der kieferorthopädischen Therapie.

Wird ein Zahnarzt auf Veranlassung eines überweisenden Kieferorthopäden tätig, ist er auch für die Überprüfung der Indikation der von ihm durchgeführten Behandlungsmaßnahmen (mit-) verantwortlich.
Der Hauszahnarzt kann sich keinesfalls blind darauf verlassen, daß die in der Überweisung erbetenen Maßnahmen in jedem Fall fachlich indiziert bzw. vertretbar sind. Auch kennt er im allgemeinen den Zustand der Füllungen und der Zahnsubstanz besser als der Kieferorthopäde. Im Zweifelsfall ist er verpflichtet, sich bei dem überweisenden Kollegen zu informieren bzw. sich mit diesem abzustimmen. Ggf. sind ergänzende Befunde und Informationen (z. B. Röntgenaufnahmen) heranzuziehen.
Hätte ein Hauszahnarzt z. B. bei einer fehlerhaften Extraktionsanweisung den Irrtum des überweisenden Kollegen erkennen müssen, haftet er für die von ihm durchgeführte Behandlung (s. Kap. 7.9, S. 788)

C) Vertretungsweise Tätigkeit in kieferorthopädischen Notfällen

Notfälle treten während einer kieferorthopädischen Behandlung vergleichsweise selten auf. Ziel muß es in diesen Fällen sein, ein schmerzfreies Weitertragen der Geräte zu ermöglichen und deren Funktion so weit es geht sicherzustellen. Es ist dabei zu berücksichtigen, daß ein Nichteinfügen von Platten bzw. funktionskieferorthopädischen Geräten bereits nach wenigen Tagen den Behandlungserfolg mehrerer Wochen oder gar Monate zunichte machen kann, und daß defekte festsitzende Apparaturen nicht nur zum Rezidiv, sondern auch zu Schäden an Zahn und Zahnhalteapparat führen können.

Bei der Therapie mit *herausnehmbaren* Geräten sind z. B.

- Druckstellen durch Kunststoff oder Drähte
- Durchbruchsbehinderungen von Zähnen oder
- Brüche der Kunststoffbasen bzw. von Drähten denkbar.

Durch Beschleifen der Basen bzw. Lagekorrektur der Drahtelemente sollte es auch dem kieferorthopädisch weniger versierten Kollegen möglich sein, Abhilfe zu schaffen und ein Weitertragen der Geräte sicherzustellen. Einfache Bruchreparaturen der Kunststoffteile können im Labor durchgeführt werden. Bei Drahtbrüchen reicht es in den meisten (aber nicht in allen) Fällen aus, störende Drahtenden abzukneifen und spitze Ende mit Steinchen und Gummipolierer abzurunden; dies gilt zumindest, wenn Halt und Funktion der Apparatur noch sichergestellt sind. Umfangreichere Reparaturen werden dem Behandler vorbehalten sein.

Problematischer sind im allgemeinen **Notfälle im Rahmen der Behandlung mit festsitzenden Apparaturen**, da in der allgemeinzahnärztlichen Praxis häufig nicht nur die erforderlichen Detailkenntnisse fehlen, sondern vor allem die für die Behebung des Schadens notwendigen Materialien, Instrumente und Geräte nicht vorhanden sind.

Mögliche Notfälle sind:

Herausstehende Ligaturenenden, Drahtenden etc.	Abhilfe: Umbiegen der Drahtenden, oder – wenn ohne Beeinträchtigung der Funktion möglich – Abkneifen (beim Abkneifen endständiger Drahtteile ist das Drahtende mit Nadelhalter oder »Distal end cutter« zu sichern, da Verletzungs-/Aspirationsgefahr)
Druckstellen bzw. Verletzungen durch scharfe Kanten, z. B. von Bändern und Brackets	Abhilfe: Überpolieren oder Mitgabe von Protektionswachs
Schmerzen oder leichte Zahnlockerungen nach Einfügen eines neuen Bogens	Abhilfe: Schmerztablette (?). Lockerung der Ligaturen. Bei unerträglichen Schmerzen: Durchkneifen des Bogens; nur in Extremfällen Bogen entfernen
Druckstellen von Bogenenden nach Drahtbrüchen	Abhilfe: Enden umbiegen, später Einfügen eines neuen Bogens durch den Behandler
Lockere Bänder	Abhilfe: Rezementierung unter Beachtung der ursprünglichen Plazierung
Gelöste Brackets	Abhilfe: im allgemeinen: Entfernung des Brackets, ggf. Kleben eines neuen Brackets, wenn System (Torque!) zweifelsfrei feststellbar (selten)
Einlagerung von Drahtteilen (z. B. Nance, Lingual- oder Palatinalbogen, Quadhelix u. a.) in die Gingiva	Abhilfe: Lagekorrektur oder Belassen (wenn schmerzfrei und ohne irreparable Schäden möglich), Entfernen des Bogens wegen Rezidivgefahr, Abstützungsverlust etc. sehr problematisch.

Kollision des Innenbogens eines Headgears mit Zähnen oder Brackets	Abhilfe: vorsichtige Korrektur der Bogenform
Verlust von elastischen Ringen, Gummis, Ligaturen etc.	Abhilfe: Erneuerung, falls verfügbar.

D) Beratung bzw. Stellungnahme zu kieferorthopädischen Fragen sowie zum Ablauf der aktuellen kieferorthopädischen Behandlung

Nicht nur aus Gründen der kollegialen Rücksichtnahme sollte der Hauszahnarzt die laufenden kieferorthopädische Therapiemaßnahmen nur sehr zurückhaltend kommentieren. In der Regel fehlen ihm die zu einer definitiven Stellungnahme unerläßlichen Befunde, diagnostischen Hilfsmittel sowie verläßliche Kenntnisse über den Behandlungsablauf, die Mitarbeit, die biologische Reaktion usw. Zweifel sollten besser im Gespräch mit dem behandelnden Kollegen geklärt werden.

7.1.3 Aufgaben des Hauszahnarztes nach Abschluß der kieferorthopädischen Behandlung

Nach Abschluß der kieferorthopädischen Behandlung liegt die Betreuung des Patienten wieder ausschließlich in den Händen des Hauszahnarztes. Dieser sollte eine Reihe ggf. erforderlicher Maßnahmen durchführen, die mit der abgelaufenen kieferorthopädischen Behandlung in Zusammenhang stehen:

A) Erhaltung einer optimalen Mundhygiene in der postorthodontischen Phase, einschließlich einer Remineralisation eventuell vorhandener, oberflächlich entkalkter Schmelzareale.

B) Prothetische Versorgung, wenn ein Lückenschluß (z. B. bei Nichtanlagen, Zahnverlust etc.) auf diesem Wege geplant ist. Dabei ist eine intervalllose Betreuung sicherzustellen, damit nicht durch eine Veränderung der kieferorthopädisch erreichten Zahnstellung die Voraussetzungen für eine optimale prothetische Lösung beeinträchtigt werden.

C) Korrekturen der Kronenform
zur Verbesserung von Funktion und Ästhetik, z. B.

- nach kieferorthopädischem Lückenschluß bei Aplasie der seitlichen Schneidezähne im Oberkiefer durch Mesialbewegung der Eckzähne (»Rollentausch«),
  dabei erfolgt ein Konturieren der Kronen der Eckzähne durch Komposit-Aufbau aus ästhetischen Günden bzw. ein Beschleifen von Zähnen (1. Prämolar, Eckzahnspitze) aus funktionellen Gründen;

- zur Verbreiterung von Zapfenzähnen oder Kümmerformen (z. B. der seitlichen oberen Inzisivi).

D) **Einschleiftherapie** zur Verbesserung der statischen und dynamischen Okklusion:
Abgesehen von groben okklusalen Interferenzen - die besser durch orthodontische Maßnahmen korrigiert werden - ist eine Einschleiftherapie nach gnathologischen Kriterien direkt nach Beendigung der aktiven kieferorthopädischen Behandlung und vor Abschluß des Wachstums nicht sinnvoll.
Das Einspielen der Okklusion (»settling«), Stellungsänderungen in der postorthodontischen Phase, eventuell auftretende Teilrezidive sowie wachstumsbedingte Änderungen sollten vielmehr abgewartet werden.

E) Nützlich ist ferner eine Unterstützung des Kieferorthopäden bei der **Sicherung des Ergebnisses der kieferorthopädischen Behandlung** (Vermeidung von Rezidiven und anderen Veränderungen nach der kieferorthopädischen Therapie). Dies kann durch Motivation zum Tragen der Retentionsgeräte bzw. durch Sicherung der Funktionsfähigkeit derselben geschehen (z. B. durch Wiederbefestigen eines gelösten 3-3-Retainers).
In diesem Zusammenhang kann - nach Rücksprache mit dem Kieferorthopäden - auch eine Germektomie der Weisheitszähne in Frage kommen (Indikation und Zeitpunkt s. Kap. 6.13.8).

F) Der Hauszahnarzt sollte sich aus den bereits angeführten Gründen zum Resultat einer kieferorthopädischen Behandlung dem Patienten gegenüber nur zurückhaltend äußern. Gleiches gilt für Aussagen zu einem möglichen Rezidiv sowie zu den Aussichten einer Zweitbehandlung, da für ein ausgewogenes und sicheres Urteil Kenntnisse über die Ausgangssituation, den Ablauf der kieferorthopädischen Behandlung sowie die Mitarbeit des Patienten (auch in der Retentionsphase) unerläßlich sind.

7.2 Präprothetische Kieferorthopädie

Abgesehen davon, daß im kindlichen Gebiß durchgeführte, wachstumsunterstützte Lagekorrekturen der Kiefer (beispielsweise die Vorverlagerung der Mandibula zur Beseitigung einer vergrößerten Frontzahnstufe) die Ausgangsposition für einen funktionsfähigen Zahnersatz im Gebiß Erwachsener günstiger gestalten können, wird die eigentliche **präprothetische kieferorthopädische Behandlung** bei Jugendlichen bzw. im Erwachsenenalter durchgeführt.
Sie soll dann die Voraussetzungen für eine anschließende prothetische Versorgung eines teilbezahnten Gebisses schaffen oder zumindest deutlich verbessern.
Insbesondere die bei reduzierter Zahnzahl erforderliche Eingliederung festsitzenden Zahnersatzes kann durch vorangehende kieferorthopädische Maßnahmen in einer Reihe von Fällen wesentlich erleichtert werden. Dies betrifft sowohl den prothetischen Lückenschluß bei Nichtanlagen permanenter Zähne wie auch die Behebung extraktionsbedingter Lücken. Im Frontbereich trägt die präprothetische kieferorthopädische Therapie ferner dazu bei, eine ästhetisch optimale Gestaltung des Zahnersatzes zu erreichen.

Typische Beispiele für präprothetisch-kieferorthopädische Maßnahmen sind:

1. **Die Aufrichtung gekippter Molaren** bzw. die **Achsenkorrektur von Front- und Seitenzähnen** (Abb. 524 a/b).

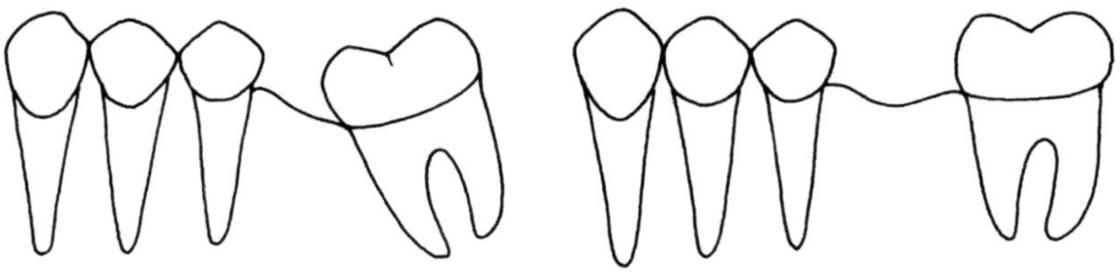

Abb. 524 a und b Präprothetische Aufrichtung eines gekippten Molaren.

Hierbei werden durch die Korrektur der Achsenstellung die Belastungsverhältnisse sowie die Einschubrichtung der Brücken günstiger gestaltet, ein umfangreiches Beschleifen der Pfeilerzähne vermieden und im Frontbereich auch eine bessere ästhetische Gestaltung des Zahnersatzes ermöglicht. Vielfach verbessert die vorangehende kieferorthopädische Stellungskorrektur der Pfeilerzähne auch die Hygienefähigkeit der Restauration.

2. **Die Positionskorrektur von Zähnen zur besseren Verteilung von Lücken im Zahnbogen** (Abb. 525 und 526).

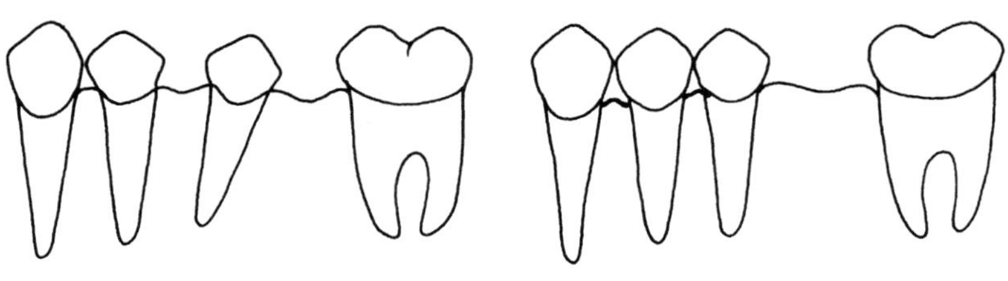

Abb. 525 a und b Positionskorrektur eines gekippten Prämolaren zur Verbesserung der Voraussetzungen für eine prothetische Versorgung.

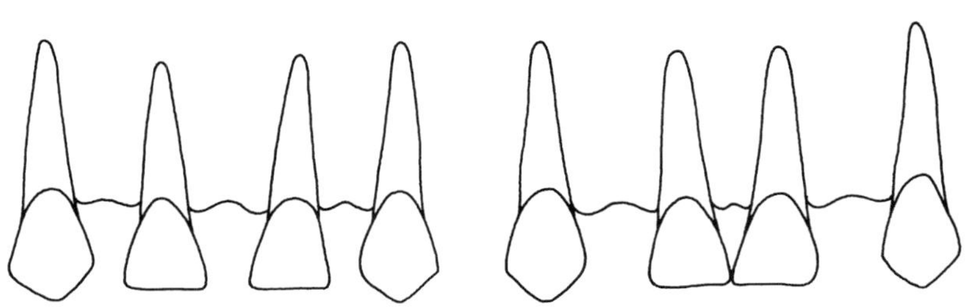

Abb. 526 a und b Mesialbewegung der mittleren Inzisivi und Lückenöffnung für 12 und 22 zur Verbesserung der Voraussetzungen für eine prothetische Versorgung.

Diese Maßnahmen erlauben in vielen Fällen eine Reduzierung des Zahnersatzes und des Beschleifens von Pfeilerzähnen auf das unbedingt Notwendige und schaffen günstigere Belastungsverhältnisse sowie bessere Voraussetzungen für die ästhetische Gestaltung der prothetischen Arbeit.

Insbesondere im Frontgebiet - etwa bei einem breitem Diastema mediale und konsekutiver Lückenenge für die (evtl. nicht angelegten) seitlichen Schneidezähne - spielt der ästhetische Faktor eine sehr große Rolle für die optimale Rekonstruktion.
Im Seitenzahnbereich kann durch eine präprothetische kieferorthopädische Behandlung (etwa durch Distalisation von Seitenzähnen oder Einordnung von sonst nicht nutzbaren Weisheitszähnen) ein distaler Pfeilerzahn gewonnen und auf diese Weise bei Freiendsituationen ein festsitzender Zahnersatz ermöglicht und ein herausnehmbarer Zahnersatz vermieden werden.

3. Die Beseitigung schwerwiegender Okklusionsstörungen
Prothetische Maßnahmen können durch gravierende Okklusionsstörungen erheblich erschwert werden. Hierzu sind sowohl transversale Stellungsabweichungen, wie Bukkal- oder Lingualokklusion von Prämolaren bzw. Molaren, frontale Kreuzbisse als auch Elongationen antagonistenloser Seitenzähne zu rechnen, die als Gleithindernisse die Okklusion und Artikulation behindern und die Gestaltung eines funktionsfähigen Zahnersatzes erschweren oder gar unmöglich machen. Die Korrektur einer Bukkalokklusion, die Überstellung eines frontalen Kreuzbisses oder die Intrusion eines elongierten Molaren bzw. der Niveauausgleich im Seitenzahnbereich sind in vielen Fällen als »conditio sine qua non« für erfolgreiche prothetische Sanierungsmaßnahmen anzusehen (Abb. 527 und 528).

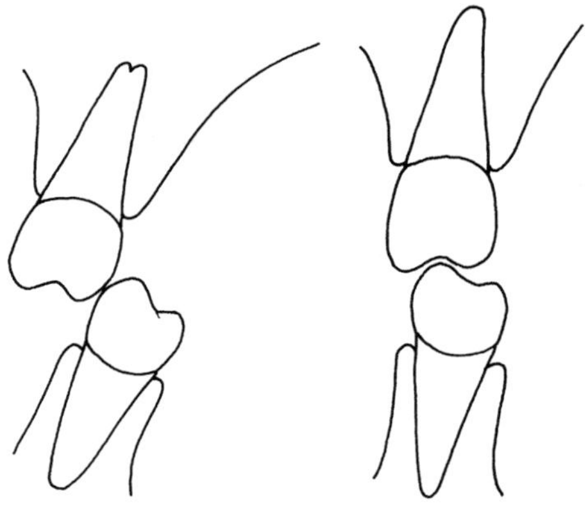

Abb. 527 a und b Korrektur einer Bukkalokklusion.

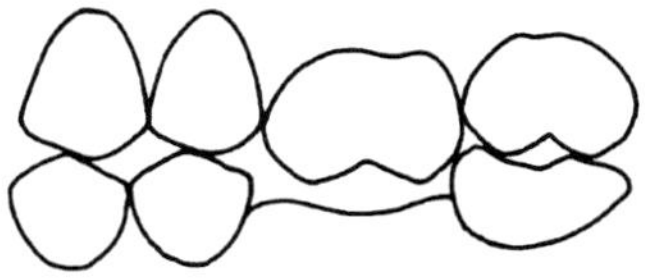

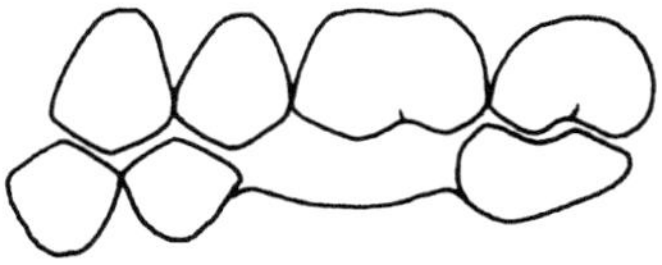

Abb. 528 a und b Intrusion eines elongierten oberen Molaren zur Verbesserung der Voraussetzungen für eine prothetische Versorgung im Unterkiefer.

4. **Die orthodontische Verlängerung eines Zahnes bei tiefen Zahnfrakturen**

Bei traumatischen Zahnfrakturen liegt der Frakturspalt nicht selten ganz oder teilweise zervikal des Zahnfleischansatzes. In diesen Fällen ermöglicht die kieferorthopädische Extrusion (Elongation) des verbliebenen Zahnteiles (bzw. der Wurzel) eine bessere Randgestaltung der einzugliedernden Krone.

Die vielfältigen Möglichkeiten, die Voraussetzungen für eine prothetische Versorgung eines teilbezahnten Gebisses durch eine vorausgehende kieferorthopädische Therapie zu verbessern, haben in den vergangenen Jahren die Zahl der erwachsenen Patienten in den kieferorthopädischen Praxen deutlich ansteigen lassen und die interdisziplinäre Zusammenarbeit zwischen Hauszahnarzt und Spezialisten intensiviert. **7.1–7.2**

Sie stellen aber auch den Anspruch an den restaurativ tätigen Zahnarzt, stets darauf zu achten, **daß *vor* prothetischen Maßnahmen bei reduzierter Zahnzahl oder vor einer umfangreichen Neugestaltung der okklusalen Beziehungen** (Brücken bzw. In- oder Onlays im Zuge einer Quadrantensanierung) **zunächst die Indikation und Durchführbarkeit einer kieferorthopädischen Behandlung abzuklären sind. Sollte sich in diesem Zusammenhang herausstellen, daß kieferorthopädische Maßnahmen im Erwachsenengebiß in Frage kommen, wird es in der Regel zweckmäßig sein, zuerst diese kieferorthopädische Therapie durchzuführen und umfangreiche prothetische oder restaurative Maßnahmen zurückzustellen.**

Hierfür spricht, daß die im Rahmen der kieferorthopädischen Behandlung durchgeführten Zahnbewegungen im allgemeinen mit einer deutlichen Änderung der okklusalen Beziehungen einhergehen, so daß nach ihrem Abschluß häufig die Kauflächen von Kronen, Brücken oder Inlays neu gestaltet werden müssen.

Auch wird in diesem Zusammenhang eine Lückenumverteilung oder ein Ausnutzen von Extraktionslücken zur Auflösung von Engständen oder zur Okklusionsverbesserung erfolgen, was eine Durchtrennung und spätere Neuanfertigung evtl. vorher angefertigter Brücken notwendig machen würde. Hinzu kommt, daß orthodontische Bänder bzw. Brackets an Metall- oder Keramikkronen zum Teil wesentlich schwieriger zu befestigen sind als an natürlichen Zähnen.

Sind daher im Erwachsenengebiß sowohl prothetische bzw. umfassende restaurative Maßnahmen als auch eine kieferorthopädische Therapie geplant, sollte die Zeitplanung zwischen Zahnarzt und Kieferorthopäden vor Einleitung dieser Maßnahmen abgestimmt werden. **In den meisten Fällen besteht für die Durchführung der kieferorthopädischen Behandlung eine zeitliche Priorität.**

7.3 Kieferorthopädisch-chirurgische Therapie skelettaler Anomalien

In der Regel lassen sich nahezu alle Zahnstellungs- und Kieferanomalien konservativ, d. h. allein mittels kieferorthopädischer Apparaturen erfolgreich korrigieren. Voraussetzung für einen Therapieerfolg ist allerdings, daß die Behandlung rechtzeitig begonnen und unter Nutzung des Wachstums durchgeführt wird und daß die Mitarbeit des Patienten gesichert ist.
Nur eine kleine Zahl schwerster Dysgnathien erfordert eine kombiniert kieferorthopädisch-chirurgische Therapie. Dies betrifft vor allem extreme skelettale Fehlbildungen bzw. Dysgnathien mit ungünstigem, kieferorthopädisch nicht beeinflußbaren Kiefer- bzw. Schädelwachstum. Eine operative Korrektur mit begleitender orthodontischer Behandlung kann auch sinnvoll sein, wenn die konventionelle kieferorthopädische Therapie nicht rechtzeitig begonnen, durch ungünstige Wachstumstendenzen erschwert oder aufgrund mangelnder Patientenkooperation nicht erfolgreich abgeschlossen wurde (Zweitbehandlung).

7.3.1 Indikation

Kieferchirurgische Maßnahmen mit prä- und postoperativer kieferorthopädischer Behandlung sind geeignet, Änderungen skelettaler Strukturen im Kiefer-Gesichtsbereich zu erzielen; sie sind zu erwägen, wenn das gewünschte Resultat nicht durch angemessene konservative kieferorthopädische Therapiemaßnahmen erreicht werden kann.
Insbesondere können sie indiziert sein

- im **Oberkiefer:**
  - zur Korrektur des Einbaus der Maxilla in den Schädel
  - zur Verbreiterung der Oberkieferbasis
  - zur Lagekorrektur einzelner Alveolarfortsatzsegmente.

- im **Unterkiefer:**
  - zur Änderung der Unterkieferlage
  - zur Korrektur der Unterkieferform
    (etwa bei vergrößertem bzw. verkleinertem Kieferwinkel)
  - zur Lagekorrektur einzelner Alveolarfortsatzsegmente.

Im wesentlichen dient die kieferorthopädisch-chirurgische Therapie der Korrektur besonders *ausgeprägter*, vorwiegend skelettaler Dysgnathien:

- extreme Unterkieferrücklage
  [skelettale Klasse II, Retrogenie]
- Progenie/Makrogenie
- Mikrognathie/Pseudoprogenie [maxilläre Retrognathie]
- Prognathie [maxilläre Prognathie]
- skelettal offener Biß
- evtl. extrem tiefer Biß
- hochgradige transversale Enge im Oberkiefer

sowie

- die relativ seltenen syndromalen Wachstumsstörungen des Gesichtsschädels, wie Dysostosis cranio-facialis, *Pierre Robin* - Syndrom, Dysostosis mandibulo-facialis usw., die im Rahmen der folgenden Ausführungen weitgehend unberücksichtigt bleiben.

Konservative oder operative Korrektur?

Die Entscheidung, ob die Korrektur einer skelettalen Anomalie konservativ, d. h. allein durch eine kieferorthopädische Behandlung erfolgen kann oder ob eine kombiniert kieferorthopädisch-chirurgische Therapie angebracht ist, wird im Einzelfall zu treffen sein.

Bei milder Ausprägung der skelettalen Anomalie wird die Entscheidung im allgemeinen zugunsten der konservativen Lösung fallen, schon um das mit der Operation und Narkose verbundene Risiko zu vermeiden. Bei dieser Art der Behandlung wird versucht, die basalen Abweichungen durch dentoalveoläre Änderungen zu kompensieren (z. T. auch zu kaschieren) sowie Wachstumstendenzen zu fördern bzw. im positiven Sinne zu beeinflussen. 7.3

Extreme skelettale Anomalien lassen sich mit funktionell und ästhetisch zufriedenstellendem, stabilen Resultat und in zumutbarer Behandlungszeit im allgemeinen nur operativ korrigieren. Anomalien der Kieferlage und -form werden dabei kausal therapiert, eine dentoalveoläre Kompensation ist dabei primär nicht erwünscht.

Problematisch kann sich die Entscheidung in **Grenzfällen** gestalten, in denen die skelettale Anomalie mäßig ausgeprägt ist und eine konservative Therapie mit Aussicht auf ein funktionell und ästhetisch ausreichendes Resultat möglich, aber prognostisch keineswegs sicher erscheint. Dabei ist zu berücksichtigen, daß eine Reihe skelettaler Dysgnathien (insbesondere des progenen Formenkreises) dazu neigen, sich im Verlauf der Wachstumsperiode zu verstärken bzw. sich erst in der zweiten Phase des Zahnwechsels zu »demaskieren«. Der kieferorthopädische Behandler wird daher am Beginn der von ihm geplanten konservativen Therapie die Prognose gar nicht korrekt abschätzen können und eventuell erst während der laufenden Behandlung die Grenzen seiner Möglichkeiten erkennen und die Behandlungsplanung umstellen müssen.

Zur besseren Erklärung soll die angesprochene Problematik an einigen Fällen des progenen Formenkreises erläutert werden:
Wird im Milchgebiß bzw. im frühen Wechselgebiß eine Progenie diagnostiziert, stellt sich die Frage, ob bereits zu diesem frühen Zeitpunkt ein Therapieversuch unternommen werden soll, mit dem Ziel, ein exzessives Unterkieferwachstum soweit wie möglich zu bremsen und ggf. das Wachstum des Oberkiefers nach ventral durch geeignete Geräte, z. B. eine *Delaire*-Maske, zu fördern - wobei die Möglichkeiten einer Wachstumsbeeinflussung eher skeptisch zu beurteilen sind. Immerhin zeigen viele klinische Fälle, daß es durch mehrjährige kieferorthopädische Therapiemaßnahmen durchaus gelingen kann, trotz der primär ungünstigen Ausgangslage einen fazialen Überbiß einzustellen und zu sichern sowie eine erfolgreiche, funktionell und ästhetisch zufriedenstellende Kompensation der Progenie zu erreichen. In Kenntnis dieser Entwicklungsmöglichkeiten erscheint es selbst bei deutlich ausgeprägten Milchgebißprogenien kaum vertretbar, auf den kieferorthopädischen Behandlungsversuch zu verzichten und bereits im Vor- oder Grundschulalter eine spätere operative Korrektur anzustreben.
Da bei Dysgnathien des progenen Formenkreises das ungünstige, exzessive, nach ventral gerichtete Wachstum der Mandibula vielfach erst im Laufe des pubertären Wachstums deutlich sichtbar wird und eine differentialdiagnostische Abklärung und Prognose zu einem früheren Zeitpunkt - etwa zu Beginn der 2. Phase des Zahnwechsels - oft nicht möglich ist, wird die kieferorthopädische Behandlung dieser Patienten im allgemeinen beim Durchbruch der permanenten Schneidezähne in den Kreuzbiß - eventuell sogar bereits im Milchgebiß - begonnen. Stellt sich im Laufe der konservativ geplanten Behandlung heraus, daß ein zufriedenstellendes Resultat aufgrund des ungünstigen Wachstums nicht zu erzielen ist, sollte die Therapie nicht kontinuierlich bis zum Wachstumsabschluß und einer operativen Korrektur durchgeführt, sondern vorher unterbrochen werden. Hierfür spricht nicht nur, daß damit eine zu lange Belastung des Patienten vermieden wird; sondern auch, daß sich die im Rahmen der konventionellen kieferorthopädischen Behandlung durchgeführten Zahnbewegungen grundsätzlich von den Maßnahmen unterscheiden, die im Zuge einer präoperativen Therapie erfolgen müssen.
So zielt die **konventionelle Therapie** hauptsächlich darauf ab, die progene Verzahnung durch dentoalveoläre Bewegungen zu korrigieren - etwa im Sinne einer Protrusion der oberen und einer Retrusion der unteren Schneidezähne, einer Mesialbewegung der oberen Seitenzähne und einer gegenläufigen Bewegung im Unterkiefer sowie einer Wachstumsstimulation im Oberkiefer nach ventral und dem Versuch einer Einschränkung des Unterkieferwachstums.
Aufgabe der **prächirurgischen kieferorthopädischen Behandlung** ist es hingegen, die Zahnbögen optimal auszuformen und die Zähne achsengerecht einzustellen, was in den meisten Fällen bedeutet, daß eine durch die Natur bzw. die vorangehende kieferorthopädische (Früh-) Behandlung bewirkte kompensatorische Zahnstellung - z. B. eine Anteinklination der Inzisivi im Oberkiefer und eine Retroinklination der unteren Inzisivi - wieder rückgängig gemacht wird (»**Dekompensation**«).

Die Entscheidung, die Behandlung zu unterbrechen und die Behandlungsplanung umzustellen, sollte im Interesse des Patienten zu einem möglichst frühen Zeitpunkt getroffen werden; dies ist - abhängig von der skelettalen Entwicklung - im allgemeinen aber erst im Alter von 11-13 Jahren sinnvoll.
Im Vorfeld dieser schwerwiegenden Entscheidung ist eine eingehende Beratung der Patienten und der Eltern hinsichtlich der geplanten chirurgischen und prä- bzw. postoperativen kieferorthopädischen Maßnahmen durch den Kieferorthopäden und den Kieferchirurgen unerläßlich.

7.3.2 Zeitpunkt

Ist die Entscheidung für eine derartige interdisziplinäre Therapie gefallen, muß bei der **Wahl des Zeitpunkts** für die Durchführung kieferorthopädisch-chirurgischer Maßnahmen beachtet werden, daß eine Operation in der Regel erst **nach Abschluß des Schädel- und Kieferwachstums** in Frage kommt, um den Umfang der erforderlichen Korrekturen richtig einschätzen zu können und das Risiko eines Rezidivs, welches durch anhaltendes Wachstum entstehen könnte, zu minimieren. Die präoperative kieferorthopädische Therapie wird aus diesem Grund meist erst kurz vor Wachstumsabschluß einzuleiten sein.
Ausnahmen von diesem - relativ späten - Behandlungsbeginn sind bei der Therapie von Lippen-Kiefer-Gaumenspalten sowie extremer, meist syndromaler Wachstumsstörungen des Gesichtsschädels (z. B. Dysostosis cranio-facialis, *Pierre Robin*-Syndrom, Dysostosis mandibulo-facialis u. a.) angebracht.

7.3.3 Anomalieunabhängige Grundsätze für die Durchführung kieferorthopädisch-chirurgischer Maßnahmen

Unabhängig von der operativ zu korrigierenden Dysgnathie sind bei jeder Kombination kieferorthopädisch-chirurgischer Maßnahmen eine Reihe von Grundsätzen zu beachten: 7.3

1. In kaum einem Fall reicht die Operation allein aus, die Zahnstellungs- und Kieferanomalie so zu verändern, daß eine ideale Zahnbogenform, regelrechte Okklusionsverhältnisse und eine optimale Funktion resultieren.
In den meisten Fällen wird daher eine vorgeschaltete, präoperative sowie eine postoperative kieferorthopädische Behandlung erforderlich sein.

2. **Im Rahmen dieser prä- und postoperativen Therapie werden in der Regel festsitzende Apparaturen verwendet**. Diese Geräte haben den Vorteil, daß sie nicht nur eine exakte Ausformung der Zahnbögen in relativ kurzer Zeit erlauben, die Sprache der (erwachsenen) Patienten wenig behindern und eine optimale Feineinstellung der Okklusion ermöglichen, sondern daß die Brackets im Anschluß an die Operation auch für die erforderliche maxillomandibuläre Fixation genutzt werden können.

3. **Aufgabe der *präoperativen* kieferorthopädischen Behandlung ist die Schaffung kongruenter Zahnbögen und die achsengerechte Einstellung der Zähne auf der jeweiligen Basis.** Dies bedeutet in vielen Fällen, daß sich die Anomalie zunächst verstärkt, da der Versuch der Natur bzw. einer vorangehenden kieferorthopädischen Behandlung, die skelettale Anomalie durch Veränderungen im dentoalveolären Bereich (teilweise) auszugleichen, wieder rückgängig gemacht werden muß. Diese Therapievariante wird als **Dekompensation** bezeichnet.

So wird z. B. bei einer Makrogenie oft zu beobachten sein, daß das Ausmaß der Überentwicklung bzw. der Ventrallage des Unterkiefers wesentlich deutlicher ausgeprägt ist als es die Größe der umgekehrten Frontzahnstufe vermuten läßt. Im Sinne einer Kompensation durch die umgebenden Weichteile oder durch die eingefügte kieferorthopädische Apparatur wurde eine Anteinklination der oberen Inzisivi sowie eine Retroinklination der unteren Inzisivi bewirkt, was die eigentliche skelettale Unstimmigkeit zu einem gewissen Teil kompensiert und kaschiert.

Ohne die präoperative Ausformung der Zahnbögen ist die exakte operative Einstellung der Kieferfragmente ungleich schwieriger; auch müßte aufgrund der ungesicherten Okklusion häufiger mit Rezidiven gerechnet werden.

4. **Aufgabe der *postoperativen* kieferorthopädischen Behandlung ist die Feineinstellung der Okklusion.** Auch diese Aufgabe ist - wie die präoperativen kieferorthopädischen Maßnahmen - am besten mit festsitzenden Apparaturen zu lösen, so daß dieselben während der gesamten kieferorthopädisch-chirurgischen Therapie im Munde verbleiben.

5. **Grundlage jeder interdisziplinären, kieferorthopädisch-chirurgischen Therapieplanung muß eine umfassende diagnostische Abklärung sein.**
Neben den vor jeder kieferorthopädischen Behandlung obligatorischen diagnostischen Maßnahmen
- Anamnese
- extra- und intraorale klinische Untersuchung
- Röntgenstatus bzw. Orthopantomogramm
- Fernröntgenseitenbild und kephalometrische Analyse (EDV-gestützte Programme zur Simulation der Operation und zur Visualisierung ihrer Auswirkung auf die Schädelform und das Profil sind sowohl zur Planung als auch zur Besprechung mit den Patienten hilfreich)
- Erstellung von Kiefermodellen und dreidimensionale Ausmessung
- Fotostataufnahme (Enface und Profil)

empfiehlt sich bei *allen* Patienten

- eine klinische sowie eine instrumentelle Funktionsanalyse (gelenkbezüglichen Montage der Kiefermodelle in einen justierbaren Artikulator),

bei der *Behandlung von Laterognathien* die Anfertigung und Auswertung eines Schädelröntgenbildes in der Norma frontalis sowie

bei *jugendlichen Patienten* die Anfertigung einer Handröntgenaufnahme, um sicherzustellen, daß das Wachstum tatsächlich abgeschlossen ist.

Zur Planung der Operation, insbesondere zur Festlegung des Umfangs der Korrektur im Ober- und/oder Unterkiefer sowie zur Herstellung von Splints, welche zur intraoperativen Positionierung der Kiefersegmente dienen, ist das gelenkbezügliche Einartikulieren der Kiefermodelle in einen Artikulator unerläßlich. Mit dieser Methode lassen sich auch die Auswirkungen der operativen Maßnahmen in einer »Modell-Operation« darstellen.

6. **Wie bei der konservativen kieferorthopädischen Korrektur von Dysgnathien muß auch bei der kieferorthopädisch-chirurgischen Therapie mit der Möglichkeit von Rezidiven gerechnet werden.**
Ursachen für diese Rezidive können sein:

- Planungs- und Operationsfehler, die unmittelbar nach der Operation zu einem Rückfall in Richtung auf die ursprüngliche Kieferposition führen (z. B. unzureichende präoperative Ausformung der Zahnbögen, Operation im falschen Kiefer, zu umfangreichen Verlagerung eines Kiefers, unzureichende Gelenkpositionierung, instabile Fixierung der Segmente)
- mangelnde Adaptation der Muskulatur und Weichteile an die neu geschaffene Kieferposition
  (z. B. Zug der Kaumuskulatur bzw. der suprahyoidalen Muskulatur, Einwirkung der Zungenmuskulatur [Makroglossie], Fortbestehen präoperativer funktioneller Störungen)
- zu frühe Operation (noch anhaltendes Wachstum)
- ungesicherte Okklusion.

Die Rezidivneigung ist bei operativer Verlagerung der Mandibula nach dorsal oder ventral am größten; sie wächst mit dem Ausmaß der Unterkieferverlagerung.
Dies kann den Chirurgen trotz diagnostizierter Vor- bzw. Rücklage des Unterkiefers um 1 Prämolarenbreite (oder mehr) und trotz korrekter Einlagerung des Oberkiefers in den Gesichtsschädel dazu veranlassen, den Unterkiefer nicht um das volle Ausmaß seiner Fehllage nach dorsal bzw. ventral zu verschieben, sondern nur um einen geringeren Betrag (z. B. um 5–6 mm). Die zur Einstellung einer regelrechten Verzahnung noch erforderliche Positionsänderung muß dann im Gegenkiefer durchgeführt werden (Zwei-Kiefer-Operation). 7.3
Das Auftreten von Rezidiven ist auch Anlaß, im Rahmen der operativen Kieferverlagerung eine Überkompensation durchzuführen, um auf diese Weise ein Teilrezidiv auszugleichen.
Operative Korrekturen der Oberkieferlage weisen im allgemeinen eine geringere Rezidivrate auf.

Als **Maßnahmen der Rezidivprophylaxe** werden empfohlen:

- sorgfältige Therapieplanung
- sorgfältige Durchführung der präoperativen kieferorthopädischen Behandlung

  - Schaffung kongruenter Zahnbögen
  - Verzicht auf rezidivträchtige Zahnbewegungen
    (z. B. transversale Erweiterung durch Zahnkippungen anstelle durch Gaumennahterweiterung)
  - Ermöglichen einer gesicherten, postoperativen Interkuspidation
- ggf. begleitende prä- und postoperative myofunktionelle Übungen zur besseren Muskeladaptation
- sorgfältige Durchführung der operativen Maßnahmen
  - korrekte Einstellung der Kiefersegmente, insbesondere der Kiefergelenke,
  - sichere Fixation
- Feineinstellung der Verzahnung durch postoperative kieferorthopädische Behandlung und anschließende Retention.

7. **Die Beteiligung mehrerer Fachdisziplinen an der beschriebenen Therapie erfordert eine gemeinsame, abgestimmte Therapieplanung und eine enge Kooperation von Beginn an.**
Diese beginnt mit eingehenden Beratungen durch den Kieferorthopäden und den Kieferchirurgen **vor** Einleitung der erforderlichen präoperativen kieferorthopädischen Behandlung. In diesen Beratungsgesprächen muß der Patient ausführlich und verständlich informiert werden über:

- Art, Umfang und voraussichtliche Dauer der geplanten kieferorthopädischen Therapie sowie die erforderlichen Behandlungsgeräte.

Abhängig vom Umfang der erforderlichen Maßnahmen zur Ausformung der Zahnbögen nimmt die präoperative kieferorthopädische Behandlung im allgemeinen etwa 12–24 Monate in Anspruch. Die Dauer der postoperativen Therapie beträgt in der Regel 6–12 Monate.
Beide Behandlungsmaßnahmen erfordern häufig den Einsatz festsitzender Apparaturen, extraorale Geräte werden allerdings selten benötigt. Obligatorisch ist im Beratungsgespräch eine Aufklärung über mögliche Risiken der kieferorthopädischen Therapie (s. Bd. I, Kap. 3.0) - insbesondere im Hinblick auf die Problematik einer Erwachsenenbehandlung.
Auf die meist erforderliche Retention ist hinzuweisen.
Erwähnt werden sollte auch, daß zur Ausformung des oberen Zahnbogens nicht selten eine forcierte Gaumennahterweiterung indiziert ist, die bei erwachsenen Patienten meist einer chirurgischen Unterstützung - d. h. einer zusätzlichen Operation - bedarf.
Eine wesentliche, mit den Patienten abzustimmende Überlegung betrifft auch die Notwendigkeit, diese interdisziplinäre Therapie möglichst ohne Unterbrechung und Behandlerwechsel durchzuführen. So sollte z. B. ein geplanter Umzug oder eine Schwangerschaft bei der Zeitplanung berücksichtigt werden; beides läßt im allgemeinen ein Aufschieben des gesamten Blocks kieferorthopädisch-kieferchirurgischer Maßnahmen sinnvoll erscheinen.

- Art und Umfang der geplanten chirurgischen Maßnahmen,

einschließlich der erforderlichen Narkose, Immobilisierung, Fixation der Segmente, flüssige Ernährung, ggf. erforderliche Folgeoperationen usw.

- Dauer des Krankenhausaufenthalts.

Im allgemeinen wird im Anschluß an einen kieferorthopädisch-chirurgischen Eingriff mit einem stationären Aufenthalt von etwa 6–10 Tagen zu rechnen sein.
Die Patienten sollten bei der zeitlichen Koordinierung der gesamten, insbesondere jedoch der chirurgischen Therapie ihre mittel- und langfristige Arbeits- und Urlaubsplanung berücksichtigen und den Zeitplan ggf. auch mit dem Arbeitgeber abstimmen.

- Mögliche Komplikationen und Risiken der Operation sowie der erforderlichen Narkose.

Hier sind anzusprechen:

- das Risiko einer Schädigung motorischer und sensibler Nerven
- die mögliche Schädigung von Zähnen, d.h. direkte Verletzungen der Wurzeln, Desensibilität, Devitalisierung (insbesondere bei Operationen im Oberkiefer bzw. Segmentosteotomien)
- mögliche Kiefergelenkbeschwerden (nach Lagekorrektur der Mandibula)
- Wundinfektionen und Knochennekrosen, die nach derartigen Operationen allerdings selten auftreten

- Mögliche Rezidivtendenzen.
- Umfang und Dauer der erforderlichen kieferorthopädischen Nachbehandlung und Retention.

In diesen Beratungsgesprächen ist auch zu klären, aus welchen Gründen der Patient eine Behandlung erwägt, welche Prioritäten er setzt (z. B. kosmetischer Art) und ob sich die Patientenwünsche überhaupt realisieren lassen.
Insbesondere sollte auch darauf hingewiesen werden, daß sich bei manchen Therapieverfahren die Veränderungen im Weichteilbereich durchaus in Grenzen halten und vielfach nicht so spektakulär ausfallen wie die Änderungen im skelettalen Bereich. 7.3
Auf keinen Fall dürfen in diesen vorbereitenden Gesprächen die auf den Patienten zukommenden Belastungen bagatellisiert werden; vielmehr sind die Umstände und Probleme realistisch zu schildern, da der Patient diese umfangreichen Maßnahmen nur bei einem gewissen »Leidensdruck« in Angriff nehmen sollte.

7.3.4 Kieferorthopädisch-operative Therapieverfahren

A) Rückverlagerung der Mandibula

Zur Lagekorrektur des Unterkiefers bei Progenie bzw. Makrogenie wird im allgemeinen das von *Obwegeser/Dal Pont* entwickelte Verfahren verwendet. Bei der retromolaren sagittalen Osteotomie wird der Unterkiefer im Bereich des Kieferwinkels schräg-sagittal gespalten und das vordere Segment zurückgesetzt (Abb. 529). Wichtig ist dabei die exakte Positionierung der Segmente, die mittels okklusaler Schlüsselschienen (Splints) erreicht werden kann. Zur Fixierung der beiden dorsalen Unterkieferanteile (mit den

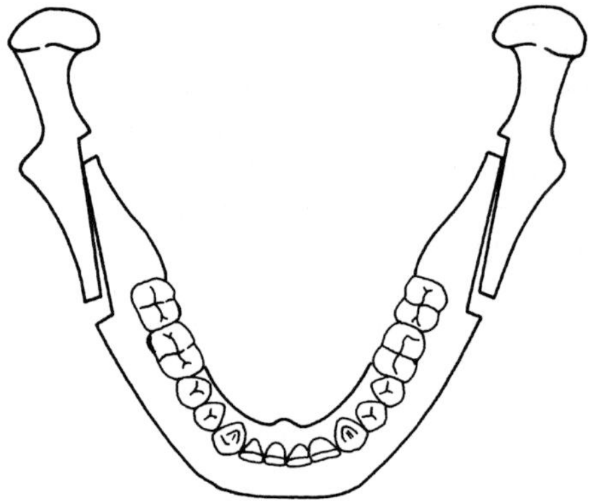

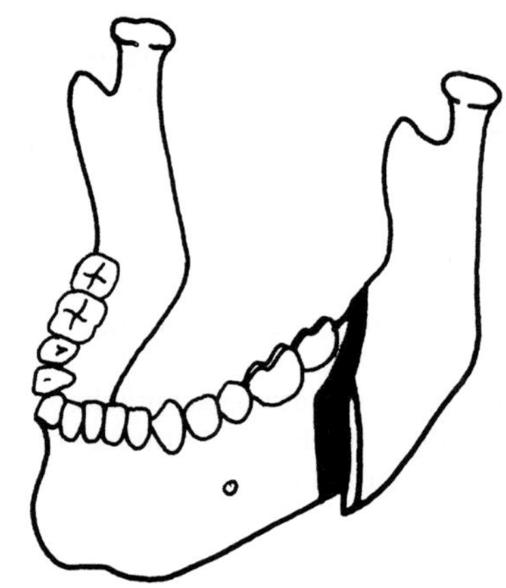

Abb. 529 a und b Schematische Darstellung der sagittalen Spaltung im Bereich des Kieferwinkels zur Lagekorrektur der Mandibula (nach *Obwegeser/Dal Pont*).

Kiefergelenken) werden präoperativ eingefügte Osteosyntheseplatten verwendet, welche die gelenktragenden Unterkiefersegmente mit dem Oberkiefer bzw. der Crista zygomatico-maxillaris verbinden.
Die Fixierung der drei Unterkiefersegmente erfolgt intra operationem in der Regel durch Schrauben- oder Miniplattenosteosynthese. Postoperativ wird der Unterkiefer etwa 8 Tage immobilisiert, was sich durch »Verschnürung« mittels Gummiringen, die zwischen der festsitzenden Apparatur des Ober- und Unterkiefers eingehängt werden, erreichen läßt. Danach wird mit funktionellen Übungen begonnen.
Detaillierte Angaben zu den jeweiligen Therapieverfahren sind den Lehrbüchern der Mund-Kiefer-Gesichtschirurgie zu entnehmen.

B) Vorverlagerung bzw. Schwenkung der Mandibula

Zur operativen Korrektur einer Retrogenie, einer mandibulären Mittellinienverschiebung bzw. einer Laterognathie läßt sich das unter A geschilderte Verfahren nach *Obwegeser/Dal Pont* sinngemäß anwenden.

C) Lageänderung der Maxilla in drei Dimensionen

Zur Korrektur einer extremen Retrognathie bzw. einer extremen Prognathie, aber auch zur operativen Änderung der Neigung der Maxilla kann der Oberkiefer im Sinne einer *Le Fort* I - Osteotomie vom übrigen Mittelgesicht abgetrennt und mittels Miniplattenosteosynthese neu fixiert werden (Abb. 530).

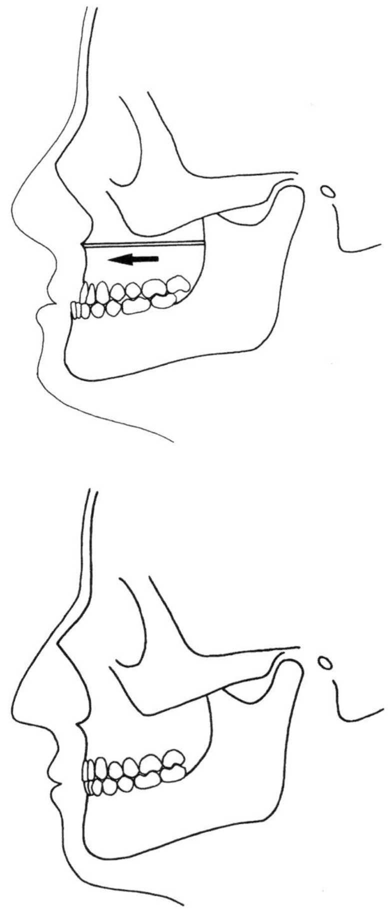

Abb. 530 a und b Schematische Darstellung einer *Le Fort* I - Osteotomie zur Lagekorrektur der Maxilla.

D) Verbreiterung der Oberkieferbasis

Im Erwachsenenalter empfiehlt es sich, die forcierte Gaumennahterweiterung chirurgisch zu unterstützen. Die Schwächung des Knochens betrifft die Kieferhöhlenwandung von der Apertura piriformis bis zum Tuber, den Bereich der Sutura palatina mediana, den frontalen Alveolarfortsatz in der Mittellinie sowie die Tuber-Pterygoid-Verbindung.

E) Segmentosteotomien im Ober- und Unterkiefer

Durch chirurgische Umsetzung von Teilen des oberen bzw. unteren Alveolarfortsatzes - vorwiegend im anterioren Bereich - lassen sich Anomalien im Frontbereich, z. B. ein offener Biß, ein extremer Tiefbiß bzw. Deckbiß, eine Ante- bzw. Retroposition oder -inklination der oberen oder unteren Front sowie eine Prognathie (nach Extraktion der 1. oberen Prämolaren), operativ unterstützt korrigieren. Fixationsprobleme sowie mögliche Komplikationen bei der Einheilung der Segmente erfordern eine besonders strenge Indikationsstellung.

F) Genioplastik

Die operative Korrektur des Kinns durch Abtrennen und Neufixieren eines Kinnsegments - ggf. unter Reduktion bzw. Transplantation autogenen Knochens (Becken, Rippe) - erfolgt vorwiegend aus ästhetischen Gründen.

G) Myotomien

Neben Vorschlägen zur Reduzierung der Muskelspannung und der Rezidivneigung nach operativer Lagekorrektur der Mandibula durch Abtrennung und Neufixierung von Muskeln, z. B. der suprahyoidalen Muskulatur, kann aus kieferorthopädischer Sicht auch die operative Zungenverkleinerung (Linguotomie) diskutiert werden. Es wird z. B. empfohlen, bei einer Makroglossie das Zungenvolumen durch keilförmige Exzision des vorderen, mittleren Zungenanteils zu reduzieren. Diese Korrektur eines Größenmißverhältnisses zwischen Zunge und Mundhöhle kann beim offenen Biß erwogen werden.

7.4 Zahnärztlich-chirurgische Eingriffe im Rahmen der kieferorthopädischen Behandlung.

Neben Zahnextraktionen zur Lösung von Raumproblemen oder zum Ausgleich bei reduzierter Zahnzahl im Gegenkiefer sowie Germektomien der Weisheitszähne als Prophylaxemaßnahme bei engstandgefährdeten Patienten werden zahnärztlich-chirurgische Eingriffe in Zusammenhang mit kieferorthopädischen Therapiemaßnahmen insbesondere bei Verlagerung bzw. *Retention* von Zahnkeimen, bei *tief inserierenden Bändchen* (z. B. Lippenbändchen, Zungenbändchen) oder als *parodontologisch begründete Operation* durchgeführt.

7.4.1 Freilegung verlagerter bzw. retinierter Zähne

a) ohne anschließende kieferorthopädische Maßnahmen (Warten auf Spontandurchbruch und -einstellung)

Eine spontane Einstellung verlagerter bzw. retinierter Zähne in den Zahnbogen ohne unterstützende kieferorthopädische Maßnahmen ist im allgemeinen nur zu beobachten, wenn der Zahnkeim direkt unter der Gingiva liegt und das Ausmaß der Lageabweichung nur gering ist. Der Röntgen- sowie der Tastbefund geben hierüber Aufschluß.
Erscheint ein spontaner Durchbruch des Zahnes möglich, ist die Freilegung des retinierten bzw. verlagerten Zahnes durch Excision der oft derben, die Eruption behindernden Gingiva indiziert, was in vielen Fällen eine deutliche Beschleunigung des Zahndurchbruchs zur Folge hat.
Dieses Vorgehen schließt eine spätere kieferorthopädische Intervention nicht aus, falls der Zahn innerhalb der nächsten Wochen (Monate) nicht durchbrechen oder sich nicht korrekt einstellen sollte.

b) Freilegung mit anschließendem Versuch einer Einordnung durch kieferorthopädische Maßnahmen

Bricht der Zahn nach einer operativen Freilegung der Krone nicht von allein durch oder erscheint die Lage des Keims von vornherein so ungünstig, daß mit einem spontanen Durchbruch und einer korrekten Einordnung in den Zahnbogen nicht zu rechnen ist, müssen im Zuge der operativen Freilegung Behelfe am Zahn angebracht werden, die eine aktive kieferorthopädische Lagekorrektur ermöglichen.
Hierfür stehen verschiedene Möglichkeiten zur Verfügung:

- Die *Befestigung eines Klebebrackets oder -knopfes* auf der Krone des freigelegten verlagerten (retinierten) Zahnes.
  Die Fixierung des Brackets bzw. Knöpfchens erfolgt - in der Regel intra operationem - mittels Säureätztechnik und Komposit-Kleber.

Das Kleben während der chirurgischen Freilegung kann jedoch problematisch sein, wenn auftretende Blutungen bzw. enge Platzverhältnisse die zuverlässige Trockenlegung erschweren. In diesen Fällen ist ein großzügiges Freilegen der zu beklebenden Kronenanteile und ein Tamponieren bis zum Aufbringen des Brackets in der darauffolgenden Sitzung angebracht. An dem aufgeklebten Knopf bzw. Bracket wird häufig eine Drahtschlinge befestigt. Die Kraftübermittlung von dieser Schlinge (oder direkt vom Knöpfchen bzw. Bracket) zu der festsitzenden oder herausnehmbaren kieferorthopädischen Apparatur erfolgt durch Gummiringe, elastische Ligaturen, elastische Ketten etc. **7.4–7.5**

Die Vorteile der Verwendung geklebter Knöpfchen bzw. Brackets sind:

- Das Anätzen des Zahnschmelzes verursacht geringe Schäden.
- Das Element läßt sich auf einem kleinen Teil der Zahnkrone befestigten, so daß nur wenig Knochen entfernt werden muß.
- Zahnhals, Zement und Desmodont des verlagerten Zahnes werden geschont.

Als Nachteile werden angeführt, daß das intraoperative Kleben nicht immer möglich ist (Blutung, mangelhafte Trockenlegung), und daß das Befestigungselement sich unter der Schleimhaut lösen kann, was einen erneuten operativen Eingriff erfordert.

- Die früher geübten Methoden einer *Umschlingung* der Krone mit einem Stahldraht in Höhe des Zahnhalses, das *Durchbohren* der Krone oder das *Einzementieren eines parapulpären Häkchens* werden wegen des umfangreicheren Knochenverlusts und des größeren Risikos einer Schädigung des Zahnkeims, des Zahnschmelzes und der Wurzeln der benachbarten Zähne heute kaum mehr angewandt.

Operatives Vorgehen

Die operativen Schritte bei der Freilegung verlagerter Zähne sollen am Beispiel des am häufigsten von einer Verlagerung betroffenen Zahnes, des oberen Eckzahnes, kurz beschrieben werden:

In den meisten Fällen wird der verlagerte obere Eckzahn eine palatinale Lage aufweisen, wobei die Krone sich häufig in der Wurzelregion der seitlichen oder sogar der mittleren Inzisivi befindet. Dem Eingriff muß daher eine exakte röntgenologische Lagebestimmung vorausgehen (Aufbißaufnahme, exzentrische Aufnahmetechnik, Orthopantomogramm, ggf. Fernröntgenbild [?]).
Im Anschluß an die Anästhesie erfolgt nach marginaler Schnittführung vom ersten Molaren bis zum Eckzahn der kontralateralen Seite das vorsichtige Abheben des Mukoperiostlappens. Dieser kann mit einem Faden gehalten und an einem Prämolaren der Gegenseite fixiert werden.

- Liegt der Zahn oberflächlich, was an einer Vorwölbung zu erkennen ist, läßt sich der Knochen über der Krone mit einem Meißel oder einem Raspatorium abheben.
- Liegt der Zahn tiefer, wird die vorher röntgenologisch lokalisierte Krone mit einer feinen Knochenfräse (rund, No. 8) so weit freigelegt, daß genügend Schmelzfläche zur Anbringung eines Brackets oder Knöpfchens vorhanden ist. In der Region der Wurzeln der Nachbarzähne ist ein besonders vorsichtiges Vorgehen angebracht.

Die Schmelzoberfläche sollte ca. 6 x 6 mm betragen, um ein Bracket oder einen Knopf kleben zu können. Die Klebefläche wird mit Alkohol entfettet und getrocknet. Das Anätzen des Schmelzes erfolgt für etwa 60 Sekunden mit 37%iger Phosphorsäure (Gel).

Nach Aufbringen des Primers wird das mit dem Kleber versehenen Bracket bzw. Knöpfchen fixiert und angedrückt. Nach Abschluß des Klebevorgangs wird am Bracket bzw. Knopf eine Drahtschlinge (0.014") angebracht, die lang genug sein muß, um sie mit einem endständigen Häkchen versehen zu können (besser länger als zu kurz).
Das Kleben des Fixationselementes wird nach der kieferorthopädischen Zugrichtung gewählt. In der Regel wird diese eher nach distal gerichtet sein, um die Krone des verlagerten Zahnes aus der Nähe der benachbarten Schneidezahnwurzeln zu entfernen und so eine Resorption derselben zu vermeiden.

Nachdem das Fixationselement geklebt wurde, wird der palatinale Lappen zurückgeschlagen, komprimiert und vernäht (einzelne interdentale Nähte). Über der Krone des Eckzahnes wird die Schleimhaut gefenstert, was die kieferorthopädische Einordnung beschleunigt und auch erlaubt, ein Fixationselement neu zu kleben, falls es sich lösen sollte.
Um die freigelegte Krone wird ein Jodoformstreifen gelegt; zur Fixierung des Lappens wird die Einfügung einer Gaumenplatte empfohlen, die für etwa eine Woche getragen wird.
Anstelle der speziell angefertigten Gaumenplatte kann auch die mit einem Häkchen versehene kieferorthopädische Platte verwendet werden, die anschließend zur Einordnung des verlagerten Zahnes dienen soll. In diesem Fall ist die Platte bereits einige Zeit vor der geplanten Operation einzusetzen, damit der Patient sich an das Tragen gewöhnen kann.

Manche Autoren propagieren die Freilegung der Krone des verlagerten Zahnes durch Anbringen eines Fensters ohne Bildung eines Mukoperiostlappens. Nachteilig wirkt sich hierbei aus, daß die Größe des Fensters nicht präzise abgeschätzt werden kann und so möglicherweise zu viel Gewebe exzidiert werden muß. Auch lassen häufig Blutungen ein intraoperatives Kleben nicht zu. Die Methode eignet sich daher im allgemeinen nur für die Freilegung oberflächlich liegender Zahnkronen.
Mit der kieferorthopädischen Einordnung kann etwa 1 Woche nach der chirurgischen Freilegung begonnen werden.
Wird zur Verankerung eine festsitzende Apparatur verwendet, muß der Stahlbogen sehr starr sein, da sonst mit Nebenwirkungen - wie Intrusion der Nachbarzähne, Wurzelresorptionen etc. - zu rechnen ist; dies gilt vor allem für Fälle, in denen der verlagerte Zahn eine vorher nicht zu diagnostizierende Ankylose aufweist und sich daher nicht bewegen läßt. **7.4-7.5**
Die geschilderten Nebenwirkungen lassen sich vermeiden, wenn - zumindest in der initialen Phase - der Zug zu einer herausnehmbaren Apparatur gewählt wird (s. Kap. 6.10); erforderlichenfalls kann zur Feineinstellung später der Einsatz einer festsitzenden Apparatur erfolgen.

Grundsätzlich ist der Versuch einer kieferorthopädischen Einordnung eines verlagerten Zahnes erst sinnvoll, wenn die Platzverhältnisse für diesen Zahn ausreichen; häufig ist zum Hereinbewegen in den Zahnbogen sogar ein geringer Raumüberschuß erforderlich. Vor dem operativen Eingriff sollte daher in der Regel die Platzbeschaffung abgeschlossen und die für den Zug erforderliche kieferorthopädische Apparatur eingesetzt sein.

Hierbei ist eine wichtige Ausnahme zu beachten:
Kann der Raum für den einzuordnenden Zahn nur durch Extraktion eines anderen permanenten Zahnes geschaffen werden (bei Verlagerung des oberen Eckzahnes wird nicht selten die Extraktion eines ersten Prämolaren erwogen), darf dieser Zahn erst entfernt werden, wenn aufgrund einer deutlichen Positionsänderung des verlagerten Zahnes mit seiner problemlosen Einordnung gerechnet werden kann.

Alternativen zur kieferorthopädischen Einordnung verlagerter Zähne werden im Kapitel 6.10 beschrieben.
Neben der definitiven operativen Entfernung (in hoffnungslosen Fällen) wird die Reimplantation des Zahnes nach Wurzelbehandlung und Schaffen einer neuen Alveole diskutiert. Häufig führen jedoch ausgedehnte Wurzelresorptionen dazu, daß die Verweildauer eines derart replantierten Zahnes nur wenige Jahre beträgt.

Grundsätzlich unterscheidet sich das Vorgehen bei der Freilegung anderer verlagerter Zähne nicht wesentlich von den Maßnahmen, die für den oberen Eckzahn beschrieben wurden.

Im Unterkiefer erfolgt die Freilegung in der Regel von vestibulär.

Im Bereich der oberen Inzisivi wird als häufige Ursache einer Verlagerung das Vorhandensein **überzähliger Zahnanlagen** beobachtet. In derartigen Fällen reicht vielfach die (schonende) operative Entfernung dieser überzähligen Zähne (Mesiodentes, Odontome etc.) aus, um den permanenten Zähnen den regelrechten Durchbruch zu ermöglichen. Auf das Anbringen eines Brackets oder anderen Zugelements kann meist verzichtet werden.
Der Zeitpunkt dieses Eingriffs sollte so gewählt werden, daß eine Schädigung der (in ihrem Wachstum in der Regel noch nicht abgeschlossenen) Wurzeln der benachbarten Zähne vermieden wird; andererseits doch möglichst so früh, daß das Wurzelwachstum der verlagerten Zähne ihre Einordnung noch »aus eigener Kraft« ermöglicht.
Bricht der verlagerte Zahn nach Entfernung der Plusbildung in den nächsten Monaten nicht durch - was nur bei extremer Verlagerung zu befürchten ist - muß die Freilegung und das Kleben eines Zugelements in einer späteren, zweiten Operation erfolgen.

7.4.2 Lippenbandexzision

a) Frenulum im Oberkiefer

Häufig ist ein tief ansetzendes Lippenbändchen an der Entstehung oder Unterhaltung eines Diastama mediale beteiligt. Im Rahmen der kieferorthopädischen Therapie, aber auch beim Versuch, im Zuge des Durchbruchs der seitlichen Schneidezähne bzw. der Eckzähne eine Verkleinerung oder sogar einen Selbstausgleich der Zahnbogenlücke zu erreichen, kann die Exzision des Lippenbändchens hilfreich sein.

Eine **Indikation zur Lippenbandexzision** besteht vor allen Dingen, wenn die Gingiva im Bereich der Papilla incisiva beim Abziehen der (Ober-) Lippe anämisch wird. Dies spricht für das Einstrahlen eines derben bindegewebigen Stranges in den palatinalen Bereich, welcher der Zahnbewegung einen deutlichen Widerstand entgegensetzt und daher das Schließen des Diastemas erschwert.

Der **Zeitpunkt** einer chirurgischen Exzision des Lippenbändchens wird häufig zu früh gewählt. In der Regel ist diese Maßnahme frühestens beim Durchbruch der seitlichen Schneidezähne - vielfach erst kurz vor Durchbruch der Eckzähne - sinnvoll, da beim Durchbruch der genannten Zähne oft noch ein Selbstausgleich, zumindest aber eine deutliche Verkleinerung der Lücke zu beobachten ist.
Ist vor einer kieferorthopädischen Therapie abzusehen, daß der derbe Strang des Lippenbändchens die Zahnbewegung behindert, sollte die Exzision des Bändchens vor Einleitung der kieferorthopädischen Behandlungsmaßnahmen erfolgen.
Herrscht ein deutlicher Raummangel für die seitlichen Inzisivi bei breitem Diastema mediale und ist auf diese Weise ein Durchbruch und eine Einordnung der seitlichen Schneidezähne erschwert oder ohne Mesialbewegung der permanenten mittleren Inzisivi nicht möglich, kann die Exzision bereits vor Durchbruch der seitlichen Schneidezähne, d. h. im Alter von etwa 7-8 Jahren erwogen werden.
Die Lippenbandexzision im Milchgebiß ist grundsätzlich kontraindiziert.

Operatives Vorgehen:

- Lokalanästhesie im Vestibulum rechts und links vom Frenulum
- Abziehen der Oberlippe nach vorn, oben
- Fassen des oberen Teils des Frenulums mit einer hämostatischen Klemme
- Anbringen zweier paralleler Schnitte mit dem Skalpell vom Vestibulum bis zur Papilla incisiva, im Bereich der Gingiva propria durch das Periost bis zum Knochen
- Durchtrennung des Frenulums mit einem Horizontalschnitt palatinal und scharfe Ablösung bis zur mukogingivalen Grenze
- Kürettage der intermaxillären Sutur, um eventuelle fibröse Ansätze zu entfernen
- Vernähen der seitlichen Wundränder im Bereich der beweglichen Schleimhaut;
  das Wundgebiet innerhalb der befestigten Gingiva wird der freien Granulation überlassen
- ggf. Auflegen eines chirurgischen Wundverbandes (für 1 Woche).

Das einfache Durchtrennen des Lippenbändchens - etwa durch den Schnitt mit einer Schere - ist nicht sinnvoll, da das Bändchen danach wieder zusammenwächst.

b) Frenulum im Unterkiefer

Im Bereich der unteren Front ist ein hochangesetzendes Lippenbändchen neben der (selteneren) Lückenbildung zwischen den mittleren Schneidezähnen häufig mit einem parodontalem Problem (geringe Zone befestigter Gingiva, Zahnfleischrezessionen) verbunden.
Im Rahmen des operativen Eingriffs ist daher neben der Exzision des Bändchens nicht selten die Deckung freiliegender Wurzelanteile mittels eines freien Schleimhaut-Transplantats oder eine Vestibulumplastik indiziert.

7.5 Parodontologische Aspekte

Im Rahmen der kieferorthopädischen Therapie - insbesondere der Behandlung erwachsener Patienten - kommt der Beachtung der parodontalen Situation eine besondere Bedeutung zu. Die Zusammenhänge und gegenseitigen Abhängigkeiten zwischen Kieferorthopädie und Parodontologie werden in folgenden Bereichen deutlich:

1. Zahnstellungsfehler und Okklusionsanomalien können in Verbindung mit bakterieller Plaque zur Entstehung, Unterhaltung und Verstärkung parodontaler Erkrankungen beitragen.

2. Ungeeignete kieferorthopädische Therapiemaßnahmen - insbesondere die Anwendung zu starker Kräfte, biomechanische Fehler und Unzulänglichkeiten sowie unkontrollierte Zahnbewegungen - können den Zahnhalteapparat schädigen bzw. zur Progredienz einer bereits bestehenden Parodontopathie beitragen.

3. Durch eine Kombination geeigneter parodontologischer und kieferorthopädischer Maßnahmen können Erkrankungen des Zahnhalteapparates erfolgreich behandelt und die parodontale Situation deutlich verbessert werden.

7.5.1 Zusammenhänge zwischen Zahnstellungs- bzw. Okklusionsanomalien und Parodontopathien

Alle Zahnstellungsfehler, welche die Plaqueakkumulation fördern, müssen als mögliche ätiologische Ko-Faktoren für Parodontopathien angesehen werden. Insbesondere der Engstand mit irregulären Interdentalräumen erschwert die Mundhygiene und trägt so zu einer verstärkten Anlagerung bakterieller Plaque bei.
Entscheidend für das Auslösen von Parodontopathien ist neben der Mundhygiene auch der Schweregrad und die Art der Dysgnathie. Erhöhte PMA-Indexwerte, größere Taschentiefen, Rezessionen und Zahnlockerungen werden vor allem bei Klasse II,1-Anomalien mit vergrößerter Frontzahnstufe, beim tiefen Biß mit traumatisierendem Einbiß, beim Deckbiß, bei

Anomalien des progenen Formenkreises - vor allem beim frontalen Kreuzbiß - und als Folge einer exzentrischen Belastung pathologisch gewanderter, gekippter oder bukkal bzw. lingual stehender Seitenzähne gefunden. Die Korrektur solcher Zahnstellungs- und Okklusionsanomalien stellt aus diesen Gründen einen wichtigen parodontalprophylaktischen Beitrag dar.

Parodontale Gesichtpunkte sind insbesondere zu beachten, wenn Fragen der Indikation, der Zweckmäßigkeit, des Umfangs, der Prognose und des möglichen Risikos einer kieferorthopädischen Behandlung im Gebiß erwachsener Patienten diskutiert werden.
So bedingt die ungünstigere Ausgangssituation (schlechtere Gewebsreaktion auf Umbaureize, häufig schon vorhandene parodontale Schäden) ein viel sorgfältigeres Abwägen positiver und negativer Effekte einer kieferorthopädischen Therapie als beim jugendlichen Patienten. Auch führt in vielen Fällen erst die altersbedingte Schwächung des Zahnhalteapparats zu Veränderungen der Zahnstellung, die im kindlichen bzw. jugendlichen Gebiß noch nicht, zumindest nicht so ausgeprägt vorhanden waren (Zahn-»wanderung« im parodontal reduzierten Gebiß).

Als typisches Beispiel für eine derartige sekundäre, häufig erst im mittleren Erwachsenenalter auftretende Zahnstellungsänderung ist die Auffächerung der oberen (und unteren) Front mit Labialkippung, Rotation und Extrusion der Schneidezähne, fortschreitender Lückenbildung sowie Vergrößerung der sagittalen Frontzahnstufe zu nennen. Neben dem altersbedingten Verlust an knöchernem Stützgewebe spielen in vielen Fällen Störungen der Funktion (habituelle Einflüsse, gestörtes funktionelles Gleichgewicht der orofazialen Muskulatur, okklusale Interferenzen u. a.), nach labial gerichteter Druck entzündlichen Granulationsgewebes in ausgeprägten palatinalen Taschen sowie ein sekundäres Absinken des Bisses im reduzierten Lückengebiß eine kausale Rolle.

7.5.2 Vermeidung parodontaler Schäden im Rahmen einer kieferorthopädischen Behandlung

Das Risiko einer Schädigung des Zahnhalteapparates besteht insbesondere bei der kieferorthopädischen Therapie mit festsitzenden Apparaturen - seltener bei der Anwendung herausnehmbarer Geräte.
Durch die Einschränkung der natürlichen Reinigungsmöglichkeiten und die Erschwerung der Mundhygiene durch die eingefügten Bänder, Brackets, Bögen, Ligaturen etc. ist die Gefahr einer Plaqueanreichung in schlecht zugänglichen Regionen - und damit die Möglichkeit einer Entzündung der marginalen Gingiva - besonders groß.
Die Labialbewegung von Zähnen beim Vorhandensein einer nur dünnen vestibulären Knochenlamelle birgt zusätzlich die Gefahr einer Ausbildung von Knochendehiszenzen und nachfolgender Gingivarezessionen.
Durch Jigglingsbewegungen, die z. B. bei ungeeigneter Aktivierung von Bögen oder Federn bzw. beim Bogenwechsel infolge stärkerer Differenzen der Bogenform auftreten, werden Zahnlockerungen verursacht.

Wurzelresorptionen als Folge einer zu starken Dauerbelastung oder unzureichender Beachtung biomechanischer Grundsätze reduzieren die Wurzellänge eines Zahnes und verschlechtern damit die Relation zwischen den Hebelarmen im Kronen- und Wurzelbereich.
Eine ähnliche Auswirkung hat auch ein im Rahmen einer parodontalen Erkrankung entstandener Knochenabbau.
Die aufgezählten Risikofaktoren erfordern im Rahmen kieferorthopädischer Behandlungen aus Sicht des Parodontologen eine besondere Beachtung und generell ein schonendes Vorgehen ohne (weitere) Gefährdung der parodontalen Stützgewebe.
Eine optimale Mundhygiene mit möglichst vollständiger Entfernung anhaftender Plaque - sowie erforderlichenfalls das Spülen mit bakteriostatischen bzw. bakteriziden Lösungen (wie z. B. Chlorhexidindigluconat) - ist während der gesamten Zeit einer kieferorthopädischen Behandlung zur Verhinderung einer Gingivitis unerläßlich, insbesondere, wenn die Therapie mittels festsitzender Apparaturen erfolgt. Die Einleitung kieferorthopädisch-therapeutischer Maßnahmen ist erst zulässig, wenn die erforderliche optimale Mundhygiene dauerhaft sichergestellt erscheint.
Dünne labiale Knochenlamellen, wie überhaupt ein schmaler Alveolarknochen (tastbare Wurzeln) in Verbindung mit einer dünn-fragilen Gingiva und Mukosa erfordern zur Vermeidung von Rezessionen eine besonders vorsichtige Zahnbewegung in vestibulärer Richtung. Gegebenenfalls vermag eine prophylaktische Verstärkung des Weichgewebsmantels durch eine Schleimhauttransplantation die Voraussetzungen zu verbessern.
Ein häufiges Hin- und Herbewegen (»Jiggling«) bereits lockerer Zähne ist zu vermeiden; gleiches gilt für Zähne mit Wurzelresorption als Folge von Überlastungen.
Bestehen bereits vor Einleitung der kieferorthopädischen Maßnahmen deutliche Zahnlockerungen, so sollten diese Zähne - etwa durch das Einfügen einer Aufbißplatte - entlastet werden.
Grundsätzlich ist zu beachten, daß eine bestehende parodontale Schädigung - z. B. ein deutlicher Knochenabbau - hohe biomechanische Anforderungen an die orthodontische Therapie stellt. So muß die Größe der angewendeten Kräfte dem reduzierten Knochenvolumen angepaßt werden. Die durch den Knochenabbau bedingte Änderung der extra-/intraalveolären Hebelverhältnisse verstärkt die Neigung der Zähne zur Kippung, was Auswirkungen auf die Größe des erforderlichen Torques hat und die Verankerungssituation erschwert.

7.5.3 Präorthodontische Parodontaltherapie

Voraussetzungen für jede kieferorthopädische Behandlung sind die Herstellung eines optimalen Mundhygieneverhaltens und eine weitgehende Entzündungsfreiheit der Gingiva. Mundhygieneunterweisungen und eine Einbeziehung parodontaler Befunde in die initiale Diagnostik sollten daher jeder kieferorthopädischen Behandlung vorausgehen.

Im Rahmen der klinisch - röntgenologischen Anfangsdiagnostik ist aus parodontologischer Sicht auf entzündliche parodontale Veränderungen, Attachmentverlust, supra- und infraalveoläre Taschen, mukogingivale Störungen, Rezessionen sowie mögliche Fehlbelastungen und Zahnlockerungen zu achten.
Werden derartige Veränderungen festgestellt, ist neben der obligatorischen Verbesserung der Mundhygiene auch eine parodontale Vorbehandlung zu erwägen.
Eine präorthodontische Parodontaltherapie ist insbesondere im Gebiß erwachsener Patienten indiziert. Neben einer supra- und subgingivalen Plaque- und Konkremententfernung sowie einer Wurzelglättung kommen auch Schleimhautransplantationen in Frage, wenn bei fehlender angewachsener Gingiva durch das vorangegangene Mundhygienetraining keine Entzündungsfreiheit erreicht werden konnte oder wenn Gingivarezessionen vorhanden sind (oder im Laufe der kieferorthopädischen Behandlung entstehen).
Gelingt es durch die Vorbehandlung nicht, eine Entzündungsfreiheit der Gingiva zu erreichen, bestehen keine optimalen biomechanischen Voraussetzungen für eine anschließende orthodontische Therapie, da dann die Zug- und Druckinformationen nicht ungestört auf den Alveolarknochen übertragen werden können.

Im kindlichen Gebiß kommt eine generelle parodontologische Vorbehandlung selten in Frage. Abgesehen von der auch hier obligatorischen Optimierung der Mundhygiene beschränken sich parodontologische Eingriffe in dieser Altersgruppe vielmehr auf lokale parodontal-chirurgische Maßnahmen, wie etwa das Kürzen eines störenden Bandansatzes oder die Deckung einer isoliert auftretenden Gingivarezession.

7.5.4 Verbesserung der parodontalen Verhältnisse durch parodontologisch - kieferorthopädische Maßnahmen

Eine Reihe kieferorthopädischer Maßnahmen sind geeignet, bei bestehenden Erkrankungen des Zahnhalteapparates mitzuhelfen, die parodontale Situation deutlich zu verbessern, indem sie z. B. Plaqueretentionsstellen eliminieren oder fehlbelastete Zähne in ihrer Position korrigieren.

Im reduzierten Lückengebiß ist häufig zu beobachten, daß Zähne in Ermangelung einer sicheren approximalen Abstützung im Zahnbogen nach mesial oder distal kippen. Die Belastungsverhältnisse verschlechtern sich dadurch. Das resultierende okklusale Trauma kann Auswirkungen auf das Desmodont (Verbreiterung des Desmodontalspalts) und den Alveolarknochen (Resorption und leichte Reduktion der Knochenhöhe) haben, außerdem ist eine Verstärkung der Zahnbeweglichkeit zu beobachten. Im Zusammenspiel mit einer bestehenden oder sich gleichzeitig ergebenden bakteriell verursachten Entzündung kann es auch zu einem Verlust bindegewebigen Attachments kommen. Auf diese Weise beschleunigt das okklusale Trauma bei Zähnen mit bestehender Parodontopathie die Progredienz der Erkrankung; es muß daher als ein Kofaktor des destruktiven Prozesses gewertet werden. Die Stellungskorrektur fehlbelasteter, gekippter Zähne ist also nicht nur als sinnvolle präprothetische Maßnahme anzusehen, sie verbessert auch die parodontale Situation. Unter günstigen Voraussetzungen ist eine Reduzierung des als Folge der Kippung entstandenen Knochendefekts zu erreichen.

Zu den sekundären, in der Regel erst im Erwachsenengebiß auftretenden Zahnstellungsänderungen gehört die Auffächerung der Front als Folge einer altersbedingten Schwächung des Zahnhalteapparats und häufig fehlender intra- bzw. intermaxillärer Abstützung. Eine Korrektur dieser lückig stehenden Front(en) ist aus parodontalprophylaktischer Sicht indiziert, läßt sich in der Regel aber nicht einfach durch Retrudieren der Inzisivi erreichen; in den meisten Fällen muß die kieferorthopädische Behandlung eine Bißhebung bzw. eine Intrusion der Frontzähne einschließen, um genügend Raum für die Palatinalbewegung der Schneidezähne zu erhalten. Aus diesen Gründen ist die Verwendung von Plattengeräten zur Therapie selten indiziert; die komplizierten Zahnbewegungen (Intrusion, Translation, Torque u.a.) erfordern vielmehr oft die Anwendung einer festsitzenden Apparatur. Insbesondere die Intrusionsbewegung bedarf einer sorgfältigen parodontologischen Betreuung, da hierbei ein entzündungsfreies Parodontium vorausgesetzt werden muß.

Im Rahmen der Therapie infraalveolärer Taschen wird als unterstützende kieferorthopädische Maßnahme ferner die Extrusion der betreffenden Zähne vorgeschlagen. Parallel zur Extrusion, bei der die Tasche »herausgestülpt« wird, erfolgt eine okklusale Reduktion der vertikal bewegten Zähne, wodurch sich die Relation zwischen extra- und intraalveolären Zahnanteilen belastungsmäßig günstiger gestaltet.

Eine Verbesserung der parodontalen Situation läßt sich auch durch die Einordnung außerhalb des Zahnbogens stehender Zähne erreichen. Vestibulär durchgebrochene Zähne, insbesondere Eckzähne und Prämolaren, weisen häufiger Knochendehiszenzen bzw. -fenster auf, so daß Gingivarezessionen die Folge sein können. Im Schrifttum wird von Fällen berichtet, in denen die kieferorthopädische Einordnung dieser dystopisch stehenden Zähne in die Spongiosa des Alveolarfortsatzes sogar zur Reduzierung der Rezession geführt hat, was allerdings nicht die Regel ist.
Müssen die dystopisch liegenden Zähne vor der Einordnung freigelegt werden, sollte der Zugang nicht durch die bewegliche Schleimhaut gesucht werden, um der Entstehung von Dehiszenzen und Taschen vorzubeugen. Wichtig ist, daß die einzuordnenden Zähne bei ihrer Bewegung von keratinisierter Gingiva umgeben sind.

Die grundsätzliche Frage, ob und in welchem Umfang im parodontal vorgeschädigten Gebiß mit vertikaler und horizontaler Knochenatrophie Zahnbewegungen möglich sind, läßt sich nicht generell beantworten. Abgesehen davon, daß für die erfolgreiche Durchführung kieferorthopädischer Maßnahmen eine (weitgehende) Entzündungsfreiheit unerläßlich ist, wird die individuelle Reaktionslage selten zuverlässig prognostiziert werden können. Das Risiko bei einer kieferorthopädischen Behandlung in einem parodontal geschwächten Gebiß besteht in der Unsicherheit einer Knochenapposition und der damit verbundenen Gefahr einer zunehmenden und irreversiblen Zahnlockerung. Der richtigen Wahl der eingesetzten Behandlungsmechanik, der Geschwindigkeit der Zahnbewegung sowie von Kraftgröße und -dauer kommen hierbei wesentliche Bedeutung zu. Die in der Regel zu erwartende verzögerte periostale Reaktion erfordert auf jeden Fall ein vorsichtiges, langsames Vorgehen unter Anwendung schwacher Kräfte.

Von entscheidender Bedeutung für den Dauererfolg einer parodontologisch-kieferorthopädischen Therapie ist die durch ein wirksames Recall-Systems sicherzustellende, dauerhaft optimale Mundhygiene sowie die Retention. Insbesondere die Rezidivprophylaxe durch langfristige, erforderlichenfalls lebenslange Stabilisierung ist in Anbetracht des reduzierten Halts der bewegten Zähne im Knochen unerläßlich. Während die Retention nach Aufrichtung gekippter Zähne im Lückengebiß im allgemeinen durch die prothetische Versorgung sichergestellt wird, empfiehlt sich nach kieferorthopädischer Korrektur einer lückig protrudierten Front sowie nach Intrusion der Inzisivi eine mehrjährige, besser eine permanente Stabilisierung. Zur Sicherung der Zahnstellung eignen sich z. B. auf die Palatinal- bzw. Lingualflächen geklebte dünne, verseilte Drähte (»Twistflex«, »Wildcat«, »Dentaflex« u.a.), welche sowohl eine ausreichende Fixierung, als auch - aufgrund ihrer Flexibilität - die funktionell erforderliche Zahnbeweglichkeit erlauben. Bei scharfem Antagonistenkontakt (z. B. bei geringer sagittaler Frontzahnstufe bzw. beim tiefen Biß) sollte in die Palatinalflächen der oberen Inzisivi eine kleine Rille eingeschliffen werden, in die der Draht eingeklebt werden kann, um ihn so vor Antagonistenkontakt zu schützen und ein rasches Lösen der Klebeverbindung zu vermeiden.

7.6 Psychologische Aspekte in der Kieferorthopädie

Ein Beitrag von Dr. Jutta Margraf-Stiksrud *

Die Berücksichtigung psychologischer Aspekte in der Kieferorthopädie erleichtert in vielen Fällen die alltägliche Arbeit mit dem Patienten. Grundkenntnisse über **Erleben und Verhalten** von Menschen ermöglichen Erklärung und Vorhersage von Reaktionen des Patienten und öffnen zusätzliche Wege, therapeutische Maßnahmen effektiver und befriedigender für beide Seiten zu gestalten. Auf der Basis dieser Grundkenntnisse lassen sich beispielsweise leichter Hinweise finden, bei welchen Patienten mit Behandlungsschwierigkeiten zu rechnen ist und welche Gründe dafür vorliegen können.

Im Rahmen einer kieferorthopädischen Praxis, deren Patienten zum überwiegenden Teil Kinder sind, können Entwicklung, Eigenschaften und Lebensumstände der Patienten den Behandlungsverlauf deutlich beeinflussen. In vielen Fällen wird die angemessene Berücksichtigung dieser Faktoren Schwierigkeiten zuvorkommen oder sie beseitigen.

Der Kieferorthopäde sollte jedoch auch in der Lage sein, die Grenzen seiner Möglichkeiten zu erkennen und gegebenenfalls Kinder und Eltern, aber auch seine erwachsenen Patienten in einem beratenden Gespräch auf fachliche Hilfe hinzuweisen, die sie in Erziehungs- und Lebensberatungsstellen, bei niedergelassenen Psychologen oder in entsprechenden klinischen Einrichtungen erhalten. Sollte eine Überweisung vom Patienten abgelehnt werden, eine kieferorthopädische Weiterbehandlung jedoch erforderlich sein, kann die Konsultation eines Kollegen der o.g. Fachrichtungen häufig einen Kompromiß darstellen, um Schwierigkeiten zu mildern und gravierende Folgen für den Patienten zu vermeiden.

Die Funktion psychologischer Grundkenntnisse wird im folgenden an vier Beispielen erläutert, die charakteristisch für Anforderungen sind, die an Kieferorthopäden gestellt werden.

*Die Autorin des vorliegenden Beitrags, Frau Dr. Margraf-Stiksrud, war als Diplom-Psychologin nicht nur viele Jahre im Institut für Psychologie der Universität Frankfurt am Main tätig, sondern hat als Wissenschaftliche Mitarbeiterin auch seit 1985 im Rahmen der Unterrichtsveranstaltungen des Zentrums der Zahn-, Mund- und Kieferheilkunde der Frankfurter Universität die Studierenden in die Grundlagen der Psychologie für Zahnmediziner eingeführt und die klinische Arbeit in der Abteilung für Kieferorthopädie und dem Bereich Kinderzahnheilkunde beratend mitverfolgt und unterstützt.
Aufgrund ihrer umfassende Ausbildung und langjährigen Tätigkeit im Gebiet der Psychologie sowie ihrer profunden Kenntnisse der klinischen Abläufe, Probleme und Fragestellungen in einer zahnärztlichen bzw. kieferorthopädischen Praxis ist sie in besonderem Maße geeignet, den Bezug zwischen den Gebieten der Psychologie und Zahnheilkunde herzustellen.

Es handelt sich dabei um:

1. die Motivierung zur Mitarbeit, die nur auf der Basis einer guten **Zahnarzt-Patient-Beziehung** bewirkt werden kann,
2. den **Aufbau** therapieförderlichen und den **Abbau** therapiehinderlichen **Verhaltens** (Mundhygiene, Tragezeiten/Habits),
3. die professionelle **Führung von Gesprächen**, insbesondere von Beratungsgesprächen sowie
4. die **psychologische Behandlungsindikation**, welche Behandlungsmotiv, Kooperationsprognose und Verhaltensauffälligkeiten des Patienten berücksichtigen muß.

7.6.1 Zahnarzt-Patient-Beziehung

Durch die Dauer der kieferorthopädischen Behandlung (über mehrere Jahre hinweg) und die Häufigkeit der Patientenkontakte (Kontrollen) entsteht in der Regel eine engere »Beziehung« zwischen Behandler und Patient, als bei anderen zahnärztlichen Maßnahmen, die nur vorübergehend intensiv sind (z. B. restaurative oder chirurgische Maßnahmen) oder in großen Intervallen stattfinden (z. B. Kontrollen in großen, mindestens halbjährigen Abständen). Die Behandlungssituation ist auch deshalb von anderen verschieden und von besonderer Bedeutung, da die meist jugendlichen Patienten währenddessen eine Lebensphase durchlaufen, die durch rasche Veränderungen gekennzeichnet ist.

Während dieser gesamten Zeit (durchschnittlich ca. 3 Jahre) soll der Patient mitarbeiten, indem er (bzw. sie) sein Behandlungsgerät regelmäßig trägt, Gummis einhängt, Schrauben verstellt, sorgfältige Mundhygiene betreibt usw.

Bei Erwachsenen wird Mitarbeit durch deren Einsicht in die Sinnhaftigkeit der Maßnahme angeregt und durch ihren Entschluß aufrechterhalten, etwas gegen einen Mißstand (die Kieferanomalie oder Zahnfehlstellungen) unternehmen zu wollen. Bei Kindern kann dagegen nicht immer Einsicht oder Wille vorausgesetzt werden, zumal häufig Eltern oder Zahnärzte Initiatoren der Behandlung sind.

Kinder arbeiten mit, weil

- ihnen eine bestimmte Tätigkeit Spaß macht
- andere, an denen ihnen etwas liegt, dasselbe tun
- andere, an denen ihnen etwas liegt, sie darin bestärken.

Auch für Kinder kann es ein starkes Bedürfnis darstellen, ein bestimmtes Ziel zu erreichen (schöne, gesunde und gerade Zähne haben). Der Zeitraum, der bis zur Erfüllung dieses Wunsches vergeht, darf jedoch nicht zu lange sein, da sonst die Attraktivität des Ziels sinkt. Auch 12–14-jährige können noch nicht über Monate hinweg allein dadurch motiviert werden, daß bei fleißigem Tragen im nächsten Jahr z. B. kein Headgear mehr erforderlich ist. Motivierung während der Behandlungszeit wird also immer wieder erneut notwendig sein.

Da Zähneputzen und das Tragen kieferorthopädischer Geräte nicht zu den für Kinder attraktiven Tätigkeiten gehören (»Spaß machen«), kann Bereitschaft zur Mitarbeit nur über den Kontakt und die Beziehung zu Personen erreicht werden, die den Kindern wichtig sind. Meist verlassen sich Kieferorthopäden dabei auf die Eltern. Ein gutes familiäres Klima und interessierte und verständnisvolle Eltern stellen in der Tat gute Voraussetzungen für eine konfliktarme und erfolgreiche kieferorthopädische Behandlung dar. Da diese elterliche Haltung jedoch nicht immer vorgefunden wird bzw. vorausgesetzt werden kann, sollte der Kieferorthopäde stets auch an einer eigenen positiven Beziehung zum Kind interessiert sein.

Gute Zahnarzt-Patient-Beziehungen haben folgende Vorteile:

- Patienten behalten und befolgen Anweisungen besser
- Patienten kommen zuverlässiger zu Terminen
- Patienten sind zufriedener mit dem Zahnarzt (und empfehlen ihn weiter)
- Patienten haben weniger Angst.

In der Kieferorthopädie sind vor allem die beiden ersten Konsequenzen von praktischer Bedeutung für einen erfolgreichen und zeitgerechten Behandlungsabschluß.

Patienten bezeichnen die Beziehung zu ihrem Kieferorthopäden als gut, wenn der Kieferorthopäde u. a.

- Verständnis für ihre Gefühle (z. B. Abneigung gegen bestimmte Maßnahmen) aufbringt
- freundlich, verständlich und ruhig mit ihnen redet
- schmerzhafte Maßnahmen vermeidet bzw. gering zu halten versucht.

Patienten sind mit ihrer Behandlung und ihrem Behandler zufrieden und arbeiten gut mit, wenn sie den Eindruck haben, daß der Zahnarzt sorgfältig arbeitet, etwas von seiner Arbeit versteht und sie ernst nimmt.

Kernpunkt einer guten Beziehung stellt der persönliche, individuelle Kontakt dar. Darunter ist nicht zu verstehen, daß der Zahnarzt alle Einzelheiten im Leben des Patienten kennen muß, der beste Freund des Patienten ist oder Rat in allen Lebenslagen gibt. Dies erwarten die Patienten nicht oder lehnen es sogar als Einmischung ab. Zu einer als gut erlebten Beziehung kommt es, wenn der Behandler sein Interesse am Patienten durch einen sachgerechten »Umgang« mit dessen Zähnen bekundet. Dies geschieht in den Augen des Patienten, wenn er erfahren kann, daß der Behandler die notwendigen Maßnahmen an die individuellen Merkmale und Bedürfnisse des Patienten anpaßt.

Solche »persönlichen Behandlungen« können durch verschiedene Methoden bewirkt werden. Neben den obengenannten allgemeinen Haltungen sind folgende konkrete Beispiele zu nennen:

- Farbe/Geschmack des Abdruckmaterials/des Behandlungsgeräts wählen lassen
- persönliche Zahnbürste für Mundhygieneunterweisungen in der Praxis bereitstellen
- sich Zeit nehmen, um dem Patienten selbst wichtige Behandlungsaspekte zu erklären
- Patienten mit Namen ansprechen, so daß er sicher sein kann, daß er persönlich gemeint und nicht nur ein Fall ist
- durch gut geführte Krankenblätter sofort über die individuellen Gegebenheiten beim Patienten orientiert sein und an das Vorgehen des letzten Besuchs anschließen können.

Vom Umfang und Aufwand her sind diese Methoden eher als Begleitumstände der eigentlichen Behandlung zu betrachten. Der Aufbau einer persönlichen Beziehung zum Patienten geschieht jedoch stets auf diesem Wege. Gelingt dies, ist damit meist die Bereitschaft des Patienten, auf seinen Arzt zu hören und seine Maßnahmen zu unterstützen, gewonnen.
Fehlen dem Behandler die Möglichkeiten, dem Patienten das Gefühl einer individuellen Behandlung zu geben, sind Konflikte wahrscheinlich. Wenn dem Kind nicht »etwas am Zahnarzt liegt«, wird ihm auch nichts an einer Behandlung liegen. Obwohl es nur in seltenen Fällen vorkommt, daß der Kieferorthopäde trotz verschiedener Versuche keinerlei Zugang zum Kind findet, kann in diesen Situationen überlegt werden, eine Behandlung zu unterlassen, da hier eine kontinuierliche Mitarbeit wahrscheinlich nicht zu erwarten ist.

Eine gute Zahnarzt-Patient-Beziehung gibt in diesem Sinne den Hintergrund für eine erfolgreiche Behandlung ab, und es ist leicht erfahrbar, daß der Umgang mit Patienten, die man mag (und die einen selbst mögen), problemloser abläuft als mit solchen, denen man distanziert gegenübersteht. Bei jüngeren Kindern sind die Anforderungen an diese emotionalen Aspekte der Behandlung höher, während sie bei älteren oder Erwachsenen zurücktreten. Eine gegenseitige Antipathie ist keine gute Behandlungsgrundlage. Diese eher gefühlsmäßigen Aspekte reichen jedoch allein nicht aus, um den Erfolg einer Behandlung zu garantieren und stellen insofern notwendige, aber keine hinreichenden Bedingungen dar.

Die Bereitschaft zur Mitarbeit wird vom Patienten erst dann in Handlungen umgesetzt, wenn auch die konkreten Anweisungen und Maßnahmen des Kieferorthopäden patientengerecht und damit sachgerecht erfolgen. Beispiele für ein solches Vorgehen im Rahmen kieferorthopädischer Aufgaben liefern die Schritte, die zu einer systematischen Verhaltensänderung erforderlich sind, und die Grundlagen professioneller Gesprächsführung.

7.6.2 Verhaltensgewohnheiten

A) Aufbau von Verhaltensgewohnheiten

Wenn Kinder Spangen regelmäßig tragen sollen oder während der Behandlung mit einer festsitzenden Apparatur eine bessere Mundhygiene betreiben sollen, handelt es sich um die Installierung einer neuen Verhaltensgewohnheit. Um dies zu erreichen, werden im allgemeinen mehrere Möglichkeiten praktiziert:

1. Aufforderung
Der Kieferorthopäde fordert das Kind/den Erwachsenen auf, das entsprechende Verhalten in Zukunft zu zeigen.

2. Appell
Der Kieferorthopäde appelliert an die Einsicht des Patienten, indem er die Wichtigkeit der neuen Verhaltensweise betont.

3. Kritik
Der Kieferorthopäde weist auf die Mängel der bisher gezeigten Verhaltensweise hin und führt deren Folgen mehr oder weniger drastisch vor.

Diese drei Methoden werden häufig angewendet, auch in Kombination. Sie sind zeitsparend, aber oft unwirksam, ohne daß der Behandler den Grund dafür kennt. Es entsteht der Eindruck, daß nur diejenigen, die »wirklich wollen«, mitmachen.

4. Wiederholung
Das Kind/der Patient wird immer wieder daran erinnert, daß er das Behandlungsgerät tragen muß bzw. die Zähne besser putzen soll.

5. Didaktische Aufbereitung
Der Patient erhält Anschauungsmaterial, z. B. Bilder, (eigene) Kiefermodelle etc., anhand deren er die Folgen guter/schlechter Mitarbeit selbst ablesen kann.

6. Übung
Mit dem Patienten wird Zähneputzen geübt bzw. er führt ein Tagebuch, in das er die Tragezeiten der Spange notiert.

Die letztgenannten drei Methoden sind zeitaufwendiger. Der Zahnarzt bzw. seine Mitarbeiter wenden mehr Energie auf und verstehen ihre Arbeit als patientenorientiert. Hier werden Patienten, die nicht sofort von selbst das erwünschte Verhalten zeigen, neu angesprochen. Sie erhalten eine weitere Chance. Falls der Patient auf diese Methoden nicht reagiert, gilt er als schwierig. Es wird meist vermutet, daß die Gründe dafür in ihm selbst liegen.

7. Gespräche
Mit dem Patienten, der das erwünschte Verhalten nicht zeigt, wird über Gründe gesprochen. Der Kieferorthopäde erklärt ausführlich, warum eine Kooperation notwendig ist. Eventuell werden Eltern bzw. Praxispersonal einbezogen, um die Anstrengungen zu intensivieren.

Dieses Vorgehen ist sehr zeitaufwendig und wird - da auch hier der Erfolg nicht vorhersehbar ist - in der Praxis eher selten angewendet.

Resumée: Die obengenannten Methoden werden mehr oder weniger häufig und mit mehr oder weniger Erfolg eingesetzt, um Patienten zur Mitarbeit zu bewegen. Die Auswahl der Methode erfolgt meist nach dem Temperament des Kieferorthopäden, seiner Zeit und dem Zutrauen, das er in den Patienten hat. Dies sind unangemessene Auswahlkriterien. Erfolgreicher und effizienter werden die Maßnahmen, wenn bekannt ist, von welchen Faktoren die Ausführung neuen Verhaltens abhängt.

Ein neues Verhalten wird eher gezeigt, wenn es

- sonstige Gewohnheiten nicht stört (Tagesablauf)
- leicht durchzuführen ist
- kurze Zeit in Anspruch nimmt
- nur einmalige Durchführung notwendig ist
- Erfolg bzw. günstige Konsequenzen sofort eintreten
- andere einen daran erinnern.

Alle genannten Faktoren werden kaum gleichzeitig vorliegen. Daher muß versucht werden, die zu erwartenden Hindernisse bei der Bildung neuer Gewohnheiten auszugleichen, etwa durch:

1. **Beseitigung störenden Verhaltens**
   (bspw. Habits, s. Abschnitt B).

2. **Klare Zieldefinition erwünschten Verhaltens**
   Falls der Weg von der bisherigen Gewohnheit zum neuen Verhalten zu weit ist, Unterziele bilden: kleine Schritte.

3. **Schrittweises Einüben des neuen Verhaltens**
   Üben erleichtert die Durchführung: »learning by doing«. Vor allem Kinder, aber auch Erwachsene lernen leichter und schneller, wenn sie ein »Vorbild« direkt nachahmen können.

4. **Wiederholung** bis zur Gewohnheitsbildung
   Die Wiederholung kann in immer längeren, auch ungleichmäßigen Intervallen erfolgen.

5. **Positive Verstärkung**
   Falls keine durch die Maßnahme selbst spürbaren sofortigen Erfolge zu erwarten sind, ist positive Verstärkung besonders wichtig, also richtiges Verhalten (auch Teile des richtigen Verhaltens) ausdrücklich positiv erwähnen (»loben«). Dies ermutigt den Patienten und enthält gleichzeitig eine sachliche Rückmeldung: er ist auf dem richtigen Weg.

Verhaltensänderung am Beispiel Mundhygiene

1. Störende Verhaltensweisen
sind bspw. falsche Ernährungsgewohnheiten (besonders »Betthupferl«, aber auch süßes Schulfrühstück oder säurehaltige Getränke [Fruchtsäfte]). Eine systematische Änderung der Ernährungsgewohnheiten wird der Zahnarzt allein nicht bewirken können. Hinweise auf die Bedeutung des Zuckerkonsums und Erkunden des Informationsstands des Patienten bzw. seiner Eltern sind jedoch sinnvoll, evtl. können in anderem Zusammenhang (Prophylaxemaßnahmen) Defizite aufgefangen werden.

2. Zur Zieldefinition
gehört die Erkundung der Ausgangslage:

- Wie oft putzt der Patient?
- Wann putzt der Patient?
- Womit putzt der Patient (Bürste, Zahncreme, evtl. Zahnseide)?
- Wie putzt der Patient?
- Wie lange putzt der Patient?

Evtl. auch:

- Wo putzt der Patient?
- Mit wem putzt der Patient?

Die Elemente, die erwünscht sind, sollten positiv hervorgehoben werden (wenn zweimal geputzt wird, wenn überhaupt geputzt wird, wenn lange genug geputzt wird usw.). Das Ziel sollte an die Ausgangsbedingungen angepaßt werden.
Ein Patient, der zweimal täglich drei Minuten mit Bürste und Creme selbständig die Zähne putzt, hat eine Verhaltensgewohnheit, bei der allenfalls die Putztechnik optimiert werden muß bzw. weitere Mundhygienemittel eingeführt werden können.
Ein Patient, der nur abends eine Minute putzt und das nicht täglich, wird meist nicht sofort jeden Tag zweimal drei Minuten putzen, auch nicht gleich mit der richtigen Technik. Hier müssen Unterziele gebildet werden. Wenn beispielsweise drei Termine für Mundhygieneunterweisungen geplant sind, kann

- beim ersten Mal die richtige Technik erklärt werden (damit ist meist ein Anstieg der Putzdauer verbunden)
- beim zweiten Mal eine Selbstkontrolltechnik vereinbart werden, die an tägliches Putzen erinnert (Aufkleber auf Spiegel, Kalendereintrag, Bürste auf dem Nachtisch o. ä.)
- beim dritten Mal das Zähneputzen ausgedehnt werden auf zweimal pro Tag.

Dieser letzte Schritt ist u. U. am schwierigsten zu vollziehen, da nicht auf bereits zur richtigen Zeit bestehende (wenn auch ursprünglich unvollständige) Gewohnheiten zurückgegriffen werden kann, sondern zu einer **neuen** Zeit eine (geübte) Gewohnheit gezeigt werden soll.

Im Einzelfall muß geprüft werden, welche Ziele erreichbar und welche »Vorstufen« für eine sinnvolle kieferorthopädische Behandlung tolerierbar sind. Eine mehrmalige Darlegung des Hauptziels (»Du mußt zweimal täglich deine Zähne gründlich putzen« [s. 1. »Aufforderung«, 4. »Wiederholung«]) führt kaum zu einer nenneswerten Verbesserung.

3. Schrittweises Einüben durch Nachahmung
Was mit richtigem Zähneputzen gemeint ist, versteht der Patient am besten, wenn er es vorgeführt bekommt bzw. selbst tut und dabei Hinweise erhält. Besonders Kinder lernen Verhalten nicht durch Erklärung, sondern durch Ausprobieren und Nachahmen. Dabei verlangt die feinmotorische Leistung des richtigen Zähneputzens Übung, ein horizontal »schrubbend« putzendes Kind muß sich bei einer Umstellung auf eine vertikale Putztechnik zunächst anstrengen und immer wieder Hilfen bekommen, bis eine neue Gewohnheit entstanden ist.

4. Wiederholung
Von einer zur anderen Unterweisung in Mundhygiene bzw. von einem zum anderen Kontrollbesuch beim Kieferorthopäden sollten immer wieder bereits erzielte Fortschritte geprüft und ggf. korrigiert werden, damit sich keine falschen Angewohnheiten bilden, bis das endgültige Ziel erreicht ist.

5. In jedem Stadium,

- bereits zu Anfang, wenn Teile des alten Verhaltens richtig sind
- bei jedem Fortschritt, unabhängig ob er Dauer, Häufigkeit, Anzahl der richtig geputzten Zähne oder Putztechnik betrifft
- immer wieder während der kieferorthopädischen Behandlung

soll der Patient erfahren, daß er etwas richtig macht, daß dies einen Fortschritt bedeutet, daß ihn dies dem Ziel näherbringt und daß dem Kieferorthopäden daran etwas liegt. Diese Art des Zuspruchs ist außerordentlich wirksam, um die neue Verhaltensweise häufiger auftreten zu lassen und damit eine Gewohnheit zu bilden. Zu keiner Zeit ist Kritik sachdienlich. Noch ungenügendes Verhalten (z. B. unzureichende Reinigung der Zahninnenflächen) wird nur geändert, wenn es dem Patienten als nächstes Ziel präsentiert wird.

Verhaltensänderungen am Beispiel Tragen der Spange
1. Störende Verhaltensweisen:
Tagesablauf des Kindes beachten!

- Welche Nachmittagstermine (Sport, Parties vs. Headgear)? 7.6–7.7
  Geht das Kind nachmittags nach Hause, in den Hort, zu Bekannten?
  Hier könnten Hindernisse für das Verhalten liegen!

2. Zieldefinition
mit dem Kind absprechen:

- Wenn 18 Stunden getragen werden soll, muß das Kind viele neue Verhaltensweisen zeigen
  (nach dem Mittagessen an die Spange denken, nach den Zwischenmahlzeiten an die Spange denken, wenn es weggeht, die Spange mitnehmen, Zahnbürste dabeihaben und Zähne nach Zwischenmahlzeiten reinigen usw.).

- Wenn Kinder nur nachts tragen müssen, ist nur täglich einmaliges daran Denken nach dem abendlichen Zähneputzen nötig.
- Wenn das Kind eine Zielvorgabe für unerreichbar hält, braucht es Hilfe (bspw. Mutter) bzw. die Ziele müssen niedriger gesteckt werden, sonst arbeitet das Kind überhaupt nicht mit.

3. Ein schrittweises Gewöhnen
an die Spange zu Beginn der kieferorthopädischen Behandlung ist meist nicht nötig, da die Kinder motiviert sind, das neue Gerät häufig zu benutzen. Wichtig ist jedoch zu beobachten, ob der Umgang mit der Spange in regelmäßiger oder zufälliger Weise erfolgt. Hier sollte frühzeitig auf die tägliche und zeitgleiche Benutzung hingewiesen werden, damit sich eine echte Gewohnheit bilden kann und die Spange nicht weggelegt (»vergessen«) wird, wenn der Reiz des Neuen erlischt.

4. Wiederholung
Gelingt es dem Kind nicht, trotz Ausräumung »objektiver« Schwierigkeiten (Sportunterricht, Abwesenheit, unregelmäßige Mahlzeiten) die Spange regelmäßig einzusetzen, kann mit dem Kind eine *»Selbsterinnerungsmaßnahme«* (Aufkleber, Tagebuch) abgesprochen werden. Bei gutem Eltern-Kind-Kontakt können auch Eltern als Erinnerungshelfer fungieren, sollten aber so weit als möglich dem Kind die Zuständigkeit für die Spange belassen.

5. Positive Verstärkung
Erkenntnisse über Mitarbeit (Tragen der Spange) sollten dem Kind mitgeteilt und Fortschritte in der Zahnbewegung aufgezeigt bzw. angesprochen werden, damit der Zusammenhang von Verhalten (Tragezeit) und Erfolg hergestellt wird. Wichtiger ist auch hier, positive Folgen des Tragens aufzuzeigen („Lob"), als über mangelnde Fortschritte zu klagen („Kritik"), da das Kind oft nicht erkennen kann, was es eigentlich „falsch" gemacht hat.

Diese konkreten, an zwei Beispielen aufgezeigten systematischen Maßnahmen genügen beim größten Teil der Patienten und bei guter Arzt-Patient-Beziehung zum Aufbau einer wirkungsvollen Mitarbeit. Bei problematischem familiären Hintergrund kann der Behandler dem Kind helfen, indem er den Spielraum eigener Möglichkeiten für das Kind genau erkundet und seine Anweisungen in diesen Spielraum einpaßt. Nur selten kann es vom Kieferorthopäden geleistet werden, aktiv in schwierige familiäre Bedingungen einzugreifen, um bessere Behandlungsbedingungen zu erwirken.

B) Abbau schädlicher Gewohnheiten (Habits)

Daumenlutschen, Schnullern, Fingernägelkauen, Zähnepressen und -knirschen, Wangensaugen oder -beißen sind Gewohnheiten, welche die kieferorthopädische Behandlung erschweren und den Patienten evtl. beeinträchtigen. Sie werden vom Patienten trotzdem gezeigt, da sie

- meist über lange Zeit (Jahre) eingeübt sind
- der Patient dafür sorgt, daß er dabei nicht gestört wird und das Verhalten leicht durchführbar ist
- der Patient währenddessen eine positive Verstärkung erfährt (Wohlgefühl, Spannungsabfuhr, Ablenkung).

Neben diesen »formalen« Gründen, die zur Beibehaltung dieses (Fehl-) Verhaltens führen, erfüllen solche Angewohnheiten eine spezifische Funktion für den Patienten. Diese spielt eine Rolle für die Entstehung des Verhaltens (warum kommt es überhaupt dazu) und dessen Beibehaltung (warum wird bspw. Nägelkauen trotz entzündetem Nagelbett aufrechterhalten).

Techniken zum Abbau von Lutschhabits sind in Kap. 2.2.3. beschrieben. Ein gezielter Einsatz solcher Manahmen ist leichter möglich, wenn psychologische Hintergründe bzw. Ursachen des Verhaltens bekannt sind.

1. Funktion von Lutschgewohnheiten

Der Begriff des »Lutschens« ist insofern irreführend, als das gemeinte Verhalten wenig mit Lutschen, z. B. eines Bonbons, zu tun hat. Hier steht vielmehr das **Saugen** an einem Körperteil oder an einem Gegenstand im Vordergrund, bei dem mit hohem muskulärem Kraftaufwand ein Unterdruck im Mund erzeugt wird, der den angesaugten Gegenstand in den Mund einzieht. Würde das Kind am Daumen lutschen, so wie es ein Eis schleckt, könnten die bekannten Zahnfehlstellungen infolge der fehlenden Krafteinwirkung kaum entstehen.

Diese Unterscheidung ist insofern von Bedeutung, als die Tätigkeit des Saugens - d. h. das, was beim Daumen»lutschen« und Schnullern ausgeführt wird - nicht nur ein natürliches, sondern auch ein biologisch notwendiges Verhalten darstellt. Um die Fähigkeit des Saugens als wichtige Voraussetzung zur Nahrungsaufnahme in den ersten Lebensmonaten sicherzustellen, ist der Säugling mit dem Saugreflex ausgestattet, der bereits intrauterin »geübt«, gebahnt wird. Bereits in diesem Stadium der Entwicklung sind Bilder von daumenlutschenden Embryonen bekannt.

Saugen dient primär der Nahrungsaufnahme und hat als direkte Folge das Wohlgefühl der Sättigung. Gleichzeitig mit dem Vorgang der Nahrungsaufnahme erfolgt für den Säugling meist die Erfahrung von Wärme und Geborgenheit, die er bei der Fütterung empfindet. Dabei ist es für die Entstehung von Lutschgewohnheiten ohne Bedeutung, ob die Fütterung durch Stillen (Hautkontakt), durch die Flasche oder gar durch den Löffel (bspw. bei Kindern, die nicht saugen können) erfolgt. Wichtig ist dagegen, daß mit dem Kind ausreichend Zeit verbracht wird und es im Arm gehalten wird (Körperkontakt).
In der Regel lernt das Kind im Laufe der ersten Lebensmonate eine Entkoppelung dieser beiden Erfahrungen: Vor allem Wärme, Geborgenheit und Zuwendung erfolgen nicht nur im Zusammenhang mit der Nahrungsaufnahme; und letztere kann zunehmend ohne Körperkontakt mit den Betreuungspersonen vorgenommen werden.

Zur Klärung der Frage, warum mindestens die Hälfte aller Kinder eine Sauggewohnheit (= Saugen ohne Nahrungsaufnahme) entwickeln, ein großer Teil aber nicht, bzw. dieselbe nach wenigen Monaten bereits wieder aufgibt, wurden Beobachtungen nicht nur an Kindern in unterschiedlichen Situationen (Familien/Heimkinder, gesunde/behinderte Kinder, Kinder in unterschiedlichen Kulturkreisen), sondern auch an Tieren (meist Affen) herangezogen. Häufig konnte festgestellt werden, daß es bei Kindern in schwierigen Lebensbedingungen, z. B. Belastung durch familiäre Probleme, Heimunterbringung, Krankenhausaufenthalt bzw. bei deprivierten Affen vermehrt auftritt. Dies führte zur Ansicht, Daumenlutschen sei ein Anzeichen für eine psychische, emotionale Störung (»neurotisches« Symptom).

Allerdings lutschen nicht alle diese Kinder am Daumen, während viele Kinder auch in offensichtlich nicht belastender Umwelt dieses Verhalten durchaus zeigen. Dies führte zur Annahme, daß persönlichkeitsabhängige Ursachen für das Zustandekommen des Habits zumindest mitverantwortlich sind. *Larsson* spricht hier von einem »surplus sucking urge« (zusätzlichen Saugbedürfnis), das manche Kinder haben und das evtl. mit dem zu tun hat, was viele Eltern als »besondere Anhänglichkeit« oder »Verschmustheit« bezeichnen.

Saugen oder Lutschen scheint also durch die frühe Verbindung: Nahrungsaufnahme - emotionale Wärme von Kindern als Methode wahrgenommen zu werden, sich Wohlbefinden und Geborgenheit zu verschaffen, auch wenn keine Nahrung aufgenommen wird bzw. eine Pflegeperson nicht »verfügbar« ist.

Diese Methode wird von den meisten Kindern mit der Zunahme von Fertigkeiten und Fähigkeiten zur Gestaltung und Beeinflussung ihrer Lebensumwelt recht bald aufgegeben, verlernt, durch anderes (hierzu gehört auch der Schnuller) ersetzt. Dies geschieht umso zuverlässiger und leichter, je mehr die betreuenden Personen (meist Eltern) das Kind dabei unterstützen.
Eine besondere Anforderung stellt dabei die Bewältigung von schwierigen oder unangenehmen Situationen dar. Wenn Kleinkinder bspw. nicht einschlafen können, sich langweilen, während die Mutter zu tun hat oder Angst empfinden, ist es auch für Eltern nicht immer leicht, dem Kind mit geeigneten Maßnahmen zu helfen. In solchen alltäglichen Situationen kann eine Neigung, dann den Daumen zu nehmen, zu einem Ritual, zu einer stereotypen Handlung werden, wenn dies die Umwelt zuläßt. Besonders wenn ältere (Schulkinder) noch lutschen, ist diese Gewohnheit häufig mit einem streng geregelten Ritual (bspw. mit »Kuscheltier«) verbunden, das über viele Jahre hinweg praktiziert wird und nur so befriedigend erscheint. Es wird meist durch spezifische Bedingungen ausgelöst (ins Bett legen, fernsehen); Handlungsalternativen werden zunehmend weniger ausprobiert oder angeregt.

Für viele Kinder, die in der zahnärztlichen Praxis mit einem Lutschhabit erscheinen, stellt dieses Verhalten ein »Relikt« dar, das sie seit frühester Kindheit ausüben und zu sehr spezifischen Gelegenheiten anwenden, da sie bisher alternative Handlungen nicht kennen oder ausprobiert haben. In diesem Sinne kann es als Form der Entspannung angesehen werden, die sich das Kind verschafft. Daumenlutschen ist dann verzichtbar, wenn das Kind neue Verhaltensweisen zur Entspannung selbst ausprobiert oder mit anderen zusammen (Eltern, Geschwister) lernt.

Die Abgewöhnung des Lutschens verläuft oft parallel zum Aufbau eines neuen Verhaltens, für das das Kind Energien benötigt. Techniken zur Abgewöhnung sind daher immer dann empfehlenswert, wenn sie dem Kind Handlungsalternativen anbieten, die, je jünger das Kind ist, desto eher die Mithilfe von Bezugspersonen erfordern (Handhalten/Vorlesen bis zum Einschlafen, mit dem Kind spielen statt fernsehen). Die Anstrengung, die das Kind zur Verhaltensänderung benötigt, sollte durch begleitendes Lob und mit Geduld bis zum Erfolg gewürdigt werden.

In besonderen Fällen kann eine Lutschgewohnheit jedoch auch Ausdruck einer gravierenden Störung sein. Meist finden sich bei solchen Kindern auch noch andere Verhaltensweisen, die als Verhaltensauffälligkeiten oder Verhaltensstörungen bezeichnet werden können (z. B. Schlafstörungen, Bettnässen, Schulangst). Bei Kindern mit solchen Symptomen sollte auf eine Abgewöhnung des Lutschens verzichtet werden, da ein Ausweichen auf eine andere, schädlichere Gewohnheit, z. B. Fingernägelkauen, Haare ausreißen, vorkommen kann. Für das Kind stellt die Lutschgewohnheit oft eine seiner wenigen Möglichkeiten dar, belastende Situationen auszuhalten, und es kann ohne professionelle Hilfe, evtl. verbunden mit einer Änderung der Lebenssituation, nicht darauf verzichten.

2. Funktion anderer Habits

Ähnlich wie beim Lutschen sind die Entstehungsbedingungen und Funktionen anderer oraler Gewohnheiten (Nägelkauen und Wangenbeißen, Zähnepressen und -knirschen) in komplexe psychische Abläufe eingebettet. Diese können an dieser Stelle nicht ausführlich besprochen werden, stehen aber meist in Zusammenhang mit unangemessenem Umgang der Patienten mit belastenden Lebensumständen (Streß). Die Abgewöhnung dieser Habits ist häufig infolge langer Übung (sie kommen nicht selten auch bei Erwachsenen vor) schwierig und oft nur dann erfolgreich, wenn systematischer Aufbau von Streßbewältigungstechniken, kombiniert mit Entspannungsmethoden eingeübt wird. Dies sprengt meist den Rahmen kieferorthopädischer Möglichkeiten. Hinweise zum Abbau des bei Kindern nicht seltenen Nägelkauens, mit denen sich ein Versuch auch in kieferorthopädischem Rahmen lohnt, können sein

- zur Selbstbeobachtung anregen
- konkurrierende Verhaltensweisen einüben (Hände ringen, auf die Hände setzen, Fingerspiele)
- besondere Nagelpflege.

7.6.3 Gesprächsführung

Im Verlauf einer kieferorthopädischen Behandlung kommt es häufig zu Situationen, bei denen ein Gespräch mit dem Patienten (und dessen Eltern) erforderlich ist. Regelmäßig ist dies im einführenden (zweiteiligen) Beratungsgespräch der Fall, bei dem (vgl. Bd. I, Kap. 3.0) zunächst wichtige Voraussetzungen einer Entscheidung für bzw. gegen die Behandlung erkundet und besprochen werden müssen. Im zweiten Teil nach Erstellung der Unterlagen geht es um Informationen über Behandlungsplan, Aufgaben des Patienten, Verlauf und Ziel der Behandlung.

Neben der **Erstberatung** ergibt sich während der in der Regel mehrjährigen Behandlungszeit aber nicht selten die Notwendigkeit, vor allem kindliche bzw. jugendliche Patienten wiederholt zur Mitarbeit, Zahnpflege, regelmäßige(re)n Kontrollbesuchen usw. zu **motivieren**. Sollte sich zeigen, daß der Patient, dessen Eltern oder auch der Behandler möglicherweise bereits über längere Zeit mit dem Behandlungsfortschritt unzufrieden waren, kann es auch zu **Konfliktgesprächen** kommen, bei denen es nicht unerheblich vom Geschick des Zahnarztes abhängt, wie eine weitere Zusammenarbeit sich gestaltet oder ob es zum Behandlungsabbruch kommt. Schließlich gehört zur vollständigen Behandlung auch eine **Abschlußbesprechung**, die für den Patienten wichtige Informationen über erforderliche Maßnahmen enthält, die seine zukünftige Zahngesundheit bzw. das erreichte kieferorthopädische Behandlungsergebnis sichern.

In allen vier Formen der beratenden Gespräche stehen meist Sachfragen zur Klärung an. Wichtige Themen, über die Informationsbedarf von Arzt- und Patientenseite besteht und über die Informationsaustausch nötig ist, sind für die Erstberatung in Band I, Kapitel 3.0. aufgeführt.

Die fachliche Information bildet den Schwerpunkt in der Abschlußbesprechung und darf auch beim Motivierungsgespräch und bei der Konfliktbesprechung nicht vergessen werden. Allerdings wird ein unwilliger 14jähriger nach zwei Jahre dauernder Behandlung nicht nur dadurch zur Mitarbeit zu motivieren sein, daß er Informationen über den Zusammenhang von Tragezeit und Zahnbewegung erhält. Im Gespräch sollten vielmehr auch persönliche Dinge zur Sprache kommen, z. B. die Bedeutung, welche die Behandlung für den Jugendlichen (noch) hat, erste Freundschaften, Konflikte mit den Eltern o. ä.

Für Gespräche zwischen Behandler und Patient können eine Reihe von grundsätzlichen Hinweisen gegeben werden, die Mißverständnisse herabsetzen, den Informationsaustausch effektiver machen (evtl. Zeit sparen) und das gegenseitige Vertrauen verstärken.

I. Teil: Information sammeln

1. Aktives Zuhören

Die Aufmerksamkeit auf das, was der Patient sagt, sollte möglichst ungeteilt sein. Es kann günstiger sein, den Patienten freundlich zu unterbrechen, wenn er abschweift oder genauere Angaben zu einem Thema benötigt werden, als »wegzuhören« und den Patienten reden zu lassen. Eine Unterbrechung wirkt dann als Interesse an dem, was gesagt wird und verstärkt beim Gegenüber den Eindruck, daß er angehört wird. Andererseits besteht der Vorteil, den Verlauf des (Sach-)Gesprächs auf momentan wichtige Inhalte zu lenken.

Aktives Zuhören wird erschwert durch

- äußere Ereignisse (Geräusche, Praxisbetrieb, Telefon, Unterbrechungen durch andere Personen)
- das Ziel, das man vor Augen hat. Man hört meist nur, was man zu brauchen glaubt (z. B. zur Entscheidung über die Indikation der Behandlung). Fällt ein erwartetes Stichwort, legt man sich in Gedanken eine passende Antwort zurecht und hört weniger aufmerksam weiter zu
- eigene Gefühle und Stimmungen (Müdigkeit, Praxisstreß, der Patient wirkt unkooperativ oder querulatorisch, die vorige Behandlung beschäftigt einen noch in Gedanken usf.).

Stehen Beratungsgespräche an, sollte versucht werden, solche Hindernisse zu beseitigen bzw. ihre Wirkung abzumildern.

2. Zeigen, daß man zuhört

Dieses Verhalten fördert die eigene Aufmerksamkeit, es erhöht die Mitteilungsbereitschaft des Patienten (was insbesondere bei Motivierungsgesprächen wichtig ist) und erweckt beim Patienten den Eindruck, daß der Zahnarzt offen für seine Anliegen ist.

Solche Rückmeldungen geschehen dadurch, daß man

- Augenkontakt mit dem Patienten hält
- ruhig und entspannt sitzt und während des Gesprächs nicht gleichzeitig anderes tut
- Gesten der Zustimmung zeigt, z. B. Kopfnicken, »Mmh« oder »ja« sagt, d. h. sog. Hörersignale gibt. 7.6–7.7

Meist sind es Patienten, die solches Verhalten zeigen, d. h. sie deuten dem Zahnarzt damit an, daß sie ihm zuhören, was dessen Erklärungen und Anweisungen nicht selten länger ausfallen läßt, als ursprünglich beabsichtigt (vgl. Punkt 5).

3. Fragen stellen

Fragen sollten stets zum gerade besprochenen Thema passen, falls man nicht einen vorgefertigen Anamnesebogen mündlich durchgeht. Rasche, für den Patienten unerwartete Sprünge blockieren die Kommunikation.

Offene Fragen (z. B. »Was weißt du über die kieferorthopädische Behandlung«) regen mehr dazu an, Information zu geben, als geschlossene - alternative - Fragen (z. B. »Hast du schon mal eine Spange gesehen«). Offene Fragen sind zu Beginn der Beratung, aber auch bei Konflikten besonders geeignet. Unter Umständen erfordert es etwas Übung, diese Form zu wählen. Untersuchungen zeigen, daß bei der kieferorthopädischen Behandlung bisher selten Gebrauch von dieser Frageform gemacht wurde.

4. Den Patienten beobachten
Das Beobachten von „nonverbalen" Signalen des Patienten - beispielsweise Lebhaftigkeit der Mimik; Fähigkeit, Anweisungen und Bitten zu befolgen; Pflegezustand der Hände, Haare oder Kleidung - kann nützliche Hilfen für die Vorbereitung auf mögliche Schwierigkeiten geben (vgl. Abschnitt 7.6.4.3). Wichtig ist aber auch, solche Eindrücke explizit und systematisch zu registrieren und (selbst-)kritisch zu bewerten, um Fehler bei der eigenen Urteilsbildung zu vermeiden.

II. Teil: Information geben

5. Kurze, klar gegliederte und verständliche Informationen geben
Die Umsetzung dieses sehr wichtigen Prinzips ist nicht einfach. Hierbei empfiehlt sich:

- keine Fremdwörter oder Fachbegriffe zu verwenden bzw. diese genau zu erklären (auch »feste Spange« kann für einen unerfahrenen Patienten nichtssagend sein, wenn ihr Aussehen und das Vorgehen dabei nicht beschrieben wird)
- längere oder kompliziertere Informationen in einzelne Einheiten zu zerlegen
- jede Einheit kurz, aber vollständig und genau zu erklären
- Pausen nach jedem Schritt zu machen und die Reaktion des Patienten abzuwarten (s. 6.), dann erst zur nächsten Einheit überzugehen sowie
- Anschauungsmaterial beim Erklären zu verwenden.

Durch Übung können diese Prinzipien gut in Beratungsgespräche integriert werden. Wichtige Voraussetzung dazu ist, daß man vorher genau überlegt hat, welche und wie viel Informationen gegeben werden sollen.

6. Gegenseitiges Verstehen überprüfen
Bei den üblichen Arzt-Patient-Kontakten werden meist weniger als die Hälfte der vom Arzt mitgeteilten Informationen vom Patienten behalten. Vieles wird falsch oder unvollständig verstanden. Allerdings kann der Patient nur das befolgen und in Verhalten umsetzen, was er weiß. Daher sollte der Behandler

- den Patienten wiederholen lassen, was er verstanden hat
- den Patienten ermuntern, Fragen zu stellen und
- selbst Äußerungen des Patienten wiederholen und rückfragen, ob man richtig verstanden hat.

III. Teil: Techniken für Motivierungs- und Konfliktgespräche

Während die bisher angeführten Prinzipien praktisch für jedes Gespräch anwendbar sind, betreffen die folgenden vor allem Gespräche, bei denen es nicht nur um Informationsaustausch geht, sondern auch Mißstimmungen, mangelndes Verständnis, fehlende Kooperation oder Probleme und Konflikte des Patienten eine Rolle spielen und aufgegriffen werden sollen.

7. Patienten beteiligen

Diese Technik, den Patienten um seine Meinung bzw. Einstellung zu den geplanten Maßnahmen zu bitten, ist vor allem wichtig, wenn Dissens zu dem zu erwarten ist, was der Zahnarzt für notwendig hält. Dadurch kann unmittelbar auf diese Differenzen eingegangen werden (Beispiel Extraktionstherapie). Im normalen Behandlungsverlauf ist es nicht erforderlich, zu allen Details die Einstellung des Patienten zu erfragen. Meist »vertraut« der Patient dem Arzt als Fachmann und paßt sich seinen Entscheidungen an. Bei auftretenden Konflikten ist ein solches Vorgehen jedoch empfehlenswert. Falls frühzeitig Sicherheit darüber angestrebt wird, daß der Patient sich kooperativ verhält, kann die Technik auch generell bei Erstberatungen eingesetzt werden. Beim Patienten stärkt dies die Eigenverantwortlichkeit und steigert die Bereitschaft, aktiv an der Behandlung mitzuwirken.

8. Paraphrasieren

Paraphrasieren bedeutet, die Äußerungen des Patienten mit eigenen Worten zu wiederholen und dabei die Kernaussage herauszuarbeiten. In Konflikt- oder Motivierungsgesprächen reden die Patienten nicht selten »um das Problem herum«. Paraphrasieren hilft dabei, offen den Grund für Schwierigkeiten zu benennen, um davon ausgehend Lösungswege aufdecken zu können.

9. Gefühle aufgreifen

Bei Motivierungs- oder Beratungsgesprächen sind stets Gefühle im Spiel. Es ist notwendig, diese anzusprechen, um Gründe für Unzufriedenheit, Ärger, Unlust etc. ermitteln zu können. Solche (meist kontraproduktiven) Gefühle sind in der Regel aus den Äußerungen der Patienten herauszuhören. Falls sie darauf angesprochen werden, löst es bei den Patienten den Eindruck aus, daß der Zahnarzt an ihnen als Person Interesse hat und eine erfolgreiche Behandlung ernsthaft anstrebt. Schon dieser Eindruck hilft oft, Kooperationsbereitschaft neu zu wecken.

10. Loben

Dieses wichtigste Prinzip in der Gesprächsführung sollte nicht nur Konflikt- oder Motivierungsgesprächen, nicht einmal nur Gesprächen im eigentlichen Sinne vorbehalten bleiben. Es ist zuletzt aufgeführt, weil auch dieses Prinzip Gefühle des Patienten anspricht. Allerdings wird jede Behandlung und jedes Gespräch eine höhere Bereitschaft und einen besseren Erfolg beim Patienten bewirken, wenn es Elemente positiver Rückmeldung (z. B. »richtig verstanden«, »richtig ausgeführt«, »das ist ein Fortschritt« o.ä., vgl. Abschnitt 7.6.2A) enthält.

Sinnvolles Lob besteht nicht nur aus einem allgemeinen »gut gemacht« oder der Äußerung überschwenglicher Gefühlsausbrüche. Sinnvolles Lob, das auch in der Erwachsenenbehandlung angewendet werden sollte und von Patienten gewünscht wird, ist

- spezifisch (auf ein bestimmtes, erwünschtes Verhalten oder einen Teilbereich desselben bezogen)
- direkt (nicht zeitlich verzögert, nicht über andere mitgeteilt)
- sachlich angemessen (selbst ein zustimmendes Nicken kann ein »Lob« sein, wenn das Kind eine Anweisung richtig wiederholt, andererseits verdient eine besondere Anstrengung, bspw. die Unterlassung eines Habits, eine ausdrückliche und freudige Kommentierung).

Tadel sollte dagegen möglichst vermieden werden. Kritik an den Verhaltensweisen des Patienten führt zum Gefühl der Abwertung und zu einer Distanzierung vom Zahnarzt, eventuell auch von der Behandlung. Ungenügende Kooperation muß zwar angesprochen werden, aber nicht in abwertender Form. Kritik ist konstruktiv, wenn der Patient durch sie genau erfährt, wie er ungenügende Zahnpflege oder Tragezeit verbessern kann. Muß man solche zusätzlichen Anforderungen an den Patienten stellen, ist deren Akzeptierung wahrscheinlicher, wenn vorher ein anderer Aspekt positiv erwähnt werden konnte.

Gespräche, bei denen es im wesentlichen um Informationsaustausch geht, werden als **Sachberatungen** bezeichnet, während unter **Fallberatung** das Eingehen auf persönliche Belange bei der Bewältigung einer Aufgabe verstanden wird. Beide Formen der Beratung im Zusammenhang mit Themen und Problemen kieferorthopädischer Behandlung sollte der Zahnarzt beherrschen. Eine dritte Beratungsform, die **persönliche Beratung,** geht über den Rahmen zahnärztlich-kieferorthopädischer Möglichkeiten hinaus. Hierbei handelt es sich um Fälle, bei denen anläßlich der kieferorthopädischen Behandlung eine Reihe von Lebensproblemen des Patienten auftauchen, die mit der eigentlichen Behandlung wenig zu tun haben, z. B. Verhaltensstörungen bei Kindern, die zu Erziehungsschwierigkeiten der Eltern führen, Partnerprobleme, psychopathologische Auffälligkeiten, psychische Krankheiten u.v.a. In diesen Fällen kann der Zahnarzt zwar vom Patienten ins Vertrauen gezogen werden, sollte jedoch offen darüber sprechen, ihm in diesen Problemen nicht professionell helfen zu können und ihm entsprechende Fachleute empfehlen.

7.6.4 Psychologische Behandlungsindikation

Psychologisches »Geschick«, d. h. Anwendung von Grundwissen im beschriebenen Sinne (Abschnitte 7.6, 1–3) kann zahlreiche typische Alltagsprobleme bei der kieferorthopädischen Behandlung verhindern oder mildern. Wenn jedoch bereits bei der Indikationsstellung bekannt ist, welche Eigenarten des Patienten oder seiner besonderen Lebensumstände Behandlungsrisiken darstellen, kann der Behandler seine Maßnahmen rechtzeitig darauf abstimmen bzw. aus psychologischen Gründen aussichtslose Behandlungen vermeiden.

Besondere Aufmerksamkeit verdienen folgende Bedingungen:

1. Behandlungsanlaß - Patientenmotive
2. Lebensumstände des Patienten (Verhalten außerhalb der kieferorthopädischen Praxis, Familie)
3. Verhaltensauffälligkeiten/Persönlichkeitsstörungen des Patienten.

1. Behandlungsanlaß - Patientenmotive

Zu den gewöhnlichen und meist unproblematischen Anlässen für eine kieferorthopädische Behandlung gehören Zahnfehlstellungen, die den Eltern durch Beobachtung ihres Kindes bzw. durch Hinweise des Hauszahnarztes auffallen. Bei der Entscheidung zur Behandlung lassen sich die Eltern in der Regel durch kieferorthopädische Behandlungsbegründungen (vgl. Kap.1.6.2.) gut führen. Um Konflikte infolge unterschiedlicher Erwartungen zu vermeiden, sollte gegebenenfalls frühzeitig geklärt werden, welche ästhetischen Auswirkungen die Behandlung haben wird. Nicht selten ist der Wunsch nach verbessertem Aussehen für Eltern oder Kind wichtiger als die medizinischen Behandlungsgründe. Möglichkeiten und Grenzen sollten Patient und Eltern von Anfang an soweit wie möglich kennen, um Behandlungsabbrüche bzw. ein Nachlassen der Mitarbeit bei Enttäuschungen zu vermeiden.

Kinder wünschen sich eine kieferorthopädische Behandlung, weil sie wegen ihres Aussehens gehänselt werden oder weil andere auch eine Spange tragen. Beide Gründe reichen für eine optimale Mitarbeit allein nicht aus (s. Abschn. 7.6.1), können aber als günstige Startbedingungen angesehen werden, da das Kind ein eigenes Interesse an der Behandlung hat.

Kommt das Kind nur widerstrebend und auf Wunsch der Eltern, sollte der Kieferorthopäde im Gespräch dem Kind Behandlungsgründe vorstellen, die dem Kind selbst wichtig sein könnten (z. B. besser abbeißen können [bei offenem Biß], den nachkommenden bleibenden Zähnen genügend Platz schaffen [bei Engstand]). Frühzeitige Hinwendung auf das Kind kann auch klären, warum evtl. eine Abneigung gegen die Behandlung besteht (z. B. Ängste durch falsche Informationen; Schamgefühle, weil ein Habit entdeckt werden könnte; Drohungen durch die Eltern).

Die Behandlungsmotive der **Eltern** stellen die häufigste Quelle für Komplikationen dar. Ihre Kooperation kann zu einer völlig reibungslosen Behandlung führen, die dem Kieferorthopäden kaum psychologische Initiative abverlangt. Eine gute Beziehung zwischen Kind und Eltern kann das Kind veranlassen, selbst außerordentliche Belastungen während der Behandlung klaglos zu ertragen. Immer sollte auch beachtet werden, daß anspruchsvoll und schwierig erscheinende Eltern möglicherweise ernsthaft um das Wohlergehen ihrer Kinder besorgt sind, die ihnen aus dem Zahnarzt meist unbekannten Gründen besonders schutzbedürftig erscheinen. Da Eltern immer Verantwortung für ihre Kinder tragen, sollte sich der Behandler als deren Partner in dieser Aufgabe in einem speziellen Bereich verstehen und darstellen. Eltern akzeptieren dann meist gern, daß der Kieferorthopäde eine eigene Beziehung zum Kind aufbauen muß und sie nur zu verabredeten Zeiten eigene Fragen klären können.

Sind die Behandlungswünsche der Eltern jedoch unrealistisch, nicht kindbezogen oder vorgeschoben, können anfängliche Unklarheiten später zu schwerwiegenden Auseinandersetzungen führen, die auch die Beziehung des Behandlers zum Kind beeinträchtigen. Hier helfen nur genaue Informationen, die die Motive der Eltern korrigieren. Sollte dies nicht möglich sein, muß erwogen werden, die Behandlung zu verschieben oder zu unterlassen.

Das Behandlungsmotiv bei **erwachsenen Patienten** muß besonders sorgfältig geprüft werden, da es das Verhalten des Patienten im Laufe der Behandlung weitgehend bestimmt. Während Kinder zu Beginn der kieferorthopädischen Behandlung kooperieren, weil etwas Neues mit ihnen passiert, später, weil sie gerade Zähne haben wollen und schließlich, weil gutes Aussehen ihre Chancen beim anderen Geschlecht steigert, haben Erwachsene zu Beginn der Behandlung meist genaue Vorstellungen davon, was sie erwarten. Diese Erwartungen motivieren sie - auch über lange Zeit - an der Erreichung des Ziels mitzuarbeiten.

Sofern es sich um präprothetisch notwendige Maßnahmen handelt, ist die Mitarbeit des Patienten bei genügender Aufklärung meist gut. Sind chirurgische Eingriffe zur Korrektur von Fehlstellungen notwendig, wird nur ein starkes Behandlungsmotiv (meist bei besonderen Beeinträchtigungen der Ästhetik) die damit verbundenen Belastungen für den Patienten tolerierbar machen. Darüber hinaus sind hier besondere Anforderungen an Aufklärung und Begleitung durch die behandelnden Ärzte zu stellen. Auch aus psychologischen Gründen sollten solche Behandlungen nur durchgeführt werden, wenn der Patient ohne die Therapie gravierend in Funktion und Aussehen beeinträchtigt wäre.

Erwachsene Patienten, die zur kieferorthopädischen Beratung kommen, folgen meist den Vorschlägen des Kieferorthopäden und sind nachvollziehbaren Argumenten für die bei abgeschlossenem Wachstum eingeschränkten Therapiemöglichkeiten zugänglich. Häufig sind die gestiegenen Ansprüche an das Aussehen »erfolgreicher« und »beliebter« Personen in unserer Gesellschaft Grund, den Kiefereorthopäden zur Beratung aufzusuchen. Nur ein Teil derjenigen, die sich informieren, hält den Aufwand einer Behandlung (festsitzende Apparatur) im Vergleich zum erwünschten Erfolg für gerechtfertigt. Sollte sich der Patient nach diesem Kosten/Nutzen-Vergleich zu einer Behandlung entschließen (z. B. weil in seinem Beruf besonders hohe Anforderungen an sein Aussehen gestellt werden), entwickelt sich die Behandlung in der Regel unproblematisch.
Schwierigkeiten sind dagegen zu erwarten, wenn der Patient nach eingehender Beratung auf einer Behandlung besteht, die von kieferorthopädischer Seite wenig aussichtsreich bzw. empfehlenswert erscheint. Ein solches Behandlungsbegehren verlangt besondere Aufmerksamkeit, da die Motive des Patienten auf Störungen hinweisen könnten, die nicht primär im zahnmedizinisch- kieferorthopädischen Bereich liegen (vgl. Punkt 3.)

2. Lebensumstände

Obgleich es wünschenswert erscheint, **Merkmale des Patienten** festzustellen, die seine Kooperation während der kieferorthopädischen Behandlung zuverlässig vorhersagen, können solche nicht exakt definiert werden. Das ist nicht verwunderlich, wenn Kooperation als abhängig auch von der Beziehung angesehen wird, die der Arzt mit dem Patienten aufbaut. Diese gute Arzt/Patientenbeziehung kann den Behandlungserfolg bewirken (vgl. 7.6.1), auch wenn Kinder als »problematisch« etikettiert werden (meist von Bezugspersonen, aber auch von Vorbehandlern).

Zwar ist festzustellen, daß Kinder mit »sozial unerwünschten« Verhaltensweisen in anderen Lebensbereichen - z. B. wenn sie bei den Hausaufgaben unordentlich und unzuverlässig sind, wenig Ausdauer beim Arbeiten haben, eher impulsiv und aggressiv auf Schwierigkeiten reagieren - auch weniger gut beim Kieferorthopäden mitarbeiten. Solche möglicherweise »schlechten« Voraussetzungen sind jedoch durch entsprechend aufmerksameren Umgang mit dem Kind kompensierbar, wenn die Ausprägung solcher Verhaltensweisen im Normalbereich liegt. So befinden sich auch Jugendliche während der Pubertät in einer »schwierigen« Entwicklungsphase, was allein keinesfalls einen Behandlungsabbruch bedingt. Auch das Kind belastende Phasen im Schulalltag können Probleme bei der Mitarbeit im kieferorthopädischen Bereich nach sich ziehen, ohne daß deshalb eine Therapie undurchführbar wäre. Wesentlich ist stets, daß der Behandler Hintergründe der jeweils auftretenden Probleme beim Kind kennt und seine Maßnahmen darauf abstimmt.

Während Eigenarten des Kindes demnach kaum gegen eine Behandlung sprechen, ist dies bezogen auf seine familiäre Situation durchaus möglich. Problematische **Mutter-Vater-Kind-Beziehungen** (z. B. durch unterschiedliche Erziehungsmethoden der Eltern, persönliche Probleme eines einzelnen Elternteils, Partnerprobleme, unvollständige Familien, kranke/behinderte Kinder in der Familie) sind insofern für kieferorthopädische Maßnahmen ungünstig, als das Kind meist nicht unterstützt werden kann, evtl. mit der Spange unter Druck gesetzt wird und durch familiäre Probleme Kräfte des Kindes gebunden sind.

Besonders die Instabilität solcher Familienkonstellationen erschwert eine Entscheidung, ob die langfristige Maßnahme einer kieferorthopädischen Behandlung geleistet werden kann. Hier können nur offene Aussprachen zwischen Behandler und Elternteil bzw. Bezugsperson (entsprechend den unter 7.6.3 aufgeführten Prinzipien) klärende Informationen geben.

3. Verhaltensauffälligkeiten/Persönlichkeitsstörungen

Ein besonderer Einsatz wird vom Kieferorthopäden verlangt, wenn er trotz schwieriger Ausgangsbedingungen (Lebensumstände des Patienten, mangelnde Motivation) eine Behandlung wagt. Je mehr er sich mit Hintergründen von Verhaltensauffälligkeiten wie Daumenlutschen oder Motivationsproblemen bei Jugendlichen befaßt, umso sicherer wird er wirksame Interventionen wählen und unabhängig von anderen (Eltern, Kollegen)

arbeiten können. Es gibt jedoch Problempatienten, deren Verhalten durch die beschriebenen Maßnahmen wenig günstig beeinflußt werden kann und für deren Verständnis eine gezielte Betrachtung bestimmter Ausschnitte menschlichen Erlebens und Verhaltens nicht ausreicht.
Hinweise darauf, daß **Kinder** zu diesen Problempatienten gehören, gibt zunächst die Beobachtung ihres Auftretens und ihrer Interaktion mit der Begleitperson beim ersten Besuch. Besonders zu achten ist auf

- massive Ängste (unangemessen für kieferorthopädische Beratung)
- mangelnde Ansprechbarkeit (das Kind reagiert auch mimisch nicht auf direkte Fragen)
- Anzeichen von Verwahrlosung (Pflegezustand, fehlende soziale Verhaltensweisen)
- Diskrepanz zwischen Alter und Verhalten (z. B. »läppisches« oder extrem anhängliches Verhalten bei 11- bis 12jährigen)
- extreme motorische Unruhe (Kind kann nicht für wenige Minuten im Stuhl sitzen).

Auch Verhaltensauffälligkeiten, von denen die Begleitperson berichtet (Schlafstörungen, Bettnässen, extreme Aggressivität, häufige körperliche Beschwerden, z. B. Erbrechen) sollten den Zahnarzt alarmieren. Falls im eingehenden Gespräch(sversuch) mit Kind und Begleitperson sonst keine Änderungen bzw. Auflösungen von problematisch erscheinenden Merkmalen erkennbar werden, sollte der Kieferorthopäde vor einer Behandlung klären, ob die Eltern (oder Bezugspersonen, z. B. Großeltern, Verwandte, Erzieher bei Heimkindern) zur Betreuung durch klinisch-psychologisches bzw. psychiatrisches Fachpersonal bereit sind bzw. die Kinder eine solche Betreuung eventuell schon erfahren. Es muß dann im Einzelfall entschieden werden, ob notwendige kieferorthopädische Maßnahmen in Absprache mit diesen Betreuern durchgeführt werden können. Ist dies nicht der Fall, sollte auf eine kieferorthopädische Behandlung verzichtet werden.

Erwachsene Problempatienten fallen häufig dadurch auf, daß ihr Wunsch nach kieferorthopädischer Behandlung im Widerspruch zum klinischen Befund steht. Ihr »psychopathologisches Behandlungsbegehren« muß im Zusammenhang mit Lebensproblemen gesehen werden, die in den Augen dieser Patienten durch vermeintliche bzw. geringe Fehlstellungen, ungenügende Erfolge früherer Behandlungen oder die Befürchtung, »entstellt« auszusehen (»Dysmorphophobie«), bedingt sind. Es ist sehr genau zu prüfen, ob die vom Patienten berichteten Beschwerden tatsächlich auf kieferorthopädische Aspekte zurückzuführen sind und durch kieferorthopädische Maßnahmen beseitigt werden können. Besonders in Fällen, in denen der Patient bereits mehrfach Zahnärzte ohne für ihn befriedigende Erfolge um Hilfe gebeten hat, sind psychopathologische Entwicklungen oder Persönlichkeitsstörungen des Patienten nicht auszuschließen, die mit zahnärztlichen Maßnahmen nicht behandelt, evtl. sogar verstärkt werden können.
Es erfordert besonderes Einfühlungsvermögen, diesen Patienten von der Behandlung abzuraten bzw. sie einer angemessenen Betreuung zuzuführen. Auch wenn dies nicht gelingt, sollte sich der Kieferorthopäde jedoch nicht zu einer Maßnahme überreden lassen, da diese meist keine Besserung des Grundproblems bringt.

Die Berücksichtigung psychologischer Variablen bei der Entscheidung für oder gegen eine kieferorthopädische Behandlung wird eher selten eine Ablehnung sämtlicher Maßnahmen bedeuten (wie in den oben erwähnten pathologischen Fällen). Meist dient sie der Vorbereitung des Kieferorthopäden, wenn er sich mit schwierigeren Konstellationen beschäftigen muß, die über die »Routinebehandlungen« mit günstigen Ausgangsbedingungen hinausgehen.

Kenntnisse über Erleben und Verhalten von Menschen können auch in anderen als den beschriebenen Bereichen kieferorthopädischer Arbeit nützlich sein: wenn es beispielsweise um die Arbeit mit behinderten Kindern oder mit besonderen Patientengruppen (z. B. Patienten mit Lippen-Kiefer-Gaumenspalten) geht, wenn erwachsene Patienten mit Kiefergelenkschmerzen Beratung suchen, aber auch für die eigene »Psychohygiene«, wenn man seine Erfolge und Mißerfolge in der täglichen Arbeit angemessen beurteilen will. Eine Vertiefung der dargestellten Zusammenhänge ist vor allem zu folgenden Themen empfehlenswert:

- Entwicklung von Kindern insgesamt (nicht nur bezüglich Lutschgewohnheiten)
- Inhalte und Techniken der psychologischen Anamneseerhebung bei schwierigen Kindern,
- Beschreibung von einzelnen Verhaltensstörungen sowie
- Genese neurotischer und psychosomatischer Störungen.

Dieses Hintergrundwissen könnte den Kieferorthopäden zur komplikationslosen Behandlung einer immer größeren Zahl seiner Patienten befähigen. Die in den Abschnitten 7.6, 1-4 dargestellten Grundlagen sind jedoch zur Bewältigung zahlreicher typischer Anforderungen kieferorthopädischer Arbeit besonders wichtig und sollten *jedem* Zahnarzt geläufig sein.

Literaturhinweise zur Vertiefung

Zur kindlichen Entwicklung und Motivationsproblematik:
A. Fleischer-Peters und U. Scholz: Psychologie und Psychosomatik in der Kieferorthopädie. Hanser, München 1985

Zur Mitarbeit bei kieferorthopädischen/zahnmedizinischen Maßnahmen:
Schneller, T. und Kühner, M.: Mitarbeit des Patienten in der Zahnheilkunde. Deutscher Ärzte Verlag, Köln 1989

Zur Verhaltensänderung:
Weinstein, Ph., Getz, T. und Milgrom, P.: Prävention durch Verhaltensänderung. Deutscher Ärzte Verlag, Köln 1989

Zur Psychopathologie:
Winnberg, G. und Forberger, E.: Psychologie in der Zahnarztpraxis. Hüthig: Heidelberg, 1992

Allgemeine Darstellungen zur Psychologie in der Zahnmedizin:
Raith, E. und Ebenbeck, G.: Psychologie für die zahnärztliche Praxis. Thieme, Stuttgart 1986.

Kent, G.G. und Blinkhorn, A.S.: Psychologie in der Zahnheilkunde. Hanser, München 1993

Jahrbücher der Psychologie und Psychosomatik in der Zahnheilkunde, Quintessenz: Berlin, Band 1, 1990 bis Band 6, 1998.

7.7 Zusammenarbeit mit Kollegen aus medizinischen Fachgebieten

Im Rahmen der kieferorthopädischen Betreuung von Patienten ergeben sich vielfältige Berührungspunkte mit einer Reihe medizinischer Fachgebiete. Die Kenntnisse über Zusammenhänge zwischen kieferorthopädischen und medizinischen Problemen sowie die kollegiale interdisziplinäre Zusammenarbeit lassen sich zum Wohle der Patienten nutzen. So können die Indikation einer kieferorthopädischen Behandlung, die Festlegung des richtigen Zeitpunkts, die Therapieplanung sowie die Prognose von Faktoren beeinflußt sein, die der fachkundigen Beurteilung eines medizinischen Fachkollegen bedürfen. Die Notwendigkeit einer engen Zusammenarbeit ergibt sich vor allem mit den Pädiatern sowie den Hals-Nasen-Ohren-Ärzten, aber auch der Informationsaustausch mit Internisten, Dermatologen, Orthopäden und Humangenetikern kann in manchem Falle hilfreich sein. Die interdisziplinäre Kooperation mit den Ärzten für Mund-Kiefer-Gesichtschirurgie wird in gesonderten Abschnitten besprochen (s. Kap. 6.11 [Lippen-Kiefer-Gaumenspalten] und 7.3 [Kieferorthopädisch-chirurgische Therapie]); psychologische Aspekte werden im Abschnitt 7.6 behandelt.

7.7.1 Kinderheilkunde

Die besonderen Beziehungen zwischen Pädiatern und kieferorthopädisch tätigen Zahnärzten ergeben sich allein schon daraus, daß beide schwerpunktmäßig Kinder und Jugendliche behandeln, daß die Betreuung sich in der Regel über Jahre ausdehnt und daß entwicklungsabhängige Besonderheiten die Therapie in beiden Fachgebieten maßgeblich beeinflussen bzw. beeinträchtigen können.

Erste Ansätze für eine interdisziplinäre Kooperation ergeben sich bereits im Säuglings- und Kleinkindalter, z. B. bei der Betreuung von Patienten mit *Down*-Syndrom oder gestörter (Mund-) Motorik (s. S. 87). Auch junge Patienten mit anderen syndromalen Erkrankungen (z. B. *Robin*-Syndrom) bedürfen oft sofort nach der Geburt einer gemeinsamen Behandlung durch Kinderarzt, Kieferchirurg und ggf. Kieferorthopäden.

In dieser Altersgruppe können ferner Zahndurchbruchsstörungen, ein angewachsenes Zungenbändchen, welches die Mobilität der Zunge beeinträchtigt, Mineralisationsstörungen oder extreme Kariesanfälligkeit Anlaß für eine Rückfrage des Pädiaters beim Zahnarzt sein.

Für den Kieferorthopäden kann eine Kontaktaufnahme mit dem Kinderarzt bei Abweichungen der körperlichen Entwicklung, Haltungsschwächen, Auffälligkeiten in der Motorik sowie Verhaltensstörungen sinnvoll sein. Patienten mit deutlichen Abweichungen zwischen chronologischem und skelettalem Alter sollten dem Pädiater vorgestellt werden; dies gilt in gleicher Weise bei Verdacht auf Minderwuchs oder bei voraussehbarer extremer Körpergröße – insbesondere bei Mädchen.

Eine enge Zusammenarbeit beider Disziplinen ist auch bei der kieferorthopädischen Behandlung von Kindern mit chronischen Erkrankungen (wie Asthma, Leukämie, Herzfehlern, Hämophilie, Diabetes, Epilepsie etc.) anzustreben. Die Belastungen, denen diese Patienten durch ihre Allgemeinerkrankung ausgesetzt sind, schränken die Therapie- und Kontrollmöglichkeiten in der Kieferorthopädie nicht selten ein und sollten bei der Forderung und Beurteilung einer intensiven Mitarbeit im Tragen der Apparaturen bedacht werden. Bei *lebensbedrohlichen Erkrankungen* steht ohnehin die ärztliche Betreuung im Vordergrund, die Notwendigkeit kieferorthopädischer Maßnahmen sollte mit der gebotenen Zurückhaltung beurteilt werden. Zu bedenken ist auch, daß manche der erwähnten Allgemeinerkrankungen einen Einfluß auf die Behandlungsplanung des Kieferorthopäden haben; so können beispielsweise

- eine *asthmatische Erkrankung* das Tragen voluminöser, die Atmung behindernder Apparaturen erschweren,
- bestimmte Antiepileptika (z. B. Hydantoinpräparate) zu Gingivaveränderungen führen, welche die Eingliederung orthodontischer und kieferorthopädischer Apparaturen komplizieren oder unmöglich machen bzw. vorangehende parodontalchirurgische Eingriffe erfordern;
- bei *Hämophilie*-Patienten ist insbesondere die kieferorthopädische Indikation zur Extraktion von Zähnen zurückhaltend zu stellen, auch ist bei diesem Patientenkreis an die Möglichkeit einer Infektion mit dem HIV-Virus zu denken, so daß sich allein aus diesem Grund eine Kontaktaufnahme mit dem behandelnden Pädiater empfiehlt. Die Planung einer Extraktionstherapie sollte auf jeden Fall nicht ohne Rücksprache und in enger Kooperation mit dem Kinderarzt erfolgen.

7.7.2 Hals-Nasen-Ohren-Heilkunde

In früheren Jahren waren kieferorthopädische Behandler durch Anweisung einiger Krankenkassen verpflichtet, die betreffenden Patienten vor Einleitung der Therapiemaßnahmen einem Hals-Nasen-Ohrenarzt vorzustellen und dem schriftlichen Behandlungsplan einen entsprechenden ärztlichen Befund beizufügen. Wenngleich diese Maßnahme nicht generell bei jedem Patienten erforderlich erscheint, ist sie jedoch in allen Fällen sinnvoll, in denen eine Mundatmung vorliegt, um abzuklären, ob es sich um ein habituelles Geschehen handelt oder ob eine Nasenatmung durch raumeinengende Prozesse im Nasen-Rachenraum (Adenoide, vergrößerte Tonsillen, Septumdeviation etc.) nur eingeschränkt möglich ist.
Gegebenenfalls ist die Einschränkung der Nasenatmung vor Beginn der kieferorthopädischen Behandlung durch geeignete rhinologische Eingriffe zu beseitigen; auch wäre im kollegialen Gespräch abzustimmen, ob unterstützende kieferorthopädische Maßnahmen (z. B. eine forcierte Gaumennahterweiterung) zur Verbesserung der Atmung beitragen können.

Ebenso ist bei Störungen der Aussprache (z. B. Sigmatismus) aufgrund von Fehlfunktionen der orofazialen Muskulatur eine Konsultation einer logopädisch tätigen Hals-Nasen-Ohrenarztpraxis bzw. eines Logopäden ratsam, da die in der logopädischen Praxis durchgeführten (myofunktionellen) Übungen nicht nur sprachverbessernden Charakter, sondern durch die angestrebte Normalisierung des Funktionsmusters auch eine positive Auswirkung auf Zahnstellung, Gebißentwicklung und Kieferlage haben können.

7.7.3 Innere Medizin/Allgemeinmedizin

Neben den bereits in Bezug auf die Zusammenarbeit mit dem Pädiater aufgeführten Erkrankungen (z. B. Hämophilie, Diabetes, Epilepsie etc.) wird eine interdisziplinäre Zusammenarbeit insbesondere im Bereich der **Endokrinologie** indiziert sein. Auffälligkeiten im Wachstumsgeschehen sowie in der Zahn- und Gebißentwicklung sollten Anlaß zu diesbezüglichen Überlegungen sein.
Bekannt ist, daß eine Hyperproduktion des Hypophysen-Wachstumshormons eine Beschleunigung der Zahnentwicklung und des Zahndurchbruchs zur Folge haben kann, wie umgekehrt eine Hypoproduktion die Zahnentwicklung verzögern und zum hypophysären Zwergwuchs führen kann. Auch bei Hypothyreose kann eine allgemeine Hemmung der Skelettentwicklung beobachtet werden.
In der Praxis wird allerdings selbst in Fällen extremer Dentitions- bzw. Wachstumsstörungen nur selten ein signifikanter endokrinologischer Befund erhoben. Ein kausaler Zusammenhang zwischen alltäglichen Gebißanomalien und endokrinen Krankheitsbildern ist kaum nachweisbar.

Im Zusammenhang mit einer kieferorthopädischen Erwachsenenbehandlung mittels festsitzender Apparaturen - insbesondere bei zeitlich genau geplanten, interdisziplinären kieferorthopädisch-kieferchirurgischen Korrekturen skelettaler Anomalien - können Verzögerungen bzw. Verschiebungen des Zeitrasters durch zwischenzeitlich eintretende **Schwangerschaft** die Durchführung der Therapie beeinträchtigen. Bei der Beratung der Patientinnen und der Planung einer Therapie sollten die beeinträchtigenden Faktoren (Behandlungsunterbrechung, eingeschränkte Kontrollmöglichkeiten, mögliche Gingivaveränderungen, psychische Befindlichkeit) angesprochen und angemessen berücksichtigt werden.

7.7.4 Dermatologie/Allergologie

Unter den Allergien, die im Verlaufe einer kieferorthopädischen Behandlung eine Rolle spielen können, sind in erster Linie Kontaktallergien auf Metalle - vor allem Nickel - zu nennen. Auch sind allergische Reaktionen auf Kunststoff (bspw. Metacrylat-Monomer) bekannt.

Bezüglich der Metallallergien ist festzuhalten, daß nahezu alle in der Kieferorthopädie benutzten Drähte, Bänder, Metallbrackets sowie wesentliche Bestandteile extraoraler Behelfe etc. aus Chrom-Nickel-Stahl bzw. nickelhaltigen Legierungen hergestellt werden (Kap. 6.1).
Allergische Hautreaktionen bei Kontakt mit nickelhaltigen Metallen, wie Rötung, Bläschen, Ulzerationen und Ekzeme, werden vorzugsweise bei Frauen beobachtet (nach Angaben im Schrifttum bei über einem Fünftel aller jungen Frauen).
Im Mund (an den Schleimhäuten) löst Nickel offensichtlich wesentlich seltener allergische Reaktionen (Kontaktstomatitiden) aus als an der Haut (bzw. im Epikutantest); auch wird angenommen, daß das Einfügen nickelhaltige Legierungen in den Mund nicht für eine Sensibilisierung gegen dieses Metall verantwortlich zu machen ist bzw. bereits vorhandene allergische Reaktionen durch das Einsetzen herausnehmbarer oder festsitzender kieferorthopädischer Apparaturen kaum beeinflußt (verstärkt) werden. Orale Hypersensitivitäten werden selten und auch nur bei bereits bestehenden Allergien beschrieben. Die klinische Signifikanz einer Freisetzung von Nickel-Ionen aus kieferorthopädischen Materialien (Drähten, Bändern, Brackets etc.) wird allgemein sehr zurückhaltend beurteilt.
Trotz dieser vergleichsweise geringgradigen Reaktionen auf das Einfügen nickelhaltiger Werkstücke bzw. Bestandteile festsitzender Behandlungsgeräte erscheint es sinnvoll, bei bestehender Nickelallergie (die in der Regel vom Allergologen im Allergiepaß vermerkt bzw. durch einen (Epikutan-) Test festzustellen ist) einige Empfehlungen zu berücksichtigen:

- Die grundsätzliche Forderung nach Verwendung möglichst korrosionsfester Materialien ist bei Patienten mit bekannter oder vermuteter Nickelallergie besonders sorgfältig zu beachten. Auf den Einsatz gelöteter Geräte sollte wegen der höheren Korrosionsgefahr möglichst ebenso verzichtet werden wie auf die Wiederverwendung von Bändern und Brackets nach Recycling.
- Der Metall-Hautkontakt extraoraler Apparaturen (z. B. des Außenbogens eines Headgears) sollte durch einen Überzug aus Klebeband, Teflon, Polyäthylenschlauch, Kunststoffbeschichtung o.ä. verhindert werden.
- Bei bekannter Nickelallergie sollte mit dem behandelnden Arzt Rücksprache genommen werden, um die Möglichkeiten und Risiken allergischer Reaktionen bei Einleitung kieferorthopädischer Maßnahmen miteinander abzusprechen. Unter Berücksichtigung der klinischen Indikation unterschiedlicher Apparatesysteme sollte bei annähernd gleicher Wertigkeit die Verwendung herausnehmbarer Geräte der Eingliederung festsitzender Apparaturen vorgezogen werden. Gegebenenfalls kann erwogen werden, die Bestandteile der festsitzenden Apparatur schrittweise und kontrolliert einzufügen (z. B. durch Befestigung von zunächst nur einem oder zwei Bändern bzw. Brackets), um auf diese Weise zu vermeiden, daß der komplette Band-/Bracketsatz eingefügt wird und wegen der allergischen Reaktion nach kurzer Zeit wieder entfernt werden muß.
- Beim Auftreten allergischer Reaktionen auf nickelhaltige Werkstoffe kommen nach Entfernung der verursachenden Apparatur als Alternativen ggf. in Frage:

- die Verwendung von Keramik- bzw. Kunststoffbrackets und von Drähten aus nickelfreier Legierungen (z. B. aus Titan-Molybdän)
- *Crozat*-Apparaturen aus Golddraht oder
- elastische Geräte aus Silikon-Elastomeren.

Die Gold-Beschichtung von Bändern, Brackets und Drähten stellt in der Regel keine dauerhafte Alternativlösung dar.

7.7.5 Orthopädie

Bei Haltungsschäden der kieferorthopädischen Patienten kann eine Rücksprache und Zusammenarbeit mit dem Orthopäden sinnvoll sein, da z. B. Haltungsfehler vielfach nicht ohne Auswirkungen auf das orofaziale System bleiben bzw. mit funktionellen und morphologischen Abweichungen im Gebißsystem einhergehen können (Mundatmung, Schmalkiefer, Rückbiß, fehlender Lippenschluß etc.).
Eine Kooperation der beiden Fachvertreter ist auch angebracht, wenn orthopädische Stützgeräte (z. B. Milwaukee-Korsett) sich an Teilen des Schädels (z. B. am Unterkiefer) abstützen und auf diese Weise Dysgnathien verursachen können, zu deren Vermeidung das Einfügen entsprechender kieferorthopädischer Geräte indiziert sein kann.

7.7.6 Humangenetik

Relativ selten ist der Kieferorthopäde in seiner Praxis mit Patienten konfrontiert, bei denen syndromale Krankheitsbilder bzw. Chromosomenstörungen vorliegen, die durch eine charakteristische Fazies, typische Kieferfehlbildungen (z. B. Mikrogenie, Gaumenspalte, Makroglossie, Anomalien der Zahnzahl, Retention und Verlagerung von Zähnen etc.) sowie allgemeine Entwicklungsstörungen gekennzeichnet sind.
Zur differentialdiagnostischen Abklärung ist in diesen Fällen die Zusammenarbeit mit einem Humangenetiker zu empfehlen.
Liegen schwerwiegende Störungen vor, kann den Eltern auch eine humangenetische Beratung über die Wahrscheinlichkeit des Auftretens weiterer Störungen im Falle einer erneuten Schwangerschaft angeraten werden.

7.8 Praxishygiene und Infektionsschutz

Infektionsquellen und -risiken, Maßnahmen zum Infektionsschutz von Patienten, Behandlern und Mitarbeitern sowie Maßnahmen der Praxishygiene in einer ausschließlich kieferorthopädisch arbeitenden Praxis unterscheiden sich grundsätzlich nicht von den Gegebenheiten einer allgemeinzahnärztlichen Praxis. Zwar werden beispielsweise operative Eingriffe vom

Kieferorthopäden nur selten oder gar nicht vorgenommen, und auch eine Notversorgung hochinfektiöser Patienten wird im Praxisablauf kaum erforderlich; dennoch ist auch für diesen Bereich wegen der potentiellen Gefährdung von Patienten und Personal eine Beachtung der für Zahnarztpraxen üblichen Hygieneanforderungen zu verlangen.

Es würde den Rahmen dieses Kompendiums sprengen, wenn hier auf alle Gesichtspunkte der Praxishygiene, des Infektionsrisikos und der Infektionsprophylaxe ausführlich eingegangen würde. Sie sind in Handbüchern nachzulesen. Neben einer kurzgefaßten Übersicht sollen einige spezielle Aspekte der kieferorthopädischen Praxis jedoch ausführlicher diskutiert werden.

7.8.1 Infektionsrisiko

Eine Übertragung pathogener Keime vom Patienten auf den Behandler sowie das Personal (und umgekehrt) ist in der zahnärztlichen Praxis auf direktem Wege [Exspirationsluft, Speichel, Blut] oder indirekt [z. B. durch Instrumente, Materialien, Zahnersatz bzw. kieferorthopädische Geräte, Spray etc.] möglich.

Von besonderer Bedeutung sind dabei:
Virusinfektionen (z. B. Hepatitis B, D sowie Non A Non B, HIV, Herpes simplex, Influenza) sowie
Infektionen mit Mycobacterium tuberculosis, Legionella pneumophila, Staphylococcus aureus, Streptococcus pyogenes u. a.

Bevorzugte Infektionsquellen für den Behandler und das Praxispersonal sind:

- Kontamination mit infektiösem Blut oder Speichel
- Inokulation infektiösen Materials
  (vorzugsweise durch scharfe oder spitze Instrumente, wie z. B. Skalpell, Spritzen, spitze Drahtenden, Bohrer)
- die Exspirationsluft des infektiösen Patienten (Tröpfcheninfektion)
- Keimübertragung durch das Sprayaerosol.

Die erhöhte Gesundheitsgefährdung bei der Ausübung einer zahnärztlichen Behandlungstätigkeit wird unter anderem dadurch deutlich, daß das Risiko des Zahnarztes, z. B. an Hepatitis B zu erkranken, das der Allgemeinbevölkerung um ein Mehrfaches übersteigt, wobei die Faktoren zwischen fünf- und dreißigfach variieren. Die verschiedenen Fachrichtungen scheinen unterschiedlich stark betroffen. So ergab beispielsweise eine Untersuchung in den USA, daß bei einem durchschnittlichen Infektionsrisiko der Gesamtbevölkerung von 2,5% die Infektionsrate für Kieferchirurgen 24%, für Dental Hygienists 16,9%, für Zahntechniker 14,2% und für Zahnarzthelferinnen 12,9% betrug. Aus diesen Resultaten läßt sich ableiten, daß chirurgisch tätige Zahnärzte offensichtlich gefährdeter sind als konservativ arbeitende. Die im Vergleich zur Gesamtbevölkerung deutlich stärkere Gefährdung des zahnärztlichen Hilfspersonals läßt aber auch den Schluß zu, daß für die in der Untersuchung nicht angesprochenen Kieferorthopä-

den ebenfalls ein um mehr als fünffach höheres berufsbedingtes Hepatitis-B-Risiko besteht.
Glücklicherweise ist die Infektiosität des HIV-Virus (verglichen mit dem Hepatitis-B-Virus) relativ gering. Das Risiko, sich z. B. bei einer einmaligen Nadelstichverletzung zu infizieren, scheint nicht sehr hoch; vielmehr dürfte eine wiederholte Inokulation bzw. eine höhere Dosis des Inokulums erforderlich sein. Während das Infektionsrisiko einer Nadelstichverletzung für die Hepatitis B mit 6 bis 30% angegeben wird, liegt es bei der HIV-Infektion unter 1%.

7.8.2 Grundlagen der Infektionsprophylaxe

A) Passive Schutzmaßnahmen

Zum **Schutz des Patienten** gegen Übertragung pathogener Keime (Hepatitis, HIV (?), Paratyphus, Typhus, Enteritis, Erkältungskrankheiten) ist dem Behandler und dem assistierenden Personal das Tragen von *Handschuhen* und *Mundschutz* anzuraten.
Obligatorisch ist die *sorgfältige Beachtung der Praxishygiene,* d. h. Sterilisation, Desinfektion bzw. Sauberhaltung von kontaminierten Instrumenten, Hand- und Winkelstücken, Werkstücken [Zahnersatz, kieferorthopädische Geräte], Materialien, Kühlungsspray, Arbeitsplatz usw.

Eine gleich große Bedeutung kommt dem **Schutz des Zahnarztes und des Praxispersonals** zu.

Durch eine sorgfältige *Anamnese* sollte der Behandler in die Lage versetzt werden, Risikopatienten zu erkennen, um bei der Behandlung dieser Personen besonders auf die Einhaltung der üblichen Hygienerichtlinien zu achten und ggf. zusätzliche Vorkehrungen zu treffen (s. S. 787).

Ein weitgehender, wenn auch nicht absoluter Kontaminationsschutz ist für den Behandler und das assistierende Personal durch das *Tragen von Handschuhen* möglich, sieht man von Mikroporositäten im Material und der Möglichkeit einer Perforation des Handschuhs ab.
Das Tragen von Schutzhandschuhen ersetzt eine sorgfältige Händereinigung und -desinfektion nicht, diese Maßnahmen bleiben vielmehr wesentliche Voraussetzungen für einen konsequent durchgeführten Infektionsschutz.
Nicht einheitlich wird die Möglichkeit beurteilt, unbeschädigte Schutzhandschuhe für mehrere Patienten nacheinander zu benutzen und zwischendurch nur zu waschen und mit Desinfektionslösungen zu benetzen. Unter Berücksichtigung der nicht invasiven Tätigkeit des Kieferorthopäden und des in der Regel sehr raschen Patientenwechsels erscheint diese Handhabung vertretbar. Sie gilt selbstverständlich nicht für die Behandlung von Risikopatienten.
Bei der Entscheidung, bei jeder Behandlung Schutzhandschuhe zu verwenden, sollte auch eine Rolle spielen, daß infolge der intensiveren Auf-

klärung der Bevölkerung in der heutigen Zeit seitens der Patienten auf die Praxishygiene zunehmend mehr geachtet wird, und daß viele Patienten das Tragen von Handschuhen durch den Zahnarzt auch als wünschenswerten Schutz für sich selbst verstehen.

Eine ähnliche Funktion hat das *Tragen eines Mund-Nasenschutzes*, der das Einatmen von Aerosolen und Schleifstaub sowie eine Tröpfcheninfektion verhindern soll. Im Bereich der Kieferorthopädie betrifft dies insbesondere das Fräsen und Schleifen an gebrauchten kieferorthopädischen Geräten.

Bei den gleichen Verrichtungen ist auch das *Tragen einer Schutzbrille* zu empfehlen, da eine Übertragung von Keimen - etwa durch Aerosole oder Schleifstaub - nicht nur über die Schleimhäute des Respirationstrakts erfolgen kann, sondern auch über die Bindehäute des Auges.

In der zahnärztlichen Praxis ist für den Behandler und das Hilfspersonal das Tragen von *Schutzkleidung* obligatorisch. Dies gilt grundsätzlich auch für die kieferorthopädische Praxis.

Möglichkeiten einer Schutzimpfung

Gegen eine Reihe von Virusinfektionen, wie etwa mit dem Hepatitis-B-Virus - damit auch gegen das Delta Agens (Hepatitis D), welches das Hepatitis-B-Virus als Carrier benötigt - ist eine Schutzimpfung möglich. Allerdings ist ein absoluter Impfschutz nie gegeben.
Selbst Mehrfachimpfungen gegen Hepatitis B sind z. B. nur bei 95% der Geimpften wirksam. Die Versagerquote ist vor allem bei älteren (über 40-jährigen) Personen hoch. Der Impfschutz bei der Hepatitis B- Schutzimpfung ist zudem zeitlich begrenzt; bei etwa 20% der Geimpften reicht er bereits nach zwei Jahren nicht mehr aus. Eine regelmäßige Bestimmung des Antikörpertiters sowie Auffrischungsimpfungen sind unerläßlich.
Ein hoher Prozentsatz der Serumhepatitiden ist heute dem Typus Non A Non B zuzurechnen, deren Erreger noch nicht bekannt sind und gegen die es keine Schutzimpfung sowie keine Therapie gibt. Außerdem nimmt die Hepatitis vom Typ Non A Non B wesentlich häufiger als die Hepatitis B - nämlich in 30 bis 60% der Fälle - einen chronischen Verlauf und kann Leberschäden (wie Zirrhose und Karzinome) zur Folge haben.
Auch für das HIV-Virus ist zur Zeit noch keine Möglichkeit einer wirksamen Schutzimpfung in Sicht.

B) Maßnahmen zur Dekontamination

Ein wesentlicher Beitrag, die Weiterverbreitung pathogener Keime zu verhindern bzw. zu reduzieren, besteht in der *Dekontamination* keimbehafteter Instrumente, Geräte, Materialien etc.
Dies kann - materialabhängig - durch Sterilisation oder Desinfektion geschehen.

B1 Sterilisation

Bei der Sterilisation sollen alle Mikroorganismen abgetötet und alle Viren inaktiviert werden.
Keimfreiheit ist für alle Instrumente zu fordern, die bei operativen Maßnahmen, d. h. im Bereich penetrierter Schleimhaut, Haut, Weichgewebe oder Knochen eingesetzt werden.
Zur Sterilisation stehen sowohl physikalische Verfahren (Dampfsterilisation im Autoklaven bzw. Heißluftsterilisation) als auch chemisch-physikalische Verfahren (Gassterilisation) zur Verfügung.
Diese Verfahren arbeiten mit feuchter bzw. trockener Hitze bei Temperaturen zwischen ca. 120–135° (Autoklav) und 160–180° (Heißluftsterilisator). Die Einwirkungszeit im Heißluftsterilisator beträgt 30 Minuten bei 180° C, die Gesamtlaufzeit etwa 60 Minuten.
Bei der Auswahl des Verfahrens ist zu berücksichtigen, ob das Sterilisiergut gegenüber Wasser, Wasserdampf, höhere Temperaturen etc. unempfindlich ist.

B2 Desinfektion

Die Desinfektion hat zum Ziel, alle pathogenen Keime an und in kontaminierten Objekten abzutöten bzw. irreversibel zu inaktivieren.
Hierzu stehen thermische und chemische Desinfektionsverfahren zur Verfügung, wobei - wenn möglich - die thermischen Verfahren bevorzugt eingesetzt werden sollten.
Die *thermische Desinfektion* kann durch Auskochen oder durch Spülen mit 85–95° heißem Wasser in Thermodesinfektionsgeräten (z. B. der Firmen Miele sowie Schülke und Mayr) über einem Zeitraum von 10–20 Minuten erreicht werden. Es eignet sich sowohl für Metallinstrumente als auch Glas, Trays aus temperaturbeständigem Kunststoff usw., ggf. auch für Hand- und Winkelstücke (Herstellerangaben beachten !).

Zur *chemischen Desinfektion* werden zur Desinfektion von Händen, Haut und Schleimhaut, Instrumenten, Geräten, Flächen sowie von Räumen unterschiedliche Wirkstoffe eingesetzt (z. B. Aldehyde, Alkohole, Chlorhexidin und Biguanide, Halogene [Chlor-, Brom- und Jodverbindungen], Phenolderivate und Oxidationsmittel).

Über die Auswahl und den Einsatz geeigneter Desinfektionsmittel geben Handbücher detaillierte Auskunft. Der Zahnarzt sollte nur solche Mittel verwenden, die in der Liste der DGHM aufgeführt sind.

(Liste der nach den »Richtlinien für die Prüfung chemischer Desinfektionsmittel« geprüften und von der Deutschen Gesellschaft für Hygiene und Mikrobiologie als wirksam befundenen Desinfektionsverfahren,
mhp-Verlag, Ostring 13, 65205 Wiesbaden-Nordenstadt)

- Desinfektion der Hände

Vor und nach jeder Behandlung sowie ggf. nach Berühren kontaminierter Gegenstände sollten die Hände mit geeigneten Mitteln (z. B. Alkohol) ein-

gerieben und auf diese Weise desinfiziert werden. Dies gilt auch beim Tragen von Schutzhandschuhen.
Das Händewaschen soll erst nach erfolgter Desinfektion erfolgen.

- Desinfektion von Instrumenten

Alle Instrumente und Geräteteile, die während der Behandlung mit Blut oder Speichel in Berührung gekommen sind, müssen anschließend sterilisiert oder desinfiziert werden.
Eine Sterilisierung kommt für alle Instrumente in Frage, die im Bereich penetrierter Schleimhaut, Haut, Weichgewebe oder Knochen eingesetzt werden.
Die übrigen Instrumente und Geräteteile müssen im Anschluß an eine Behandlung - abhängig von dem Werkstoff und den in der Praxis verfügbaren Möglichkeiten - zumindest desinfiziert werden.
Dies kann z. B. in einem Thermodesinfektor oder durch Einlegen in eine geeignete Desinfektionslösung (chemische Bottichdesinfektion) geschehen.

Einmalartikel reduzieren die Infektionsgefahr erheblich, werfen jedoch Probleme bei der Abfallbeseitigung auf. Sie haben sich bei schwierig zu sterilisierenden bzw. sich stark abnutzenden Instrumenten (z. B. Spritzen, Skalpell) bewährt, stehen aber auch in anderen Bereichen (Abdrucklöffel, Becher, Abdeckfolien usw.) zur Verfügung. Sie sind bei der Behandlung hochinfektiöser Patienten aus Gründen des Infektionsschutzes grundsätzlich den mehrfach zu verwendenden Instrumenten vorzuziehen.

- Desinfektion von Hand- und Winkelstücken

Soweit es die Angaben der Hersteller zulassen, sollten Hand- und Winkelstücke einer Sterilisation bzw. einer thermischen Desinfektion unterzogen werden. Durch eine äußerliche Desinfektion, etwa durch Abreiben mit einem desinfektionsmittelgetränkten Tuch, läßt sich eine Keimübertragung nicht vollkommen ausschließen.
Die Hand- und Winkelstücksterilisation ist daher bei Arbeiten im Munde grundsätzlich zu empfehlen, bei operativen Eingriffen unverzichtbar.

- Desinfektion rotierender Instrumente **7.8–7.9**

Für die Desinfektion von Bohrern, Fräsen und anderer rotierender Instrumente aus Metall stehen spezielle Reinigungs- und Desinfektionslösungen und -gefäße zur Verfügung.
Die Desinfektion von Gummipolierern, Polierbürstchen und Steinchen im Rahmen der Bohrerdesinfektion ist aus materialtechnischen Gründen problematisch. Unter Umständen ist eine Sprühdesinfektion mit Alkohol möglich.

- Desinfektion von Abdrücken und zahntechnischen Werkstücken

Während Abdrücke mit additions- oder konditionsvernetzenden Abformmaterialen ohne Form- und Oberflächenveränderungen einer alkoholischen Sprühdesinfektion unterzogen werden können, wirft die Desinfektion von Alginatabdrücken einige Probleme auf. Die Anwendung der im Schrifttum diskutierten Präparate auf der Basis von Perbenzoesäure (z. B. Dentavon), Natriumhypochlorit (z. B. Maranon) und Peressigsäure (z. B. Sekusept steril) haben zum Teil erhebliche unerwünschte Einflüsse auf die Dimensionstreue und die Oberflächenqualität der Alginate, die lediglich bei Peressigsäurepräparaten mit Tensiden ausgeschlossen werden können. Eine Inaktivierung von Retroviren (Hepatitis, HIV) ist wegen der anfälligen Lipidhülle auch durch Detergentien bzw. Alkohol möglich, so daß ein viruzider Effekt durch Eintauchen in 80 %-igen Alkohol - eventuell auch in Seifenlösung - möglich erscheint.
Getragene zahntechnische Werkstücke (Prothesen, kieferorthopädische Apparaturen) sollten vor der Abgabe in das Labor (Reparatur, Unterfütterung) mit geeigneten Mitteln, z. B. auf Perbenzoesäurebasis, desinfiziert werden.

- Desinfektion der Geräte, Flächen und Räume

Patienten erwarten zu Recht, daß in einer zahnärztlichen Praxis die allgemeinen Gebote der Sauberkeit und Hygiene besonders Beachtung finden. Die regelmäßige Reinigung und Desinfektion von Geräten, Flächen und Räumen dient vor allem aber auch der Infektionsprophylaxe, die bei kontaminierten Gegenständen und Flächen besonders wichtig ist. Zu den Geräten und Flächen, die einer Kontamination ausgesetzt sind, gehören z. B. die Speifontäne, der Schwebetisch, die Instrumentenablage, Handgriffe, Schalter usw. Auch das regelmäßige Durchspülen, Reinigen und ggf. Desinfizieren der Absaugung und des Kühlwassers sollte nicht vergessen werden. Geräte und Flächen sind möglichst durch Wischdesinfektion - falls nicht möglich durch Sprühdesinfektion - zu reinigen.
Bei der Raumdesinfektion sind die Vorschriften der Berufsgenossenschaft und die Empfehlungen der Deutschen Gesellschaft für Hygiene und Mikrobiologie zu beachten.

- Entsorgung kontaminierten Materials

Bei der Entsorgung kontaminierten Materials - insbesondere nach Behandlung hochinfektiöser Patienten - sind die behördlichen, regional z. T. unterschiedlichen Bestimmungen zu beachten.
Spritzen, Kanülen, Skalpelle und andere infizierte, scharfe bzw. spitze Gegenstände dürfen nur in gesonderten (geeigneten, stabilen und sicher verschließbaren) Abfallbehältern entsorgt werden, um ein Infektions- und Verletzungsrisiko für die Praxismitarbeiter, das Reinigungspersonal sowie die Bediensteten der Müllabfuhr auszuschließen.

Verletzungen infolge unsachgemäßer Entsorgung - z. B. in Plastiksäcken - sind selbst dann gravierend, wenn sie durch nicht kontaminierte Gegenstände hervorgerufen werden. Neben der Verletzungsgefahr besteht jedoch vor allen Dingen ein hohes Infektionsrisiko (z. B. HIV, Hepatitis).

7.8.3 Hygienemaßnahmen in der kieferorthopädischen Praxis und im Labor

Grundsätzlich gelten für die kieferorthopädische Praxis dieselben Hygieneregeln wie in der allgemeinzahnärztlichen Praxis. An dieser Aussage ändert sich auch durch die Tatsache nichts, daß der Kieferorthopäde sich im allgemeinen auf eine konservative Tätigkeit beschränkt.
So gelten die in den vorangegangenen Abschnitten gegebenen Hinweise für die Desinfektion der Hände, Instrumente, Geräte, Hand- und Winkelstücke, rotierender Instrumente, Abdrücke, zahntechnischer Arbeiten usw. uneingeschränkt auch für den Bereich der Kieferorthopädie.
Zweifelsohne werden an die Sterilisation bzw. Desinfektion chirurgischer Zangen höhere Ansprüche zu stellen sein als dies für kieferorthopädische Zangen zu fordern ist. Bei hohem Patientenaufkommen und geringer Kontamination ist eine Sterilisation oder Thermodesinfektion der großen Zahl benutzter orthodontischer Zangen kaum realisierbar und im übrigen auch nicht zwingend erforderlich. Eine Desinfektion durch Abwischen bzw. eine Sprühdesinfektion, besser aber noch ein Desinfektionsbad, sind jedoch nach jedem Patienten durchzuführen.

Selbstverständlich sind Schutzmaßnahmen gegen mögliche Infektionen auch für den Bereich des **zahntechnischen Labors** zu treffen. Hier ist vor allem auf die Desinfektion von Abdrücken und reparaturbedürftigen, getragenen Behandlungsgeräten zu achten, die bei jedem Patienten (als potentieller Infektionsquelle) durchgeführt werden sollte, bei hochinfektiösen Patienten jedoch unverzichtbar ist.
Die Desinfektion der Abdrücke (s. oben) sollte bereits in der Praxis erfolgen. Beim Ausgießen derselben im Labor wird sicherheitshalber das Tragen von Schutzhandschuhen empfohlen.
Ähnliche Hygienemaßnahmen sind aus den vorgenannten Gründen auch bei der Reparatur getragener kieferorthopädischer Geräte angebracht, zumal die Keimbesiedelung der Kunststoffplatten sehr hoch sein kann. Die Desinfektion kieferorthopädischer Apparaturen ist mit den oben genannten Desinfektionsmitteln (z. B. Maranon, Dentavon und Sekusept steril) in wenigen Minuten möglich; sie erfolgt zweckmäßigerweise im 40 Grad warmen Ultraschallbad.
Beim Beschleifen getragener Geräte ist den Technikern das Tragen von Schutzbrillen und Mund-Nasen-Masken sowie eine Absaugung des Schleifstaubes bzw. die Verwendung einer Schleifbox dringend anzuraten.

7.8.4 Hygieneplan

Für Zahnarztpraxen und Zahntechnische Labors gelten die Bestimmungen der Unfallverhütungsvorschriften der Berufsgenossenschaft für Gesundheitsdienst und Wohlfahrtspflege. Diese Vorschriften verpflichten den Praxisinhaber zur Sicherstellung einer sachgerechten Hygiene, für die einzelnen Arbeitsbereiche entsprechend der Infektionsgefährdung Maßnahmen zur Desinfektion, Reinigung und Sterilisation sowie zur Ver- und Entsorgung schriftlich festzulegen und ihre Durchführung zu überwachen.
In diesem Hygieneplan wird in Form einer Tabelle festgelegt, welche Objekte - in welcher Form - mit welchem Arbeitsmittel - zu welchem Zeitpunkt zu warten sind und es werden die verantwortlichen oder betroffenen Personen bestimmt.
Entsprechende Planvordrucke wurden von verschiedener Seite ausgearbeitet (s. Tab. 49 und 50). Der Hygieneplan ist an zentraler Stelle gut sichtbar aufzuhängen.

7.8.5 Kieferorthopädische Behandlung hochinfektiöser Patienten

Insbesondere die parenteral übertragenen Hepatitisformen Hepatitis B, Hepatitis D (Delta Agens) und Hepatitis Non A Non B sowie das Human-Immunodefiency-Virus (HIV, bis 1986 HTLV III bzw. LAV genannt) stellen für den Zahnarzt, das Praxispersonal und für Zahntechniker infolge des berufsbedingt gehäuften Kontakts mit Blut und Speichel infektiöser Patienten ein erhöhtes und gravierendes Gesundheitsrisiko dar.

In Bezug auf die Möglichkeit einer HIV - Infektion könnte sich der Kieferorthopäde zwar der trügerischen Hoffnung hingeben, daß sich unter seinen Patienten - in der Regel Kinder und Jugendliche - keine Vertreter der *Hauptrisikogruppen* (Homo- bzw. Bisexuelle und Drogenabhängige) befinden, aber schon der relativ große Anteil betroffener Hämophiliepatienten und die Häufung von HIV-Infektionen bei *Hämophilie bzw. Bluttransfusionen,* gerade bei Kindern, trüben das Bild doch deutlich.

Zwar sind Blutfaktorenmedikamente heute durch Inaktivierung virusfrei und Blutkonserven durch Testung der Spender seit Ende 1985 fast sicher, eine absolute Sicherheit wird es aber für Konserven nicht geben können, zumal ein serologischer Nachweis von Antikörpern frühestens sechs bis acht Wochen nach der Infektion gelingt, die Virusträger aber bereits vor dem Auftreten von Antikörpern infektiös sind.

Ob Kinder bzw. Jugendliche oder erwachsene Patienten zu dem Kreis der Hämophilen oder der Gruppe der Transfusionspatienten gehören und ob sie in diesem Zusammenhang eine Infektion mit dem HIV-Virus erlitten haben, versucht man sicher im Rahmen der anamnestischen Erhebung abzuklären (s. Bd. I, Kap. 3.2).

Fragen nach ansteckenden Krankheiten (Hepatitis, HIV-Infektion usw.), Blutgerinnungsstörungen, größeren chirurgischen Eingriffen oder Blut-

Tabelle 49: Hygieneplan für die zahnärztliche Praxis

was	wie	womit	wann	wer
Objekt, das gewartet werden soll	Art der Wartung	Arbeitsmittel (z. B. Desinfektions-mittel)	Zeitpunkt, Rhythmus, Folge der hygienischen Maßnahmen	verantwortliche oder betroffene Personen
Einrichtungs-gegenstände	Wischdesinfektion, Reinigung	Name des Präparats Konzentration Einwirkungszeit	nach jedem Patienten-wechsel	bei der Behandlung assistierende Helferin
Flächen und Gegenstände	Wisch- oder Sprüh-desinfektion, Reini-gung	Name des Präparats Konzentration Einwirkungszeit	nach jedem Patienten-wechsel	bei der Behandlung assistierende Helferin
Hände	Desinfektion	Händedesinfektions-mittel aus Direkt-spender Name des Präparats Konzentration Einwirkungszeit	bei Betreten und Verlassen des Behand-lungsbereiches, bei Handschuhwechsel	im Untersuchungs-, Behandlungs- und Wartungsbereich beschäftigte Personen
	Waschen	hautschonende Waschmittel aus Direkt-spender Name des Präparats Konzentration Einwirkungszeit Handtuch zum einma-ligen Gebrauch	bei sichtbarer Verschmutzung	im Untersuchungs-, Behandlungs- und Wartungsbereich beschäftigte Personen
	Pflegen	Hautpflegemittel aus Direktspender oder Tube Name des Präparats	nach dem Waschen bei Bedarf	alle in der Praxis Beschäftigten
Instrumente und Hilfsmittel, die bei Untersuchung und Behandlung benutzt wurden	Desinfektion, Reinigung	Name des Präparats Konzentration Einwirkungszeit oder Thermodesinfektor	nach jedem Patienten-wechsel	bei der Behandlung assistierende Helferin
rotierende Instrumente	Desinfektion, Reinigung	Name des Präparats Konzentration Einwirkungszeit	nach jedem Patienten-wechsel	bei der Behandlung assistierende Helferin
Hand- und Winkel-stücke, Turbinen	Desinfektion, Sterilisation	nach Vorschrift des Herstellers	nach jedem Patienten-wechsel	bei der Behandlung assistierende Helferin
chirurgische Instrumente	Sterilisation	Bezeichnung des Steri-lisationsverfahrens	nach Desinfektion, Reinigung, Trocknung und Verpackung	Name der beauftragten Helferin
Prothesen, Sili-konabformungen, Materialien	Einlegen in Des-infektionslösung	Name des Präparats Konzentration Einwirkungszeit	vor dem Transport in bzw. nach Anlieferung aus dem Labor	Name der beauftragten Helferin
Alginatabfor-mungen	Eintauchen in Desin-fektionspräparat auf Peressigsäure-Basis	Name des Präparats Konzentration Einwirkungszeit	vor dem Transport in das Labor	bei der Behandlung assistierende Helferin

was	**wie**	**womit**	**wann**	**wer**
Objekt, das gewartet werden soll	Art der Wartung	Arbeitsmittel (z. B. Desinfektionsmittel)	Zeitpunkt, Rhythmus, Folge der hygienischen Maßnahmen	verantwortliche oder betroffene Personen
Absauganlagen	1. Durchsaugen eines Wasser-Luft-Gemisches	kaltes Wasser (1/2 l)	nach jedem Patientenwechsel	bei der Behandlung assistierende Helferin
	2. Desinfizieren, Reinigen: langsames Durchsaugen eines Gemisches aus Luft, Desinfektions- und Reinigungsmittel	Name des Präparats Konzentration Einwirkungszeit	täglich nach Arbeitsschluß	Name der beauftragten Helferin
	3. Filterwechsel	Schutzhandschuhe	nach Bedarf	Name der beauftragten Helferin
Räume mit Hartfußböden	desinfizierendes Wischen folgender Räume:	Name des Präparats Konzentration Einwirkungszeit (Zwei-Eimer-Methode)	täglich nach Arbeitsschluß	Reinigungspersonal
Räume mit Teppichboden	Saugen folgender Räume:		täglich nach Arbeitsschluß	Reinigungspersonal
Kontaminierte Wäsche	Sammeln in Beuteln, Waschen	Kochwaschprogramm	täglich nach Arbeitsschluß	Name der beauftragten Person
Abfall	Entsorgung in reißfesten Plastikbeuteln	scharfer und spitzer Abfall in verschließbarem Behälter	täglich nach Arbeitsschluß bzw. nach Bedarf	Reinigungspersonal
Klimaanlage	nach Betriebsanleitung			Name der beauftragten Person

Tabellen 49 und 50
Hygienepläne für die zahnärztliche Praxis und das zahntechnische Labor (gemäß § 9 der Unfallverhütungsvorschriften im Gesundheitsdienst)

Quelle:

Exner, M. und Wegmann, U.: »Hygiene in der zahnärztlichen Praxis« in: *Ketterl, W.* (Hrsg.): Grundlagen der Zahn-, Mund- und Kieferheilkunde (Praxis der Zahnheilkunde, Band 1), 2. Aufl., S. 259 - 338, Urban & Schwarzenberg, München 1988

Tabelle 50: Hygieneplan für das zahntechnische Labor

was	**wie**	**womit**	**wann**	**wer**
Objekt, das gewartet werden soll	Art der Wartung	Arbeitmittel (z. B. Desinfektions-mittel)	Zeitpunkt, Rhythmus, Folge der hygienischen Maßnahmen	verantwortliche oder betroffene Personen
Händehygiene	Desinfektion beim Waschen	Name des Präparats Konzentration Einwirkungszeit	nach jeder Bearbeitung eines Auftrages	alle im Labor Beschäftigten
Händepflege	Eincremen der Hände und der Nagelfalze	Name des Präparats	zur Mittagspause und abends, nach dem Waschen, bei Bedarf auch öfter	alle im Labor Beschäftigten
Prothesen- und Abdruckannahme	niemals mit ungeschützten Händen	Einmalhandschuhe	bei jedem Eingang von Abdrücken und Prothesen	Empfänger von Abdrücken, Prothesen und Reparaturen
Prothesen- und Silikonabdruck-Desinfektion	Einlegen in Desinfektionslösung	Name des Präparats Konzentration Einwirkungszeit	sofort nach Eingang und vor Rücksendung der fertigen Arbeit	Empfänger der Arbeiten
Alginatabdrücke	Eintauchen in Desinfektionspräparat auf Peressigsäure-Basis	Name des Präparats Konzentration Einwirkungszeit	sofort nach Eingang	Empfänger des Alginatabdrucks
Gipsmodelle	Absprühen mit Desinfektionspräparat auf alkoholischer Basis	Name des Präparats Konzentration Einwirkungszeit	sofort nach Eingang	Empfänger des Gipsmodells
Arbeitsflächen	Absprühen mit Desinfektionspräparat	Name des Präparats Konzentration Einwirkungszeit	nach jeder Arbeit, vor der Pause, nach Arbeitsschluß	jeder Zahntechniker für seinen Arbeitsplatz
Boden und Wandflächen	feucht wischen mit desinfizierendem Reinigungspräparat	Name des Präparats Konzentration Einwirkungszeit (Zwei-Eimer-Methode)	täglich nach Arbeitsschluß	Reinigungspersonal
Toiletten und Sanitärräume	tagsüber Sprühdesinfektion	Name des Präparats Konzentration Einwirkungszeit	Toilettenbrille nach jeder Benutzung besprühen	jeder Benutzer
	abends Wischdesinfektion	Name des Präparats Konzentration Einwirkungszeit	täglich nach Arbeitsschluß Toiletten-Becken, -Brille, Fußboden und Wände wischen	Reinigungspersonal
Reparaturbereich: Werkzeuge, rotierende Instrumente	Desinfektion und Reinigung benutzter Instrumente	Name des Präparats Konzentration Einwirkungszeit	nach jeder Bearbeitung eines Reparaturauftrages	der die Reparatur durchführende Zahntechniker

transfusionen, regelmäßiger Medikamenteneinnahme bzw. längerfristiger ärztlicher Betreuung mögen zur Klärung beitragen.
Aus naheliegenden Gründen muß aber damit gerechnet werden, daß Patienten oder Eltern eine HIV-Infektion verschweigen oder ihnen diese Gefahr gar nicht bekannt ist.

Es ist in diesem Zusammenhang anzumerken, daß es eine Meldepflicht für AIDS und HIV-Infektionen nicht gibt. Von juristischer Seite wird auch darauf hingewiesen, daß vom Bundesseuchengesetz her Infizierte nicht verpflichtet sind, den Zahnärzten Mitteilung von der Infektion zu machen.
Selbst die Information über die Infektiosität von Patienten an weiterbehandelnde Kollegen durch den überweisenden Zahnarzt ist juristisch nicht unumstritten, da sie grundsätzlich mit der ärztlichen Schweigepflicht nicht vereinbar ist. Zwar gebietet die Sorgfaltspflicht gegenüber Kollegen und deren Mitarbeitern eine Information über das vorhandene Ansteckungsrisiko, jedoch sollte der überweisende Kollege sich vom Patienten möglichst von der Schweigepflicht entbinden lassen.
Sollte die ärztliche Schweigepflicht ohne Entbindung durch den Patienten oder sogar gegen dessen Willen gebrochen werden, so kann sich der Zahnarzt zwar auf einen »rechtfertigenden Notstand« im Sinne § 34 StGB berufen, finanzielle Ansprüche von seiten des Patienten (Schadenersatz, Schmerzensgeld) werden von juristischer Seite jedoch nicht ausgeschlossen. Auch scheint in der rechtlichen Beurteilung Einvernehmen zu bestehen, daß für den überweisenden Zahnarzt in diesem speziellen Fall zwar das Recht zum Bruch der Schweigepflicht besteht, eine Pflicht, von dieser Möglichkeit Gebrauch zu machen, daraus aber nicht abzuleiten ist.

Aus dieser Sicht muß leider davon ausgegangen werden, daß in der Mehrzahl der Fälle dem behandelnden Zahnarzt nicht oder zumindest nicht rechtzeitig bekannt wird, daß sein Patient HIV-positiv ist. Genau hier liegt die Problematik, da der bekannte Virusträger ein kalkulierbares Risiko darstellt, bei dessen Behandlung gezielte Schutzmaßnahmen ergriffen werden können, die möglicherweise bei den HIV-positiven Patienten unterbleiben, deren Infektiosität dem Behandler verborgen bleibt.
Obwohl Kinder und Jugendliche von einer HIV-Infektion relativ selten betroffen sind, gilt diese Feststellung grundsätzlich auch für das Klientel einer kieferorthopädischen Praxis.

Während bei HIV- bzw. mit Hepatitis-Viren infizierten Patienten im zahnärztlichen Bereich die **Behandlungsindikation** für viele Maßnahmen – zumindest die Pflicht zur Schmerzbeseitigung sowie zur Therapie von Erkrankungen – außer Frage steht, sollte vor der kieferorthopädischen Behandlung diskutiert werden dürfen, ob diese betroffenen, hochinfektiösen Patienten in jedem Fall und ohne Einschränkung oder Modifikation der Therapiemaßnahmen kieferorthopädisch betreut werden müssen.
Ohne Zweifel ist auch bei diesem Personenkreis eine *Behandlungspflicht* grundsätzlich zu bejahen. Da es eine absolute Behandlungsindikation bei Zahnstellungs- und Bißanomalien aber nicht gibt und die Behandlungsnotwendigkeit individuell sehr unterschiedlich beurteilt wird, erscheint es sinnvoll und geboten, die Indikation einer kieferorthopädischen Therapie auf das notwendigste Maß zu beschränken.
Auch sollte überprüft werden, ob eine Verschiebung des Anfangstermins

möglich und sinnvoll ist. Dies dient nicht nur einer Verkürzung der Behandlungszeit. Vielmehr ist beispielsweise die Infektiosität bei der Hepatitis B in der Regel zeitlich begrenzt und daher nicht einsehbar, eine kieferorthopädische Behandlung in der infektiösen Phase zu beginnen.
Auch bei HIV-positiven Patienten kann in der Hoffnung auf die baldige Entwicklung eines Impfstoffes bzw. eines wirksamen Virustatikums ein Hinausschieben des Beginns möglicherweise Vorteile bringen, was insbesondere bei der Behandlung Erwachsener im allgemeinen keine wesentlichen Nachteile für den Patienten zur Folge hat.
Bei allen hochinfektiösen Patienten ist jedenfalls eine möglichst kurze Behandlungsdauer anzustreben; die kieferorthopädischen Maßnahmen sind möglichst einfach zu gestalten. Mitunter kann auch mit wenig aufwendigen Maßnahmen - z. B. (gesteuerten) Extraktionen - ein zufriedenstellendes Resultat erreicht werden. Ziel einer kieferorthopädischen Behandlung kann nicht das idealgeformte Gebiß sein; vielmehr ist eine brauchbare Funktion anzustreben. Die Apparateauswahl wird in der Regel auf herausnehmbare Geräte zu beschränken sein. Festsitzende Apparaturen dürften wegen des höheren Verletzungsrisikos sowie der längeren Praxisbehandlungszeiten kaum in Frage kommen. Die Kontrollintervalle sind auf ein Maximum zu dehnen.
Ergänzend sei bemerkt, daß diese Regeln nur für infektiöse Hepatitis-Patienten sowie nicht erkrankte HIV-Virusträger gelten sollten. Bei einer Erkrankung an AIDS wird sich das Problem einer kieferorthopädischen Therapie wohl kaum stellen, da hier die ärztliche Betreuung der Allgemeinerkrankung im Vordergrund steht.

Hygienemaßnahmen bei der Behandlung hochinfektiöser Patienten

Ein weitgehender Schutz gegen Hepatitis und HIV-Infektionen ist nur durch Prophylaxe, insbesondere durch passive Hygienemaßnahmen - wie dem Tragen von Schutzhandschuhen (zumindest bei Speichel- und Blutkontakt) sowie dem Tragen einer Mund-Nasen-Maske und einer Schutzbrille (beim Schleifen, Fräsen oder Arbeiten mit Spray) gegeben. Es versteht sich von selbst, daß in die Schutzmaßnahmen gegen Virusinfektionen auch die Mitarbeiter, d.h. Helferinnen und Zahntechniker, einbezogen werden sollten. Dies gilt nicht nur für das Tragen von Schutzkleidung, sondern zum Beispiel auch für die Desinfektion von Abdrücken und reparaturbedürftigen, getragenen Behandlungsgeräten.

Verständlicherweise wird man bei Patienten, deren Infektiosität bekannt ist, die Anweisung für aktive und passive Hygienemaßnahmen besonders sorgfältig beobachten. Der Deutsche Ausschuß für Hygiene in der Zahnarztpraxis (DAHZ) hat hierzu 1984 Empfehlungen herausgegeben, die sich auch in der kieferorthopädischen Praxis anwenden lassen:

- Die Behandlung hochinfektiöser Patienten sollte an das Ende der Sprechstunde gelegt werden.
- Selbstverständlich ist Schutzkleidung (Handschuhe, Mund-Nasen-Maske und Schutzbrille) zu tragen.
- Die Behandlung sollte vorher sorgfältig und gezielt geplant sein.
- Bei Sprayverwendung ist für eine optimale Absaugung zu sorgen.

- Eigenverletzungen mit kontaminierten spitzen Gegenständen (Spritzen, Skalpelle, Bohrer, Drahtenden usw.) sind wegen der hohen Infektionsgefahr unbedingt zu vermeiden.
- Risikoabfall sollte in verschließbaren Einmalbehältern entsorgt werden.
- Die Gebote einer peinlichen Instrumentensterilisation sowie einer sorgfältigen Desinfektion der Hände, Instrumente, Geräte und des Behandlungsraumes sind besonders zu beachten.

Als Desinfektionsmittel sollten nur solche Präparate gewählt werden, die in der Liste des Bundesgesundheitsamts (BGA) oder der Deutschen Gesellschaft für Hygiene und Mikrobiologie (DGHM) aufgeführt sind.

7.9 Rechtliche Fragen

Als Zahnarzt sind auch für den kieferorthopädisch Tätigen alle Bestimmungen des Berufsrechts gültig, so daß in Zusammenhang mit rechtlichen Fragen einer kieferorthopädischen Behandlung zunächst auf diese zu verweisen ist. In diesem Kapitel sollen daher schwerpunktmäßig lediglich die Aspekte diskutiert werden, die über die allgemeinen Fragen des zahnärztlichen Berufsrechts hinausgehen und Besonderheiten der kieferorthopädischen Behandlung und der Kommunikation zwischen Spezialisten und Allgemeinzahnarzt betreffen.

7.9.1 Aufklärungspflicht

Grundsätzlich ist jeder Arzt und Zahnarzt verpflichtet, seine Patienten vor Einleitung diagnostischer und therapeutischer Maßnahmen umfassend und in verständlicher Form aufzuklären. Die Pflicht zur Aufklärung über den Umfang der Therapie sowie potentielle Folgen, Risiken und Nebenwirkungen gilt selbstverständlich auch für den Kieferorthopäden.
Diese Aufklärung ist Voraussetzung für die rechtswirksame Einwilligung des Patienten - bzw. bei Kindern der Erziehungsberechtigten - zur Durchführung der geplanten Maßnahmen.
Sie ist gerade im Hinblick auf die Tatsache, daß viele kieferorthopädische Patienten noch minderjährig sind, eine Behandlung also ohne Einwilligung (zumindest) eines Sorgeberechtigten (Eltern/Vormund) nicht durchgeführt werden darf, von großer Bedeutung.

Erste Informationen über die geplanten Maßnahmen sollten bereits in der Beratung gegeben werden. Detailliertere Hinweise sind nach Anfertigung der diagnostischen Unterlagen im Gespräch mit dem Patienten (bei Minderjährigen: mit seinen Eltern) zu geben; auch sollte für jede kieferorthopädische Behandlung ein **schriftlicher Behandlungsplan** erstellt werden, der den Befund, die geplanten therapeutischen Maßnahmen und Behandlungsgeräte sowie die voraussichtliche Dauer (bei Mitgliedern einer privaten Krankenversicherung, Beihilfeberechtigten und Selbstzahlern auch die Gebührenpositionen und den Kostenrahmen) enthält.

Das an der Frankfurter Universitäts-Zahnklinik verwendete Musterformular für einen derartigen Behandlungsplan ist im Anhang (S. 889) enthalten.
Bei der Übersendung des Behandlungsplanes an die Patienten bzw. die Erziehungsberechtigten fügen wir ein Informationsblatt bei, welches die anläßlich der Beratung, der Mundhygieneunterweisungen, der Anfertigung der diagnostischen Unterlagen und weiterer Praxistermine gegebenen Hinweise über die notwendige Zahnpflege, gesunde Ernährung, Handhabung der Behandlungsgeräte, die Notwendigkeit der Einhaltung der vereinbarten Kontrolltermine sowie verwaltungstechnische Hinweise enthält (S. 872, 873).
Wesentlicher Bestandteil dieses Merkblatts sind zwei Absätze, in denen auf mögliche Komplikationen und Nebenwirkungen kieferorthopädischer Behandlungen sowie auf die Möglichkeit eines Rezidivs nach Abschluß der Therapie hingewiesen wird.
Neben den rechtlichen Aspekten (Genügen der Aufklärungspflicht) sollen die verwendeten Formulierungen auch die Motivation und Kooperation des Patienten fördern helfen.
Zu den einzelnen Punkten enthält das Informationsblatt folgende Formulierungen:

- Komplikationen und Nebenwirkungen:
Trotz gewissenhafter Durchführung der Behandlung nach den heute gültigen Erkenntnissen der medizinischen Wissenschaft können Nebenwirkungen und Komplikationen nicht gänzlich ausgeschlossen werden. Mögliche Behandlungsrisiken lassen sich jedoch bei Beachtung der Ihnen gegebenen Hinweise weitgehend vermeiden.
So können **Entkalkungen von Schmelzflächen, Zahnfleischentzündungen** (mit dem Risiko des Knochenabbaus) **und Karies** durch optimale Mundhygiene verhindert werden - denn nur dort, wo Beläge längere Zeit auf den Zähnen liegen bleiben, entstehen derartige Schäden. Aus den gleichen Gründen sollen **gelockerte Bänder** möglichst rasch wieder befestigt werden.

Die Karieskontrolle und die Versorgung von Defekten bleibt in den Händen Ihres Hauszahnarztes, der unabhängig von der kieferorthopädischen Behandlung in mindestens halbjährlichen Abständen aufgesucht werden sollte.

Abbauvorgänge (Resorptionen) an den Zahnwurzeln werden mit und ohne kieferorthopädische Behandlung beobachtet. Sie können jedoch durch umfangreiche Zahnbewegungen verstärkt werden - insbesondere, wenn durch unregelmäßige Mitarbeit keine kontinuierliche Zahnbewegung möglich war oder wenn zu starke Kräfte über einen längeren Zeitraum unkontrolliert einwirken konnten. Dies gilt in gleicher Weise für das Risiko einer Schädigung der Zahnpulpa. Die **Einhaltung der vereinbarten Kontrollintervalle** ist daher von großer Bedeutung.
Um das **Risiko von Schäden an den Zahnwurzeln, der Pulpa, dem Zahnschmelz oder am Zahnhalteapparat** möglichst gering zu halten, informieren Sie bitte Ihren Behandler beim Auftreten von Schmerzen, Zahnlockerungen und anderen Komplikationen, damit irreparable Zahnschäden und unerwünschte Therapieeffekte vermieden werden können.

- Rezidive: 7.8–7.9
Auch nach erfolgreich abgeschlossener Korrektur der Zahnstellung kann eine **Rückfallneigung** längere Zeit bestehen bleiben. Es ist daher notwendig, die Geräte auch in der Stabilisierungsphase den Anweisungen entsprechend weiterzutragen und nur in Übereinkunft mit dem Behandler - ggf. schrittweise - abzulegen.
Selbst bei Beachtung dieser Empfehlungen ist es möglich, daß sich die Zahnstellung nach Abschluß der Therapie noch verändert (z. B. durch Wachstum, den Durchbruch der Weisheitszähne, Muskel- und Weichteileinflüsse usw.).

Es hat sich bewährt, von den Patienten bzw. den Erziehungsberechtigten eine schriftliche Bestätigung über den Erhalt des Behandlungsplanes und des Informationsblattes zu verlangen. Durch ihre Unterschrift auf diesem Formular (s. Anhang S. 896) erklären sich Patienten bzw. die Erziehungsberechtigten mit der vorgelegten Therapieplanung einverstanden, was in Bezug auf die erforderliche Einwilligung zur Therapie von Minderjährigen, zur Extraktion permanenter Zähne usw. von Bedeutung ist.
Die **Empfangsbestätigung/Einverständniserklärung** wird in den Patientenakten abgeheftet.

Die Übersendung dieses ausführlichen Informationsblatts entbindet den Behandler nicht von der Verpflichtung einer mündlichen Aufklärung und Erläuterung unklarer Punkte, es erleichtert die Aufklärungsgespräche jedoch erheblich.
Im Verlaufe der mehrjährigen Therapie besteht ferner die Möglichkeit, auf einzelne Aspekte noch einmal einzugehen, beispielsweise beim Einfügen neuer Behandlungsgeräte, Mundhygieneinstruktionen, der Übergabe von Extraktionsanweisungen, der Einleitung der Retentionsphase usw.
Für verschiedene Gelegenheiten stehen weitere Informationsbögen zur Verfügung, die beim Einfügen von Plattenapparaturen, funktionskieferorthopädischen Geräten, festsitzenden Apparaturen, eines Headgears, eines Positioners, bei Einleitung einer Gaumennahterweiterung sowie der Retentionsphase dem Patienten mitgegeben werden können und ebenfalls im Sinne der Patientenaufklärung auf Risiken und Nebenwirkungen eingehen.
Die acht Formulare sind im Anhang (S. 874–885) zusammengestellt.

7.9.2 Dokumentations- und Aufbewahrungspflicht

§ 5 der Berufsordnung für die Deutschen Zahnärzte verpflichtet jeden Zahnarzt, Befunde und durchgeführte Maßnahmen fortlaufend und für jeden Patienten getrennt aufzuzeichnen.
Diese Aufzeichnungen, Krankengeschichten und Röntgenbilder sind als Urkunden zu betrachten und entsprechend den gesetzlichen oder vertraglichen Vorschriften aufzubewahren. Bei ihrer Herausgabe sind die Bestimmungen über die zahnärztliche Schweigepflicht zu beachten.

Diese Dokumentation ist nicht nur eine Gedächtnisstütze für den Behandler, sondern dient auch dem Interesse des Patienten. Die Führung ordnungsgemäßer Krankenunterlagen ist also für den Zahnarzt eine dem Patienten gegenüber obliegende rechtliche Pflicht. Im Streitfall wird eine unzureichende Dokumentation als Beweismittel gegen den Zahnarzt verwendet werden.

Die **Aufbewahrungspflicht** für die schriftlichen Patientenunterlagen beträgt 10 Jahre nach Behandlungsabschluß. Kiefermodelle sind mindestens 3 Jahre nach Behandlungsabschluß aufzubewahren.

Sollten gegen Ende oder im Anschluß an eine kieferorthopädische Behandlung Differenzen (mit dem Patienten, dem Kostenträger o. a.) absehbar sein, ist für die Kiefermodelle eine Verlängerung der Aufbewahrung über den Ablauf des 3. Jahr hinaus zu empfehlen.

Für Röntgenbilder sieht § 29 der Röntgenverordnung vor, daß Aufzeichnungen über Röntgenuntersuchungen (selbstverständlich einschließlich der Röntgenbilder) 10 Jahre nach der letzten Untersuchung aufzubewahren sind.

Die Regelungen über die Aufbewahrungspflicht von Unterlagen gelten grundsätzlich auch bei Praxisaufgabe, Praxisübergabe sowie beim Tod des Praxisinhabers ohne Nachfolger.
Im Falle der Praxisaufgabe sind die Unterlagen »in gehörige Obhut zu bringen«.
Bei Praxisübernahme geht mit den Unterlagen auch die Aufbewahrungspflicht an den Nachfolger über.
Beim Tod des Praxisinhabers geht die Aufbewahrungspflicht an die rechtmäßigen Erben über, sofern kein Nachfolger die Praxis übernimmt. Juristen empfehlen den Erben zur Gewährleistung der »gehörigen Obhut«, die Unterlagen ggf. an das Gesundheitsamt bzw. die Zahnärztekammer abzugeben.

In besonderem Maße sind die Bestimmungen über die Aufbewahrung von Behandlungsunterlagen in Fällen von Bedeutung, in denen ein Rechtsstreit zwischen Zahnarzt und Patienten wegen Fehlbehandlung oder Vernachlässigung der Aufklärungspflicht droht.
Die Vorlage der kompletten Unterlagen ist für den Behandler zwingend erforderlich, da er andernfalls eine Umkehrung der Beweislast in Kauf nehmen muß.
Um in potentiellen Streitfällen die Unterlagen vollständig zur Verfügung zu haben, empfiehlt es sich, alle wesentlichen Schriftstücke, Röntgenbilder, Modelle etc. zu dublieren und - außerhalb der regulären Kartei - an einem gesonderten Platz aufzubewahren. Dies gilt auch für die Fälle, in denen es sich um Patienten handelt, die von anderen Kollegen behandelt wurden, so daß der Zahnarzt ggf. nur als Zeuge auszusagen hat.

7.9.3 Haftung bei Überweisungen vom Kieferorthopäden an den Hauszahnarzt

Eine Besonderheit der kieferorthopädischen Therapie besteht darin, daß spezielle Maßnahmen, wie etwa Zahnextraktionen und andere chirurgische Eingriffe, zwar vom Kieferorthopäden geplant werden, die Ausführung aber durch Überweisung dem Hauszahnarzt übertragen wird. Indikationstellung und Durchführung des Eingriffs liegen hierbei in unterschiedlichen Händen, wobei der den Eingriff durchführende Kollege nicht weisungsgebunden ist. Dies wirft eine Reihe rechtlicher Probleme auf, die in der Frage münden, wer im Konfliktfall die Verantwortung für die zahnärztlich-chirurgische Maßnahme zu tragen hat.

Unbeschadet der erfolgten Überweisung trägt grundsätzlich der ausführende Zahnarzt für den von ihm durchgeführten Eingriff die Verantwortung, so daß ihn im Falle einer fehlerhaften oder mißverständlichen Anweisung des Kieferorthopäden zumindest eine Mitschuld trifft. Hieraus können sich neben Haftpflichtansprüchen des Patienten sowohl zivil- wie strafrechtliche Folgen ergeben.
Wichtig ist aus diesen Gründen eine gute Kommunikation zwischen beiden Behandlern, in die eine Reihe von Sicherungsmechanismen eingebaut werden sollten, die fehlerhafte Extraktionen und andere Mißverständnisse vermeiden helfen.

Anhand einiger Beispiele aus der Gutachtertätigkeit der vergangenen Jahre soll die angesprochene Problematik näher erläutert werden. Außer Betracht bleiben hierbei Fälle, in denen der Hauszahnarzt irrtümlicherweise andere Zähne extrahiert hatte, als vom Kieferorthopäden angewiesen. In diesen Fällen ist zumindest die rechtliche Beurteilung eindeutig (zu Ungunsten des extrahierenden Zahnarztes). Forensisch viel problematischer sind Fälle, in denen der Kieferorthopäde eine falsche oder mißverständliche Anweisung gegeben hat, die dann vom Hauszahnarzt ausgeführt wurde:

- Irrtümliche Überweisung zur Extraktion eines *Prämolaren* bei indizierter (und eigentlich gewünschter) vorzeitiger Entfernung eines *Milchmolaren.*
- Irrtümliche Eintragung eines Sechsjahrmolaren in das Überweisungsfeld »Extraktion« anstelle der gewünschten konservierenden Behandlung dieses Zahnes.
- Verwechselung der Seiten bzw. des Kiefers bei der Überweisung zur Zahnextraktion im Rahmen der kieferorthopädischen Behandlung.
- Überweisung zur Extraktion der ersten Prämolaren trotz Nichtanlage der zweiten Prämolaren.

In allen geschilderten Fällen lag eindeutig eine fehlerhafte Anweisung des Kieferorthopäden vor. Bei der rechtlichen Beurteilung einer Mitschuld des extrahierenden Kollegen wird aber berücksichtigt werden müssen, ob er den Irrtum des Überweisers hätte erkennen können bzw. erkennen müssen, und ob sich nicht durch eine Rückfrage Schaden vom Patienten hätte abwenden lassen. Zumindest im Fall des anstelle eines Milchmolaren zur Extraktion angewiesenen permanenten Zahnes, der als Keim noch im Kiefer lag, erscheint eine Rückfrage naheliegender als die operative Germektomie. Schwieriger bzw. unmöglich ist es für den Hauszahnarzt, die fälschliche Anweisung zur Extraktion eines kariösen Sechsjahrmolaren oder eines seitenvertauschten Prämolaren zu erkennen, da sowohl die Molarenextraktion als auch die symmetrische Entfernung von Prämolaren zum kieferorthopädischen Standardrepertoire gehören.
Der Fehler eines Kieferorthopäden bei der Anweisung zur Extraktion der ersten Prämolaren trotz Nichtanlage der zweiten Prämolaren ist vom Hauszahnarzt nicht zu erkennen, wenn der Überweisung nicht Röntgenbilder beigefügt wurden oder eigene Röntgenaufnahmen der betreffenden Region vorliegen. Bei der gebräuchlichen Überweisungspraxis muß ein Zahnarzt darauf vertrauen können, daß die Anlage aller permanenten Zähne vom Kieferorthopäden im Rahmen seiner diagnostischen Untersuchung überprüft wurde. Eine Wiederholung der Röntgenuntersuchung durch den Haus-

zahnarzt wäre vor allem aus Gründen der Strahlenbelastung, aber auch aus kassentechnischer und ökonomischer Sicht nicht zu vertreten. Die Beifügung der Röntgenbilder des Kieferorthopäden zur Überweisung würde den Fehler zwar aufdecken, ist jedoch nicht üblich, da der Kieferorthopäde - auch im Hinblick auf die gesetzliche Dokumentations- und Aufbewahrungspflicht - die Originalbilder ungern aus der Hand gibt, und andererseits die Anfertigung von Duplikaten mit einem unvertretbar großen Aufwand verbunden wäre.

Das Vertrauen in die Richtigkeit der Anweisung des Kieferorthopäden entbindet den Zahnarzt keinesfalls davon, die Extraktionsentscheidung in jedem Einzelfall noch einmal zu überprüfen. Bestehen Zweifel, ist eine abklärende Rückfrage beim Überweiser unerläßlich. Insbesondere beim Vorliegen eigener diagnostischer Unterlagen muß vom Hauszahnarzt verlangt werden, diese vor Durchführung der Extraktion noch einmal zur Überprüfung heranzuziehen.

Die angeführten Beispiele zeigen, daß die Betreuung eines Patienten durch zwei Behandler ein besonderes Maß an Sachkenntnis, Sorgfalt und eine gute Kommunikation erfordern. Trotzdem werden sich Mißverständnisse und Fehler nie ganz ausschalten lassen. In Anbetracht der oft schwerwiegenden Folgen für den Patienten gilt es aber, diese Vorfälle so weit wie irgend möglich zu reduzieren. Hier können im Verkehr zwischen Kieferorthopäden und Hauszahnarzt eine Reihe von Sicherungsmechanismen eingebaut werden, welche bessere Kontrollen und unmißverständliche Anweisungen erlauben.

In der Klinik haben sich folgende Regelungen bewährt:

- Bei Verwendung vorgedruckter Überweisungsformulare sollten *getrennte Vordrucke* für die Überweisung zur Milchzahnextraktion, zur Extraktion permanenter Zähne und zur konservierenden Behandlung zur Verfügung stehen.
  Ein Formular, welches die Anweisung aller drei genannten Maßnahmen ermöglicht, birgt die Gefahr irrtümlicher Eintragungen.
  In der Frankfurter Klinik stehen aus diesen Gründen drei *verschiedenfarbige* Formulare für die Anweisung zur MILCHzahnextraktion (weiß), zur Extraktion permanenter Zähne (rosa) sowie zur konservierenden Versorgung (blau) zur Verfügung (s. Anhang S. 897, 898).

Das Formular für die konservierende Versorgung enthält den Zusatz: *»Sollte sich im Rahmen dieser Behandlung die Nichterhaltungsfähigkeit eines permanenten Zahnes herausstellen, bitten wir um kurze Unterrichtung. Wir werden uns dann erlauben, unsere Vorstellungen über den günstigsten Extraktionszeitpunkt mitzuteilen.«* **7.8–7.9**
Mit diesem Hinweis soll insbesondere vermieden werden, daß kariöse Sechsjahrmolaren zu früh extrahiert werden, was nicht selten die kieferorthopädische Behandlung erheblich erschwert und verlängert (s. Kap. 6.13.5).

- In einer Klinik bzw. in einer Praxis mit mehreren Kollegen empfiehlt es sich, die Anweisung zur Extraktion *permanenter* Zähne nicht nur vom

Behandler unterschreiben, sondern nach Kontrolle der diagnostischen Unterlagen durch einen Kollegen (Abteilungsleiter, Oberarzt) *gegenzeichnen* zu lassen.
- Die Überweisung zur Extraktion permanenter Zähne sollte eine kurze *Begründung* dieser Maßnahme enthalten, wodurch sich viele zeitraubende Rückfragen vermeiden lassen.
- Von allen Anweisungen ist eine *Durchschrift* anzufertigen und in den Patientenakten abzuheften. Dies ermöglicht eine rasche Klärung bei Rückfragen und stellt im Falle rechtlicher Auseinandersetzungen ein wichtiges Beweismittel dar.
- In nicht eindeutigen Fällen sollte trotz der bereits diskutierten Problematik der kurzzeitigen Abgabe von Originalunterlagen erwogen werden, der Überweisung die *Röntgenbilder* des Patienten beizufügen, um Nichtanlagen, apikale Veränderungen o. ä. auszuschließen. Die Überlassung der Röntgenbilder sollte auf der Karteikarte vermerkt werden.

Hat ein Kollege Zweifel an der Richtigkeit der von ihm verlangten Maßnahme, ist eine telefonische oder schriftliche Rückfrage dringend geboten. Die Extraktion eines permanenten Zahnes ist eine definitive Maßnahme und sollte daher so lange zurückgestellt werden, bis die Angelegenheit in Absprache mit dem überweisenden Kieferorthopäden geklärt werden konnte.

Die beschriebenen Sicherungsmechanismen schließen Irrtümer zwar nicht mit absoluter Sicherheit aus, sie reduzieren sie jedoch weitgehend. Der hierfür in der Praxis erforderliche Mehraufwand ist gering. Er steht darüber hinaus in keinem Verhältnis zu dem für den Patienten entstehenden Schaden sowie den versicherungstechnischen und forensischen Komplikationen einer fehlerhaften Entfernung eines permanenten Zahnes.

Literaturhinweise

Für weitere Informationen über einzelne Fachgebiete stehen ergänzend folgende, im Literaturverzeichnis aufgeführte Publikationen zur Verfügung:

- Präprothetische Kieferorthopädie: 60, 101.
- Kieferorthopädisch-chirurgische Therapie: 10, 37, 38, 94, 116, 155.
- Zahnärztlich-chirurgische Eingriffe: 3, 5, 14, 47, 84, 87, 126, 127.
- Parodontologische Aspekte: 71.
- Psychologische Aspekte: 42, 75, 79, 103, 117, 133, 149, 170, 174.
- Medizinische Fachgebiete: 90, 91.
- Praxishygiene: 20, 22, 23, 39.

Anhang

A Kieferorthopädische Abrechnung

Die Aufnahme eines Kapitels über die Abrechnung bzw. Liquidation kieferorthopädischer Leistungen in ein Kompendium, welches im wesentlichen als Arbeitsbuch für den Studenten gedacht ist, wird möglicherweise von manchem Leser als überflüssig angesehen. In der Tat gehören die Vermittlung der Grundlagen einer Kassenabrechnung sowie die Einführung in die zahnärztliche Gebührenordnung und Rechnungstellung nicht zu den in der Approbations- bzw. Studienordnung festgelegten Unterrichtsinhalten; sie werden an den meisten Hochschulen allenfalls in der Berufskunde-Vorlesung besprochen.
Gegen die Darstellung abrechnungstechnischer Sachverhalte mag auch einzuwenden sein, daß jeweils nur der augenblickliche Stand beschrieben werden kann und sich Bestimmungen der Kassenabrechnung und der Gebührenordnungen häufig ändern. Auch sind manche Leistungsbeschreibungen und Bestimmungen interpretationsfähig, was zu unterschiedlichen Auslegungen Anlaß gibt. Darüber hinaus erfolgt die Abrechnung und Rechnungstellung in vielen Praxen heute mit Hilfe spezieller EDV-Programme, die bei laufender Software-Wartung immer dem neuesten Stand angepaßt werden.

Wenn dennoch der Versuch unternommen wird, dieses Thema im Anhang des vorliegenden Buches kurz abzuhandeln, so geschieht dies einmal der Vollständigkeit halber - denn die Kenntnisse und Fertigkeiten, die der Student während seines Studiums erworben hat, wird er in der zahnärztlichen Praxis anwenden und für diese Leistungen auch liquidieren wollen. Zum anderen hat sich bei der Verbreitung der 1. Auflage herausgestellt, daß der Kreis der Interessenten über die Gruppe der Studenten hinausreicht, und daß das Kompendium auch während der kieferorthopädischen Weiterbildung sowie in zahnärztlichen und kieferorthopädischen Praxen auf ein gewisses Interesse gestoßen ist. Für die dort tätigen Kollegen sind aber auch die Fragen der kieferorthopädischen Abrechnung und Rechnungstellung von Belang; und selbst wenn ein hilfreicher Computer dem Kollegen einen Teil der Verwaltungsarbeit abnimmt, sind doch zumindest Grundkenntnisse erforderlich.

Ganz bewußt wird darauf verzichtet, den für die Abrechnung im Rahmen der Gesetzlichen Krankenversicherung (GKV) anzuwendenden Bewer-

tungsmaßstab (BEMA) sowie die für die Liquidation von Leistungen bei der Behandlung von Privatpatienten gültige Gebührenordnung für Zahnärzte (GOZ) sowie die zahnärztlich relevanten Teile der Gebührenordnung für Ärzte (GOÄ) vollständig aufzuführen. Sie können in einer größeren Zahl von Büchern, Broschüren und Heftern (*) nachgelesen werden, in denen die jeweiligen Abrechnungsbestimmungen und Positionen zum Teil auch ausführlich (und meist sehr sachverständig) kommentiert und mit Beispielen belegt werden.
Auf den nächsten Seiten sind lediglich die Positionen aufgeführt und kurz erläutert, die im Rahmen einer kieferorthopädischen Behandlung hauptsächlich anfallen. Die beigefügten Tabellen dienen der besseren Übersicht sowie auch zum Vergleich der beiden Abrechnungssysteme.

* Die Abrechnung nach dem BEMA sowie die Gebührenordnung für Zahnärzte vom 22.10.87 (gültig ab 1.1.88 und ergänzt durch die für Zahnärzte anwendbaren Teile der Gebührenordnung für Ärzte) ist in folgenden Publikationen nachzulesen und kommentiert:

Döhler, N.C.: Antragstellung und Abrechnung in der vertragszahnärztlichen Praxis, Dt. Ärzte-Verlag, Köln 1993

Liebold, R., Raff, H. und Wissing, K.-H.: Kommentar zum BEMA - Z Asgard-Verlag, St. Augustin 1993 (m. Erg.lieferungen)

Liebold, R., Raff, H. und Wissing, K.-H.: Kommentar zur GOZ Asgard-Verlag, St. Augustin 1993 (m. Erg.lieferungen)

Meurer, A.: Gebührenordnung für Zahnärzte - GOZ, Kommentierung des zahnärztlichen Gebührenrechts für die Privatliquidation, Verl. W. Kohlhammer, Köln 1988

Schönfeld, R.H.: Das Abrechnungsbuch für die zahnärztliche Praxis, Schlütersche Verlagsanstalt, Hannover 1989

Tiemann, S. und Grosse, N.: Kommentar zur Gebührenordnung für Zahnärzte Dt. Ärzte-Verlag, Köln 1990

sowie in den stets aktualisierten Vertragsmappen bzw. -ordnern der regionalen Kassenzahnärztlichen Vereinigungen.

A 1 Gesetzliche Krankenkassen (BEMA)

In den Richtlinien des Bundesausschusses der Zahnärzte und Krankenkassen für eine ausreichende, zweckmäßige und wirtschaftliche Versorgung (in der am 5.11.1993 verabschiedeten und am 16.1.1994 im Bundesanzeiger veröffentlichten Fassung) ist festgelegt, in welchen Fällen und unter welchen Bedingungen die Kosten für eine, durch einen Vertragszahnarzt durchgeführte kieferorthopädische Behandlung von den Gesetzlichen Krankenkassen übernommen werden:

»Zur vertragszahnärztlichen Versorgung gehört die kieferorthopädische Behandlung, wenn durch eine Kiefer- oder Zahnfehlstellung die Funktion des Beißens, des Kauens, der Artikulation der Sprache oder eine andere Funktion, wie z. B. Nasenatmung, der Mundschluß oder die Gelenkfunktion, erheblich beeinträchtigt ist bzw. beeinträchtigt zu werden droht
u n d

wenn nach Abwägung aller zahnärztlich-therapeutischen Möglichkeiten durch kieferorthopädische Behandlung die Beeinträchtigung mit Aussicht auf Erfolg behoben werden kann.«

»Untersuchungen, Beratungen sowie ggf. weitere diagnostische Leistungen zur Überprüfung, ob die kieferorthopädische Behandlung der vertragszahnärztlichen Versorgung zuzuordnen ist, gehören zur vertragszahnärztlichen Versorgung. Der Zahnarzt soll Inhalt und Umfang der notwendigen diagnostischen Leistungen nach den individuellen Gegebenheiten des Einzelfalls festlegen. Diagnostische Leistungen sind in zahnmedizinisch sinnvoller Weise zu beschränken.«

»Zur vertragszahnärztlichen Versorgung gemäß § 29 Abs. 1 SGB V in Verbindung mit Abs. 4 gehört die gesamte kieferorthopädische Behandlung, wenn Maßnahmen zur Umformung eines Kiefers oder zur Einstellung der Bißlage medizinisch indiziert und bei Beginn der Behandlung nach dem folgenden Indikationssystem mit mehr als acht Punkten bewertet sind«
(s. untenstehende Tabelle):

INDIKATIONSSYSTEM

Umformung eines Kiefers				Einstellung der Bißlage			
Zahl der zu bewegenden Zähne bzw. der Zahngruppen	1-2 Zähne 1	1-2 Zahngruppen 2	alle Zahngruppen 3	Größe der Bißverlagerung	1-2 mm 1	1/2 PB 3	über 1/2 PB 5
Größe der Bewegung	1-2 mm 1	3-5 mm 3	mehr als 5 m 5	Lokalisation	einseitig 1	-	beiderseitig 3
Reaktionsweise unter Berücksichtigung der Wachstumsrichtung und von Dysfunktionen	sehr günstig 1	gut 3	ungünstig 5	Reaktionsweise unter Berücksichtigung der Wachstumsrichtung und von Dysfunktionen	sehr günstig 1	gut 3	ungünstig 10

»Zur vertragszahnärztlichen Versorgung gehört auch die kieferorthopädische Behandlung von Kreuzbissen oder Nonokklusion von einzelnen Zähnen und Zahngruppen, wenn eine parodontologische Schädigung oder eine funktionelle Beeinträchtigung besteht.«

Sieht man von den letztgenannten Stellungsfehlern ab, deren Korrektur auch ohne Erreichen der 8-Punkte-Grenze zur vertragszahnärztlichen Versorgung gehört, besteht die Pflicht zur Übernahme der Kosten für eine kieferorthopädische Behandlung im Kindes- und Jugendalter für eine Krankenkasse nur dann, wenn nach der Punktberechnung unter Berücksichtigung der oben aufgeführten Tabelle »Indikationssystem« für mindestens einen der getrennt zu wertenden Bereiche »Oberkiefer«, »Unterkiefer« oder »Bißlage« eine Punktzahl von 9 oder mehr Punkten ermittelt wird.

Ergibt die Auswertung für keinen der drei Bereiche einen Wert von über 8 Punkten, ist die kieferorthopädische Behandlung (mit Ausnahme der o. g.

Anomalien: Kreuzbiß, Nonokklusion) keine Vertragsleistung. Es wird kein Behandlungsplan für die Krankenkasse erstellt. Wird in diesem Fall eine kieferorthopädische Behandlung gewünscht, erfolgt diese nach den Bestimmungen der GOZ. Die erste Untersuchung, die Beratung und ggf. weitere diagnostische Leistungen, die erbracht werden müssen, um die Bewertung nach dem Indikationssystem vornehmen zu können (Röntgen, Abdrucknahme, Modellanalyse), gehören zur vertragszahnärztlichen Versorgung. Damit endet die Vertragsleistung; alle weiteren Leistungen sind nach der GOZ bzw. GOÄ privat in Rechnung zu stellen. In diesem Fall kann es empfehlenswert sein, sich die erfolgte Aufklärung und den Auftrag zu weiteren diagnostischen und Planungsaufgaben schriftlich bestätigen zu lassen.

»Kieferorthopädische Behandlungen bei Versicherten, die zu Beginn der Behandlung das 18. Lebensjahr vollendet haben, gehören nicht zur vertragszahnärztlichen Versorgung. Das gilt nicht für Versicherte mit schweren Kieferanomalien, die ein Ausmaß haben, das kombinierte kieferchirurgische und kieferorthopädische Maßnahmen erfordert.«

»Schwere Kieferanomalien in diesem Sinne liegen nach Maßgabe der Anlage zu diesen Richtlinien vor bei
- *angeborenen Mißbildungen des Gesichts und der Kiefer,*
- *skelettalen Dygnathien und*
- *verletzungsbedingten Kieferfehlstellungen.*

In diesen Fällen ist ein aufeinander abgestimmtes kieferchirurgisches und kieferorthopädisches Behandlungskonzept zu erstellen.«
(Zu den angeborenen Mißbildungen des Gesichts und der Kiefer zählen z. B. das Crouzon-Syndrom, Treacher-Collins-Syndrom, Goldenhar-Syndrom, Binder-Syndrom, Nager-Syndrom, die hemifaciale Mikrosomie, alle medialen, schrägen und queren Gesichtsspaltformen, alle Lippen-Kiefer-Gaumenspalten, alle Formen von craniomaxillofacialen Dysostosen, die durch angeborene Fehlbildungen oder Mißbildungen verursacht sind.
Zu den skelettalen Dysgnathien, die auch unabhängig von angeborenen Mißbildungen auftreten, zählen die Progenie, Mikrogenie, Laterognathie, alle Formen des skelettal offenen Bisses sowie des skelettal tiefen Bisses und ausgeprägte, skelettal bedingte Diskrepanzen der Zahnbogenbreite oder Kieferbreite.)
Als „schwere Kieferanomalien, die ein Ausmaß haben, das kombinierte kieferchirurgische und kieferorthopädische Maßnahmen erfordert" sind in den Richtlinien neben angeborenen Mißbildungen und verletzungsbedingten Kieferfehlstellungen eine Reihe skelettaler Dysgnathien genannt. Zu diesen zählen Progenie, Mikrogenie, Laterognathie, der skelettal offene bzw. tiefe Biß sowie skelettal bedingte Breitendiskrepanzen - sämtlich Anomalien, die nur mittels ausgedehnter Osteotomien korrigiert werden können. Da die betreffenden Dysgnathien in der Anlage zu den Richtlinien nur beispielhaft und nicht vollständig und abschließend aufgezählt sind, sollten der Aufzählung auch die ausgeprägte Unterkieferrücklage (Retrogenie) und die Prognathie hinzuzufügen sein, die nur durch operative Lagekorrektur des Unter- und/oder Oberkiefers zu beheben sind. Andere chirurgische Maßnahmen in Zusammenhang mit einer kieferorthopädischen Erwachsenenbehandlung, wie parodontalchirurgische Eingriffe, Extraktionen,

Freilegung verlagerter Zähne oder Implantate stellen hingegen keine Operationsmaßnahme im Sinne des § 28 (2) SGB V dar.

Obwohl eine kieferorthopädische Behandlung erwachsener Patienten medizinisch durchaus indiziert sein kann, ist sie nach den gesetzlichen Bestimmungen - mit Ausnahme der kieferchirurgisch-kieferorthopädischen Kombinationstherapie - seit 1993 nicht mehr Bestandteil der vertragszahnärztlichen Versorgung. Dies gilt auch für Leistungen nach den Positionen 121, 122 a–d, 123, 124 und 125.
Bei erwachsenen Patienten sind Untersuchung und Beratung auf jeden Fall vertragszahnärztliche Leistungen und als solche abrechenbar. Steht danach fest, daß keine der schweren Kieferanomalien vorliegt, die kombinierte kieferchirurgisch-kieferorthopädische Therapiemaßnahmen erfordern, ist die vertragszahnärztliche Leistung beendet. Wird vom erwachsenen Patienten trotzdem eine kieferorthopädische Behandlung gewünscht, sind alle weiteren diagnostischen und therapeutischen Leistungen nach der GOZ bzw. GOÄ privat in Rechnung zu stellen. Vor der Erbringung derartiger Leistungen sollte eine entsprechende Beratung und Aufklärung erfolgen.
Reicht die Untersuchung des Patienten nicht aus, um abzuklären, ob die skelettale Anomalie konservativ oder chirurgisch behandelt werden kann oder muß, sind ggf. zusätzliche diagnostische Leistungen (z. B. Abdrucknahme, Modellauswertung, Fernröntgenanalyse) erforderlich. Diese Leistungen gehören zur vertragszahnärztlichen Versorgung, da erst sie die Abgrenzung einer schweren Kieferanomalie mit kombiniertem chirurgisch-kieferorthopädischen Therapiekonzept ermöglichen.
Schließt der erwachsene Patient nach der Untersuchung und Beratung operative Eingriffe von vornherein aus, ist die vertragszahnärztlichen Versorgung beendet. Weitergehende diagnostische Leistungen sind dann Bestandteil einer privaten Behandlungsvereinbarung und nach den Bestimmungen der GOZ/GOÄ in Rechnung zu stellen.

»Maßnahmen, die lediglich kosmetischen Zwecken dienen, gehören nicht zur vertragszahnärztlichen Versorgung.«

»Es sollen nur Untersuchungs- und Heilmethoden angewandt werden, deren diagnostischer oder therapeutischer Wert ausreichend gesichert ist. Die Erprobung solcher Methoden auf Kosten der Versicherungsträger ist unzulässig.«

»Die eigenverantwortliche Befunderhebung, Diagnostik und Planung sind Grundlage der kieferorthopädischen Behandlung. Das Maß der jeweiligen Beeinträchtigung ist durch objektivierbare Untersuchungsbefunde zu belegen.«

»Die Durchführung jeder kieferorthopädischen Behandlung setzt eine dem jeweiligen Behandlungsfall entsprechende Patientenuntersuchung sowie die Erhebung, Auswertung und ärztliche Beurteilung von Befundunterlagen voraus. Aus der selbständigen Erhebung und Auswertung von Befunden und Behandlungsunterlagen und ihrer diagnostischen Zusammenfassung ist vom Zahnarzt persönlich und eigenverantwortlich eine Behandlungsplanung zu erarbeiten. Für die Planung und Durchführung der kieferorthopädischen Behandlung sind je nach Indikation neben der Anamnese und klinischen Untersuchung folgende Unterlagen erforderlich:

- *Gebißmodelle des Ober- und Unterkiefers mit fixierter Okklusion und dreidimensional orientiert (Planungsmodelle), einschließlich Analyse. Das Modell des einzelnen Kiefers muß neben der genauen Darstellung der Zähne und des Alveolarkammes auch die Kieferbasis und die Umschlagfalte der Gingiva abbilden,*

- *Röntgenologische Darstellung aller Zähne und Zahnkeime beider Kiefer. Dabei soll einem strahlenreduzierten Aufnahmeverfahren, z. B. der Panoramaschichtaufnahme, der Vorzug gegeben werden,*

- *Fernröntgenseitenbild mit Durchzeichnung und schriftlicher Auswertung zur Analyse skelettaler und/oder dentaler Zusammenhänge der vorliegenden Anomalie und/oder für Wachstumsvorhersagen,*

- *Röntgenaufnahme der Hand mit Auswertung*
  bei Abweichung des chronologischen vom Dentitionsalter nur dann, wenn eine Orientierung über das Wachstumsmaximum und das Wachstumsende notwendig ist,
  oder
  wenn nach abgeschlossener Dentition die Kenntnis des skelettalen Alters für die Durchführung der kieferorthopädischen Behandlung erforderlich ist,

- *Profil- und Enface-Fotografie mit diagnostischer Auswertung als Entscheidungshilfe für Therapiemaßnahmen, soweit Abweichungen von einem geraden Profil, perioale Verspannungen oder Habits vorliegen, die einen zwanglosen Mundschluß unmöglich machen.«*

»Der Vertragszahnarzt erarbeitet persönlich und eigenverantwortlich

die Anamnese,
die Diagnose aus den Einzelbefunden,
die Therapieplanung einschließlich der erforderlichen Behandlungsgeräte
und
die Epikrise und Prognose

und legt sie schriftlich nieder. Die Behandlungsplanung ist in der Krankenkartei zu dokumentieren.
Zur Überprüfung des Behandlungsablaufes sind geeignete diagnostische Maßnahmen und Auswertungen durchzuführen (fortlaufende Diagnostik). Sie sollen in dem Plan als Vorausschätzung aufgeführt werden.«

»Die kieferorthopädische Behandlung setzt insbesondere bei festsitzenden Apparaturen eine ausreichende Mundhygiene voraus. Der Vertragszahnarzt hat vor Beginn einer kieferorthopädischen Behandlung diese Voraussetzungen zu überprüfen. Erforderlichenfalls ist eine darauf bezogene Instruktion und Motivation durchzuführen.«

»Gibt es im Rahmen der vertragszahnärztlichen Versorgung verschiedene, den gleichen Erfolg versprechende Arten der kieferorthopädischen Behandlung, so soll der Zahnarzt diejenige vorsehen, die auf Dauer am wirtschaftlichsten ist.«

»Ist zu vermuten, daß Fehlbildungen mit Abweichungen in anderen Bereichen (z. B. Nasenscheidewand) zusammenhängen, so soll ein entsprechender Gebietsarzt, z. B. für Hals-, Nasen-Ohrenkrankheiten, hinzugezogen werden.«

»Werkstoffe, bei denen nach dem jeweiligen Stand der wissenschaftlichen Erkenntnisse der begründete Verdacht besteht, daß sie schädliche Wirkungen haben, dürfen nicht verwendet werden. Die Erprobung von Werkstoffen auf Kosten der Krankenkassen ist unzulässig.«

»Kieferorthopädische Behandlungen sollen, von begründeten Ausnahmen (z. B. Lippen-Kiefer-Gaumenspalten, Fehlstellungen des progenen Formenkreises, ein- oder beidseitiger Kreuzbiß, offener Biß) abgesehen, nicht vor dem Dentitionsalter von neun bis zehn Jahren begonnen werden.«

»Kieferorthopädische Behandlungen erstrecken sich in der Regel über längere Zeiträume und schließen eine ausreichende Retentionsphase ein. Dauer und Erfolg einer kieferorthopädischen Behandlung sind wesentlich von der verständnisvollen Mitarbeit der Patienten und deren Erziehungsberechtigten abhängig. Diese sind vor und während der Behandlung entsprechend aufzuklären und zu motivieren. Mangelnde Mundhygiene gefährdet die Durchführung der kieferorthopädischen Behandlung. Bei Patienten, die während der kieferorthopädischen Behandlung trotz Motivation und Instruktion keine ausreichende Mitarbeit zeigen oder unzureichende Mundhygiene betreiben, muß das kieferorthopädische Behandlungsziel neu bestimmt werden. Ggf.muß die Behandlung beendet werden.«

Die Krankenkasse entscheidet über den Leistungsanspruch ihrer Versicherten – ggf. nach Einschaltung eines Gutachters - aufgrund eines vom Zahnarzt persönlich zu erstellenden schriftlichen Behandlungsplanes (s. BEMA Pos. 5, S. 806 bis 809 sowie Formular im Anhang, S. 887 und 888). Sie erstattet zunächst nur 80% (für das zweite und jedes weitere, in Behandlung befindliche Kind 90%) der Kosten für die kieferorthopädischen Behandlungsmaßnahmen.
Als Ausnahme übernehmen die Krankenkassen die Kosten für die kieferorthopädische Behandlung von Patienten mit kraniofazialen Mißbildungen in voller Höhe.

Den von den Versicherten zunächst zu übernehmenden Eigenanteil von 20% (bzw. 10%) erstattet die Krankenkasse an die Versicherten erst am Behandlungsende - und auch nur unter der Voraussetzung der Vorlage einer Bestätigung des Zahnarztes, daß die Behandlung in dem durch den Behandlungsplan vorgesehenen Umfang abgeschlossen worden ist (§ 29 SGB V). Mit der Abschlußbescheinigung zeigt der Behandler sowohl das Ende der aktiven kieferorthopädischen Behandlung als auch einer ausreichenden Retentionszeit an. Mit ihr endet die Kostenübernahme durch die Krankenkasse. Danach erneut anfallende kieferorthopädische Maßnahmen unterliegen erneut der Beurteilung durch das Indikationsschema. Da eine Langzeitretention über das ausreichende und wirtschaftliche Maß einer kassenzahnärztlichen Versorgung hinausgeht, ist sie als Privatleistung nach der GOZ in Rechnung zu stellen.

Erfolgt während der Behandlung ein Wechsel des Patienten von einer Gesetzlichen Krankenkasse zu einer Privaten Krankenversicherung, erstattet die Krankenkasse den bis zum Zeitpunkt des Wechsels von den Versicherten gezahlten Eigenanteil von 20% (bzw. 10%), wenn eine Bescheinigung des Zahnarztes über den ordnungsgemäßen Ablauf der kieferorthopädischen Behandlung vorgelegt wird. Zahlungspflichtig ist die Krankenkasse, bei der Patient zum Zeitpunkt des Wechsels versichert war.

Für die Abrechnung von Leistungen im Rahmen einer kieferorthopädischen Behandlung wurde ein bundeseinheitliches Formular (s. S. 893) vereinbart, welches zur Abrechnung von Sachleistungen (100 %), zur Kostenerstattung (80/90 %) sowie zur Abrechnung des Eigenanteils (20/10 %) mit der KZV bzw. den Patienten (-eltern) zu verwenden ist.

Bei der Abrechnung gilt für Versicherte der Primärkassen (AOK, BKK, IKK, LKK) sowie für Versicherte einer Ersatzkasse (z. B. BEK, DAK, Techniker Krankenkasse usw.) der »Einheitliche Bewertungsmaßstab für zahnärztliche Leistungen gemäß § 368g Abs. 4 RVO« (BEMA), der am 1.1.1986 in Kraft getreten ist.
Er enthält u.a. folgende Bestimmungen:

- *(3) Nicht im BEMA enthaltene zahnärztliche Leistungen werden nach der Gebührenordnung für Ärzte (GOÄ) vom 18.3.65 bewertet [0.50 DM = 1 Punkt].*

- *(4) Die allgemeinen Praxiskosten, auch die durch die Anwendung von zahnärztlichen Instrumenten und Apparaturen entstehenden Kosten, sind in den abrechnungsfähigen Leistungsansätzen enthalten. Nicht in den Leistungsansätzen enthalten sind die Kosten für Arzneimittel und Materialien, die Kosten für die Instrumente, Gegenstände und Stoffe, die der Kranke zur weiteren Verwendung behält oder die mit einer einmaligen Anwendung verbraucht sind, sowie die zahntechnischen Laborkosten, soweit nicht etwas anderes bestimmt ist, und die Versand- und Portokosten.»*

Für den Bereich der Kieferorthopädie können demnach – zusätzlich zu den im folgenden Abschnitt aufgeführten Positionen des BEMA – berechnet werden:

- Laboratoriumskosten, die entweder im Fremdlabor oder im praxiseigenen Labor entstehen (*)
- Kosten für Abdruckmaterial
  - für Versicherte der Primärkassen (RVO): z. Zt. pro Abrechnungsquartal DM 2.–
  - für Versicherte der Ersatzkassen (VDAK): z. Zt. einmalige Pauschale von DM 5.–

(* Für die Bereiche der einzelnen Kassenzahnärztlichen Vereinigungen sind verbindliche Leistungs- und Preisverzeichnisse vereinbart worden, die sich in Bezug auf die enthaltenen Positionen und Preise z.T. geringfügig unterscheiden. Das Musterformular für die Abrechnung zahntechnischer Leistungen im praxiseigenen Labor (S. 894) gilt für den Bereich der KZV Hessen, Stand 1. 4. 2000.)

- Porto- und Versandkosten (z. B. bei Versand von Unterlagen an Gutachter, Labor, Eigenanteilrechnungen etc.)
- Kosten für Materialien/Gegenstände, die dem Patienten im Rahmen der Behandlung mit festsitzenden Apparaturen mitgegeben werden, z. B.:

  - Nackenbänder für Headgear
  - Sicherheitsverschlüsse für Headgear
  - Kopfkappen
  - Kinnkappen
  - Gesichtsmasken
  - Nackenschlange
  - Gummiringe, nicht aber Alastics
  - Protektionswachs

  ferner:

  - konfektionierte Mundvorhofplatten.

Für den Bereich der Kieferorthopädie kommen im allgemeinen folgende Leistungspositionen in Frage:

Nummer	**Leistung**	**Bewertungszahl**
Ä 1	**Beratung eines Kranken, auch fernmündlich (Ber)**	**6**

Bemerkungen:
- Die Pos. Ä 1 ist neben Pos. 01 nicht abrechenbar, wenn sie in derselben Sitzung erbracht wurde, sie ist in einer nachfolgenden Sitzung nur abrechenbar, wenn sie als alleinige Leistung erbracht wurde.
- Das Datum der Beratung ist auf dem Abrechnungsnachweis anzugeben.
- Während einer kfo. Behandlung ist die Pos. Ä 1 nur abrechnungsfähig, wenn die Beratung anderen als kieferorthopädischen Zwecken diente (z. B. Mundhygiene, Zahnpflege, Ernährung, Atmung).
- Eine Beratung nach Ä 1 kann im Zusammenhang mit den Leistungen nach den Nummern FU 1 bis FU 3 und IP 4 nicht abgerechnet werden.

Ä 6	**Besuch**	**12**
Ä 7	**Besuch, dringender (werktags dringend angefordert und sofort ausgeführt oder wegen der Beschaffenheit der Krankheit gesondert notwendig)**	**18**
Ä 8	**Besuch aus der Sprechstunde heraus sofort ausgeführt**	**24**
Ä 11	**Besuch an Sonn- und Feiertagen**	**24**

Bemerkungen :

- Im Bereich der Kieferorthopädie können diese Positionen z.B. beim erforderlichen (Konsiliar-) Besuch eines stationären Patienten mit festsitzender Apparatur oder Lippen-Kiefer-Gaumenspalte in Frage kommen.

- Neben den Positionen Ä 6 bis 11 kann eine Beratung (Ä1) nicht abgerechnet werden.

- Eine Berechnung der Positionen Ä 6 bis 11 ist neben einer Untersuchung (Pos. 01) möglich.

- Zusätzlich zu den Pos. Ä 6 bis 11 kann ggf. ein Wegegeld nach Pos. Ä 20 bzw. 21 abgerechnet werden. Dieses beträgt als Wegepauschale am Tage 2 Punkte (Ä 20a) , bei Nacht 4 Punkte (Ä 20b), wenn die Praxis weniger als 2 km von der Besuchsstelle entfernt ist, andernfalls als Wegegeld je Doppelkilometer am Tage 3 Punkte (Ä 21a), bei Nacht 5 Punkte (Ä 21b).

Ä 12	**Mündliche Beratung zweier oder mehrerer Ärzte oder Zahnärzte, für jeden Arzt oder Zahnarzt**	
	a. bei Tage	**14**
	b. bei Nacht	**30**

Bemerkungen :

- Die Position Ä 12 ist bei einer persönlichen und/oder telefonischen Besprechung zweier Zahnärzte/Ärzte über einen gemeinsamen Patienten berechnungsfähig.

- Im Bereich der Kieferorthopädie kann diese Position z.B. bei einer erforderlichen konsiliarischen Erörterung einer kombiniert kieferchirurgisch-kieferorthopädischen Therapie, der Behandlung von Lippen-Kiefer-Gaumenspalten, einer präprothetischen kieferorthopädischen Behandlung, der interdisziplinären Therapie von Patienten mit Myo-Arthropathien etc. in Frage kommen.

Ä 14 Befundbericht mit kritischer Stellungnahme **4**
Der einfache Befundbericht ist mit der Gebühr für die zugrundeliegende Leistung abgegolten.

Ä 15 Brief ärztlichen Inhalts **6**

Bemerkungen:
- Der Brief muß auf den Befund des Patienten Bezug nehmen und/oder therapeutische Anweisungen enthalten.
- Schriftliche Mitteilungen an Kollegen können nach Pos. Ä 15 nur abgerechnet werden, wenn sie einen Befund bzw. Therapiehinweise enthalten.
- Überweisungen auf Formularen ohne Hinweise auf Befund und Therapie sowie Mitteilungen an die Krankenkasse über besondere Vorkommnisse (unzureichende Mitarbeit, Nichteinhalten der Termine, nicht sorgfältige Behandlung der Geräte, Abbruch (s. § 16 (4) BMV-Z) sind nach Pos. Ä 15 nicht abrechenbar.
- Belehrende und ermahnende Informationen in einem Brief an die Patienten in Zusammenhang mit einer kieferorthopädischen Behandlung sind mit den Pos. 119/120 abgegolten.

Ä 16 Kurze Bescheinigung oder kurzes Zeugnis **6**

Bemerkungen :
- Im Bereich der Kieferorthopädie kann diese Position z. B. für eine Bescheinigung über verwendete Materialien (Legierungen, Kunststoffe etc.) für Allergologen oder Dermatologen in Frage kommen.

Ä 17 Krankheitsbericht oder Gutachten ohne nähere Begründung **12**

Ä 18 Ausführlicher schriftlicher Kurplan oder begründetes schriftliches Gutachten **30**

Bemerkungen :
- Gutachterliche Stellungnahmen werden üblicherweise auf Anforderung von Gerichten, Zahnärztekammern, Versicherungen etc., nicht aber auf Anforderung von Patienten abgegeben. Eine Berechnung erfolgt dann im allgemeinen nicht im Rahmen des BEMA, sondern nach der GOZ/ GOÄ bzw. den Bestimmungen für Gerichtsgutachten.

01 Eingehende Untersuchung zur Feststellung von Zahn-, Mund- und Kieferkrankheiten, einschl. Beratung (U) 13

Bemerkungen:
- Neben der Pos. 01 kann die Pos. Ä1 für dieselbe Sitzung nicht berechnet werden, für nachfolgende Sitzungen nur, wenn sie als alleinige Leistung erbracht wird.
- Eine erneute Abrechung der Pos. 01 darf frühestens nach 4 Monaten erfolgen.
- Die Abrechnung der Pos. 01 ist nur einmal pro Kalenderhalbjahr möglich.
- Die Nr. 01 kann neben den Nrn. FU 1 bis FU 3 in demselben Kalenderhalbjahr nicht abgerechnet werden. Im folgenden Kalenderhalbjahr kann die Nr. 01 frühestens 4 Monate nach Erbringung der Nrn. FU 1 bis FU 3 abgerechnet werden.
- Datum und Befund sind auf dem Abrechnungsnachweis anzugeben.
- Die Pos. 01 ist im Zusammenhang mit einer kieferorthopädischen Behandlung nur abrechnungsfähig, wenn die Untersuchung anderen als kieferorthopädischen Zwecken (z. B. Karieskontrolle u. ä.) diente.
- Die festgestellten Befunde sind fortlaufend mit folgenden Mindestangaben in der Karteikarte aufzuzeichnen:
  kariöse Defekte = c, fehlende Zähne = f, zerstörte Zähne = z; ferner Zahnstein, Mundkrankheiten, sonstige Befunde (z. B. Fistel).

5 Kieferorthopädische Behandlungsplanung, einschl. schriftlicher Niederlegung 60

Bemerkungen:
- Die Erstellung eines schriftlichen Behandlungsplanes unter Benutzung eines Formblatts (S. 887 und 888) ist vor *jeder* kieferorthopädischen Behandlung zwingend vorgeschrieben.
- Der Plan ist vom Behandler persönlich zu erstellen und zu unterschreiben.
- In der Regel fällt die Pos. 5 nur einmal an, bei einer Zweitbehandlung bzw. einer Zwei-Phasen-Behandlung mit längerer Pause (z. B. bei Überstellung eines frontalen Kreuzbisses im frühen Wechselgebiß und einer späteren Progeniebehandlung) kann jedoch die Aufstellung eines zweiten Planes erforderlich sein.
- Bei Behandlerwechsel (z. B. infolge Umzugs) hat der übernehmende Kollege die Wahl, den Plan des Vorbehandlers - ggf. mit Ergänzungen - zu übernehmen (was er der Krankenkasse formlos mitteilt) oder eine Neuplanung vorzunehmen, wenn er mit der Planung des Vorbehandlers nicht übereinstimmt; im letztgenannten Fall erstellt er einen eigenen Plan und die Pos. 5 fällt erneut an.
- Für die Erstellung eines Verlängerungsantrags kann die Pos. 5 nicht abgerechnet werden.

Für das Ausfüllen des Formblatts eines kieferorthopädischen Behandlungsplanes wurden im KZV-Bereich Tübingen verbindliche Richtlinien erarbeitet und veröffentlicht. Es ist zu empfehlen, diese vorbildhaften Richtlinien ortsunabhängig zu berücksichtigen. Sie werden aus diesem Grund in der Folge (auszugsweise, z. T. auch sinngemäß) wiedergegeben:

A 1 Zahnbefund:
Als *Unterzahl* sind permanente Zähne anzugeben, die nicht angelegt sind. Zähne, die aus anderen Gründen (Trauma, Extraktion) fehlen, werden in der Rubrik „Bemerkungen" aufgeführt.
Als *Überzahl* werden Mesiodentes, Doppelanlagen etc. registriert.
Bemerkungen (zum Zahnstatus) betreffen z. B.

- die Kariesfrequenz, die Mundhygiene, vorzeitigen Milchzahnverlust,
- die konservierende Versorgung, Abrasionen, Hypoplasien und andere Mineralisationsstörungen (s. auch Befundbogen, Feld E 1, S. 172),
- ein reduziertes Wechselgebiß (ungünstige Verankerungssituation), ferner
- parodontale Schäden, chronische oder akute entzündliche Befunde, die den Behandlungsablauf negativ beeinflussen können, sowie
- als besonderer Röntgenbefund: Verlagerung, Dystopie bzw. Retention von Zähnen, bereits extrahierte permanente Zähne, Differenzen zwischen dem dentalen und chronologischen Alter, Wurzelbehandlungen, Wurzelresorptionen an bleibenden Zähnen, pathologische Veränderungen im parodontalen oder Kieferknochen, Keimentwicklungsstörungen, unterminierende Resorption, Ankylosen,
- infraokkludierende Milchzähne, Lippen-Kiefer-Gaumenspalten etc.

A 2 Anamnese:
Die Anamnese sollte immer vollständig sein und sich sinnvoll auf die vorliegende Anomalien bzw. deren Entstehung beziehen, um Rückschlüsse auf die Diagnose, Therapie und Prognose ziehen zu können.
Aufzuführen sind Angaben über

- frühere kieferorthopädische Behandlungen,
- die Familienanamnese (hereditäre Komponente, z. B. bei Prognathie, Progenie, Zahnüber- / unterzahl, Diastema, Sprachfehler),
- Allgemeinerkrankungen, erworbene oder angeborene Behinderungen, psychische oder physische Auffälligkeiten, pathologische HNO-Befunde, Allergien,
- Habits, Funktionsstörungen (Lutschen, Lippen-, Zungenfehlfunktionen, Nägelkauen, habituelle Mundatmung, Spielen von Blasinstrumenten, eingeschränkte Mundöffnung, myofunktionelle Störungen, Zwangsbiß, Deviationen, Gelenkprobleme etc.)

A 3 Diagnose:
Die Diagnose soll das gesamte kieferorthopädische Krankheitsbild unter Berücksichtigung aller diagnostischen Erkenntnisse beschreiben. Kurzdiagnosen („Klasse II mit Tiefbiß" oder „Oligodontie mit frontal offenem Biß bei Distalbißlage") reichen nicht aus, da mit dieser Beschreibung weder die Abweichungen im Einzelkiefer noch die der Bißlage in ihrem Ausmaß deutlich gemacht werden.
Das gesamte Krankheitsbild ist zu beschreiben, unabhängig davon, ob in der Therapie evtl. nur Teil- oder Kompromißbehandlungen geplant werden.
Anzugeben ist ferner das Ergebnis der kephalometrischen Analyse (Wachstumstyp, skelettale Anomalien etc.).

[Empfehlungen zur Gliederung der Diagnose finden sich auch im Kapitel 3.5, Modellanalyse, S. 206].

A 4 Therapie:
Das angestrebte Therapieziel muß grundsätzlich erreichbar sein.
Die Therapiebeschreibung soll beinhalten

a. die für die Durchführung der beabsichtigten Behandlung erforderlichen Therapieschritte in ihrer voraussichtlichen Reihenfolge sowie

b. die Angabe der vorgesehenen Apparaturen in einer Form, die einen Rückschluß auf den voraussichtlichen Material- und Laborkostenaufwand ermöglicht.

Zu a.) Zwischen der niedergelegten Diagnose und der geplanten Therapie muß ein logischer Zusammenhang erkennbar sein. Soweit unterschiedliche Maßnahmen erforderlich sind, sollen sich die Angaben zum therapeutischen Vorgehen auf die einzelnen Kiefer beziehen und die Maßnahmen zur Bißeinstellung einschließen. Besonderheiten des Umfangs bzw. der Schwierigkeit der Behandlung (Pos. 119 / 120) sollen deutlich zum Ausdruck kommen.
Pauschale Angaben (Extraktionstherapie, Ausformung der Kiefer oder Beseitigung der vorliegenden Anomalie) sind nicht ausreichend.
Die Darlegung der Therapieschritte und ihrer zeitlichen Abfolge ist für die Entscheidung des Behandlungsbeginns, die Wahl der Behandlungsmittel und die Einstufung des Schwierigkeitsgrades von Bedeutung.

Zu b.) Der Rückschluß auf die Angemessenheit der voraussichtlichen Material- und Laborkosten wird durch die Angabe der vorgesehenen *Behandlungsgeräte* (z. B. Platten, FKO-Geräte, Geführte Platten, Gesichtsmaske, Positioner, Aktivator/Headgear-Kombination etc.) ermöglicht.

A 5 Epikrise, Prognose:
Es sind die Gründe, Sachverhalte bzw. Umstände aufzuführen, die

a. die Erfolgschancen der geplanten Therapie begünstigen oder beeinträchtigen können,

b. für eine Teil- oder Kompromißbehandlung entscheidend sind,

c. fallbezogene, gleichzeitige oder geplante chirurgische, parodontologische oder prothetische Behandlungen betreffen.

Zu a.) *Erfolgschancen:* Ungünstige Faktoren sind z. B. Allgemeinerkrankungen, bestimmte ererbte Anomalien, hohe Kariesanfälligkeit, Ganztagsschule für die Zahnpflege, Heuschnupfen etc. „Beste Mitarbeit erforderlich“ kann als Hinweis auf besondere Voraussetzungen dienen.

Zu b.) *Teil- oder Kompromißbehandlung:* Einschränkung der Behandlungsmöglichkeiten bestehen z. B. bei ungünstiger Verankerungssituation oder Kontraindikation festsitzender Apparaturen wegen erhöhter Kariesanfälligkeit, Spielen von Blasinstrumenten.

Zu c.) *Für kombiniert kieferchirurgisch / kieferorthopädische Behandlungsmaßnahmen* ist § 28 SGB V (Erwachsenenbehandlung) zu beachten und eine Bescheinigung des Kieferchirurgen beizulegen, aus der ersichtlich ist, daß eine entsprechende Beratung und Planung erfolgte und der (die) Patient(in) mit der Operation einverstanden ist.

Die voraussichtliche, realistische *Behandlungsdauer,* einschließlich eventueller Aussagen über die Retentionszeit, ist anzugeben. Dabei ist zu berücksichtigen, daß eine kieferorthopädische Behandlung frühestens mit Ende des Zahnwechsels abgeschlossen werden kann. Deshalb sollte eine Behandlung im Milch- oder Wechselgebiß nicht früher als unbedingt notwendig begonnen werden. Als Kriterium kann gelten, ob sich die Anomalie ohne sofortige Behandlung verschlechtert oder die Erfolgschancen der Heilung gemindert werden.
[s. auch Kap. 1.5.3, Zeitpunkt kieferorthopädischer Behandlungen, S. 60 ff.].
Eine erforderlich Dauerretention sollte vermerkt werden.

6 Abdruck eines Kiefers für ein Situationsmodell, auch Teilabdruck oder Bißabdruck, einschl. Auswertung zur Diagnose oder Planung 16

Bemerkungen:
- Die Pos. 6 ist nur abrechnungsfähig, wenn mit der Herstellung des Modells eine diagnostische Auswertung oder Planung verbunden ist.
- Neben der Pos. 7 ist die Pos. 6 in derselben Sitzung nicht abrechenbar.
- Für die Erstellung von Arbeitsmodellen können nur Mat.- und Lab.Kosten berechnet werden.
- Kiefermodelle sind mindestens 3 Jahre nach Behandlungsabschluß aufzubewahren.
- In der Pos. 6 sind Mat.- und Lab.kosten nicht enthalten, sie sind zusätzlich zu berechnen.

7 Vorbereitende Maßnahmen (Abdrucknahme, einfache Bißnahme oder dergl.) für das Erstellen von Modellen des Ober- und Unterkiefers zur diagnostischen Auswertung und Planung, einschl. der Auswertung — 40

Bemerkungen:

- Die Pos. 7 ist nur berechnungsfähig, wenn mit der Herstellung des Modells eine diagnostische Auswertung oder Planung verbunden ist. Dies geschieht im allgemeinen bei der Planung bzw. Umplanung einer Therapie, zur Kontrolle des Behandlungsfortschritts sowie zur Planung der Retention. Die Abrechnung der Pos. 7 wird daher im Verlaufe einer kieferorthopädischen Behandlung mehrfach erforderlich werden (bei mehrjähriger Behandlung in der Regel 3 x).
- Maßnahmen nach Pos. 7 sind im allgemeinen auch im Rahmen der Planung einer gesteuerten Extraktion indiziert.
- Für die Erstellung von Arbeitsmodellen können nur Mat.- und Lab.kosten berechnet werden.
- In der Regel wird bei Abrechnung der Pos. 7 mit der Herstellung von Kiefermodellen auch eine Auswertung derselben (Pos. 117) verbunden sein.
- Kiefermodelle und Analysen sind mindestens 3 Jahre nach Behandlungsabschluß aufzubewahren.
- In der Pos. 7 sind Mat.- und Lab.kosten *nicht* enthalten, sie sind zusätzlich zu berechnen.

8 Vitalitätsprüfung der Zähne oder eines einzelnen Zahnes (ViPR) — 8

10 Behandlung überempfindlicher Zahnflächen, jede Sitzung (üZ) — 6

12 Besondere Maßnahmen beim Präparieren oder Füllen (Separieren, Beseitigen störenden Zahnfleischs, Anlegen von Spanngummi usw.) je Sitzung, je Kieferhälfte oder Frontzahnbereich (bMF) — 8

Bemerkungen:

- Die Pos. 12 ist auch beim Separieren vor Bebänderung abrechnungsfähig.
- Die erforderlichen Materialien (z. B. Messingligaturen, Separiergummis etc.) sind im Leistungsansatz enthalten.

14	**Konfektionierte Krone (im Seitenzahnbereich in der Regel aus Metall) einschl. Mat.- und Lab.kosten in der pädiatrischen Zahnheilkunde**	**50**

39	**Oberflächenanästhesie bzw. Vereisung, je Sitzung (O)**	**4**

Bemerkung: Im Ausnahmefall auch berechenbar, wenn ohne diese Maßnahme kein Abdruck genommen bzw. kein Band gesetzt werden kann.

83 c	**Anlegen einer Kopf-Kinnkappe**	**80**

Bemerkungen:
- Als alleinige Leistung abrechenbar, jedoch nicht neben den Pos. 119/120.
- Mat.- und Lab.kosten sind zusätzlich abrechenbar.

105	**Lokale medikamentöse Behandlung von Schleimhauterkrankungen, Aufbringen von auf der Mundschleimhaut haftenden Medikamenten usw., je Sitzung (Mu)**	**10**

Bemerkungen:
Schleimhauterkrankungen bzw. -reizungen, die durch unsachgemäße Eingliederung oder Kontrolle einer kieferorthopädischen Apparatur entstanden sind, können nicht nach Pos. 105 abgerechnet werden.
- Für die Abrechnung der Pos. 105 ist die Anwendung eines Medikamentes erforderlich.
- Bei der Abrechnung von mehr als 5 Behandlungen ist die Diagnose anzugeben.
- Die Abrechnung ist pro Sitzung nur einmal möglich, auch wenn die Behandlung im Ober- und Unterkiefer stattgefunden hat.

106	**Beseitigen scharfer Zahnkanten oder störender Prothesenränder o. ä., Ätzungen flächenhafter Milchzahn-Karies, je Sitzung (sK)**	**10**

107	**Entfernen harter Zahnbeläge, je Sitzung (Zst)**	**18**

Bemerkung: Die Zahnsteinentfernung soll in der Regel in einer Sitzung erfolgen.

116 Profil- oder En-face-Fotografie mit diagnostischer Auswertung, je Aufnahme 12

Bemerkungen:
- Die Pos. 116 kann im Verlaufe einer kieferorthopädischen Behandlung bis zu 4 x abgerechnet werden. Darüber hinausgehende Leistungen sind bei der Abrechnung zu begründen.
- Die Abrechnung setzt eine Auswertung der Fotografien (z. B. durch Einzeichnung von Referenzlinien) voraus. Diese ist im Leistungsinhalt der Pos. 116 enthalten und kann nicht getrennt berechnet werden.
- Intraorale Fotografien sind nicht nach Pos. 116 abrechenbar.
- Die Fotografien sind nach Behandlungsabschluß noch mindestens 3 Jahre aufzubewahren.

117 Zusätzliche Anwendung von Methoden zur Analyse von Kiefermodellen (dreidimensionale Analyse, grafische oder metrische Analyse, Diagramme) je 30

Bemerkungen:
- Leistungen nach Pos. 117 sind neben der Pos. 6 nicht, neben der Pos. 7 je Methode nur 1 x abrechenbar.
- Die Berechnung der Pos. 117 erfolgt je Methode, wobei sie allerdings bei Anwendung mehrerer Analysen mit ähnlichen Ergebnissen nur einmal abgerechnet werden darf.
- Das Ergebnis der Analyse ist schriftlich niederzulegen (Aufbewahrungspflicht: zusammen mit den Kiefermodellen mindestens 3 Jahre nach Behandlungsabschluß).
- Die Pos. 117 ist im Verlaufe einer kieferorthopädischen Behandlung mehrfach abrechenbar (im allgemeinen ist sie im Rahmen der Planung bzw. Umplanung einer Therapie, zur Kontrolle des Behandlungsfortschritts sowie zur Planung der Retention erforderlich).

118 Zusätzliche Anwendung von Methoden zur Untersuchung des Gesichtsschädels (kephalometrische Untersuchung und Diagramme, Tomogramme, Myogramme, Wachstumsanalysen), je Methode 45

Bemerkungen:
Haupteinsatzbereich ist die zeichnerische Analyse von Fernröntgenbildern.

- In der Regel ist für die kephalometrische Analyse einer Fernröntgenaufnahme der einmalige Ansatz der Pos. 118 ausreichend.
- Die Pos. 118 ist im Verlaufe einer kieferorthopädischen Behandlung mehrfach abrechenbar (im allgemeinen ist sie im Rahmen der Planung bzw. Umplanung einer Therapie, zur Kontrolle des Behandlungsfortschritts sowie zur Planung der Retention erforderlich).
- Auch die Auswertung einer Fernröntgenaufnahme, die von anderer Seite erstellt wurde, kann nach Pos. 118 abgerechnet werden.
- Ggf. in Zusammenhang mit der Analyse entstehende Sachkosten sind nicht zusätzlich abrechenbar.
- Die aufgezeichneten Ergebnisse sind mindestens 3 Jahre nach Behandlungsabschluß aufzubewahren.
- Die Pos. 118 ist für die Auswertung einer Fotografie nach Pos. 116 nicht anwendbar.

119 Maßnahmen zur Umformung eines Kiefers, einschl. Retention

a. einfach durchführbarer Art	**132 (11)** **
b. mittelschwer durchführbarer Art	**228 (19)**
c. schwierig durchführbarer Art	**384 (32)**
d. besonders schwierig durchführbarer Art	**588 (49)**

Die Zuordnung nach den Buchstaben a–d erfolgt, für Ober- und Unterkiefer getrennt, nach folgendem Bewertungssystem:

I Zahl der bewegten Zähne bzw. Zahngruppen:
1–2 Zähne (1 P.), 1-2 Zahngruppen (2 P.), alle Zahngruppen (3 P.)

II Größe der Bewegung: 1-2 mm (1 P.), 3-5 mm (3 P.), > 5 mm (5 P.)

III Art und Richtung der Bewegung:
günstig kippend* (1 P.), ungünstig kippend* (3 P.), körperlich (5 P.)
[* günstig kippend = transversale Erweiterung, Protrusion, Retrusion, Mesialbewegung der Seitenzähne; ungünstig = Patatinal- bzw. Distalbewegung von Seitenzähnen, Lateralbewegung von Frontzähnen, Drehung, Verlängerung und Verkürzung von Zähnen (auf direktem Wege)]

IV Verankerung: einfach (1 P.), mittelschwer (2 P.), schwierig (5 P.)

V Reaktionsweise (Alter, Konstitution, Früh-/Spätbehandlung):
sehr günstig (1 P.), gut (3 P.), ungünstig (5 P.)

a = 5-7 Punkte, b = 8-10 Punkte, c = 11-15 Punkte, d = 16 und mehr Punkte

120	**Maßnahmen zur Einstellung des Unterkiefers in den Regelbiß in sagittaler oder lateraler Richtung, einschl. Retention**	
	a. einfach durchführbarer Art	**228 (19)** **
	b. mittelschwer durchführbarer Art	**300 (25)**
	c. schwierig durchführbarer Art	**384 (32)**
	d. besonders schwierig durchführbarer Art	**588 (49)**

Die Zuordnung nach den Buchstaben a–d erfolgt nach folgendem Bewertungssystem:

I Größe der Bißverlagerung: 1-2 mm (1 P.), 1/2 Pb. (3 P.), > 1/2 - 1 Pb. (5 P.)

II Lokalisation: einseitig (1 P.), beiderseitig (3 P.)

III Richtung der durchzuführenden Bißverschiebung: mesial (1 P.), lateral (2 P.), distal (3 P.)

V Reaktionsweise (Alter, Konstitution, Früh-/Spätbehandlung): sehr günstig (1 P.), gut (3 P.), ungünstig (10 P.)

a = 4-8 Punkte, b = 9-10 Punkte, c = 11-12 Punkte, d = 13 und mehr Punkte

Anmerkung zu den Schwierigkeitsgraden a–d der Positionen *119* und *120*: Zur Zeit (Anfang 2000) wird diskutiert, die Zuordnung zu den Schwierigkeitsgraden a–d der Positionen 119 und 120 zu modifizieren bzw. präziser zu fassen und die Skalierung möglicherweise zu ändern. Eine diesbezügliche Entscheidung war zum Zeitpunkt der Fertigstellung des Manuskripts für die vorliegende 3. Auflage noch nicht gefallen.

Bemerkungen zu den Positionen *119* und *120*:

- Wenn die Berechnung der Pos. 119/120 möglich ist, können die Positionen 121–125 (mit Ausnahme der Pos. 122e) *nicht* berechnet werden.
- Die eingeklammerten Bewertungszahlen (**) gelten für die quartalsweisen **Abschlagszahlungen**.
- In der Regel werden in den ersten 12 Quartalen jeweils gleiche Abschlagszahlungen (**) abgerechnet, so daß mit Ende des 3. Behandlungsjahres die gesamte Wertsumme für die Pos. 119/120 abgerechnet wurde.
  Da dieser Gesamtwert jedoch für 16 Quartale gilt, kann eine »Verlängerung« ggf. erst nach Ablauf des 4. Jahres beantragt werden; im 13. - 16. Quartal sind die Pos. 119/120 also nicht abrechnungsfähig.
- Die **1. Abschlagszahlung** kann in dem Quartal abgerechnet werden, in dem die ersten Maßnahmen zur Herstellung eines Behandlungsgerätes erfolgen (z. B. Abdrucknahme für Platten, Konstruktionsbiß

für den Aktivator, Separieren für eine festsitzende Apparatur), hierzu zählen auch Zahnextraktionen, Separieren oder Einschleifen *in engem Zusammenhang* mit der Eingliederung eines Behandlungsgerätes.

- Für Quartale, in denen **keine kieferorthopädische Leistung** erbracht wurde, entfällt die Abrechnung der Abschlagszahlungen für die Pos. 119/120.
  In diesen Fällen verlängert sich die Gesamtbehandlungszeit entsprechend.
- Bei **vorzeitigem Behandlungsabschluß** können *alle restlichen* Abschlagszahlungen der Pos. 119 und 120, die nach **a bzw. b** bewertet wurden, im letzten Behandlungsquartal abgerechnet werden. Für die nach 119 bzw. 120 **c oder d** eingestuften Positionen entfällt diese Möglichkeit, wenn die Behandlung **vor dem 10**. Quartal beendet wurde; der Zahnarzt erhält dann für diese Positionen nur die bis dahin fällige Vergütung.
- Wird die Behandlung **abgebrochen**, erhält der Zahnarzt die bis zu diesem Zeitpunkt fällige Vergütung.
- **»Verlängerung«**
- Geht die aktive Behandlung (nicht die Überwachung der Retention) über das 4. Jahr hinaus, sind noch erforderliche Leistungen auf einem dafür vorgesehenen Formular (S. 890 und 891) zu beantragen.
  Der Antrag ist zu begründen und zeitlich zu begrenzen. Auf der Basis des aktuellen Befundes am Ende des 4. Behandlungsjahres sind die Schwierigkeitsgrade der Pos. 119/120 (a bis d) neu festzulegen.
  In der Regel wird eine niedrigere Einstufung erfolgen; trotzdem gehört die Behandlung in der Verlängerungsphase - unbeschadet der durch das Indikationsschema vorgegebenen 8-Punkte-Grenze - zur vertragszahnärztlichen Behandlung, da sich der Anspruch aus dem Erstbefund herleitet.
- Ein Verlängerungsantrag sollte nur gestellt werden, wenn eine Weiterbehandlung die reale Chance bietet, den derzeitigen Zustand nachhaltig zu verbessern.
  Auf dem Formular sollen alle in der vorgesehenen Verlängerung noch erforderlichen Leistungen aufgeführt werden, auch wenn diese bereits mit dem ursprünglichen Behandlungsplan genehmigt, jedoch noch nicht abgerechnet wurden (z. B. 126, 127, 128 u.a.).
- Die Erstellung eines Verlängerungsantrages setzt in der Regel eine Zwischendiagnostik voraus, an welche die gleichen Anforderungen gestellt werden wie beim Erstantrag.
- Die Rubrik „Sonstiges“ dient ggf. der Erläuterung der Gründe, die zu einer Behandlung über das 16. Quartal hinaus geführt haben, der Beschreibung des Befundes zum Zeitpunkt der Antragstellung sowie der Darstellung der noch geplanten therapeutischen Maßnahmen und Apparaturen.

- Auch für die Verlängerungsquartale gelten die o.g. Punktwerte (**).
- Für die Ausstellung des Verlängerungsantrags sind keine Gebühren berechnungsfähig.
- **Behandlerwechsel:**
Übernimmt ein Zahnarzt die Fortführung der Behandlung gemäß dem ursprünglichen Behandlungsplan des vorbehandelnden Kollegen (z. B. bei Umzug des Patienten) und hat der Erstbehandler bis dahin weniger als 7 Abschlagszahlungen abgerechnet, kann der zweite Behandler die restlichen Abschlagszahlungen bis zum 12. Quartal abrechnen, eine ggf. erforderliche Verlängerung jedoch erst nach Ablauf des 4. Jahres beantragen. Erfolgt die Übernahme im oder nach dem 8. Behandlungsquartal, kann ein Verlängerungsantrag erforderlichenfalls bereits nach Ablauf des 12. Behandlungsquartals gestellt werden; die »Leerquartale« entfallen.
- Auch beim Behandlerwechsel darf in dem betreffenden Quartal nur *ein* Behandler Abschlagszahlungen abrechnen, der zweite kann in diesem Fall die Pos. 122 a–d abrechnen. Die übrigen erbrachten Leistungen sowie Material- und Laborkosten können sowohl vom Erstbehandler als auch vom Zweitbehandler abgerechnet werden.
- Ein Behandlerwechsel aus »triftigem Grund« bedarf der Zustimmung der Krankenkasse.
- Zur Vermeidung von zusätzlichen Kosten hat der Erstbehandler dem Zweitbehandler die für die Fortführung der Behandlung erforderlichen Unterlagen zur Verfügung zu stellen.

Kassenwechsel während eines Abrechnungsquartals:
- Die Abschlagszahlung sowie diagnostische Leistungen, Material- und Laborkosten werden in der Regel von der Kasse übernommen, bei der am 1.Tag des Quartals ein Versicherungsverhältnis bestand. Ausnahme: Wird die 1. Abschlagszahlung in dem Quartal fällig, in dem der Behandlungsplan aufgestellt wurde, erfolgt die Abrechnung - einschließlich der diagnostischen Leistungen sowie der Material- und Laborkosten - über die Kasse, bei der der Patient am Tage der Aufstellung des Planes versichert war.
Bestand zu dieser Zeit kein Versicherungsverhältnis, ist die Kasse leistungspflichtig, bei der erstmalig danach ein Versicherungsverhältnis begründet wurde.

Meldung besonderer Vorkommnisse:
Besondere Vorkommnisse während einer kieferorthopädischen Behandlung sind der Krankenkasse gem. § 16 (4) BMV(Z) zu melden, damit diese ggf. auf die Patienten bzw. die Erziehungsberechtigten einwirken kann, im Falle eines drohenden Behandlungsabbruchs oder des Nichterreichens der therapeutischen Ziele im voraus informiert ist und der Behandler somit vor nicht gerechtfertigten Regressen geschützt wird. Diese Meldungen betreffen sowohl das Nichtbefolgen der ärztlichen Anweisungen (unzureichendes Tragen der herausnehmbaren Geräte, des Headgears etc. oder mangelhafte Mundhygiene mit erhöh-

tem Kariesrisiko - insbesondere bei festsitzenden Apparaturen [Zwangsentbänderung?]) als auch unzureichende Kontrollmöglichkeiten durch Nichteinhalten der vereinbarten Termine sowie den mehrfachen Verlust der Geräte, Zerstörung oder laufende Defekte der Apparaturen etc. Der Ersatz einer verlorengegangenen Apparatur sollte auf dem Abrechnungsformular vermerkt werden; bei wiederholtem Vorkommen ist die Krankenkasse mit gesondertem Schreiben zu informieren.

121 Maßnahmen zur Beseitigung von schädlichen Gewohnheiten und Dysfunktionen, auch beratende und belehrende Gespräche, wenn sie mit praktischen Anweisungen oder Übungen verbunden sind, je Sitzung 10

Bemerkungen:
- Die Pos. 121 ist neben den Pos. 119/120 nicht abrechnungsfähig.
- Die Abrechung einer *konfektionierten* Mundvorhofplatte erfolgt sowohl bei der Eingliederung als auch bei den Kontrollsitzungen nach Pos. 121 (+ Materialkosten).
- Eine komplexe myofunktionelle Therapie wird von den Krankenkassen in der Regel nicht als Vertragsleistung angesehen. Einzelleistungen dieser Art können jedoch nach Pos. 121 abgerechnet werden, wenn sie vor (oder nach Abschluß) einer kieferorthopädischen Behandlung erbracht werden.

122 Kieferorthopädische Verrichtung als alleinige Leistung

a.	**Kontrolle des Behandlungsverlaufs, einschl. kleiner Änderungen der Behandlungsmittel, für jede Sitzung**	**12**
b.	**Einschleifen des Gebisses, für jede Sitzung**	**12**
c.	**Vorbereitende Maßnahmen zur Herstellung von kieferorthopädischen Behandlungsmitteln, je Kiefer**	**20**
d.	**Einfügen von kieferorthopädischen Behandlungsmitteln, je Kiefer**	**20**
e.	**Maßnahmen zur Wiederherstellung von Behandlungsmitteln, je Kiefer**	**15**

Bemerkungen:

- Die Pos. 122 a–d sind nicht neben Pos. 119/120 abrechnungsfähig (sie dienen z. B. zur Abrechnung von Leistungen, die während der Urlaubszeit vertretungsweise in einer anderen Praxis erbracht wurden, oder von Kontrollsitzungen nach Eingliederung von individuell hergestellten Mundvorhofplatten, Lückenhaltern, Kopf-Kinnkappen usw., wenn diese als alleinige Leistungen außerhalb einer kieferorthopädischen Behandlung erbracht wurden.).

- Die Kontrolle im Rahmen einer sog. »Gesteuerten Extraktion« (als alleinige Leistung außerhalb einer apparativen kieferorthopädischen Behandlung) kann nach Pos. 122 a abgerechnet werden.

- Für die Abrechnung der Pos. 122 ist kein kieferorthopädischer Behandlungsplan aufzustellen.

- Die Abrechnung einer *individuell* hergestellten Mundvorhofplatte (als alleinige Leistung) nach Pos. 122d ist erlaubt (zuzüglich Mat.- und Lab.Kosten), neben den Pos. 119/120 jedoch nicht möglich. Die Kontrollen können nach Pos. 122a abgerechnet werden.

- Die Pos. 122 e ist nur bei Reparaturen von Draht- und Basisteilen abrechenbar (zuzügl. Mat.- und Lab.Kosten), nicht jedoch bei Änderung und Aktivierung von Behandlungsmitteln (die mit den Pos. 119/120 abgegolten sind).

- Für die Reparatur der Basis eines funktionskieferorthopädischen Gerätes kann die Pos. 122 e nur einmal angesetzt werden.

- Die Wiederbefestigung eines gelockerten Bandes kann nach Pos. 122 e abgerechnet werden; diese Position kann jedoch in derselben Sitzung nur einmal pro Kiefer angesetzt werden.

- Die Erneuerung von Drahtligaturen einer festsitzenden Apparatur erfüllt den Leistungsinhalt der Pos. 122 e *nicht*.

123 Offenhalten einer Lücke als alleinige Leistung 40

Bemerkungen:
- Die Pos. 123 kann nicht berechnet werden, wenn die Berechnung der Pos. 119/120 möglich ist.
- Mat.- und Lab.kosten sind gesondert abrechenbar.
- Für die Eingliederung eines Lückenhalters ist neben der Pos. 123 eine Abrechnung der Gebührenpositionen 122 a, c und d *nicht* möglich.
- Abrechnungsmöglichkeiten eines Lückenhalters:
  Band und Steg: Pos. 126 + Pos. 127 a (inkl. Mat.- und Lab.Kosten)
  konfekt. Krone und Steg: Pos. 14 + Pos. 123 (zuzügl. Mat.- und Lab.Kosten)
  Platte: Pos. 123 + Mat.- und Lab.Kosten

124 Beseitigung eines Diastema mediale nach vorherigem chirurgischen Eingriff, als alleinige Leistung 100

Bemerkungen:
- Mat.- und Lab.Kosten sind gesondert abrechenbar.
- Wenn das Schließen des Diastemas mittels herausnehmbarer oder festsitzender Apparatur durchgeführt wird, kommt in der Regel eine Abrechnung nach Pos. 119 in Frage.

125 Maßnahmen zur Einordnung eines verlagerten Zahnes in den Zahnbogen nach chirurgischer Freilegung, als alleinige Leistung 250

Bemerkungen:
- Mat.- und Lab.Kosten sind gesondert abrechenbar.
- Wenn die Einordnung mittels herausnehmbarer oder festsitzender Apparatur durchgeführt wird, kommt in der Regel eine Abrechnung nach Pos. 119 in Frage.

126 Eingliederung eines Bandes oder andere gleichwertige Leistung zur Aufnahme orthodontischer Hilfsmittel (einschl. Material- und Laborkosten) 33

Bemerkungen:
- Die Pos. 126 kann neben den Pos. 119/120 abgerechnet werden.
- Neben der Pos. 126 ist eine Berechnung von Material- und Laborkosten für Bänder oder Brackets nicht möglich.
- Pos. 126 gilt auch für Klebebrackets.
- In der Regel soll ein Zahn im Laufe einer Behandlung nur einmal bebändert/beklebt werden.
- Bei kompletter Bezahnung (einschließlich der 2. Molaren) wird die Pos. 126 im Ober- und Unterkiefer in der Regel je 14 x zu beantragen und abzurechnen sein, bei Extraktionsfällen und Nichtanlagen entsprechend weniger. Eine Überschreitung dieser Grenze ist bei verlagerten, stark rotierten oder gekippten Zähnen, bei Einfügung geklebter bzw. zementierter Retainer, Gaumennahterweiterungs- oder Herbst-Apparaturen möglich. Sie sollte auf dem Behandlungsplan beantragt und erläutert werden.
- Die Wiederbefestigung eines gelockerten Bandes kann nach Pos. 122e abgerechnet werden.
- Der Ersatz eines gelösten Brackets kann nach Pos. 126 abgerechnet werden, ein entsprechender Vermerk auf dem Abrechnungsnachweis ist ratsam.

127	**Eingliedern eines Bogens (einschließl. Material- und Laborkosten)**	
	a. Teilbogen (2 oder mehr Teilbögen je Kiefer = 1 ungeteilter Bogen)	**35**
	b. intra-extraorale Verankerung (Headgear o. ä.)	**45**
	c. ungeteilter Bogen, alle Zahngruppen umfassend	**65**

Bemerkungen:
- Die Pos. 127 kann neben den Pos. 119/120 abgerechnet werden.
- Neben der Pos. 127 ist eine Berechnung von Material- und Laborkosten für Bögen *nicht* möglich.
- Bei Eingliederung eines Headgears sind die Materialkosten für das Nackenband und die Kopfkappe zusätzlich berechenbar.
- Ein **Utility-Bogen** wird nach Pos. 127 c abgerechnet.
- Ein **3–3 Retainer** wird nach Pos. 127 a abgerechnet, die (in der Regel 2) Klebestellen nach Pos. 126.
- Ein **Lingualbogen** wird als intraorale Verankerung nach Pos. 127 b abgerechnet. Wird der überwiegende Teil der Arbeit im Labor erstellt, erfolgt die Abrechnung über Mat.- und Lab.-Kosten.
- Ein **Lipbumper** wird als intraorale Verankerung nach Pos. 127 b abgerechnet. Wird der überwiegende Teil der Arbeit im Labor erstellt, erfolgt die Abrechnung über Mat.- und Lab.-Kosten.
- Ein **Palatinalbogen (Palatal bar bzw. Nance)** wird als intraorale Verankerung nach Pos. 127 b abgerechnet. Wird der überwiegende Teil der Arbeit im Labor erstellt, erfolgt die Abrechnung über Mat.- und Lab.-Kosten.
- Eine **Quadhelix-Apparatur** kann nach Pos. 127 b abgerechnet werden. Wurde der überwiegende Teil der Arbeit im Labor erstellt, erfolgt die Abrechnung über Mat.- und Lab.-Kosten.
- Für eine **Gaumennahterweiterungs-Apparatur** wird in der Regel 4 x die Pos. 126 zuzüglich der Labor- und Materialkosten (z. B. für die Schraube und die Lötstellen) abgerechnet.
- Bei Anwendung einer **Delaire-Maske** werden die festsitzenden Bestandteile nach den entsprechenden Positionen (126, 127), alle abnehmbaren Teile (Maske, Gummizüge etc.) als Materialkosten abgerechnet, wenn dies in den Vereinbarungen der Vertragspartner (Krankenkassen und KZVen) vorgesehen ist, was nicht in allen KZV-Bereichen der Fall ist.
- Beim **Herbst-Scharnier** können die Bänder bzw. die gegossenen Elemente pro Zahn jeweils als Pos. 126 abgerechnet werden. Die zusätzliche Berechnung von Labor- und Materialkosten ist nicht möglich.
- Materialkosten für einen **Jasper-Jumper** sind nicht abrechenbar.

128 Entfernen eines Bandes 3

Bemerkungen:
- Nach Pos. 128 ist auch das Debonding abzurechnen.
- Die Pos. 128 kann neben den Pos. 119/120 abgerechnet werden.

IP Abrechnung der Individualprophylaxe

Nach den zwischen Krankenkassen und der KZBV getroffenen Vereinbarungen über Maßnahmen zur Verhütung von Zahnerkrankungen (§ 22 SGB V) haben **Versicherte, die das 6., aber noch nicht das 20. Lebensjahr vollendet haben, Anspruch auf Maßnahmen der Individualprophylaxe.**
Die Abrechnung der Positionen IP 1-IP 5 erfolgt auf dem Abrechnungsnachweis im Feld »Sonstiges«. Die Eintragung der zahnärztlichen Gesundheitsuntersuchung soll auch in einem »Bonusheft« des Patienten erfolgen. Bei Vorlage des lückenlos geführten Bonusheftes gewähren die Krankenkassen im Falle der Versorgung mit Zahnersatz und/oder Zahnkronen einen erhöhten Zuschuß.
Die Leistungen der Individualprophylaxe umfassen folgende Abrechnungspositionen:

IP 1 Mundhygienestatus 20

Der Mundhygienestatus umfaßt folgende Leistungen:
Die Beurteilung der Mundhygiene und des Zahnfleischzustandes, Festlegung und Beurteilung von Plaque-Retentionsstellen, ggf. das Einfärben der Zähne, die Erhebung geeigneter Indizes (PBI zusammen mit API oder Quigley-Hein-Index [s. Kap. 2.4, S. 113, 115]).
Die einmal gewählten Indizes sind beizubehalten.

Bemerkungen:
- Die Pos. IP 1 kann im Kalenderhalbjahr nur 1 x abgerechnet werden. (Intervall möglichst > 4 Monate).
- Die Pos. IP 1 ist neben den Pos. IP 2 und/oder IP 4 in derselben Sitzung abrechnungsfähig.
- Im Zusammenhang mit der Pos. IP 1 kann eine Beratung (Ä 1) nicht abgerechnet werden. Eine Abrechnung der Ä1 ist aber möglich, wenn die Beratung anderen als individualprophylaktischen Zwecken gedient hat (ein entsprechender Hinweis auf dem Abrechnungsnachweis ist ratsam).
- Neben der Pos. IP 1 kann eine eingehende Untersuchung (Pos. 01) entsprechend den zu dieser Nummer erlassenen Abrechnungsbestimmungen abgerechnet werden.

IP 2 Aufklärung über Krankheitsursachen und deren Vermeidung und Intensivmotivation 30

Diese Position umfaßt folgende Leistungen:
Erklärung der Entstehung von Karies und Parodontopathien sowie Hinweise für eine zahngesunde Ernährung, individuelle Erläuterungen zu krankheitsgefährdeten Gebißbereichen, zur Bedeutung der Plaque, zu den Wechselwirkungen von Plaquequalität und Zeit, Säuregrad und Zuckerkonsum. Die Auswahl von geeigneten Maßnahmen zur Verbesserung der Mundhygiene, Demonstration an Modellen, praktische Übungen von Hygienetechniken, befundbezogene Aufklärung über geeignete Hilfsmittel zur Säuberung der Interdentalräume und über die sinnvolle häusliche Anwendung von Fluoridpräparaten.

Bemerkungen:

- Die Pos. IP 2 kann in einem Zeitraum von 3 Jahren nur 1 x abgerechnet werden.
- Die Abrechnung dieser Position setzt eine Einzelunterweisung voraus.
- Der Leistung nach Pos. IP 2 soll die Erhebung eines Mundhygienestatus (IP 1) vorausgegangen sein.
- Die Pos. IP 2 ist neben den Pos. IP 1 und/oder IP 4 in derselben Sitzung abrechnungsfähig.
- Im Zusammenhang mit der Pos. IP 2 kann eine Beratung (Ä 1) *nicht* abgerechnet werden. Eine Abrechnung der Ä1 ist aber möglich, wenn die Beratung anderen als individualprophylaktischen Zwecken gedient hat (ein entsprechender Hinweis auf dem Abrechnungsnachweis ist ratsam).
- Neben der Pos. IP 2 kann eine eingehende Untersuchung (Pos. 01) entsprechend den zu dieser Nummer erlassenen Abrechnungsbestimmungen abgerechnet werden.

IP 3 Überprüfung des Übungserfolges, Remotivation 12

Die Position IP 3 umfaßt folgende Leistungen:
Unter Berücksichtigung der Meßwerte der gewählten Indizes ist eine befundbezogene Besprechung der Hygienedefizite durchzuführen. Ggf. sind weitere Hinweise zu geben, für eine zahngesunde Ernährung, geeignete Zahnputztechniken (ggf. einschließlich weiterer praktischer Unterweisungen und Übungen), die Reinigung der Interdentalräume, bestimmte Fluoridierungsmaßnahmen.

Bemerkungen:

- Die Pos. IP 3 kann innerhalb von 3 Jahren 4 x (im ersten Jahr 2 x) abgerechnet werden.
- Die Pos. IP 3 ist neben den Pos. IP 1 und/oder IP 4 in derselben Sitzung abrechnungsfähig.
- Die Abrechnung dieser Position setzt eine Einzelunterweisung voraus.
- Der Leistung nach Pos. IP 3 soll die Erhebung eines Mundhygienestatus (IP 1) vorausgegangen sein.
- Im Zusammenhang mit der Pos. IP 3 kann eine Beratung (Ä 1) *nicht* abgerechnet werden.
  Eine Abrechnung der Ä1 ist aber möglich, wenn die Beratung anderen als individualprophylaktischen Zwecken gedient hat (ein entsprechender Hinweis auf dem Abrechnungsnachweis ist ratsam).
- Neben der Pos. IP 3 kann eine eingehende Untersuchung (Pos. 01) entsprechend den zu dieser Nummer erlassenen Abrechnungsbestimmungen abgerechnet werden.

IP 4 Lokale Fluoridierung der Zähne 12

Diese Position umfaßt folgende Leistungen:
Die lokale Fluoridierung zur Zahnschmelzhärtung mit Lack, Gel o. ä. einschließlich der gründlichen Beseitigung von Zahnbelägen und der Trockenlegung der Zähne.

Bemerkungen:

- Die Pos. IP 4 kann im Kalenderhalbjahr nur 1 x abgerechnet werden. (Sie ist in regelmäßigen Abständen von ca. 6 Monaten sinnvoll). Die Nr. IP 4 kann bei Kinder mit hohem Kariesrisiko vom vollendetem 30. Lebensmonat bis zum vollendeten 6. Lebensjahr einmal je Kalenderjahr abgerechnet werden.
- Die Pos. IP 4 ist neben den Pos. IP 1, IP 2 und/oder IP 3 in derselben Sitzung abrechnungsfähig.
- Der Leistung nach Pos. IP 4 soll die Erhebung eines Mundhygienestatus (IP 1) vorausgegangen sein.
- Die lokale Fluoridierung mit Spüllösungen ist nach Pos. IP 4 *nicht* abrechenbar.
- Im Zusammenhang mit der Pos. IP 4 kann eine Beratung (Ä 1) *nicht* abgerechnet werden.
  Eine Abrechnung der Ä1 ist aber möglich, wenn die Beratung anderen als individualprophylaktischen Zwecken gedient hat (ein entsprechender Hinweis auf dem Abrechnungsnachweis ist ratsam).
- Neben der Pos. IP 4 kann eine eingehende Untersuchung (Pos. 01) entsprechend den zu dieser Nummer erlassenen Abrechnungsbestimmungen abgerechnet werden.
- Neben der Pos. IP 4 kann ggf. die Pos. 12 (absolute Trockenlegung der Zähne mittels Spanngummi) abgerechnet werden.
- Das Entfernen harter Zahnbeläge kann zusätzlich nach Nr. 107 abgerechnet werden.
- Arzneimittel zur lokalen Fluoridierung sind als Sprechstundenbedarf zu verordnen; beim Bezug dieser Mittel soll der Zahnarzt wirtschaftliche Gesichtspunkte (entspr. Packungsgröße) beachten.

IP 5 Versiegelung von kariesfreien Fissuren der bleibenden Molaren (Zähne 6 und 7) mit aushärtenden Kunststoffen, je Zahn 16

Die Position IP 5 umfaßt folgende Leistungen:
Die Fissurenversiegelung einschließlich der gründlichen Beseitigung von weichen Zahnbelägen und der Trockenlegung der Zähne.
Das Versiegelungsmaterial ist mit der Bewertung abgegolten.

Bemerkungen:

- Im Zusammenhang mit der Pos. IP 5 ist eine Beratung (Pos. Ä 1) nicht abrechnungsfähig.
  Neben der Pos. IP 5 kann jedoch eine eingehende Untersuchung (Pos. 01) entsprechend den zu dieser Nummer erlassenen Abrechnungsbestimmungen abgerechnet werden.
- Neben der Pos. IP 5 kann ggf. die Pos. 12 (absolute Trockenlegung der Zähne mittels Spanngummi) abgerechnet werden.
- Das Entfernen harter Zahnbeläge kann zusätzlich nach Pos. 107 abgerechnet werden.

Früherkennungsuntersuchungen

Der Erweiterte Bewertungsausschuß für zahnärztliche Leistungen hat gemäß § 26 SGB V beschlossen, Früherkennungsuntersuchungen für Kleinkinder vom 3. bis zum 6. Lebensjahr in die vertragszahnärztliche Versorgung einzubeziehen. Diese Leistungen (FU 1 bis FU 3) wurden in den Abschnitt „Individualprophylaxe" des BEMA eingefügt. Die Neuregelung gilt ab 1. 7. 99.

FU 1	**Zahnärztliche Früherkennungsuntersuchung eines Kindes vom 30. bis 42. Lebensmonat (bei komplettem Milchgebiß)**	**25**

FU 2	**Zahnärztliche Früherkennungsuntersuchung eines Kindes vom 49. bis zum 72. Lebensmonat**	**25**

FU 3	**Zahnärztliche Früherkennungsuntersuchung eines Kindes im 6. Lebensjahr mit hohem Kariesrisiko nach Maßgabe der Früherkennungs-Richtlinien**	**25**

1. Die zahnärztlichen Früherkennungsuntersuchungen Nrn. FU 1 bis FU 3 haben in der Regel in den festgelegten Zeiträumen zu erfolgen. Sie können nur jeweils einmal abgerechnet werden.

2. Die zahnärztlichen Früherkennungsuntersuchungen Nrn. FU 1 bis FU 3 enthalten folgende Leistungen:
- Eingehende Untersuchung zur Feststellung von Zahn-, Mund- und Kieferkrankheiten einschließlich Beratung (Inspektion der Mundhöhle)
- Einschätzung des Kariesrisikos anhand des dmft-Indexes
- Ernährungs- und Mundhygieneberatung der Erziehungsberechtigten mit dem Ziel der Keimzahlsenkung durch verringerten Konsum zuckerhaltiger Speisen und Getränke sowie verbesserte Mundhygiene
- Empfehlung und ggf. Verordnung geeigneter Fluoridierungsmittel zur Schmelzhärtung (Fluorid-Tabletten, fluoridiertes Salz, fluoridierte Zahnpasta und dergl.).

3. Neben den Nrn. FU 1 - FU 3 kann die Nr. 01 in demselben Kalenderhalbjahr nicht abgerechnet werden. Im folgenden Kalenderhalbjahr kann die Nr. 01 frühestens 4 Monate nach Erbringung der Nrn. FU 1 bis FU 3 abgerechnet werden.

4. Bei Kindern mit hohem Kariesrisiko kann die Nr. FU 3 frühestens 6 Monate nach der FU 2 abgerechnet werden.

5. Die Nr. IP 4 (lokale Fluoridierung der Zähne) kann bei Kindern mit hohem Kariesrisiko vom vollendeten 3. Lebensjahr an bis zum vollendeten 6. Lebensjahr einmal je Kalenderhalbjahr abgerechnet werden.

6. Im Zusammenhang mit den Leistungen nach den Nrn. FU 1 bis FU 3 und IP 4 kann eine Beratung nach Ä 1 nicht abgerechnet werden.

7. Die Abrechnung von Leistungen nach den Nrn. FU 1 bis FU 3 setzt die Einzeluntersuchung bzw. -unterweisung voraus.

Die Früherkennungsuntersuchungen beinhalten nicht nur Maßnahmen zur Früherkennung von Zahn-, Mund- und Kieferkrankheiten, sondern auch Maßnahmen zur Verhütung dieser Erkrankungen (Individualprophylaxe-Leistungen).
Ziel der eingehenden Untersuchungen soll die frühzeitige Erkennung und Vorbeugung von Zahn-, Mund- und Kieferkrankheiten, d. h. von Karies, Gingivitis und Kieferanomalien sein, damit die Therapie dieser Erkrankungen frühzeitig eingeleitet und ihr Fortschreiten verhindert werden kann.

Mit den Früherkennungsuntersuchungen sollen insbesondere Kinder betreut werden, die keine Einrichtungen besuchen, in denen gruppenprophylaktische Maßnahmen durchgeführt werden bzw. die ein hohes Kariesrisiko aufweisen und nicht bereits in ein anderweitiges Intensivprogramm eingebunden sind.

Die zahnärztlichen Früherkennungsuntersuchungen sind auf die ärztlichen Kinder-Früherkennungsuntersuchungen abzustimmen. Sie sollen die Basis- und Intensivprophylaxe im Rahmen der Gruppenprophylaxe ergänzen. Der Zahnarzt soll vor Beginn der Untersuchungen abklären, welche Maßnahmen das Kind im Rahmen der Gruppenprophylaxe in Anspruch nimmt und seine Tätigkeiten darauf abstimmen.

Grundsätzlich werden für Kinder 2 zahnärztliche Früherkennungsuntersuchungen durchgeführt:

Die 1. Untersuchung (FU 1) erfolgt im 3. Lebensjahr nach Durchbruch aller Milchzähne (in der Regel im Alter von $2^1/_2$ - $3^1/_2$ Jahren). Eine Untersuchung vor diesem Zeitpunkt ist zwar nicht ausgeschlossen, eine Abrechnung ist aber nur möglich, wenn ein komplettes Milchgebiß vorhanden ist. Andernfalls kommt nur die Abrechnung einer eingehenden Untersuchung (Nr. 01) in Betracht.

Die 2. Untersuchung (FU 2) findet in der Regel im Alter von 4 - 6 Jahren statt. In den Zwischenräumen können eingehende Untersuchungen (Nr. 01) erbracht und abgerechnet werden (nicht im selben Halbjahr wie die Nrn. FU 1 bzw. FU 2 und im Mindestabstand von 4 Monaten zu diesen).

Bei Abrechnung der Nr. FU 3 ist zu beachten, daß ein hohes Kariesrisiko anzunehmen ist, wenn folgende dmft-Indexwerte registriert werden:

im Alter von 3 Jahren > 0,
4 Jahren > 2,
5 Jahren > 4,
6 Jahren > 5.

Für Kinder mit hohem Kariesrisiko ist ab dem 30. Lebensmonat die kariesprophylaktische Anwendung von Fluoridlack indiziert. Lokale Fluoridanwendungen sollen bei diesen Kindern in regelmäßigen Abständen einmal je Kalenderhalbjahr vorgenommen werden.
Soweit kariöse Defekte festgestellt werden, sind diese vorrangig zu sanieren.

Bei der Empfehlung von Fluoridierungsmaßnahmen soll der Zahnarzt im Gespräch mit den Erziehungsberechtigten abklären, ob und ggf. welche Maßnahmen im Rahmen der Gruppenprophylaxe durchgeführt worden sind, um mögliche Überdosierungen zu vermeiden.

K 1–K 9
Zur Behandlung von Erkrankungen der Kiefergelenke werden Aufbißbehelfe eingefügt und kontrolliert, die vom Zahnarzt nach den Positionen K 1 bis K 9 abgerechnet werden.

Grundsätzlich können diese Behandlungen auch vom Kieferorthopäden durchgeführt werden; in Fällen, in denen die Gelenkerkrankung durch eine Zahnstellungs- oder Kieferanomalie hervorgerufen sein könnte bzw. eine Chance besteht, durch eine Korrektur derselben die Gelenksituation zu verbessern, ist der Kieferorthopäde sogar in erster Linie angesprochen.

Maßnahmen dieser Art *während einer laufenden kieferorthopädischen Behandlung* können vom Kieferorthopäden im allgemeinen nicht zusätzlich zu den Pos. 119/120 abgerechnet werden, es sei denn, sie dienten anderen als kieferorthopädischen Zwecken; die Material- und Laborkosten zur Herstellung von Modellen und Aufbißbehelfen sind jedoch in diesem Zeitraum auf jeden Fall abrechenbar.

Maßnahmen nach den Pos. K 1 bis K 9, die *vor Einleitung* der kieferorthopädischen Behandlung durchgeführt werden, können vom Kieferorthopäden nach diesen Nummern abgerechnet werden.
Da die Abrechnung in den einzelnen KZVen unterschiedlich geregelt ist, sollten die jeweiligen Bestimmungen bei der zuständigen KZV erfragt werden.
Material- und Laborkosten sind zusätzlich zu den Pos. K 1–K 9 abrechnungsfähig.

K 1 Eingliedern eines Aufbißbehelfs zur Unterbrechung der Okklusionskontakte mit adjustierter Oberfläche 140

Bemerkung: Im zeitlichen Zusammenhang ist nur eine der Pos. K 1–K 3 abrechenbar.

K 2 Eingliedern eines Aufbißbehelfs zur Unterbrechung der Okklusionskontakte ohne adjustierte Oberfläche 60

Bemerkung: Im zeitlichen Zusammenhang ist nur eine der Pos. K 1–K 3 abrechenbar.

K 3 Umarbeitung einer vorhandenen Prothese zum Aufbißbehelf zur Unterbrechung der Okklusionskontakte mit adjustierter Oberfläche 80

Bemerkung: Im zeitlichen Zusammenhang ist nur eine der Pos. K 1–K 3 abrechenbar.

K 4 Semipermanente Schienung unter Anwendung der Ätztechnik, je Interdentalraum 15

K 5 Eingliedern einer abnehmbaren Dauerschiene 120

Bemerkung:
In Einzelfällen - insbesondere bei Erwachsenen - kann im Anschluß an eine kieferorthopädische Behandlung zur Sicherung des Behandlungsresultats die Eingliederung einer Dauerschiene im oberen und/oder unteren Zahnbogen erforderlich sein.

K 6 Wiederherstellung und/oder Unterfütterung eines Aufbißbehelfs 40

Bemerkung: Je Sitzung ist nur eine der Pos. K 6–K 9 abrechenbar.

K 7 Kontrollbehandlung, ggf. mit einfachen Korrekturen des Aufbißbehelfs oder der Schienung 6

Bemerkung: Je Sitzung ist nur eine der Pos. K 6–K 9 abrechenbar.

K 8 Kontrollbehandlung mit Einschleifen des Aufbißbehelfs oder der Schienung (subtraktive Methode) 12

Bemerkung: Je Sitzung ist nur eine der Pos. K 6–K 9 abrechenbar.

K 9 Kontrollbehandlung mit Aufbau einer neuen adjustierten Oberfläche (additive Methode) 35

Bemerkung: Je Sitzung ist nur eine der Pos. K 6–K 9 abrechenbar.

Röntgenleistungen

Bemerkungen zu *allen* Röntgenpositionen:

- Enthalten sind alle Kosten, ausgenommen Versand- und Portokosten, mit abgegolten sind auch die Beurteilung und schriftl. Befunddokumentation.
- Erfolgen die Röntgenaufnahmen an verschiedenen Tagen, sind die Daten auf dem Abrechnungsnachweis einzutragen.
- Vor einer Röntgenuntersuchung ist nach früheren Röntgenuntersuchungen bzw. Schwangerschaft zu fragen (Aufzeichnungspflicht nach § 29 Röntgenverordnung).
- Aufzeichnungspflicht besteht ferner über: Zeitpunkt, Art und Objekt der Untersuchung sowie der Daten über die jeweilige Strahlenbelastung.
- Die Aufbewahrungspflicht für Aufzeichnungen und Röntgenbilder beträgt 10 Jahre.
- Die Gebührennummern sind der Gebührenordnung für Ärzte (GOÄ) aus dem Jahre 1965 entnommen, da diese für den zahnärztlichen Bereich im BEMA bis zu einer Neuregelung zunächst weiter gültig ist.

Ä 925 Röntgendiagnostik der Zähne

a. bis 2 Aufnahmen (Rö 2)	**8**
b. bis 5 Aufnahmen (Rö 5)	**20**
c. bis 8 Aufnahmen (Rö 8)	**35**
d. Status bei mehr als 8 Aufnahmen (Stat)	**48**

Bemerkungen:
- Die Staffelung nach a–d bezieht sich auf die in einer Sitzung angefertigten Aufnahmen.
  (Wenn Zähne an verschiedenen Tagen aufgenommen wurden, sind die Daten auf dem Abrechnungsnachweis anzugeben).
- 3 Zähne sind möglichst auf einer Aufnahme zu erfassen.
- Bei nicht ausreichender Diagnosesicherung ist eine zweite Aufnahme dieser Region in derselben oder einer folgenden Sitzung statthaft, die aber nur abgerechnet werden darf, wenn eine fehlerhafte Aufnahmetechnik nicht der Grund für die Wiederholung war.
- Bißflügelaufnahmen (BF) nach 925 a oder b abrechnen.

Ä 928 a Röntgenaufnahme der Hand **30**

Bemerkungen:
- Indikationsabgrenzung (siehe z. B. Kap. 3.9, S. 241 ff.) beachten! (Von Gutachterseite wird die Aufnahme insbesondere bei Gaumennahterweiterung (?), Bißumstellungen [Progenie, Unterkieferrücklage], bei skelettal offenem Biß, bei massiven Abweichungen zwischen dentalem und chronologischem Alter (?) sowie in chirurgischen Fällen zwischen dem 16. und 20. Lebensjahr empfohlen).
- Eine Wiederholung ist im allgemeinen nur bei längerer Behandlungszeit angezeigt.

Ä 934 Aufnahme des Schädels

a.	**eine Aufnahme (auch Fernröntgenaufnahme)**	**28**
b.	**2 Aufnahmen**	**40**
c.	**mehr als 2 Aufnahmen**	**54**

Bemerkungen:

- Die Indikation für die Anfertigung eines Fernröntgen-Seitenbildes ist in der Regel vor jeder kieferorthopädischen Behandlung, während der Therapie zur fortlaufenden Diagnostik (vor allem bei Umstellung der Therapie) sowie zur Planung der Retention gegeben.
  In diesem Sinne setzt die Anfertigung eine anschließende metrische Analyse (Pos. 118) voraus.
- Die Anfertigung anderer Schädelröntgenbilder (z. B. einer p. a. - Aufnahme) ist nur in besonderen Fällen indiziert (z. B. bei Schädelasymmetrien, Frakturen, syndromalen Wachstumsstörungen, erheblichen transversalen Diskrepanzen zwischen Schädel- und Kieferform etc.).

Ä 935 Teilaufnahmen des Schädels (auch in Spezialprojektion), auch Nebenhöhlen, Unterkiefer, Panoramaaufnahme der Zähne eines Kiefers bzw. der Zähne des Ober- und Unterkiefers einer Seite

a.	**eine Aufnahme**	**24**
b.	**2 Aufnahmen**	**34**
c.	**mehr als 2 Aufnahmen**	**44**
d.	**Orthopantomogramm sowie Panoramaaufnahmen oder Halbseitenaufnahmen aller Zähne des Ober- und Unterkiefers**	**48**

Bemerkungen:

- Die Pos. 935 a–c kommen z. B. zur Abrechnung von Kiefergelenkaufnahmen in Frage.
- Das Orthopantomogramm (Pos. 935 d) schließt die gleichzeitige Anfertigung eines Röntgenstatus (Pos. 925 d) aus, die ergänzende Herstellung und Abrechnung von Einzelaufnahmen zur Diagnosesicherung ist jedoch erlaubt. Ergänzende Kiefergelenkaufnahmen sind zu begründen.

A 2 Privatpatienten - Private Krankenversicherung - Beihilfe (GOZ)

Die Liquidation kieferorthopädischer Leistungen bei Privatpatienten, d.h. Versicherten einer Privaten Krankenversicherung (PKV), Beihilfeberechtigten und Selbstzahlern, erfolgt nach der Gebührenordnung für Zahnärzte (GOZ) vom 22.10.87 (gültig ab 1.1.88) sowie für einige, in der GOZ nicht enthaltene Leistungen nach der Gebührenordnung für Ärzte (GOÄ) vom 18. 12. 1995.

Im Rahmen der Berechnung der Leistungen sind eine Reihe allgemeiner Bestimmungen zu beachten, u. a.:

Eine zentrale Vorschrift der GOZ findet sich in § 1 (2):
„Vergütungen darf der Zahnarzt für Leistungen berechnen, die nach den Regeln der zahnärztlichen Kunst für eine notwendige Versorgung erforderlich sind."

§ 2 (GOZ): »(1) Durch Vereinbarung kann eine von dieser Verordnung abweichende Höhe der Vergütung festgelegt werden.
(2) Eine Vereinbarung nach Absatz 1 zwischen Zahnarzt und Zahlungspflichtigem ist vor Erbringung der Leistung des Zahnarztes in einem Schriftstück zu treffen. Dieses muß die Feststellung enthalten, daß eine Erstattung der Vergütung durch Erstattungsstellen möglicherweise nicht in vollem Umfang gewährleistet ist. Weitere Erklärungen darf die Vereinbarung nicht enthalten. Der Zahnarzt hat dem Zahlungspflichtigen einen Abdruck der Vereinbarung auszuhändigen.«

Bemerkungen:
- Abweichende Honorarvereinbarungen sollten sich auf Ausnahmefälle beschränken und den Besonderheiten des Einzelfalls gerecht werden.

- Auch bei einer abweichenden Vereinbarung muß der Grundsatz der Angemessenheit einer Honorarforderung im Einzelfall gewahrt bleiben, was die Verwendung schematischer Texte mit vorgedruckten Gebühren- und Steigerungssätzen ausschließt.

- Der Verordnungsgeber führt in der amtlichen Begründung einige Beispiele an:
  - wenn bei besonders schwierigem Krankheitsbild (z. B. nach vorausgegangenen unzulänglichen Behandlungen) eine in üblicher Zeit und mit normalen Mitteln nicht zu erbringende Leistung notwendig ist,
  - bei weit überdurchschnittlicher Qualität und Präzision der zahnärztlichen Leistung und einem darauf abgestellten Praxisaufwand,
  - wenn der Patient über das notwendige Maß hinaus eine besonders anspruchsvolle Leistung verlangt und dafür eine Vergütung oberhalb des Gebührenrahmens zu zahlen bereit ist.
    (Anmerkung: Im Rahmen einer kieferorthopädischen Behandlung kann dies z. B. bei der sehr zeitaufwendigen Lingualtechnik in Frage kommen.)

- Auch im Falle einer abweichenden Honorarvereinbarung besteht für die Überschreitung des Regelgrenzwertes (d.h. des 2,3-fachen, bei Röntgenleistungen des 1,8-fachen Satzes) eine Begründungspflicht.

Zu beachten ist, daß die GOÄ in der Fassung vom 18. 12. 95, die für einige, in der GOZ nicht aufgeführten Leistungen (z. B. Beratungen, Röntgen) anzuwenden ist, in ihrem § 2 eine Reihe von Bestimmungen enthält, die sich von denen der GOZ unterscheiden. So ist der Abschluß abweichender Vereinbarungen für Leistungen, die in der Regel nicht vom Behandler selbst erbracht werden (z. B. Röntgen), nicht zulässig.

§ 4 (3) GOZ: »Mit den Gebühren sind die Praxiskosten einschließlich der Kosten für Füllungsmaterial, für den Sprechstundenbedarf sowie für die Anwendung von Instrumenten und Apparaten abgegolten, soweit nicht im Gebührenverzeichnis etwas anderes bestimmt ist. ...«

Bemerkungen:
- Das verwendete Abformmaterial ist gesondert zu berechnen (s. GOZ: Abschnitt A, Allgemeine Bestimmungen, Ziffer 2).

- Ferner sind als Materialkosten berechnungsfähig:
  konfektionierte Krone, Headgear, Nackenband, Sicherheitsverschlüsse für Headgear, Kopfkappe, Kinnkappe, Gesichtsmaske, Gummizüge

§ 4 (4) GOZ: »Kosten, die nach Absatz 3 mit den Gebühren abgegolten sind, dürfen nicht gesondert in Rechnung gestellt werden.«

§ 5 GOZ: »(1) Die Höhe der einzelnen Gebühr bemißt sich nach dem Einfachen bis Dreieinhalbfachen des Gebührensatzes.....
(2) Innerhalb des Gebührenrahmens sind die Gebühren unter Berücksichtigung der Schwierigkeit und des Zeitaufwandes der einzelnen Leistung sowie der Umstände bei der Ausführung nach billigem Bemessen zu bestimmen. Die Schwierigkeit der einzelnen Leistung kann auch durch die Schwierigkeit des Krankheitsfalls begründet sein. Bemessungskriterien, die bereits in der Leistungsbeschreibung berücksichtigt worden sind, haben hierbei außer Betracht zu bleiben. In der Regel darf eine Gebühr nur zwischen dem Einfachen und dem 2,3-fachen des Gebührensatzes bemessen werden; ein Überschreiten des 2,3-fachen des Gebührensatzes ist nur zulässig, wenn Besonderheiten der in Satz 1 genannten Bemessungskriterien dies rechtfertigen.«

Bemerkungen:
- Als »Regelfall« werden in der amtlichen Begründung solche Leistungen bezeichnet, die in Schwierigkeit und Zeitaufwand dem durchschnittlichen Normalfall entsprechen. Auch innerhalb der Regelspanne wird eine abgestufte Gebührenbemessung gefordert. Die durchgängige Berechnung des »Regelgrenzwertes« ist nicht zulässig.

- Als Regelgrenzwert für die zahnärztlichen Leistungen ist der 2.3-fache Satz, als Höchstsatz der 3,5-fache Satz der GOZ anzusehen. Für Röntgenleistungen, die aus der GOÄ entnommen werden, beträgt der Regelgrenzwert 1,8, der Höchstsatz 2,5.

- Eine Überschreitung des Regelgrenzwertes ist in jedem Fall zu begründen.

- Für den Bereich der Kieferorthopädie ist die Bestimmung von großer Bedeutung, daß bei der Festlegung des Steigerungssatzes solche Kriterien außer Betracht bleiben müssen, die bereits in der Leistungsbeschreibung berücksichtigt wurden. Da in der Leistungsbeschreibung der Kernpositionen für die kieferorthopädische Behandlung (603 - 608) der Umfang der Umformung, die Zahl der bewegten Zähne, das Ausmaß, die Art und die Richtung - d.h. die Schwierigkeit und der zeitliche Aufwand - der erforderlichen Zahnbewegungen sowie die Problematik der Verankerung als Bemessungskriterien aufgeführt werden, scheiden diese Kriterien bei der Begründung der Überschreitung des Regelgrenzwertes aus.
  Die Überschreitung des 2,3-fachen Satzes kommt aber beispielsweise in Frage, wenn in einem Quartal unvorhersehbare, zeitaufwendige Reparaturmaßnahmen an der festsitzenden Apparatur notwendig wurden, mehrfach außerplanmäßige Kontrolltermine erforderlich waren u.ä.

Eine Überschreitung des Regelgrenzwertes kann beispielsweise auch in Fällen gerechtfertigt sein, in denen

- die Abdrucknahme durch ungünstige anatomische Verhältnisse oder Brechreiz erschwert wurde,
- die Bebänderung durch umfangreichen Speichelfluß erschwert wurde,
- das Kleben von Brackets auf keramikverblendeten Kronen einen erhöhten Aufwand erforderte u.v.m.

§ 6 (2) GOZ: »Selbständige zahnärztliche Leistungen, die erst nach Inkrafttreten dieser Gebührenordnung auf Grund wissenschaftlicher Erkenntnisse entwickelt werden, können entsprechend einer nach Art, Kosten- und Zeitaufwand gleichwertigen Leistung der GOZ berechnet werden.«

§ 9 GOZ: »Neben den für die einzelnen zahnärztlichen Leistungen vorgesehenen Gebühren können als Auslagen die dem Zahnarzt tatsächlich entstandenen angemessenen Kosten für zahntechnische Leistungen berechnet werden, soweit diese Kosten nicht nach den Bestimmungen des Gebührenverzeichnisses mit den Gebühren abgegolten sind.«

Bemerkungen:
- Erfolgt die Anfertigung einer kieferorthopädischen Apparatur o.ä. im praxiseigenen Labor, wird sich die Laborrechnung für Privatpatienten in der Regel an den ortsüblichen Preislisten der gewerblichen Laboratorien orientieren. Zum Vergleich können auch die Preislisten herangezogen werden, die für Versicherte der Krankenkassen vertraglich vereinbart wurden.

§ 10 (2) GOZ: »Die Rechnung muß insbesondere enthalten:

1. das Datum der Erbringung der Leistung,
2. bei Gebühren die Nummer und die Bezeichnung der einzelnen berechneten Leistung einschließlich einer verständlichen Bezeichnung des behandelten Zahnes sowie den jeweiligen Betrag und den Steigerungssatz,...

5. bei Ersatz von Auslagen nach § 9 den Betrag und die Art der einzelnen Auslagen....
6. bei nach dem Gebührenverzeichnis gesondert berechnungsfähigen Kosten Art, Menge und Preis verwendeter Materialien.«
§ 10 (3) GOZ: »Überschreitet die berechnete Gebühr nach Absatz 2 Nr. 2 das 2,3-fache des Gebührensatzes, ist dies schriftlich zu begründen. Auf Verlangen ist die Begründung näher zu erläutern. Die Bezeichnung der Leistung nach Absatz 2 Nr. 2 kann entfallen, wenn der Rechnung eine Zusammenstellung beigefügt ist, der die Bezeichnung für die abgerechnete Leistungsnummer entnommen werden kann (s. Formblatt im Anhang, S. 866).
Bei Auslagen nach Absatz 2 Nr. 5 ist der Beleg oder ein sonstiger Nachweis beizufügen (s. Formblatt, S. 895 o. ä.). *Wurden zahntechnische Leistungen in Auftrag gegeben, ist eine den Anforderungen des Absatz 2 Nr. 5 entsprechende Rechnung des Dentallabors beizufügen; insoweit genügt es, in der Rechnung des Zahnarztes den Gesamtbetrag für diese Leistung anzugeben. Leistungen, die auf Verlangen erbracht worden sind (§ 1 Abs. 2 Satz 2 und § 2 Abs. 3), sind als solche zu bezeichnen.«*

§ 10 (4): »Wird eine Leistung nach § 6 Abs. 2 berechnet, ist die entsprechend bewertete Leistung für den Zahlungspflichtigen verständlich zu beschreiben und mit dem Hinweis »entsprechend« sowie der Nummer und der Bezeichnung der als gleichwertig erachteten Leistung zu versehen.«

Für den Bereich der Kieferorthopädie kommen im allgemeinen folgende Leistungspositionen der GOZ bzw. GOÄ in Frage:

(In der Aufstellung sind die jeweiligen Punktzahlen angegeben; die z. Zt. gültigen Gebühren [Einfachsatz] sind der Zusammenstellung auf S. 869, 870 zu entnehmen [Stand 1. 1. 2000]):

Nummer	Leistung	Punktzahl
GOÄ 1	**Beratung - auch mittels Fernsprecher**	**80**

Bemerkungen:
- Eine Beratungsgebühr nach Pos. GOÄ 1 darf im Behandlungsfall nur einmal zusammen mit einer Gebühr für eine Leistung nach der GOZ bzw. GOÄ berechnet werden.
- *Während* einer kfo. Behandlung kann die Pos. GOÄ 1 berechnet werden, wenn die Beratung anderen als kieferorthopädischen Zwecken diente (z. B. Mundhygiene, Zahnpflege, Ernährung, Atmung).
- Im Zusammenhang mit den Pos. 100 und 101 der GOZ kann die Pos. GOÄ 1 *nicht* berechnet werden.

GOÄ 2 **Ausstellung von Wiederholungsrezepten und/oder Überweisungen und/oder Übermittlung von Befunden oder ärztlichen Anordnungen - auch mittels Fernsprecher durch die Arzthelferin und/oder Messung von Körperzuständen (z. B. Blutdruck, Temperatur) ohne Beratung, bei einer Inanspruchnahme des Arztes** **30**

Bemerkungen :

- Die Leistung nach GOÄ 2 dient zur Inrechnungstellung von fachlichen Auskünften durch die Zahnarzthelferin (in der Praxis oder telefonisch) und darf nicht zusammen mit anderen Gebühren berechnet werden.
- Terminvereinbarungen können *nicht* nach Pos.2 berechnet werden.
- Mehrmalige Berechnung an einem Tag ist bei Angabe der Uhrzeit möglich.
- Der 2,5-fache Gebührensatz darf nicht überschritten werden; die Überschreitung des 1,8-fachen Satzes ist zu begründen. Eine Abdingung über den 2,5-fachen Satz ist nicht zulässig.

GOÄ 3 **Eingehende, das gewöhnliche Maß übersteigende Beratung auch mittels Fernsprecher. Die Leistung nach Nummer 3 (Dauer mindestens 10 Minuten) ist nur berechnungsfähig als einzige Leistung oder in Zusammenhang mit einer Untersuchung nach Nummern 5, 6, 7, 8, Ä 800 oder Ä 801. Eine mehr als einmalige Berechnung im Behandlungsfall bedarf einer besonderen Begründung.** **150**

Bemerkungen :

- Die eingehende Beratung unterscheidet sich von der Beratung (GOÄ 1) durch Intensität und Dauer (> 10 Minuten).
- Neben der Pos. Ä 3 kann zusätzlich die Pos. GOZ 001(eingehende Untersuchung) bzw. GOZ 800 (Befundaufnahme im stomatognathen System) oder die Pos. GOÄ 5 bzw. 6 berechnet werden.
- Im Zusammenhang mit den Positionen 100 und 101 der GOZ kann die Pos. GOÄ 3 *nicht* berechnet werden. Eine Beratung nach den Pos. GOÄ 1 oder 3 ist jedoch berechnungsfähig, wenn Sie anderen als karies- und parodontalprophylaktischen Zwecken diente und die vorgesehenen Mindestzeiten nicht unterschritten wurden.
- Eine mehrmalige Berechnung an einem Tag ist bei Begründung und Angabe der Uhrzeit im Ausnahmefall zulässig. (Denkbar bei *nochmaliger* Besprechung auf Wunsch des Patienten, nach Röntgendiagnostik, mit Bezugsperson, Dolmetscher, Unfall etc.)

GOÄ 4 Erhebung der Fremdanamnese über einen Kranken und/oder Unterweisung und Führung der Bezugsperson(en) - in Zusammenhang mit der Behandlung eines Kranken. Die Leistung nach Nummer 4 ist im Behandlungsfall einmal berechnungsfähig. 220

Bemerkungen :

- Die Leistung nach GOÄ 4 darf im Behandlungsfall nur einmal berechnet werden.
  Sie kommt z. B. bei Befragung der Erziehungsberechtigten (Anamneseerhebung) vor Einleitung einer kieferorthopädischen Behandlung in Frage und kann zusammen mit anderen Gebühren (GOZ 001, GOÄ 5 oder 6) berechnet werden.

GOÄ 5 Symptombezogene Untersuchung
Die Leistung nach Nummer 5 ist neben den Leistungen nach den Nummern 6 bis 8 nicht berechnungsfähig 80

Bemerkungen :

- Im Vergleich zu der Pos. GOÄ 6, welche eine vollständige Untersuchung des stomatognathen Systems erfordert, kommt die Pos. 5 z. B. bei einer auf eine Region (Zahn, Parodontium) begrenzten Untersuchung in Frage.
- Im Zusammenhang mit der Position GOÄ 5 können die Pos. GOZ 001 oder 800 für zahnmedizinische Untersuchungen sowie die GOÄ-Positionen 6-8 *nicht* berechnet werden.
- Eine Berechnung der GOÄ Pos. 5 ist neben einer Beratung (GOÄ 1 bzw. GOÄ 3) einmal je Behandlungsfall berechnungsfähig.

GOÄ 6 Vollständige körperliche Untersuchung mindestens eines der folgenden Organsysteme:
... das stomatognathe System ...
- ggf. einschließlich Dokumentation.
Die vollständige körperliche Untersuchung eines Organsystems nach der Leistung nach Nummer 6 beinhaltet insbesondere: beim dem stomatognathen System: Inspektion der Mundhöhle, Inspektion und Palpation der Zunge und beider Kiefergelenke sowie vollständiger Zahnstatus 100

Bemerkungen :

- Leistungen nach Position GOÄ 6 können *anstelle* der Pos. GOZ 001 berechnet werden, jedoch *nicht* neben derselben oder neben den Pos. GOÄ 5 oder GOZ 800.
- Eine Berechnung der GOÄ Pos. 6 ist neben einer Beratung (GOÄ 1 bzw. GOÄ 3) berechnungsfähig.

K 1 Zuschlag zu Untersuchungen nach Nummer 5, 6, 7 oder 8 bei Kindern bis zum vollendeten 4. Lebensjahr 120

Bemerkungen :

- Im Bereich der Kieferorthopädie kommt dieser Zuschlag bei der Untersuchung von Kleinkindern (GOÄ 5, GOÄ 6 oder GOZ 001) in Frage.
- Zuschläge nach dem Buchstaben K 1 dürfen nur mit dem einfachen Gebührensatz und - unabhängig von der Anzahl und Kombination der erbrachten Leistungen - je Inanspruchnahme des Arztes nur *einmal* berechnet werden.
- Die Zuschläge sind in der Rechnung unmittelbar im Anschluß an die zugrundeliegende Leistung aufzuführen.
- Eine Berechnung des Zuschlags K 1 ist neben einer Beratung (GOÄ 1 bzw. GOÄ 3) und/oder einer Anamneseerhebung (GOÄ 4) möglich.

Grundsätzliche Bemerkungen zu den folgenden Positionen 50, 60, 70, 75, 80, 85, 95 und 96 der GOÄ:

Die Berechnung von Leistungen des Zahnarztes erfolgt weitgehend nach der GOZ. Einige Leistungen (z. B. Beratungen, Arztbriefe, Röntgen) sind jedoch in der GOZ nicht enthalten und daher unter Anwendung der GOÄ in Rechnung zu stellen.

Die z. Zt. gültige GOZ stammt aus dem Jahre 1987 und enthält Verweise auf die damals gültige GOÄ (vom 12. 11. 82), die mit Wirkung vom 1. 1. 96 neu gefaßt wurde. Diese Neuordnung bringt es mit sich, daß Gebührenpositionen der neuen GOÄ nicht mehr den alten Leistungen entsprechen bzw. anderen Abschnitten zugeordnet wurden. Bis zu einer Anpassung der GOZ an die neue GOÄ sollten daher dem Zahnarzt alle von Änderungen betroffenen Positionen aus den Gebührenabschnitten offenstehen, die seine Arbeit betreffen. Dies betrifft u. a. die Gebührenabschnitte B IV–B VI.

GOÄ 50 Besuch *(eines Patienten)* einschließlich Beratung und symptombezogene Untersuchung. Die Leistung nach Nummer 50 darf anstelle oder neben einer Leistung nach den Nummern 45 oder 46 *(Visiten im Krankenhaus)* nicht berechnet werden. Neben der Leistung nach Nummer 50 sind die Leistungen nach den Nummern 1, 5, 48 und/oder 52 nicht berechnungsfähig — 320

Bemerkungen :

- Im Bereich der Kieferorthopädie kann diese Position z.B. beim erforderlichen (Konsiliar-) Besuch eines stationären Patienten mit festsitzender Apparatur oder Lippen-Kiefer-Gaumenspalte in Frage kommen.
- Eine Berechnung der Position GOÄ 50 ist neben einer Untersuchung (GOÄ 6 oder GOZ 001) möglich.
- Zusätzlich zur Pos. GOÄ 50 kann ggf. ein Wegegeld nach § 8 GOÄ in Rechnung gestellt werden. Dieses beträgt (am Tage) für einen Besuch innerhalb eines Radius um die Praxisstelle des Arztes: bis 2 km= DM 7.-, bis 5 km= DM 13.-, bis 10 km= DM 20.- und > 10 km= DM 30.-.
- Neben der Pos. GOÄ 50 kann ggf. ferner ein Zuschlag E = Zuschlag für dringend angeforderte und unverzüglich erfolgte Ausführung berechnet werden (160 Punkte = DM 18,24). Dieser Zuschlag ist nur mit dem einfachen Gebührensatz berechnungsfähig.
- Neben der Pos. GOÄ 50 kann ggf. bei Kleinkindern ein Zuschlag K 2 (Zuschlag zu den Leistungen nach den Nummern 45, 46, 48, 50, 51, 55 oder 56 bei Kindern bis zum vollendeten 4. Lebensjahr) berechnet werden (120 Punkte = DM 13,68). Dieser Zuschlag ist nur mit dem einfachen Gebührensatz berechnungsfähig.

GOÄ 60 Konsiliarische Erörterung zwischen zwei oder mehr liquidationsberechtigten Ärzten, für jeden Arzt.
Die Leistung nach Nummer 60 darf nur berechnet werden, wenn sich der liquidierende Arzt zuvor oder in unmittelbarem zeitlichen Zusammenhang mit der konsiliarischen Erörterung persönlich mit dem Patienten und dessen Erkrankung befaßt hat.
Die Leistung nach Nummer 60 darf auch dann berechnet werden, wenn die Erörterung zwischen einem liquidationsberechtigten Arzt und dem ständigen persönlichen Vertreter eines anderen liquidationsberechtigten Arztes erfolgt.
Die Leistung nach Nummer 60 ist nicht berechnungsfähig, wenn die Ärzte Mitglieder derselben Krankenhausabteilung oder derselben Gemeinschaftspraxis oder einer Praxisgemeinschaft von Ärzten gleicher oder ähnlicher Fachrichtung (z. B. praktischer Arzt und Allgemeinarzt, Internist und praktischer Arzt) sind. Sie ist nicht berechnungsfähig für routinemäßige Besprechungen (z. B. Röntgenbesprechung, Klinik- oder Abteilungskonferenz, Team- oder Mitarbeiterbesprechung, Patientenübergabe) 120

Bemerkungen :
- Die Position GOÄ 60 ist bei einer persönlichen und/oder telefonischen Besprechung zweier Zahnärzte/Ärzte über einen gemeinsamen Patienten berechnungsfähig.
- Im Bereich der Kieferorthopädie kann diese Position z. B. bei einer erforderlichen konsiliarischen Erörterung einer kombiniert kieferchirurgisch-kieferorthopädischen Therapie, der Behandlung von Lippen-Kiefer-Gaumenspalten, einer präprothetischen kieferorthopädischen Behandlung, der interdisziplinären Therapie von Patienten mit Myo-Arthropathien etc. in Frage kommen.
- Eine Berechnung der Position GOÄ 60 ist nur dem Zahnarzt/Arzt möglich, der den Patienten persönlich gesehen (untersucht/behandelt) hat.

GOÄ 70 Kurze Bescheinigung oder kurzes Zeugnis, Arbeitsunfähigkeitsbescheinigung. 40

Bemerkungen :
- Im Bereich der Kieferorthopädie kann diese Position z.B.für die schriftliche Bestätigung eines Praxisbesuchs, das Ausstellen eines Bonushefts auf Wunsch von Privatpatienten, die Bescheinigung über verwendete Materialien (Legierungen, Kunststoffe etc.) für Allergologen oder Dermatologen in Frage kommen.

GOÄ 75 Ausführlicher schriftlicher Krankheits- und Befundbericht (einschließlich Angaben zur Anamnese, zu dem(n) Befund(en), zur epikritischen Bewertung und gegebenenfalls zur Therapie)
Die Befundmitteilung oder der einfache Befundbericht ist mit der Gebühr für die zugrundeliegende Leistung abgegolten. 130

Bemerkungen :
- Die Position GOÄ 75 ersetzt die Pos. Ä 15 der früheren Gebührenordnung (Brief ärztlichen Inhalts).
- Eine Berechnung kommt z. B. in Frage, wenn auf Anforderung von Versicherungen / Beihilfestellen usw. eine ausführliche schriftliche Erläuterung (z. B. zum Befund, zur Therapieplanung, zur Überschreitung des Regelgrenzwertes etc.) erfolgt. Zusätzlich sind hierbei ggf. Portokosten, Auslagen für das Kopieren von Röntgenaufnahmen, für Duplikatmodelle etc. berechnungsfähig.

GOÄ 80 Schriftliche gutachterliche Äußerung 300

Bemerkungen :
- Gutachterliche Stellungnahmen werden üblicherweise auf Anforderung von Gerichten, Zahnärztekammern, Versicherungen etc., nicht aber auf Anforderung von Patienten abgegeben.
- Eine gutachterliche Äußerung kann nicht von dem behandelnden Zahnarzt abgegeben werden. Ausführliche schriftliche Erläuterungen zum Befund, zur eigenen Therapieplanung etc. können nach Pos. GOÄ 75 berechnet werden.
- Zusätzlich zur Pos. GOÄ 80 sind Schreibgebühren nach den Pos. 95 und 96 berechnungsfähig.

GOÄ 85 Schriftliche gutachterliche Äußerung mit einem das gewöhnliche Maß übersteigenden Aufwand – gegebenenfalls mit wissenschaftlicher Begründung – je angefangene Stunde Arbeitszeit 500

Bemerkungen :
- Gutachterliche Stellungnahmen werden üblicherweise auf Anforderung von Gerichten, Zahnärztekammern, Versicherungen etc., nicht aber auf Anforderung von Patienten abgegeben.
- Eine gutachterliche Äußerung kann nicht von dem behandelnden Zahnarzt abgegeben werden. Ausführliche schriftliche Erläuterungen zum Befund, zur eigenen Therapieplanung etc. können nach Pos. GOÄ 75 berechnet werden.
- Zusätzlich zur Pos. GOÄ 85 sind Schreibgebühren nach den Pos. 95 und 96 berechnungsfähig.

GOÄ 95	**Schreibgebühr, je angefangene DIN A4-Seite**	**60**
GOÄ 96	**Schreibgebühr, je Kopie**	**3**

Schreibgebühren nach den Nummern 95 und 96 sind nur neben den Leistungen nach den Nummern 80, 85 und 90 und nur mit dem einfachen Gebührensatz berechnungsfähig.

GOZ 001	**Eingehende Untersuchung zur Feststellung von Zahn-, Mund- und Kiefererkrankungen einschließlich Erhebung des Parodontalbefundes sowie Aufzeichnung des Befundes**	**100**

Bemerkungen:

- Neben der Pos. 001 kann die Pos. Ä1 berechnet werden.
- Neben der Pos. 001 kann die Pos. Ä 3 berechnet werden, wenn sich an die *eingehende* Untersuchung eine *eingehende, mindestens 10 Minuten dauernde* Beratung angeschlossen hat.
- Neben der Pos. 001 ist die Pos. 619 (beratendes und belehrendes Geprräch mit Anweisungen zur Beseitigung schädlicher Gewohnheiten und Dysfunktionen) in derselben Sitzung *nicht* berechnungsfähig.

GOZ 004 Aufstellung eines schriftlichen Heil- und Kostenplans bei kieferorthopädischer Behandlung nach Befundaufnahme und Ausarbeitung einer Behandlungsplanung 250

Bemerkungen:
- Die Erstellung einer Behandlungsplanung und die Übersendung eines schriftlichen Behandlungsplanes (Gestaltungsvorschlag s. S. 889) soll vor *jeder* kieferorthopädischen Behandlung erfolgen.
- Der Heil- und Kostenplan sollte folgende Informationen enthalten:
  - Darstellung des kieferorthopädischen Befundes
  - Kurzer Hinweis auf die Gründe für die Durchführung der geplanten Maßnahmen
  - Hinweise auf die Notwendigkeit einer guten Mitarbeit des Patienten sowie die Schwierigkeiten, die voraussichtliche Behandlungszeit und den Behandlungsumfang (und damit das Honorar) im voraus exakt und bindend festzulegen
  - Angaben über die geplanten therapeutischen Maßnahmen, einschließlich des Hinweises auf eine ggf. vorgesehene - oder bei unzureichender Reaktion notwendig werdende - Reduzierung der Zahnzahl sowie die vorgesehenen Apparatesysteme
  - Angabe der voraussichtlichen Behandlungsdauer
  - Die voraussichtlich im Laufe der Behandlung anfallenden Positionen der GOZ und GOÄ, wenn möglich unter Angabe der vorgesehenen Steigerungssätze **
    (** die exakte Festlegung der Steigerungssätze ist vor Behandlungsbeginn kaum möglich, da während der mehrjährigen Therapie unvorhersehbare Probleme auftreten können, die erst bei der Erstellung der Zwischenrechnungen bekannt sind und dann entsprechend berücksichtigt werden. Aus den genannten Gründen wird der Heil- und Kostenplan selten eine exakte Honorarsumme enthalten sondern lediglich einen Kostenrahmen angeben können.
    Eine spezifizierte Berechnung der erbrachten Leistungen erfolgt in der Regel quartalsweise.
    Auch die voraussichtlichen Material- und Laborkosten lassen sich im voraus nur näherungsweise angeben.)
  - Hinweis, daß die Übersicht der voraussichtlich anfallenden Leistungen nur für einen begrenzten Zeitraum gilt und daß ggf. eine Ergänzung des Kostenplanes erforderlich werden kann.
- Schreibgebühren und Portoauslagen sind nicht berechenbar.

GOZ 005 Abformung eines Kiefers für ein Situationsmodell, auch Teilabformung, einschl. Auswertung zur Diagnose oder Planung 120

Bemerkungen:
- In der Pos. 005 sind Mat.- und Lab.Kosten nicht enthalten. Das Abformmaterial sowie die Laborkosten für die Herstellung und Bearbeitung der Modelle sind zusätzlich zu berechnen.
- Kiefermodelle sind mindestens 3 Jahre nach Behandlungsabschluß aufzubewahren.

GOZ 006 Abformung beider Kiefer für Situationsmodelle und einfache Bißfixierung einschl. Auswertung zur Diagnose oder Planung 260

Bemerkungen:
- Dient die Abdrucknahme nicht nur der Herstellung von Arbeitsmodellen, sondern wird auch eine Auswertung derselben vorgenommen, ist die Pos. 601 ggf. zusätzlich zu berechnen.
- In der Pos. 006 sind Mat.- und Lab.Kosten *nicht* enthalten. Das Abformmaterial sowie die Laborkosten für die Herstellung und Bearbeitung der Modelle sind zusätzlich zu berechnen.
- Kiefermodelle sind mindestens 3 Jahre nach Behandlungsabschluß aufzubewahren.

GOZ 007 Vitalitätsprüfung eines Zahnes oder mehrerer Zähne einschließlich Vergleichstest 50

GOZ 008 Intraorale Oberflächenanästhesie, je Kieferhälfte oder Frontzahnbereich 30

Prophylaktische Leistungen:
Allgemeine Bestimmung:
Prophylaktische Leistungen sind nur bei Einzelunterweisung (Individualprophylaxe) berechnungsfähig; bei Gruppenunterweisung (Gruppenprophylaxe) sind sie nicht berechnungsfähig.

GOZ 100 Erstellung eines Mundhygienestatus und eingehende Unterweisung zur Vorbeugung gegen Karies und parodontale Erkrankungen, Dauer mindestens 25 Minuten 200

Bemerkungen:
- Die Pos. 100 kann innerhalb eines Jahres nur 1 x berechnet werden.
- Der Mundhygienestatus ist - z. B. durch geeignete Indizes - zu dokumentieren.
- Im Zusammenhang mit der Pos. 100 können die Pos. Ä 1 bzw. 3 nicht berechnet werden. Eine Beratung nach den Pos. GOÄ 1 oder 3 ist jedoch berechnungsfähig, wenn Sie anderen als karies- und parodontalprophylaktischen Zwecken diente und die vorgesehenen Mindestzeiten nicht unterschritten wurden.
- Die sich häufig anschließende Zahnreinigung kann nach Pos. 405 berechnet werden.
- In der Regel sollte die Pos. 100 von den Beihilfestellen als prophylaktische Maßnahme bei Patienten bis zum vollendeten 21. Lebensjahr, beim Vorliegen einer Parodontalerkrankung als therapeutische Leistung unter Angabe der Diagnose ohne Altersbegrenzung als beihilfefähig anerkannt werden.

GOZ 101 Kontrolle des Übungserfolgs einschließlich weiterer Unterweisung, Dauer mindestens 15 Minuten 100

Die Leistung nach der Nummer 100 ist innerhalb eines Jahres einmal, die Leistung nach der Nummer 101 innerhalb eines Jahres dreimal berechnungsfähig. Die Leistungen umfassen die Erhebung von Mundhygieneindizes, das Anfärben der Zähne, die praktische Unterweisung mit individuellen Übungen und die Motivation des Patienten.
Im Zusammenhang mit Leistungen nach den Nummern 100 und 101 sind eine Leistung nach der Nummer 001 und Beratungen nach der GOÄ nicht berechnungsfähig.

Bemerkungen:
- Die Pos. 101 kann innerthalb eines Jahres 3 x berechnet werden.
- Der Mundhygienestatus ist - z. B. durch geeignete Indizes - zu dokumentieren.
- Im Zusammenhang mit der Pos. 101 können die Pos. GOÄ 1 oder 3 *nicht* berechnet werden.
  Eine Beratung nach den Pos. GOÄ 1 oder 3 ist jedoch berechnungsfähig, wenn Sie anderen als karies- und parodontalprophylaktischen Zwecken diente und die vorgesehenen Mindestzeiten nicht unterschritten wurden.
- Die sich häufig anschließende Zahnreinigung kann nach Pos. 405 berechnet werden.
- In der Regel sollte die Pos. 101 von den Beihilfestellen als prophylaktische Maßnahme bei Patienten bis zum vollendeten 21. Lebensjahr, beim Vorliegen einer Parodontalerkrankung als therapeutische Leistung unter Angabe der Diagnose ohne Altersbegrenzung als beihilfefähig anerkannt werden.

GOZ 102 Lokale Fluoridierung mit Lack oder Gel als Maßnahme zur Verbesserung der Zahnhartsubstanz, je Sitzung 50

Die Leistung nach der Nummer 102 ist innerhalb eines Jahres höchstens dreimal berechnungsfähig.

Bemerkungen:
- Die Verwendung von Fluorid-Spüllösungen erfüllen die Voraussetzungen nach Pos. 102 *nicht.*
- Neben der Pos. 102 kann ggf. die Pos. 204 (Trockenlegung der Zähne mittels Spanngummi) berechnet werden.
- Materialkosten für Fluoridierungsmittel und Applikatoren (z. B. konfektionierte Löffel) können *nicht* zusätzlich in Rechnung gestellt werden. Ist die Anfertigung individueller Löffel erforderlich, sind die Laborkosten zusätzlich berechnungsfähig.

In der Regel sollte die Pos. 102 von den Beihilfestellen als prophylaktische Maßnahme bei Patienten bis zum vollendeten 21. Lebensjahr als beihilfefähig anerkannt werden.

GOZ 200 Versiegelung von kariesfreien Zahnfissuren mit aushärtenden Kunststoffen, je Zahn 90

Bemerkungen:
- Eine Fissurenversiegelung ist insbesondere bei Kindern und Jugendlichen indiziert.
- Neben der Pos. 200 kann ggf. die Pos. 204 (absolute Trockenlegung der Zähne mittels Spanngummi) berechnet werden.
- In der Regel sollte die Pos. 200 von den Beihilfestellen als prophylaktische Maßnahme bei Patienten bis zum vollendeten 21. Lebensjahr als beihilfefähig anerkannt werden.

GOZ 203 Besondere Maßnahmen beim Präparieren oder Füllen von Kavitäten (z. B. Separieren, Beseitigen störenden Zahnfleisches, Stillung einer übermäßigen Papillenblutung), je Kieferhälfte oder Frontzahnbereich 65

Bemerkungen:
- Die Berechnung der Position 203 in Zusammenhang mit dem Separieren vor der Bebänderung wird in einem Kommentar als nicht statthaft angesehen. Die Berechtigung zur Anwendung dieser Position läßt sich jedoch daraus ableiten, daß das Separieren eine eigenständige Leistung darstellt, die im allgemeinen in einer anderen Sitzung erfolgt als das Setzen des Bandes. Außerdem ist der Leistungsinhalt der Pos. 612 (Eingliedern eines Bandes) in geeigneten Fällen auch ohne Separieren zu erfüllen.
  Ferner wird die gleiche Maßnahme, nämlich das Separieren von Zähnen mit einer Messingligatur, Separierfeder o. ä., auch zur Lösung von Kontaktpunkten bei Halbretention oder Durchbruchstörungen von Zähnen durchgeführt, ohne daß der Separation einer Bebänderung folgen muß - was die Eigenständigkeit der Leistung belegt.
- Erforderliche Materialien (z. B. Messingligaturen, Separiergummis etc.) sind im Leistungsansatz enthalten.

GOZ 204 Anlegen von Spanngummi, je Kieferhälfte oder Frontzahnbereich 65

Bemerkungen:
- Für den Ansatz der Gebühr zählt der Bereich der behandelten Zähne, nicht der überspannte Kieferbereich.
- Die erforderlichen Materialien sind im Leistungsansatz enthalten.

GOZ 225 Eingliederung einer konfektionierten Krone in der pädiatrischen Zahnheilkunde
Die Kosten für die konfektionierte Krone sind gesondert berechnungsfähig **210**

Bemerkungen:
- Die Anwendung der Pos. 225 kommt in der Regel für die Versorgung von Milchzähnen, in Ausnahmefällen auch zur temporären Versorgung permanenter Zähne in Frage.
- Wird die konfektionierte Krone in Zusammenhang mit einem festsitzenden Lückenhalter verwendet, sind zusätzlich noch die Pos. 624 (Offenhalten einer Lücke) sowie die Materialkosten berechnungsfähig.

GOZ 402 Lokalbehandlung von Mundschleimhauterkrankungen, je Sitzung **45**

GOZ 403 Beseitigung von scharfer Zahnkanten, störenden Prothesenrändern und Fremdreizen am Parodontium, je Kieferhälfte oder Fronzahnbereich **35**

GOZ 404 Beseitigung grober Vorkontakte der Okklusion und Artikulation durch Einschleifen des natürlichen Gebisses oder bereits vorhandenen Zahnersatzes, je Sitzung **45**

Bemerkung:
- Für das systematische Einschleifen im Rahmen einer Funktionstherapie ist die Pos. 810 zu berechnen.

GOZ 405 Entfernung harter und weicher Zahnbeläge, einschließlich Polieren, je Zahn **10,9**

Bemerkung: Die Zahnsteinentfernung soll in der Regel in einer Sitzung erfolgen.

GOZ 406 Kontrolle nach Entfernung harter und weicher Zahnbeläge mit Nachreinigung einschließlich Polieren, je Zahn **6,4**

GOZ 600 Profil- oder Enfacefotografie einschließlich kieferorthopädischer Auswertung 80

Bemerkungen:
- In der Regel sind Fotografien als diagnostische Maßnahme im Verlaufe einer kieferorthopädischen Behandlung je 2x erforderlich; in besonderen Fällen (z. B. Langzeittherapie, chirurgische Kieferorthopädie) auch öfter.
- Die Berechnung setzt eine Auswertung der Fotografien (z. B. durch Einzeichnung von Referenzlinien) voraus. Diese ist im Leistungsinhalt der Pos. 600 enthalten und kann nicht getrennt berechnet werden.
- Intraorale Fotografien sind nach Pos. 600 *nicht* berechenbar.
- Die Fotografien sind nach Behandlungsabschluß noch mindestens 3 Jahre aufzubewahren.

GOZ 601 Anwendung von Methoden zur Analyse von Kiefermodellen (dreidimensionale, grafische oder metrische Analysen, Diagramme) 180

Bemerkungen:
- Die Berechnung der Pos. 601 erfolgt je Methode, wobei sie allerdings bei Anwendung mehrerer Analysen mit ähnlichen Ergebnissen nur einmal berechnet werden darf.
- Durch Anwendung eines unterschiedlichen Steigerungssatzes lassen sich Unterschiede in Zeitbedarf und Schwierigkeit der einzelnen Methoden leistungsgerecht bewerten.
- Das Ergebnis der Analyse ist schriftlich niederzulegen (Aufbewahrungspflicht: zusammen mit den Kiefermodellen mindestens 3 Jahre nach Behandlungsabschluß).
- Die Pos. 601 ist im Verlaufe einer kieferorthopädischen Behandlung mehrfach berechenbar (im allgemeinen ist sie im Rahmen der Planung bzw. Umplanung einer Therapie, zur Kontrolle des Behandlungsfortschritts, ggf. zur Planung neuer Behandlungsgeräte sowie zur Planung der Retention erforderlich).

GOZ 602 Anwendung von Methoden zur Untersuchung des Gesichtsschädels (zeichnerische Auswertung von Röntgenaufnahmen des Schädels, Wachstumsanalysen) 360

Bemerkungen:
- In der Regel ist für die kephalometrische Analyse einer Fernröntgenaufnahme der einmalige Ansatz der Pos. 602 ausreichend; dies gilt vor allem, wenn die Anwendung unterschiedlicher Auswertungsmethoden zum gleichen Ergebnis führt.
- Durch Anwendung eines unterschiedlichen Steigerungssatzes lassen sich Unterschiede in Zeitbedarf und Schwierigkeit der einzelnen Methoden leistungsgerecht bewerten.
- Die Pos. 602 ist im Verlaufe einer kieferorthopädischen Behandlung mehrfach berechenbar (im allgemeinen ist sie im Rahmen der Planung bzw. Umplanung einer Therapie, zur Kontrolle des Behandlungsfortschritts sowie zur Planung der Retention erforderlich).
- Auch die Auswertung einer Fernröntgenaufnahme, die von anderer Seite erstellt wurde, kann nach Pos. 602 berechnet werden.
- Ggf. in Zusammenhang mit der Analyse entstehende Sachkosten sind *nicht* zusätzlich berechenbar.
- Die aufgezeichneten Ergebnisse sind mindestens 3 Jahre nach Behandlungsabschluß aufzubewahren.

GOZ 603-605 Maßnahmen zur Umformung eines Kiefers, einschl. Retention

603	**geringer Umfang**	**1350**
604	**mittlerer Umfang**	**2100**
605	**hoher Umfang**	**3600**

Bei Maßnahmen von mittlerem Umfang nach der Nummer 604 müssen mindestens 3, bei Maßnahmen von hohem Umfang mindestens 4 der Kriterien nach den Buchstaben a–e erfüllt sein:

a.) Zahl der bewegten Zahngruppen: 2 und mehr Zahngruppen,

b.) Ausmaß der Zahnbewegung: mehr als 2 mm,

c.) Art der Zahnbewegung: körperlich mehr als 2 mm, kontrollierte Wurzelbewegung, direkte Veränderung der Bißhöhe, Zahndrehung mehr als 30 Grad,

d.) Richtung der Zahnbewegung: entgegen der Wanderungstendenz,

e.) Verankerung: mit zusätzlichen intra- oder extraoralen Maßnahmen.

GOZ 606–608 Maßnahmen zur Einstellung der Kiefer in den Regelbiß während der Wachstumsphase einschließlich Retention

606	**geringer Umfang**	**1800**
607	**mittlerer Umfang**	**2600**
608	**hoher Umfang**	**3600**

Bei Maßnahmen von mittlerem Umfang muß mindestens ein Kriterium nach den Buchstaben a–c, bei Maßnahmen von hohem Umfang mindestens zwei der Kriterien erfüllt sein:

a.) Ausmaß der Bißverschiebung: mehr als 4 mm,

b.) Richtung der durchzuführenden Bißverschiebung, Unterkiefer relativ zum Oberkiefer: dorsal,

c.) skelettale Bedingungen: ungünstige Wachstumsvoraussetzungen.

Die Leistungen nach den Positionen 603 bis 608 umfassen alle im Behandlungsplan festgelegten Maßnahmen innerhalb eines Zeitraumes von bis zu 4 Jahren.

Neben den Leistungen nach den Nummern 603 bis 608 sind Leistungen nach den Nummern 619 bis 626 nicht berechnungsfähig.

Bemerkungen zu den Positionen *603-608*:

- Entsprechend der Einschätzung des Behandlungsumfangs auf der Basis der vor Einleitung der kieferorthopädischen Maßnahmen angefertigten diagnostischen Unterlagen sowie der in der GOZ festgelegten Beurteilungskriterien erfolgt eine Zuordnung zu den Pos. 603-608.
  Für die Pos. 603-605 erfolgt die Ermittlung für den Ober- und den Unterkiefer getrennt.
- Die Gebühren gelten für die kieferorthopädischen Behandlungsmaßnahmen von maximal 4 Jahren.
- In der Regel werden die Gebühren - entsprechend der voraussichtlichen Behandlungszeit - in gleichmäßige Teilbeträge (Abschlagszahlungen) aufgeteilt und vierteljährlich in Rechnung gestellt.
  Wird beispielsweise mit einer Behandlungszeit von 3 Jahren gerechnet, werden in den 12 Quartalen jeweils 1/12 der Gebühren der Pos. 603-605 berechnet, so daß der Gesamtbetrag mit der 12. Teilrechnung erreicht wird.

  Wird die Behandlungszeit vor Einleitung der Therapie z. B. nur mit 2 Jahren veranschlagt, werden quartalsweise Abschlagszahlungen in Höhe von jeweils 1/8 der Gebühren der Pos. 603-605 berechnet, so daß der Gesamtbetrag mit der 8. Teilrechnung erreicht wird usw.
  Im jeweils verbleibenden Zeitraum bis zur Beendigung des 4. Behandlungsjahres können dann die Pos. 603-608 *nicht* berechnet werden. Eine Ergänzung des Behandlungsplanes ist diesbezüglich erst nach Ablauf des 4. Jahres möglich.
- Wird die Behandlung in dem im Behandlungsplan vorgesehenen Umfang durchgeführt und vor Ablauf der veranschlagten Frist abgeschlossen, können *die restlichen* Abschläge im letzten Behandlungsquartal in Rechnung gestellt werden.
  Für die Restzahlung kann dann der durchschnittliche Steigerungssatz der vorangegangenen Teilzahlungen bzw. ein dem Behandlungsumfang und der Schwierigkeit angemessener, ggf. reduzierter Steigerungssatz gelten.

  Wird nur ein Teil der veranschlagten Maßnahmen durchgeführt, steht dem Behandler nur eine Vergütung der erbrachten Leistungen zu. Sinngemäß ist bei Behandlungsabbruch zu verfahren.
- **»Verlängerung«**
- Geht die aktive Behandlung (nicht die Überwachung der Retention) über das 4. Jahr hinaus, ist eine Ergänzung des Kostenplanes (s. Gestaltungsvorschlag S. 892) oder die Erstellung eines neuen Heil- und Kostenplanes möglich. Die Ergänzung (bzw. der neue Plan) sollte den Zahlungspflichtigen - wie der erste Heil- und Kostenplan - in schriftlicher Form zugehen.
  Aus der Ergänzung sollten zumindest die noch erforderlichen Leistungen, die voraussichtliche Behandlungszeit und der sich aus den Gebührenpositionen sowie den Material- und Laborkosten ergebende Kostenrahmen ersichtlich sein.
- Auf der Basis des aktuellen Befundes am Ende des 4. Behandlungsjahres sind die Gebührenpositionen 603-608 neu festzulegen.

GOZ 609 Maßnahmen zur Einstellung der Okklusion durch alveolären Ausgleich bei abgeschlossener Wachstumsphase einschließlich Retention 700

Bemerkungen zur Pos. 609:

- Während die Korrektur der Kieferlagen während der Wachstumsphase nach den Pos. 606-608 berechnet wird, ist eine Anwendung dieser Positionen beim Erwachsenen nicht möglich.
  Hier kommt die Pos. 609 zum Tragen, die davon ausgeht, daß nach Abschluß des Wachstums eine Okklusionskorrektur nur mittels dentoalveolärer Bewegungen möglich ist.
- Für die Pos. 609 enthält die GOZ - abweichend zu den Pos. 603 - 608 - keine Angaben über eine zeitliche Limitierung. Die in Relation zu den übrigen, die kieferorthopädische Therapie betreffenden Positionen der GOZ trotz häufig vergleichbaren Arbeitsaufwandes sehr niedrige Bewertung der Pos. 609 hat zu Unklarheiten geführt, ob diese Position nur einmal berechnungsfähig ist (wie der offiziöse Kommentar angibt) oder ob sie mehrfach - z. B. jeweils in dem Quartal, in dem dentoalveoläre Maßnahmen zur Okklusionseinstellung durchgeführt werden (z. B. Anwendung von Klasse II- oder Klasse III-Gummizügen) - berechnet werden darf.
  Bei Novellierung der GOZ erscheint eine Präzisierung dringend geboten.

GOZ 610 Eingliederung eines Klebebrackets zur Aufnahme orthodontischer Hilfsmittel 165

Bemerkungen:

- Die Pos. 610 kann neben den Pos. 603-609 berechnet werden.
- In der Regel soll ein Zahn im Laufe einer Behandlung nur einmal mit einem Bracket versehen werden; der Ersatz eines gelösten Brackets kann jedoch nach Pos. 610 berechnet werden, ein entsprechender Vermerk auf der Rechnung ist zu erwägen, jedoch nicht vorgeschrieben. Das Kleben eines zweiten Brackets auf demselben Zahn kann beispielsweise auch erforderlich werden, wenn ein (lingualer) 3-3-Retainer zur Retention eingefügt wird, oder wenn die Bracketposition im Laufe der Behandlung korrigiert werden muß, weil die korrekte Positionierung infolge dystopischer Zahnstellung (z. B. Torsion) anfänglich nicht zu realisieren war, usw.
- Neben der Pos. 610 ist eine Berechnung von Material- und Laborkosten für die Brackets nicht möglich.
  Bezüglich der Verwendung von kostenaufwendigen Keramikbrackets bestehen zwischen den Kommentatoren divergierende Meinungen; der offiziöse Kommentar geht davon aus, daß eine Kostendeckung nur über einen - mit dem Patienten schriftlich zu vereinbarenden - höheren Steigerungssatz möglich ist. Die Möglichkeit, derartige Mehrkosten über Auslagen nach § 3 GOZ mit dem Patienten zu verrechnen oder für die gesamten Leistungen nach Pos. 610 eine abweichende Vereinbarung nach § 2 GOZ zu treffen, bleibt offen.

GOZ 611 Entfernung eines Klebebrackets einschließlich Polieren und ggf. Versiegelung des Zahnes **70**

Bemerkungen:
- Das Reinigen und Polieren eines Zahnes nach der Bracketentfernung sowie ggf. seine Versiegelung ist in der Vergütung der Pos. 611 enthalten und kann *nicht* zusätzlich berechnet werden.
- Ist in diesem Zusammenhang eine Fluoridierung mit Lack oder Gel indiziert, so ist diese unter Beachtung der Leistungsbeschreibung nach Pos. 102 zusätzlich berechnungsfähig.

GOZ 612 Eingliederung eines Bandes zur Aufnahme orthodontischer Hilfsmittel **230**

Bemerkungen:
- Die Pos. 612 kann neben den Pos. 603-609 berechnet werden.
- Neben der Pos. 612 ist eine Berechnung von Material- und Laborkosten für die Bänder nicht möglich; dies gilt jedoch nur für die Bänder, nicht für Kosten, die zur Herstellung weitergehender festsitzender Apparaturen anfallen (s. auch Pos. 615).
- In der Regel soll ein Zahn im Laufe einer Behandlung nur einmal bebändert werden; der Ersatz bzw. die Rezementierung eines gelösten Bandes kann jedoch nach Pos. 612 berechnet werden, ein entsprechender Vermerk auf der Rechnung ist zu erwägen, jedoch nicht vorgeschrieben.
  Ist das ursprüngliche Band ohne zeitaufwendige Rekonturierung wieder zu verwenden, sollten die eingesparten Materialkosten bei der Festlegung des Steigerungssatzes berücksichtigt werden.

GOZ 613 Entfernung eines Bandes einschließlich Polieren und ggf. Versiegelung des Zahnes **20**

Bemerkungen:
- Das Reinigen und Polieren eines Zahnes nach der Bandentfernung sowie ggf. seine Versiegelung ist in der Vergütung der Pos. 613 enthalten und kann nicht zusätzlich berechnet werden.
- Ist in diesem Zusammenhang eine Fluoridierung mit Lack oder Gel indiziert, so ist diese unter Beachtung der Leistungsbeschreibung nach Pos. 102 zusätzlich berechnungsfähig.

In den Leistungen nach den Nummern 610 bis 615 sind die Material- und Laborkosten enthalten.
Die Kosten für die eingegliederten Hilfsmittel nach den Nummern 616 und 617 sind gesondert berechnungsfähig.

GOZ 614 Eingliedern eines Teilbogens 210

Bemerkungen:
- Der Steigerungssatz ergibt sich aus dem Zeitaufwand und den Schwierigkeiten einer individuellen Bogengestaltung.
- Die Pos. 614 kann neben den Pos. 603–609 berechnet werden.
- Neben der Pos. 614 ist eine Berechnung von Material- und Laborkosten für Bögen nicht möglich.
  Die Wiedereingliederung eines defekten Teilbogens nach Wiederherstellung seiner Funktionstüchtigkeit ist nach Pos. 614 berechnungsfähig, nicht jedoch seine Aktivierung, Einstellung oder Kontrolle.

- Ein **Utility-Bogen** wird als Vollbogen nach Pos. 615 berechnet.
- Ein **3–3 Retainer** wird nach Pos. 614 berechnet, die (in der Regel 2) Klebestellen nach Pos. 610.
- Ein **Lingualbogen** wird als intraorale Verankerung nach Pos. **616** berechnet. Wurde der überwiegende Teil der Arbeit im Labor erstellt, kann die Berechnung über Mat.- und Lab.Kosten erfolgen.
- Ein **Lipbumper** wird als intraorale Verankerung nach Pos. 616 berechnet. Wurde der überwiegende Teil der Arbeit im Labor erstellt, kann die Berechnung über Mat.- und Lab.Kosten erfolgen.
- Ein **Palatinalbogen (Palatal bar oder Nance)** wird als intraorale Verankerung nach Pos. **616** berechnet. Wurde der überwiegende Teil der Arbeit im Labor erstellt, kann die Berechnung auch (ausschließlich) über Mat.- und Lab.Kosten erfolgen.
- Der Steg eines festsitzenden **Lückenhalters** kann nach Pos. 614 berechnet werden.
- Für eine **Quadhelix-Apparatur** kann neben den Pos. 612 für die Bänder die Pos. **616** berechnet werden. Wurde der überwiegende Teil der Arbeit im Labor erstellt, können anstelle der Pos. 616 die Mat.- und Lab.Kosten berechnet werden.
- Für eine **Gaumennahterweiterungs-Apparatur** wird in der Regel 4 x die Pos. 612 zuzüglich der Labor- und Materialkosten (z. B. für die Schraube und die Lötstellen) berechnet.
- Bei Anwendung einer **Delaire-Maske** werden die festsitzenden Bestandteile nach den entsprechenden Positionen (612, 614, 615), alle abnehmbaren Teile (Maske, Gummizüge etc.) als Materialkosten berechnet.

GOZ 615 Eingliedern eines Vollbogens 500

Bemerkungen:
- Der Steigerungssatz ergibt sich aus dem Zeitaufwand und den Schwierigkeiten einer individuellen Bogengestaltung.
- Die Pos. 615 kann neben den Pos. 603–609 berechnet werden.
- Die Wiedereingliederung eines defekten Vollbogens nach Wiederherstellung seiner Funktionstüchtigkeit ist nach Pos. 615 berechnungsfähig, nicht jedoch seine Aktivierung, Einstellung oder Kontrolle.
- Neben der Pos. 615 ist eine Berechnung von Material- und Laborkosten für Bögen *nicht* möglich.

GOZ 616 Eingliederung einer intra-extraoralen Verankerung (z. B. Headgear) 370

Bemerkung:
- Material- und Laborkosten (z. B. für Headgear [inkl. Nackenband, Kopfkappe, Sicherheitsverschlüsse, Gummizüge], Delaire-Maske usw.) sind zusätzlich berechenbar.

GOZ 617 Eingliederung einer Kopf-Kinn-Kappe 500

Bemerkung:
- Material- und Laborkosten (für die Kopfkappe, die konfektionierte Kinnkappe bzw. die Laborkosten für eine individuell gefertigte Kinnkappe, für Gummizüge etc.) sind zusätzlich berechenbar.

GOZ 618 Maßnahmen zur Wiederherstellung der Funktionsfähigkeit und/oder Erweiterung von herausnehmbaren Behandlungsgeräten einschließlich Abformung und Wiedereinfügen, je Kiefer und je Sitzung einmal berechnungsfähig 270

Bemerkungen:
- Die Kosten für die Abdrucknahme sind *nicht* gesondert berechnungsfähig; die Kosten für das Abformmaterial sowie die mit der Reparatur verbundenen Laborkosten sind hingegen zusätzlich zu berechnen.
- Die Pos. 618 ist nur bei Reparatur von Draht- und Basisteilen herausnehmbarer Geräte, nicht jedoch für die Aktivierung von Schrauben und Bewegungselementen berechnungsfähig.
- Eine Berechnung von Wiederhestellungsmaßnahmen festsitzender Apparaturen nach Pos. 618 ist *nicht* zulässig.

GOZ 619 Beratendes und belehrendes Gespräch mit Anweisungen zur Beseitigung von schädlichen Gewohnheiten und Dysfunktionen 140

Neben der Leistung nach der Nummer 619 ist eine Leistung nach der Nummer 001 in derselben Sitzung nicht berechnungsfähig

Bemerkung:

- Die Pos. 619 ist neben den Pos. 603-608 *nicht* berechnungsfähig.

GOZ 620 Eingliedern von Hilfsmitteln zur Beseitigung von Funktionsstörungen (z. B. Mundvorhofplatte) einschl. Anweisung zum Gebrauch und Kontrollen 450

Bemerkungen:

- Ob die Kosten für eine konfektionierte Mundvorhofplatte mit der Gebühr nach Pos. 620 abgegolten sind, wird in den Kommentaren unterschiedlich beurteilt - im Grunde genommen sind sie den allgemeinen Praxiskosten nicht zuzurechnen, können also zusätzlich berechnet werden; die Laborkosten für die Herstellung einer individuellen Vorhofplatte sind auf jeden Fall zusätzlich berechnungsfähig.
- Die Pos. 620 ist neben den Pos. 603-608 *nicht* berechnungsfähig.

GOZ 621 Kontrolle des Behandlungsverlaufs oder Weiterführung der Retention einschließlich kleiner Änderungen der Behandlungs- oder Retentionsgeräte, Therapiekontrolle der gesteuerten Extraktion, je Sitzung 90

Bemerkungen:

- Die Pos. 621 ist nicht neben Pos. 603 - 608 berechnungsfähig; sie dient z. B. zur Berechnung
  - von Leistungen, die vertretungsweise in einer anderen Praxis erbracht wurden,
  - von Kontrollen in der Retentionsphase nach Ablauf des 4. Behandlungsjahres,
  - von Kontrollsitzungen nach Eingliederung von Lückenhaltern, Kopf-Kinnkappen usw., wenn diese als alleinige Leistungen außerhalb einer kieferorthopädischen Behandlung erbracht wurden, oder
  - von Kontrollsitzungen im Rahmen einer gesteuerten Extraktion, wenn diese Maßnahmen nicht in eine Therapie nach den Pos. 603-608 integriert sind.
- Für die Abrechnung der Pos. 621 ist kein kieferorthopädischer Behandlungsplan aufzustellen.
- Neben des Pos. 621 ist im Bedarfsfall die Pos. 618 (Reparatur) berechnungsfähig.

GOZ 622 Vorbereitende Maßnahmen zur Herstellung von kieferorthopädischen Behandlungsmitteln (z. B. Abformung, Bißnahme), je Kiefer 180

Bemerkungen:
- Maßnahmen nach Pos. 622 als *alleinige* Leistung können nur berechnet werden, wenn Leistungen nach den Pos. 603-608 nicht in Ansatz gebracht werden können; z. B. bei Notdienst oder Vertretung.
- Die Kosten für das Abformmaterial sowie die Laborkosten sind zusätzlich zu berechnen.

GOZ 623 Eingliederung von kieferorthopädischen Behandlungsmitteln, je Kiefer 180

Bemerkung:
- Maßnahmen nach Pos. 623 als *alleinige* Leistung können nur berechnet werden, wenn Leistungen nach den Pos. 603-608 nicht in Ansatz gebracht werden können; z. B. bei Notdienst oder Vertretung.

GOZ 624 Maßnahmen zur Verhütung von Folgen vorzeitigen Zahnverlustes (Offenhalten einer Lücke) 70

Bemerkungen:
- Maßnahmen nach Pos. 624 können neben des Pos. 603-608 *nicht* berechnet werden.
- Mat.- und Lab.Kosten sind gesondert berechenbar.
- Wird in Zusammenhang mit einem festsitzenden Lückenhalter eine konfektionierte Krone oder ein Band/Bracket verwendet, sind zusätzlich noch die Pos. 225 oder 612 (bzw. 610) sowie - wenn der Steg nicht nach Pos. 614 (Teilbogen) berechnet wird - die Materialkosten berechnungsfähig.

GOZ 625 Beseitigung eines Diastema mediale, als selbständige Leistung 450

Bemerkungen:
- Wenn das Schließen des Diastemas mittels herausnehmbarer oder festsitzender Apparatur durchgeführt wird, kommt in der Regel eine Berechnung nach Pos. 603/604 in Frage.
- Mat.- und Lab.Kosten sind gesondert berechenbar.

GOZ 626 Maßnahmen zur Einordnung eines verlagerten Zahnes in den Zahnbogen als selbständige Leistung 1100

Bemerkungen:
- Wenn die Einordnung mittels herausnehmbarer oder festsitzender Apparatur durchgeführt wird, kommt in der Regel eine Berechnung nach Pos. 603-605 in Frage.
- Mat.- und Lab.Kosten sind gesondert berechenbar.

Eingliederung von Aufbißbehelfen und Schienen

Vor bzw. zur Behandlung von Erkrankungen der Kiefergelenke werden Aufbißbehelfe eingefügt und kontrolliert, die vom Zahnarzt nach den Positionen 700-707 abgerechnet werden.

Derartige Behandlungen können in den Aufgabenbereich des Kieferorthopäden fallen, wenn Gelenkbeschwerden durch eine Zahnstellungs- oder Kieferanomalie hervorgerufen sein könnten bzw. eine Chance besteht, durch eine kieferorthopädische Behandlung die Gelenksituation zu verbessern.

Maßnahmen nach den Pos. 700-707 können neben den Pos. 603-609 berechnet werden.
Material- und Laborkosten sind zusätzlich berechnungsfähig.

GOZ 700	**Eingliedern eines Aufbißbehelfs ohne adjustierte Oberfläche**	**270**
GOZ 701	**Eingliedern eines Aufbißbehelfs mit adjustierter Oberfläche**	**800**
GOZ 702	**Umarbeitung einer vorhandenen Prothese zum Aufbißbehelf**	**450**
GOZ 703	**Wiederherstellung der Funktion eines Aufbißbehelfs, z. B. durch Unterfütterung**	**370**
GOZ 704	**Kontrolle eines Aufbißbehelfs**	**65**
GOZ 705	**Kontrolle eines Aufbißbehelfs mit adjustierter Oberfläche: subtraktive Maßnahmen, je Sitzung**	**180**
GOZ 706	**Kontrolle eines Aufbißbehelfs mit adjustierter Oberfläche: additive Maßnahmen, je Sitzung**	**410**
GOZ 707	**Semipermanente Schiene unter Anwendung der Ätztechnik, je Interdentalraum**	**90**

Funktionsanalytische und funktionstherapeutische Maßnahmen dienen der Diagnose und Behebung von Funktionsstörungen der Kiefergelenke, der Kaumuskulatur und der dynamischen Okklusion.

Derartige Maßnahmen können in den Aufgabenbereich des Kieferorthopäden fallen, wenn Funktionsstörungen durch eine Zahnstellungs- oder Kieferanomalie hervorgerufen sein könnten bzw. eine Chance besteht, sie durch eine kieferorthopädische Behandlung zu beheben.
Im kindlichen Gebiß werden Myo-Arthropathien seltener beobachtet, so daß eine generelle Anwendung funktionsanalytischer Maßnahmen in diesem Alter nicht berechtigt erscheint; bei bestehenden Gelenk- bzw. Muskelbeschwerden, beim Verdacht auf Zwangsführung u.ä. sind sie jedoch altersunabhängig angebracht.
Vor, während und ggf. nach der kieferorthopädischen Behandlung erwachsener Patienten sind funktionsanalytische Maßnahmen im allgemeinen erforderlich.

Funktionsanalytische Maßnahmen gliedern sich in die klinische Funktionsanalyse und die instrumentelle Analyse (s. Kap. 3.10).

Maßnahmen nach den Pos. 800–810 können neben den Pos. 603–609 berechnet werden.
Material- und Laborkosten sind zusätzlich berechnungsfähig.

GOZ 800 Befunderhebung des stomatognathen Systems nach vorgeschriebenem Formblatt 500

**Die Leistung nach der Nummer 800 umfaßt folgende zahnärztliche Leistungen:
prophylaktische, prothetische, parodontologische und okklusale Befunderhebung, funktionsdiagnostische Auswertung von Röntgenaufnahmen des Schädels und der Halswirbelsäule, klinische Reaktionstests (z. B. Resilienztest, Provokationstest).**

Neben der Leistung nach der Nummer 800 ist eine Leistung nach der Nummer 001 in derselben Sitzung nicht berechnungsfähig.

Bemerkungen:
- Das vorgeschriebene Formblatt, welches von der AG Funktionslehre der DGZMK entworfen wurde, ist auf den S. 253, 254 abgedruckt und im Kapitel 3.10. erläutert.
- Neben der Pos. 800 ist bei Abformung beider Kiefer die Pos. 006 zuzüglich der Material- und Laborkosten berechnungsfähig.

GOZ 801 Registrieren der gelenkbezüglichen Zentrallage des Unterkiefers, je Registrat 180
Die Leistung nach der Nummer 801 ist höchstens zweimal berechnungsfähig.

GOZ 802	**Modellmontage nach arbiträrer Scharnierachsenbestimmung (eingeschlossen sind die arbiträre Scharnierachsenbestimmung, Anlegen eines Übertragungsbogens, Koordinieren eines Übertragungsbogens mit einem Artikulator und Modellmontage) einschließlich Material- und Laborkosten**	**400**

GOZ 803	**Modellmontage nach kinematischer Scharnierachsenbestimmung (eingeschlossen sind die kinematische Scharnierachsenbestimmung, definitives Markieren der Referenzpunkte, Anlegen eines Übertragungsbogens, Koordinieren eines Übertragungsbogens mit einem Artikulator und Modellmontage) einschließlich Material- und Laborkosten**	**550**

GOZ 804	**Montage des Gegenkiefermodells mit Hilfe von Registraten oder ähnlichen Verfahren einschließlich Fixieren und Überprüfen der gefundenen Position einschließlich Material- und Laborkosten**	**200**

GOZ 805	**Registrieren von Unterkieferbewegungen zur Einstellung halbindividueller Artikulatoren und Einstellung nach gemessenen Werten**	**350**

GOZ 806	**Registrieren von Unterkieferbewegungen zur Einstellung voll adjustierbarer Artikulatoren und Einstellung nach gemessenen Werten**	**500**

GOZ 807	**Aufbau einer individuellen Frontzahnführung im Artikulator einschließlich Material- und Laborkosten**	**150**

GOZ 808	**Diagnostische Maßnahmen an Modellen im Artikulator einschließlich subtraktiver oder additiver Korrekturen, Befundauswertung und Behandlungsplanung**	**200**

GOZ 809	**Diagnostischer Aufbau von Funktionsflächen am natürlichen Gebiß, am festsitzenden und/oder herausnehmbaren Zahnersatz**	**200**

GOZ 810 Systematische subtraktive Maßnahmen am natürlichen Gebiß, am festsitzenden und/oder herausnehmbaren Zahnersatz, je Zahnpaar **15**

Die Leistung nach der Nummer 810 ist je Sitzung höchstens fünfmal berechnungsfähig.

Bemerkungen:

- Dem systematischen Einschleifen nach Pos. 810 gehen in der Regel diagnostische Maßnahmen im Artikulator voraus, die nach Pos. 808 zu berechnen sind.
- Das Einschleifen grober Okklusionshindernisse ist nach Pos. 404 zu berechnen.

Röntgenleistungen :

Allgemeine Bestimmungen:

1. **Mit den Gebühren sind alle Kosten (auch für Dokumentation und Aufbewahrung der Datenträger) abgegolten.**
2. **Die Leistungen für Strahlendiagnostik mit Ausnahme der Durchleuchtung(en) sind nur bei Bilddokumentation auf einem Röntgenfilm oder einem anderen Langzeitdatenträger berechnungsfähig.**
3. **Die Befundaufnahme oder der einfache Befundbericht mit Angaben zu Befund(en) und zur Diagnose ist Bestandteil der Leistungen und nicht besonders berechnungsfähig.**
4. **Die Beurteilung von Röntgenaufnahmen (auch Fremdaufnahmen) als selbständige Leistung ist nicht berechnungsfähig.**
5. **Die nach der Strahlenschutzverordnung bzw. Röntgenverordnung notwendige ärztliche Überprüfung der Indikation und des Untersuchungsumfangs ist auch im Überweisungsfall Bestandteil der Leistungen des Abschnitts O und mit den Gebühren abgegolten.**

Bemerkungen zu *allen* Röntgenpositionen:

- Enthalten sind alle Kosten, einschließlich der Kosten für die Beurteilung und die schriftliche Befunddokumentation.
- Vor einer Röntgenuntersuchung ist nach früheren Röntgenuntersuchungen bzw. Schwangerschaft zu fragen
(Aufzeichnungspflicht nach § 29 Röntgenverordnung).
- Eine Aufzeichnungspflicht besteht ferner für : Zeitpunkt, Art und Objekt der Untersuchung sowie Daten über die Strahlenbelastung.
- Für Aufzeichnungen und Röntgenbilder besteht eine Aufbewahrungspflicht von 10 Jahren.
- Als „Regelgrenzwert" gilt für die Gebühren nach den Pos. Ä 5000–Ä 5098 der **1,8**-fache Satz der GOÄ, als Höchstsatz der **2,5**-fache Satz des GOÄ.
Dies bedeutet, daß bei der Berechnung dieser Leistungen bereits das Überschreiten des 1,8fachen Gebührensatzes zu begründen ist.

  Das Abschließen einer abweichenden Vereinbarung für Röntgenaufnahmen ist nach § 2 GOÄ *nicht* zulässig.

Die hier aufgeführten Gebührennummern (Ä 5000–Ä 5098) sind der Gebührenordnung für Ärzte (GOÄ) vom 18. 12. 1995 entnommen.
Sie unterscheiden sich von den im BEMA aufgeführten Nummern (Ä 925–Ä 935), da für die Abrechnung der Behandlung von Versicherten der Gesetzlichen Krankenkassen bis zu einer Neuregelung noch die Positionen der alten GOÄ aus dem Jahre 1965 Gültigkeit haben.

GOÄ 5000	**Röntgendiagnostik der Zähne, je Projektion**	**50**
	Werden mehrere Zähne mittels einer Röntgenaufnahme erfaßt, so darf die Leistung nach Nummer 5000 nur einmal und nicht je aufgenommenem Zahn berechnet werden.	

Bemerkungen :
- Im notwendigen Rahmen ist das mehrfache Aufnehmen eines Zahnes möglich.
- Unbrauchbare Filme oder Aufnahmen sind nicht berechnungsfähig.

GOÄ 5002	**Panoramaaufnahme(n) eines Kiefers**	**250**

GOÄ 5004	**Panoramaschichtaufnahme der Kiefer**	**400**

Bemerkung:
- Die Herstellung eines Orthopantomogramms (Pos. 5004) schließt die gleichzeitige Anfertigung eines Röntgenstatus (x-mal Pos. 5000) grundsätzlich aus, die ergänzende Herstellung und Berechnung von Einzelaufnahmen zur Diagnosesicherung ist jedoch möglich.

GOÄ 5037	**Bestimmung des Skelettalters - gegebenenfalls einschließlich Berechnung der prospektiven Endgröße, einschließlich der zugehörigen Röntgendiagnostik und gutachterlichen Beurteilung**	**300**

Bemerkungen:
- Indikationsabgrenzung für Handröntgenbilder (siehe z. B. Kap. 3.7, S. 214 und 3.9, S. 241 ff.) beachten !
- Eine Wiederholung ist im allgemeinen nur bei längerer Behandlungszeit angezeigt.
- Die zusätzliche Berechnung der Pos. GOÄ 5020 ist aus zwei Gründen nicht möglich:
  1. in der Pos. 5037 ist die dazugehörige Röntgendiagnostik enthalten und
  2. die Leistungsbeschreibung der Pos. 5020 (Röntgen: Handgelenk, Mittelhand, alle Finger einer Hand...)
  fordert die Darstellung in zwei Ebenen, was für das in der Kieferorthopädie übliche Handröntgenbild nicht zutrifft.

GOÄ 5090 Schädel-Übersicht, in zwei Ebenen 400

Bemerkungen :

- Mit der Neuformulierung der GOÄ wurde die Leistungsbeschreibung für Schädel-Röntgenbilder geändert. Während in der alten GOÄ aus dem Jahre 1965 (die zur Zeit [1. 1. 2000] noch im Rahmen des BEMA für die Abrechnung zahnärztlicher Leistungen mit den Gesetzlichen Krankenkassen Anwendung findet) von Schädel-Übersichtsaufnahmen - 1 Aufnahme, 2 Aufnahmen, mehr als 2 Aufnahmen - die Rede ist, spricht die nun gültige neue GOÄ (1995) von Schädel-Übersicht in zwei Ebenen. Diese Leistungsbeschreibung wäre z. B. bei Anfertigung eines Fernröntgen-Seitenbildes und einer p. a.-Aufnahme erfüllt. Das zweidimensionale Fernröntgen-Seitenbild allein erfüllt den Leistungsinhalt bei der gegebenen Definition (2 Ebenen) nicht.

  Für die Berechnung der in der Kieferorthopädie im allgemeinen benötigten Schädelröntgenbilder in der Norma lateralis steht daher nur die Pos. GOÄ 5095 zur Verfügung, auch wenn mit diesen Aufnahmen der gesamte Schädel und nicht nur Schädelteile dargestellt werden.

GOÄ 5095 Schädelteile in Spezialprojektionen, je Teil 200

Bemerkungen :

- Mit der Neuformulierung der GOÄ wurde die Leistungsbeschreibung für Schädel-Röntgenbilder geändert. Während in der alten GOÄ aus dem Jahre 1965 (die zur Zeit [1. 1. 2000] noch im Rahmen des BEMA für die Abrechnung zahnärztlicher Leistungen mit den Gesetzlichen Krankenkassen Anwendung findet) von Schädel-Übersichtsaufnahmen - 1 Aufnahme, 2 Aufnahmen, mehr als 2 Aufnahmen - die Rede ist, spricht die nun gültige neue GOÄ (1995) von Schädel-Übersicht in zwei Ebenen. Diese Leistungsbeschreibung wäre z. B. bei Anfertigung eines Fernröntgen-Seitenbildes und einer p.a.-Aufnahme erfüllt. Das zweidimensionale Fernröntgen-Seitenbild allein erfüllt den Leistungsinhalt bei der gegebenen Definition (2 Ebenen) nicht.
  Für die Berechnung der in der Kieferorthopädie im allgemeinen benötigten Schädelröntgenbilder in der Norma lateralis steht daher nur die Pos. GOÄ 5095 zur Verfügung, auch wenn mit diesen Aufnahmen der gesamte Schädel und nicht nur Schädelteile dargestellt werden.
- Mit einem Fernröntgenbild in der Norma lateralis werden mehrere Schädelteile (Schädelbasis, nasomaxillärer Komplex, Mandibula) auf einem Bild dargestellt. Die millimetergenaue kephalometrische Analyse sowie die Forderung möglichst situationsgleicher Aufnahmen zum Zwecke der Superposition und der möglichst genauen Darstellung wachstums- und therapiebedingter Veränderungen erfordert bei der Herstellung dieser Röntgenbilder eine exakte und weitgehend reproduzierbare Justierung des Schädels; dies ist nur mit Hilfe spezieller Einstellvorrichtungen (Kephalostaten) zu erreichen. Es erscheint daher angemessen, für diese aufwendigere Technik bei der Berechnung dieser Leistung einen über den Regelgrenzwert von 1,8 hinausgehenden Steigerungssatz (bis 2,5) anzuwenden. Eine Überschreitung des Regelgrenzwertes ist zu begründen. Als Kurzbegründung kann gelten: „Darstellung mehrerer Schädelteile mit Spezialaufnahmetechnik (Kephalostat)“.
- Die Indikation für die Anfertigung eines Fernröntgen-Seitenbildes ist in der Regel vor jeder kieferorthopädischen Behandlung, während der Therapie zur fortlaufenden Diagnostik (vor allem bei Umstellung der Therapie) sowie zur Planung der Retention gegeben.
  In diesem Sinne setzt die Anfertigung eine anschließende metrische Analyse (Pos. 602) voraus.
- Die Anfertigung anderer Schädelröntgenbilder (z. B. einer p. a. - Aufnahme) ist nur in besonderen Fällen indiziert (z. B. bei Schädelasymmetrien, Frakturen, syndromalen Wachstumsstörungen, erheblichen transversalen Diskrepanzen zwischen Schädel- und Kieferform etc.).
- Werden ein Fernröntgenseitenbild und eine p. a.-Aufnahnme in derselben Sitzung angefertigt, ist diese Leistung nach Pos. GÖÄ 5090 in Rechnung zu stellen. Werden die Röntgenbilder an verschiedenen Tagen angefertigt, erfolgt die Berechnung nach Pos. 5095 (je 1 x).
- Die Pos. GOÄ 5095 kommt auch für die Berechnung von Kiefergelenkaufnahmen in Frage.

GOÄ 5098	**Nasennebenhöhlen, gegebenenfalls auch in mehreren Ebenen**	**260**

GOZ-Nr.	Leistungsbeschreibung	GOZ/GOÄ-Nr.	Leistungsbeschreibung
Auszug aus der Gebührenordnung für Zahnärzte (GOZ) und der Gebührenordnung für Ärzte (GOÄ)			
001	eingehende Untersuchung	700	Aufbißbehelf ohne adjustierte Oberfläche
004	schriftl. kieferorthopädischer Behandlungsplan	701	Aufbißbehelf mit adjust. Oberfläche
005	Abdruck eines Kiefers	702	Umarbeitung einer Prothese z. Aufbißbehelf
006	Abdruck beider Kiefer	703	Wiederherstellung eines Aufbißbehelfs
007	Vitalitätsprobe	704	Kontrolle eines Aufbißbehelfs
008	intraorale Oberflächenanästhesie	705	Kontrolle / subtraktive Maßnahmen
		706	Kontrolle / additive Maßnahmen
100	Mundhygieneunterweisung	707	Semipermanente Schiene (Ätztechn.)
101	Mundhygienekontrolle		
102	lokale Fluoridierung (Lack/Gel)	800	Befunderhebung (Funkt.status)
		801	Registrieren der Unterkiefer-Zentrallage
200	Fissurenversiegelung	802	Modellmontage -nach arbiträrer Scharnierachsenbestimmung
203	Separieren	803	Modellmontage -nach kinematischer Scharnierachsenbestimmung
204	Anlegen von Spanngummi	804	Montage des Gegenkiefermodells
225	Eingliederung einer konfektionierten Krone	805	Registrieren von Unterkieferbewegungen z. Einst. in halbindividuellen Artikulator
		806	Registrieren von Unterkieferbewegungen z. Einst. in voll adjustierbaren Artikulator
402	Lokalbehandlung d. Mundschleimhaut	807	Aufbau indiv. Frontzahnführung
403	Beseitigung scharfer Kanten	808	Diagn. Maßnahmen an Modellen
404	Einschleifmaßnahmen	809	Diagn. Aufbau v. Funktionsflächen
405	Beseitigung v. Belägen/Zahnpolitur	810	Systemat. subtraktive Maßnahmen
406	Kontrolle nach Belagentfernung		
			Positionen der GOÄ
600	Profil-/Enfacefotografie	GOÄ 1	Beratung
601	dreidimensionale Modellanalyse	GOÄ 2	mündl. Befundübermittlung / Wdh.rezept
602	zeichnerische Auswertung e. Fernröntgenbildes	GOÄ 3	eingehende Beratung
603	Umformung eines Kiefers -geringer Umfang	GOÄ 4	Anamneseerhebung
604	- mittlerer Umfang	GOÄ 5	symptombezogene Untersuchung
605	- hoher Umfang	GOÄ 6	vollständige Untersuchung d. stomat.Systems
606	Bißeinstellung - geringer Umfang	K 1	Zuschlag für Unt. von Kindern bis 4 J.
607	Bißeinstellung - mittlerer Umfang	GOÄ 50	Besuch
608	Bißeinstellung - hoher Umfang	GOÄ 60	konsiliarische Erörterung zweier Ärzte
609	Okklusionseinstellung ohne Wachstum	GOÄ 70	kurze Bescheinigung
610	Eingliederung eines Klebebrackets	GOÄ 75	schriftl. Krankheits-/ Befundbericht
611	Bracketentfernung	GOÄ 80	schriftl. gutachterliche Äußerung
612	Eingliederung eines Bandes	GOÄ 85	ausführl. schriftl. Gutachten (ggf. wiss.Begr.)
613	Bandentfernung	GOÄ 95	Schreibgebühren, pro Seite
614	Eingliederung einesTeilbogens	GOÄ 96	Schreibgebühren, Kopie
615	Eingliederung eines Vollbogens		
616	Eingliedg. einer intra-/extraoralenVerankerung	GOÄ 5000	**Röntgen** von Zähnen , je Projektion
617	Kopf-Kinn-Kappe	GOÄ 5002	Panoramaaufnahme(n) eines Kiefers
618	Wiederherstellung kfo. Geräte	GOÄ 5004	Panoramaschichtaufnahme der Kiefer
619	Anweisungen. z. Beseitigung. v. schädlichen Gewohnheiten und Dysfunktionen	GOÄ 5037	Bestimmung d. Skelettalters (inkl.Röntgendiagnostik)
620	Hilfsmittel z. Beseitigg. von Funktionsstörungen	GOÄ 5090	Schädel-Übersicht (2 Ebenen)
621	Kontrolle des Behandlungsverlaufs	GOÄ 5095	Schädelteile in Spezialprojektion, je Teil
622	Vorbereitende Maßnahmen zur Herstellung kieferorthopädischer Behandlungsmittel	GOÄ 5096	Nasennebenhöhlen
623	Eingliederung kfo.Behandlungsmittel		
624	Offenhalten einer Lücke		
625	Beseitigung eines Diastemas als alleinige Maßn.		
626	Einordnung e. verlag. Zahnes als alleinige Maßn.		(Stand: 1.1.99)

GOZ - Positionen (Steigerungssätze 1,0 - 3,5) [Stand: 1.1.99]

(die Beträge in den stark umrahmten Felder überschreiten die Regelgrenzwerte nicht; sie sind daher nicht begründungspflichtig)

GOZ -Nr.	Leistungsbeschreibung	1,0	1,5	1,8	2,0	2,3	2,5	2,7	3,0	3,5
001	eingehende Untersuchung	11.00	16.50	19.80	22.00	25.30	27.50	29.70	33.00	38.50
004	schriftl. kfo. Behandlungsplan	27.50	41.25	49.50	55.00	63.25	68.75	74.25	82.50	96.25
005	Abdruck eines Kiefers	13.20	19.80	23.76	26.40	30.36	33.00	35.64	39.60	46.20
006	Abdruck beider Kiefer	28.60	42.90	51.48	57.20	65.78	71.50	77.22	85.80	100.10
007	Vitalitätsprobe	5.50	8.25	9.90	11.00	12.65	13.75	14.85	16.50	19.25
008	Intraorale Oberfl.anästhesie	3.30	4.95	5.94	6.60	7.59	8.25	8.91	9.90	11.55
100	Mundhygieneunterweisung	22.00	33.00	39.60	44.00	50.60	55.00	59.40	66.00	77.00
101	Mundhygienekontrolle	11.00	16.50	19.80	22.00	25.30	27.50	29.70	33.00	38.50
102	lokale Fluoridierung	5.50	8.25	9.90	11.00	12.65	13.75	14.85	16.50	19.25
200	Fissurenversiegelung	9.90	14.85	17.82	19.80	22.77	24.75	26.73	20.70	34.65
203	Separieren	7.15	10.73	12.87	14.30	16.45	17.88	19.31	21.45	25.03
204	Anlegen von Spanngummi	7.15	10.73	12.87	14.30	16.45	17.88	19.31	21.45	25.03
225	Eingliederung konf.Krone	23.10	34.65	41.58	46.20	53.13	57.75	62.37	69.30	80.85
402	Lokalbeh. d. Mundschleimhaut	4.95	7.43	8.91	9.90	11.39	12.38	13.37	14.85	17.33
403	Beseitigung scharfer Kanten	3.85	5.78	6.93	7.70	8.86	9.63	10.40	11.55	13.48
404	Einschleifmaßnahmen	4.95	7.43	8.91	9.90	11.39	12.38	13.37	14.85	17.33
405	Beseitig. v. Belägen/Politur	1.20	1.80	2.16	2.40	2.76	3.00	3.24	3.60	4.20
406	Kontr. nach Belagentfernung	0.70	1.05	1.26	1.40	1.61	1.75	1.89	2.10	2.45
600	Profil-/Enfacefotografie	8.80	13.20	15.84	17.60	20.24	22.00	23.76	26.40	30.80
601	dreidimens. Modellanalyse	19.80	29.70	35.64	39.60	45.54	49.50	53.46	59.40	69.30
602	zeichn. Auswertung FRS	39.60	59.40	71.28	79.20	91.08	99.00	106.92	118.80	138.60
603	Kieferumformung -ger.Umfang	148.50	222.75	267.30	297.00	341.55	371.25	400.95	445.50	519.75
604	- mittl. Umfang	231.00	346.50	415.80	462.00	531.30	577.50	623.70	693.00	808.50
605	- hoher Umfang	396.00	594.00	712.80	792.00	910.80	990.00	1069.20	1188.00	1386,00
606	Bißeinstellung - ger.Umfang	198.00	297.00	356.40	396.00	455.40	495.00	534.60	594.00	693.00
607	Bißeinstellung - mittl.Umfang	286.00	429.00	514.80	572.00	657.80	715.00	772.20	858.00	1001.00
608	Bißeinstellung - hoher Umfang	396.00	594.00	712.80	792.00	910.80	990.00	1069.20	1188.00	1386.00
609	Okkl.einstellung o.Wachstum	77.00	115.50	138.60	154.00	177.10	192.50	207.90	231.00	269.50
610	Klebebracket	18.15	27.23	32.67	36.30	41.75	45.37	49.00	54.45	63.53
611	Bracketentfernung	7.70	11.55	13.86	15.40	17.71	19.25	20.79	23.10	26.95
612	Eingliederung eines Bandes	25.30	37.95	45.54	50.60	58.19	63.25	68.31	75.90	88.55
613	Bandentfernung	2.20	3.30	3.96	4.40	5.06	5.50	5.94	6.60	7.70
614	Eingliederung Teilbogen	23.10	34.65	41.58	46.20	53.13	57.75	62.37	69.30	80.85
615	Eingliederung Vollbogen	55.00	82.50	99.00	110.00	126.50	137.50	148.50	165.00	192.50
616	Eingl. in/extraoral.Verankerung	40.70	61.05	73.26	81.40	93.61	101.75	109.89	122.10	142.45
617	Kopf-Kinn-Kappe	55.00	82.50	99.00	11.00	126.50	137.50	148.50	165.00	192.50
618	Wiederherst. kfo. Geräte	29.70	44.55	53.46	59.40	68.31	74.25	80.19	89.10	103.95
619	Anweisungen. z. Beseitigg. v. schädl. Gewohnh. u. Dysfunkt.	15.40	23.10	27.72	30.80	35.42	38.50	41.58	46.20	53.90
620	Hilfsmittel z. Beseitigg. von Funktionsstörungen	49.50	74.25	89.10	99.00	113.85	123.75	133.65	148.50	173.25
621	Kontrolle des Beh.verlaufs	9.90	14.85	17.82	19.80	22.77	24.75	26.73	29.70	34.65
622	Vorber. Maßnahmen z. Herst. kfo. Behandlungsmittel	19.80	29.70	35.64	39.60	45.54	49.50	53.46	59.40	69.30
623	Eingliederung kfo.Beh.mittel	19.80	29.70	35.64	39.60	45.54	49.50	53.46	59.40	69.30
624	Offenhalten einer Lücke	29.70	44.55	53.46	59.40	68.31	74.25	80.19	89.10	103.95
625	Beseitigg. eines Diastemas	49.50	74.25	89.10	99.00	113.85	123.75	133.65	148.50	173.25
626	Einordnung e. verlag. Zahnes	121.00	181.50	217.80	242.00	278.30	302.50	326.70	363.00	423.50

GOZ-Nr.	Leistungsbeschreibung	1,0	1,5	1,8	2,0	2,3	2,5	2,7	3,0	3,5
700	Aufbißbehelf o. adj. Oberfl.	29.70	44.55	53.46	59.40	68.31	74.25	80.19	89.10	103.95
701	Aufbißbehelf m. adj. Oberfl.	88.00	132.00	158.40	176.00	202.40	220.00	237.60	264.00	308.00
702	Umarb. Prothese z. Aufbißbeh.	49.50	74.25	89.10	99.00	113.85	123.75	133.65	140.50	173.25
703	Wiederherst. Aufbißbeh.	40.70	61.05	73.26	81.40	93.61	101.75	109.89	122.10	142.45
704	Kontrolle Aufbißbeh.	7.15	10.73	12.87	14.30	16.45	17.88	19.31	21.45	25.03
705	Kontrolle / subtraktive Maßn.	19.80	29.70	35.64	39.60	45.54	49.50	53.46	59.40	69.30
706	Kontrolle / additive Maßn.	45.10	67.65	81.18	90.20	103.73	112.75	121.77	135.30	157.85
707	Semiperm. Schiene (Ätztechn.)	9.90	14.85	17.82	19.80	22.77	24.75	26.73	29.70	34.65
800	Befunderhebung (Funkt.status)	55.00	82.50	99.00	110.00	126.50	137.50	148.50	165.00	192.50
801	Registrieren d.UK-Zentrallage	19.80	29.70	35.64	39.60	45.54	49.50	53.46	59.40	69.30
802	Modellmont. -nach arbiträrer Scharnierachsenbestimmung	44.00	66.00	79.20	88.00	101.20	110.00	118.80	132.00	154.00
803	Modellmont. n. kinematischer Scharnierachsenbestimmung	60.50	90.75	108.90	121.00	139.15	151.25	163.35	181.50	211.75
804	Montage d. Gegenkiefermod.	22.00	33.00	39.60	44.00	50.60	55.00	59.40	66.00	77.00
805	Registrieren von UK-bewegg. z.Einst. in halbindiv. Artikulator	38.50	57.75	69.30	77.00	88.55	96.25	103.95	115.50	134.75
806	Registrieren von UK-bewegg. z.Einst. in voll adjust.. Artikul.	55.00	82.50	99.00	110.00	126.50	137.50	148.50	165.00	192.50
807	Aufbau indiv. Frontzahnführg.	16.50	24.75	29.70	33.00	37.95	41.25	44.55	49.50	57.75
808	Diagn. Maßn. an Modellen	22.00	33.00	39.60	44.00	50.60	55.00	59.40	66.00	77.00
809	Diagn. Aufbau v. Funkt.flächen	22.00	33.00	39.60	44.00	50.60	55.00	59.40	66.00	77.00
810	Systemat. subtrakt. Maßn.	1.65	2.48	2.97	3.30	3.80	4.13	4.46	4.95	5.78

GOÄ - Positionen (Steigerungssätze 1,0 - 3,5 bzw. 2,5)

(die Beträge in den stark umrahmten Felder überschreiten die Regelgrenzwerte nicht; sie sind daher nicht begründungspflichtig).

(Stand : 1.1.99)

GOÄ-Nr.	Leistungsbeschreibung	1,0	1,5	1,8	2,0	2,3	2,5	2,7	3,0	3,5
GOÄ 1	Beratung	9.12	13.68	16.42	18.24	20.98	22.80	24.62	27.36	31.92
GOÄ 2	Befundübermittlung/Wdh.rp	3.42	5.13	6.16	6.84	7.87				
GOÄ 3	eingehende Beratung	17.10	25.65	30.78	34.20	39.33	42.75	46.17	51.30	59.85
GOÄ 4	Anamneseerhebung	25.08	37.62	45.14	50.16	57.68	62.70	67.72	75.24	87.78
GOÄ 5	symptombez. Untersuchung	9.12	13.68	16.42	18.24	20.98	22.80	24.62	27.36	31.92
GOÄ 6	vollst.Unt. d.stomat. Systems	11.40	17.10	20.52	22.80	26.22	28.50	30.78	34.20	39.90
K1	Zuschlag f. Unt.v.bis 4 J.	13.68								
GOÄ 50	Besuch	36.48	54.72	65.66	72.96	83.90	91.20	98.50	109.44	127.68
GOÄ 60	konsil. Erörterung zw. Ärzte	13.68	20.52	24.62	27.36	31.46	34.20	36.84	41.01	47.88
GOÄ 70	kurze Bescheinigung, AU	4.56	6.84	8.21	9.12	10.49	11.40	12.31	13.68	15.96
GOÄ 75	ausführl. Befundbericht	14.82	22.23	26.68	29.64	34.09	37.05	40.01	44.46	51.87
GOÄ 80	schriftl. gutachterl. Äußerung	34.20	51.30	61.56	68.40	78.66	85.50	92.34	102.60	119.70
GOÄ 85	ausführl. schriftl. Gutachten	57.00	85.50	102.60	114.00	131.10	142.50	153.90	171.00	199.50
GOÄ 95	Schreibgebühren, pro Seite	6.84								
GOÄ 96	Schreibgebühren, pro Kopie	0.34								
Ä 5000	**Röntgen** - Zähne, je Proj.	5.70	8.55	10.26	11.40	13.11	14.25			
Ä 5002	Panoramaaufnahme 1 Kiefer	28.50	42.75	51.30	57.00	65.55	71.25			
Ä 5004	Panoramaaufn. der Kiefer	45.60	68.40	82.08	91.20	104.88	114.00			
Ä 5037	Best. d.Skelettalters (inkl.Rö)	34.20	51.30	61.56	68.40	78.66	85.50			
A 5090	Schädel-Übersicht, 2 Ebenen	45.60	68.40	82.08	91.20	104.88	114.00			
Ä 5095	Schädelteile in Spezialproj.	22.80	34.20	41.04	45.60	52.44	57.00			
Ä 5096	Nasennebenhöhlen	29.64	44.46	53.35	59.28	68.17	74.10			

Vergleich von Gebührennummern der GOZ / GOÄ mit Positionen des BEMA

(Stand 1.1.99)

GOÄ - Nummer	Leistungsbeschreibung	Einfach-satz (DM)	BEMA Pos.	Bewertungs-zahl
GOÄ 1	Beratung	9.12	Ä1	6
GOÄ 2	Wiederholungsrezept / Befundübermittlung (auch telefonisch)	3.42		
GOÄ 3	eingehende Beratung (mind. 10 Min.)	17.10		
GOÄ 4	Fremdanamnese	25.08		
GOÄ 5	symptombezogene Untersuchung	9.12		
GOÄ 6	vollständige Untersuchung des stomatognathen Systems	11.40	01	13
K1	Zuschlag für Untersuchung von Kindern bis 4 J.	13.68		
GOÄ 50	Besuch	36.48	Ä 6	12
E	ggf. Zuschlag für dringend angeforderten Besuch	18.24	(Ä7)	(18)
K2	ggf. Zuschlag für Kinder bis 4 J.	13.68		
GOÄ 60	konsiliarische Erörterung zweier Ärzte	13.68	A 12 a b	14 30
GOÄ 70	kurze Bescheinigung, kurzes Zeugnis, AU	4.56	Ä 16	6
GOÄ 75	ausführlicher schriftlicher Krankheits- / Befundbericht	14.82	(Ä 15)	6
GOÄ 80	schriftl. gutachterliche Äußerung	34.20	Ä 17	12
GOÄ 85	aufwendige schriftl. gutachterliche Äußerung, ggf. wiss.Begründ. (Schreibgebühren f. Gutachten, je Seite Schreibgebühren f. Gutachten, Kopie	57.00 6.84 0.34	Ä 18	30

GOZ - Nummer	Leistungsbeschreibung	Einfach-satz (DM)	BEMA Pos.	Bewertungs-zahl
001	eingehende Untersuchung	11.00	01	13
004	schriftl. kieferorthopädischer Behandlungsplan	27.50	5	60
005	Abdruck eines Kiefers &	13.20	6	16
006	Abdruck beider Kiefer &	28.60	7	40
007	Vitalitätsprobe	5.50	8	8
008	intraorale Oberflächenanästhesie (GOZ # BEMA $)	3.30	39	4
100	Mundhygienestatus/ -unterweisung* (GOZ: > 25 Min, 1x/J., BEMA : 1/2 jährl. bzw. 1x in 3 J.*)	22.00	IP1 bzw. IP 2*	20 bzw. 30*
101	Mundhygienekontrolle (GOZ 1x/J., BEMA 4x in 3 J.)	11.00	IP 3	12
102	lokale Fluoridierung (Lack/Gel) (GOZ : 3x/J., BEMA: 1/2 jährl.)	5.50	IP 4	12
200	Fissurenversiegelung , je Zahn	9.90	IP 5	16
203	Separieren #	7.15	12	8
204	Anlegen von Spanngummi #	7.15	12	8
225	Eingliedern einer konfektionierten Krone (GOZ &, BEMA §)	23.10	14	50
402	Lokalbehandlung der Mundschleinhaut $	4.95	105	10
403	Beseitigung scharfer Kanten (GOZ #, BEMA $)	3.85	106	10
404	Einschleifmaßnahmen(Beseitigung grober Vorkontakte) $	4.95	122 b	12
405	Beseitigung von Belägen/Zahnpolitur (je Zahn) (BEMA : Beseitigung harter Zahnbeläge $)	1.20	(107)	(18)
406	Kontrolle nach Belagentfernung/Nachpolieren (je Zahn)	0.70		
600	Profil-/Enfacefotografie	8.80	116	12
601	dreidimensionale Modellanalyse	19 .80	117	30
602	zeichnerische Auswertung eines Fernröntgenbildes, je Methode	39.60	118	45
603	Umformung eines Kiefers - geringer Umfang	148.50	119 a	132
604	Umformung eines Kiefers - mittlerer Umfang	231.00	119b/c	228 / 384
605	Umformung eines Kiefers- hoher Umfang	396.00	119c/d	384 / 588
606	Bißeinstellung - geringer Umfang	198.00	120a	228
607	Bißeinstellung - mittlerer Umfang	286.00	120b/c	300 / 384
608	Bißeinstellung - hoher Umfang	396.00	120c/d	384 / 588
609	Okklusionseinstellung ohne Wachstum	77.00	120 a	228
610	Eingliederung eines Klebebrackets §	18.15	126	33
611	Bracketentfernung	7.70	128	3
612	Eingliederung eines Bandes §	25.30	126	33
613	Bandentfernung	2.20	128	3
614	Eingliederung eines Teilbogens §	23.10	127 a	35
615	Eingliederung eines Vollbogens §	55.00	127 c	65
616	Eingliedg. e. intra-/extraoralen Verankerung (GOZ &, BEMA §)	40.70	127 b	45

GOZ / GOÄ-Nr.	Leistungsbeschreibung	Einfach-satz (DM)	BEMA Pos.	Bewertungs-zahl
617	Kopf-Kinn-Kappe &	55.00	83 c	80
618	Wiederherstellung eines kfo. Gerätes (GOZ: nur herausn.Ger.)	29.70	122 e	15
619	Anweisungen z.Beseitigung v.schädlichen Gewohnheiten	15.40	121	10
620	Eingliedg. v.Hilfsmitteln zur Beseitigg. von Funktionsstörungen	49.50	122 d	20
621	Kontrolle des Behandlungsverlaufs / der Retention $	9.90	122 a	12
622	Vorbereit. Maßn. z.Herstellung kfo. Beh.mittel , je Kiefer &	19.80	122 c	20
623	Eingliederung kfo.Behandlungsmittel, je Kiefer &	29.70	122 d	20
624	Offenhalten einer Lücke &	29.70	123	40
625	Beseitigung eines Diastemas als alleinige Leistung &	49.50	124	100
626	Einordnung eines verlagerten Zahnes als alleinige Leistung &	121.00	125	250
700	Eingliederung e. Aufbißbehelfs ohne adj. Oberfläche	29.70	K 2	60
701	Eingliederung e. Aufbißbehelfs mit adjustierter Oberfläche	88.00	K 1	140
702	Umarbeitung einer Prothese zum Aufbißbehelf	49.50	K 3	80
703	Wiederherstellung eines Aufbißbehelfs	40.70	K 6	40
704	Kontrolle eines Aufbißbehelfs	7.15	K 7	6
705	Kontrolle / subtraktive Maßnahmen	19.80	K 8	12
706	Kontrolle / additive Maßnahmen	45.10	K 9	35
707	Semipermanente Schiene (Ätztechnik)	9.90	K 4	15
800	Befunderhebung (Funktionsstatus)	55.00		
801	Registrieren d.UK-Zentrallage	19.80		
802	Modellmontage -nach arbitr. Scharnierachsenbestimmung §	44.00		
803	Modellmontage nach kinemat. Scharnierachsenbestimmung §	60.50		
804	Montage des Gegenkiefermodells §	22.00		
805	Registr. UK-Bewegg. -Einstellen in halbindiv. Artikulator	38.50		
806	Registr. UK-Bewegg. -Einstellen in volladjust. Artikulator	55.00		
807	Aufbau individ. Frontzahnführung §	16.50		
808	Diagnost. Maßnahmen an Modellen	22.00		
809	Diagnost. Aufbau von Funktionsflächen	22.00		
810	Systematische subtraktive Maßnahmen	1.65		
Ä 5000	**Röntgen -** Zähne, je Projektion	5.70	Ä925 a	8
Ä 5002	Panoramaaufnahme(n) eines Kiefers	28.50	Ä 935 a	24
Ä 5004	Panoramaschichtaufnahme der Kiefer	45.60	Ä935 d	48
Ä 5037	Bestimmung des Skelettalters (inkl. Röntgendiagnostik)	34.20	Ä928 a	30
Ä 5090	Schädel-Übersicht, 2 Ebenen	45.60	Ä934 b	40
Ä 5095	Schädelteile in Spezialprojektion, je Teil	22.80	Ä 934 a	28
Ä 5098	Nasennebenhöhlen	29.64	Ä 935 a	24

Erklärung der verwendeten Symbole :

§ einschließlich Material- und Laborkosten

& Material- und Laborkosten zusätzlich berechenbar

je Kieferhälfte bzw. Frontzahnbereich

$ je Sitzung

Anhang

B Formblätter/Informationsbögen*

B 1: Informationsbögen zur Patientenaufklärung

Aus forensischen Gründen spielt eine umfassende Aufklärung der Patienten auch im Rahmen der kieferorthopädischen Behandlung eine zunehmend wichtige Rolle. In Ergänzung der notwendigen aufklärenden Gespräche mit dem Patienten stellen Merkblätter mit Hinweisen zum Behandlungsablauf, den geplanten Maßnahmen, den möglichen Behandlungsrisiken bzw. Nebenwirkungen sowie Empfehlungen zum Tragen sowie zur Handhabung der Apparatur, zum Verhalten bei auftretenden Komplikationen, zur Rezidivvermeidung sowie zur optimalen Mundhygiene und Ernährung ein brauchbares Informationsmedium dar. Dabei sollte versucht werden, die juristisch geforderte Aufklärung so zu formulieren, daß sie nicht nur informiert, sondern gleichzeitig auch motivierend wirkt.

Die in der Poliklinik für Kieferorthopädie der Frankfurter Universität verwendeten Bögen versuchen, diese Forderungen umzusetzen. Sie umfassen ein allgemein gehaltenes Merkblatt, welches den Patienten am Behandlungsbeginn zusammen mit dem Behandlungsplan übersandt wird, sowie Informationsblätter für die verschiedenen Apparaturen, Therapiemethoden und aktuellen Behandlungsphasen. Die Bögen sind zur besseren Unterscheidung farbig gestaltet. Zur Zeit stehen 8 Blätter zur Verfügung:
- allgemeine Informationen,
- Platten (siehe Bd. I, S. 314),
- Funktionskieferorthopädische Geräte (siehe Bd. I, S. 363),
- Festsitzende Apparaturen,
- Headgear,
- Gaumennahterweiterung,
- Positioner und
- Retention.

Die Informationsbögen für herausnehmbare und festsitzende Apparaturen enthalten zusätzlich Angaben über die verwendeten Materialien (die in seltenen Fällen ggf. lediglich zu ergänzen wären).
Auf das Ausstellen eines Materialpasses kann daher bei Ausgabe der Bögen verzichtet werden.

* Die Informationsbögen und andere Formulare sind auf der beiliegenden CD gespeichert und lassen sich von dieser kopieren oder ausdrucken.

Patienteninformationen der Poliklinik für Kieferorthopädie

Liebe Patienten, liebe Eltern !

Vor Einleitung der kieferorthopädischen Behandlung möchten wir Ihnen eine Reihe von Informationen geben, die für den Ablauf der Therapie und das Erreichen eines guten und dauerhaften Behandlungserfolgs wichtig sind. Wir gehen davon aus, daß Sie bereits in der(n) vorangegangenen Beratung(en) ausführlich über Art, Umfang und Notwendigkeit der Behandlung, die Begleitumstände, die erforderliche Zeit sowie die geplante Therapie informiert wurden. Auch der Ihnen zugesandte schriftliche Behandlungsplan enthält wesentliche Angaben über den Befund und die vorgesehenen Maßnahmen.
Sollten noch Fragen bestehen oder im Verlauf der Behandlung aufkommen, wenden Sie sich bitte an Ihre(n) behandelnde(n) Zahnärztin (Zahnarzt). Diese(r) wird Ihnen die hier vorliegenden Hinweise erläutern und Sie auch beim Auftreten von Problemen beraten und unterstützen.

Zahnpflege :

Gute Zahnpflege ist während einer kieferorthopädischen Behandlung noch wichtiger als sonst. Beim Tragen von herausnehmbaren Behandlungsgeräte (Spangen) , insbesondere aber bei der Therapie mit festsitzenden Apparaturen, können leichter Beläge (Plaque) auf den Zähnen haften bleiben, welche bei unzureichender Mundhygiene **Schmelzschäden, Karies und Zahnfleischentzündungen** zur Folge haben können. Auch wird die Zahnpflege durch die aufgeklebten Brackets und Bänder sowie die eingefügten Drahtbögen teilweise erheblich erschwert.

Optimale Zahnpflege mit Zahnbürste, Zahnseide sowie in manchen Fällen auch unter Verwendung einer Munddusche ist daher während der Regulierung unerläßlich.

Auch die zusätzliche **Fluoridierung** der Zähne durch Einbürsten von Gel (in der Regel 1 x wöchentlich) oder das tägliche Spülen mit einer Fluoridlösung (nach dem Zähneputzen !) sind nützliche unterstützende Maßnahmen.
Für eine gründliche Zahnreinigung benötigt man etwa **3 Minuten.** Die Zähne sollen morgens, nach den Mahlzeiten sowie am Abend gereinigt werden.

Bei unzureichender Putztechnik haben unsere Patienten die Möglichkeit, die richtige Zahnpflege unter Anleitung geschulten Personals zu lernen und zu üben. Entsprechende Termine machen die Mitarbeiterinnen in der Anmeldung der Abteilung gern mit Ihnen aus.

Ernährung :

Neben einer unzureichenden Mundhygiene spielt bei der Kariesentstehung auch die Ernährung eine besondere Rolle. Insbesondere **kohlehydrathaltige, klebrige Nahrungsmittel sowie Süßigkeiten** fördern die Bildung von Belägen und die Säureproduktion in dieser Plaque, was zur **Entkalkung des Zahnschmelzes und zur Zerstörung der Zähne** führt.

Harte Nahrung kann bei einer Behandlung mit festsitzenden Apparaturen zusätzliche Probleme bereiten, wenn durch sie Drähte verbogen oder Bänder und Brackets gelockert werden.

Handhabung der Behandlungsgeräte :

Herausnehmbare kieferorthopädische Apparaturen (Spangen) müssen entsprechend den gegebenen Anweisungen - also auch am Tage, in den Ferien usw. - getragen werden. **Das Aussetzen im Tragen der Spangen kann bereits nach 1 bis 2 Tagen einen Rückfall zur Folge haben, der die Arbeit mehrerer Wochen zunichte macht und die Behandlung dadurch unnötig verzögert.**
Beim Essen und bei sportlicher Betätigung sollen die Spangen in der Regel nicht getragen werden. Während dieser Zeit sind sie in einer **Spangendose stoßgeschützt** aufzubewahren. Diese Dose ist zweckmäßigerweise mit Namen und Anschrift zu versehen.
Zur **Säuberung der Spangen** können Zahnbürste und Zahnpasta oder Reinigungstabletten verwendet werden.
Beim Einfügen einer neuen Behandlungsapparatur werden wir Sie über deren Handhabung, die Besonderheiten und mögliche Risiken noch einmal gesondert informieren bzw. Ihnen ein Merkblatt mitgeben.

Behandlungstermine :

Die Kontrolle der Spangen sollte in regelmäßigen Abständen erfolgen. Bitte halten Sie die Termine pünktlich ein.
Bei auftretenden Schmerzen, Verlust oder Beschädigung der Apparatur bzw. bei Lockerung von Bändern und Brackets soll die Sprechstunde - unabhängig vom vereinbaren Termin - umgehend aufgesucht werden. Für Notfälle bekommen Sie immer kurzfristig einen Termin. Für eine telefonische Terminabsprache steht Ihnen die Anmeldung der Abteilung (Tel.: 6301 7509) während der Dienstzeiten zur Verfügung.

Rezidive :

Auch nach erfolgreich abgeschlossener Korrektur der Zahnstellung kann eine **Rückfallneigung** längere Zeit bestehen bleiben. Es ist daher notwendig, die Geräte auch in der Stabilisierungsphase den Anweisungen entsprechend weiterzutragen und nur in Übereinkunft mit dem Behandler - ggf. schrittweise - abzulegen.
Selbst bei Beachtung dieser Empfehlungen ist es möglich, daß sich die Zahnstellung nach Abschluß der Therapie noch verändert (z.B. durch Wachstum, den Durchbruch der Weisheitszähne, Muskel- und Weichteileinflüsse usw.) .

Komplikationen und Nebenwirkungen :

Trotz gewissenhafter Durchführung der Behandlung nach den heute gültigen Erkenntnissen der medizinischen Wissenschaft können Nebenwirkungen und Komplikationen nicht gänzlich ausgeschlossen werden. Mögliche Behandlungsrisiken lassen sich jedoch bei Beachtung der Ihnen gegebenen Hinweise weitgehend vermeiden.
So können **Entkalkungen von Schmelzflächen,Zahnfleischentzündungen** (mit dem Risiko des Knochenabbaus) **und Karies** durch optimale Mundhygiene verhindert werden - denn nur dort, wo Beläge längere Zeit auf den Zähnen liegen bleiben, entstehen derartige Schäden. Aus den gleichen Gründen sollen **gelockerte Bänder** möglichst rasch wieder befestigt werden.
Die Karieskontrolle und die Versorgung von Defekten bleibt in den Händen Ihres Hauszahnarztes, der unabhängig von der kieferorthopädischen Behandlung in mindestens halbjährlichen Abständen aufgesucht werden sollte.

Abbauvorgänge (Resorptionen) an den Zahnwurzeln werden mit und ohne kieferorthopädische Behandlung beobachtet. Sie können jedoch durch umfangreiche Zahnbewegungen verstärkt werden - insbesondere, wenn durch unregelmäßige Mitarbeit keine kontinuierliche Zahnbewegung möglich war oder wenn zu starke Kräfte über einen längeren Zeitraum unkontrolliert einwirken konnten. Dies gilt in gleicher Weise für das Risiko einer Schädigung der Zahnpulpa. Die **Einhaltung der vereinbarten Kontrollintervalle** ist daher von großer Bedeutung.
Um das **Risiko von Schäden an den Zahnwurzeln, der Pulpa, dem Zahnschmelz oder am Zahnhalteapparat** möglichst gering zu halten, informieren Sie aus bitte Ihren Behandler beim Auftreten von Schmerzen, Zahnlockerungen und anderen Komplikationen, damit irreparable Zahnschäden und unerwünschte Therapieeffekte vermieden werden können.

Verwaltungstechnische Hinweise :

Bitte teilen Sie uns Änderungen Ihrer Anschrift bzw. Telefonnummer oder Ihrer Krankenversicherung usw. umgehend mit.
Beachten Sie bitte auch, daß eine eigenmächtige Unterbrechung der Behandlung oder das Nichteinhalten vereinbarter Kontrolltermine nicht von der Pflicht zum Rechnungsausgleich entbinden. Sollte der Wunsch bestehen, die Behandlung vorzeitig abzuschließen, wird um umgehende Benachrichtigung gebeten.
Wir möchten auch darauf hinweisen, daß wir verpflichtet sind, den Krankenkassen Mitteilung zu machen, wenn durch unzureichende Mitarbeit, Nichteinhalten der vereinbarten Termine oder schlechte Mundhygiene das Erreichen des erwünschten Therapieerfolgs gefährdet ist. Dies kann dazu führen, daß Ihre Krankenkasse die Behandlungskosten nicht in vollem Umfang erstattet !

Üblicherweise bleiben die Behandlungsgeräte Eigentum des Kieferorthopäden; sie sind daher nach Beendigung der Behandlung auf Anforderung zurückzugeben.

(Pat.Info I 9 / 92) ZZMK Uni Frankfurt/M

Plattenapparaturen

Liebe Patientin, lieber Patient !

Heute wurde Dir eine neue Spange (Platte) eingesetzt, mit der Deine Zahnstellung reguliert werden soll. Der Erfolg der Behandlung hängt davon ab, wie gut Du diese Geräte trägst. Wir erwarten also eine regelmäßige und intensive Mitarbeit und möchten Dir daher erklären, wie solche Spangen wirken und welche Regeln beachtet werden müssen.

Wie setzt man die Platten ein, und wie nimmt man sie heraus ?

Die Oberkieferplatte wird in den Mund gesetzt und mit beiden Daumen gegen den Gaumen gedrückt, bis sie richtig sitzt. Die Unterkieferplatte setzt Du in den Mund und drückst sie mit beiden Zeigefingern nach unten. Setze niemals die Platten lose ein und versuche, sie durch Zubeißen in die richtige Lage zu bringen; die Drähte können dabei leicht verbiegen und die Platte paßt dann nicht mehr oder drückt.
Platten sollen fest zwischen den Zähnen sitzen. Bitte spiele nicht mit ihnen oder biege an den Klammern herum.
Fasse die Platten beim Herausnehmen an den seitlichen Drahtelementen an und nicht an dem vorderen Bogen, der sich sonst zu leicht verbiegt. Die untere Spange läßt sich beim Herausnehmen auch mit der Zunge etwas anheben.

Wann sollen die Spangen getragen werden ?

Je öfter Du Deine Spangen einsetzt, um so besser und schneller läßt sich Dein Gebiß regulieren.
Um richtig wirken zu können, müssen die Spangen regelmäßig die ganze Nacht und mindestens .... Stunden am Tage im Munde sein.
Nur beim Essen und beim Sport sollen sie nicht eingesetzt werden, es sei denn, Dein Behandler gibt Dir eine andere Anweisung. Trägst Du die Spangen beim Essen, so besteht die Gefahr, daß Speisereste zwischen der Platte und den Zähnen kleben bleiben, was zur Entkalkung des Zahnschmelzes und zu Karies führen kann.
Während der kieferorthopädischen Behandlung ist wegen des erhöhten Kariesrisikos eine besonders gute Mundhygiene erforderlich. Putze daher die Zähne nach jedem Essen und spüle den Mund nach den Zwischenmahlzeiten zumindest aus, wenn Du keine Gelegenheit zum Zähneputzen hast.

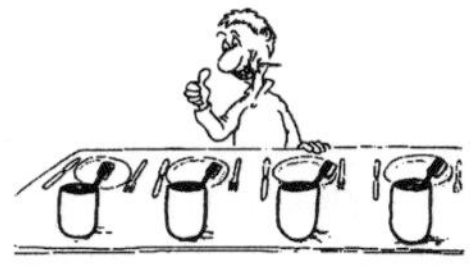

Wo sollen die Spangen aufbewahrt werden, wenn sie nicht im Munde sind ?

Wenn Du Deine Spangen nicht trägst, sollst Du sie **stoßgeschützt in einer Spangendose** aufbewahren. Sie gehören weder lose in die Hosentasche oder in den Ranzen noch unter die Schulbank, auch sollen sie zu Hause nicht lose herumliegen. Beim Essen im Restaurant darfst Du die Spangen nicht in eine Serviette wickeln (und dann vergessen), sie gehört auch nicht lose ins Urlaubsgepäck.
Schreibe Namen und Adresse in die Dose hinein, damit Du sie zurückerhältst, wenn sie einmal verloren geht.

Wie bleiben Deine Spangen appetitlich und sauber ?

Du kannst Deine Spangen mit Reinigungstabletten säubern. Genau so gut und billiger geht es auch, indem Du sie jeden Tag mit Zahnbürste und Zahnpasta putzt. Fasse sie dabei aber nicht an den Drähten an (diese könnten sich verbiegen), sondern halte sie am Kunststoff fest. Bitte koche die Spangen niemals aus, weil sie sich dabei verformen und danach nicht mehr passen !

Wann muß Dein Behandler nach Deinen Spangen schauen ?

Soll Deine Regulierung erfolgreich und ohne Probleme verlaufen, müssen die Spangen regelmäßig kontrolliert und nachgestellt werden. Die vereinbarten Termine solltest Du pünktlich einhalten.

Bei auftretenden Schmerzen, Verlust oder Beschädigung der Apparatur oder wenn eine Spange nicht richtig paßt, solltest Du - abweichend vom ursprünglich abgesprochenen Termin - möglichst rasch in die Klinik kommen.
In solchen Notfällen bekommst Du immer kurzfristig einen Termin. Rufe nur die netten Damen in unserer Anmeldung an (☎ 6301 7509) .

Auf keinen Fall solltest Du im Tragen einer Spange längere Zeit aussetzen - aus welchem Grund auch immer (Schmerzen, Krankheit, Ferien, Schullandheim usw.)
Werden die Spangen nicht regelmäßig getragen und läßt Du sie nur ein paar Tage aus, rutschen Zähne und Kiefer sehr rasch wieder in die alte Stellung zurück und Dein monatelanges, fleißiges Tragen war umsonst. Deine Behandlung dauert dadurch nicht nur wesentlich länger, es ist auch schwieriger, ein gutes Ergebnis zu erreichen.
Wäre das nicht schade ?

Regelmäßiges und fleißiges Tragen hat aber noch einen anderen Sinn :
Wird die Möglichkeit, die schief stehenden Zähne in jungen Jahren zu regulieren, durch unzureichendes Tragen vertan, ist eine kieferorthopädische Behandlung später viel aufwendiger, risikoreicher und meist weniger erfolgreich. Häufig müssen dann festsitzende Spangen eingesetzt werden; und nicht selten ist eine spätere Regulierung nur durchführbar, wenn mehrere bleibende Zähne gezogen werden.
Also nutze Deine Chance jetzt !

In manchen Platten ist eine Schraube zum Verstellen; was macht man damit ?

Vielleicht ist auch in einer Deiner Spangen eine Metallschraube, mit der man die Platte breiter stellen kann. Dann kann es sein, daß Dir Dein Behandler einen kleinen Schlüssel mitgibt, mit dem Du die Schraube selbst verstellen kannst. Du mußt das dann genau so tun, wie es Dir gezeigt wurde. Besonders die Richtung, in der Du drehst, ist wichtig; sie ist mit einem Pfeil markiert.

Sollte die Platte nach dem Schrauben einmal zu sehr drücken oder nicht mehr richtig passen, kannst Du Dir selber helfen, indem Du die Schraube (entgegen der Pfeilrichtung) etwas zurückdrehst und mit dem Nachstellen noch ein paar Tage wartest. Läßt sich die Schraube sehr schwer drehen, kannst Du sie etwas ölen (nimm aber Speiseöl aus der Küche dazu).

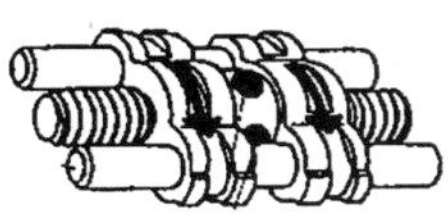

Materialnachweis:
Kieferorthopädische Plattenapparaturen bestehen aus folgenden Materialien (gem. Herstellerangaben):
- Plattenkunststoff: kaltpolymerisierte Methacrylate
- Drahtelemente: rostfreier Chrom-Nickel-Stahl (Cr18, Ni8, Mo2, Fe72, ger. Anteile Mn, Si)
- Schrauben: allgemein aus Chrom-Nickel-Stahl - einige Sonderformen aus Neusilber (verchromt)
- Farbstoffe: Diazo-Farbstoffe bzw. Anthraquinone

Pat Info PI 2 / 97

Funktionskieferorthopädische Geräte

Liebe Patientin, lieber Patient !

Heute wurde Dir eine neue Spange eingesetzt, mit der Deine Zahnstellung reguliert werden soll. Der Erfolg der Behandlung hängt davon ab, wie gut Du dieses Gerät trägst. Wir erwarten von Dir also eine regelmäßige und intensive Mitarbeit und möchten Dir daher erklären, wie eine solche Spange wirkt und welche Regeln beachtet werden müssen.

Bedenke bitte, daß die eingesetzte Spange zur Regulierung nur so lange erfolgreich verwendet werden kann, wie Du noch wächst. Wird die Möglichkeit, das Kieferwachstum zu fördern, durch unzureichendes Tragen der Spange vertan, ist die kieferorthopädische Behandlung später viel aufwendiger, risikoreicher und weniger erfolgreich. Häufig müssen dann festsitzende Spangen eingesetzt werden, und nicht selten ist später eine Regulierung nur durchführbar, wenn mehrere bleibende Zähne gezogen werden.

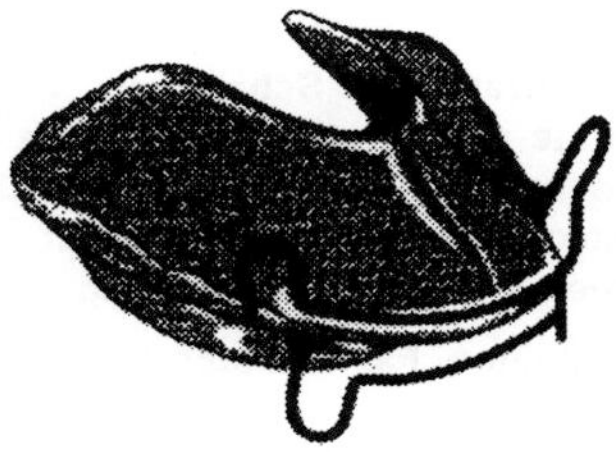

Also nutze Deine Chance jetzt !

Informationen für die ersten Tage :

Im Gegensatz zu anderen (vor allem festsitzenden) Apparaturen sitzt Deine Spange **lose** im Mund, klammert sich also nicht an den Zähnen fest. Es kann daher sein, daß sie in den ersten Nächten manchmal herausfällt ("verloren wird"). Nach einer kurzen Zeit der Eingewöhnung wird sich das rasch geben. Du gewöhnst Dich an die neue Spange besonders gut, wenn Du sie auch am Tage recht viel trägst.

Gib uns sofort Bescheid, wenn

- die Spange drückt, scheuert, schlecht paßt oder defekt ist
- Drähte zu stark angespannt sind
- durchbrechende Zähne, lockere Milchzähne oder andere Umstände Dich daran hindern, die Spange beschwerdefrei zu tragen. Wir helfen Dir dann.

Sprich bitte auch mit Deinem Behandler, wenn Du Schwierigkeiten haben solltest, durch die Nase zu atmen.

Wann soll die Spange getragen werden ?

Je öfter Du Deine Spange einsetzt, um so besser und schneller läßt sich Dein Gebiß regulieren.

Um richtig wirken zu können,
muß die Spange nachts und mindestens .... Stunden am Tage im Munde sein!

Beim Essen und beim Sport soll sie nicht eingesetzt werden; gegen das Tragen in der Schule ist aber nichts einzuwenden.

Funktionskieferorthopädische Apparate sind eine Art "Turngerät", mit welchem Deine Kaumuskeln gestärkt und Störungen der Muskelfunktion normalisiert werden sollen.

Da Du Deine Muskeln aber in der Nacht selten benutzt, ist es besonders wichtig, die Spange auch am Tage zu tragen. Aus den gleichen Gründen sollst Du sie beim Sprechen nicht herausnehmen, auch wenn die Aussprache in der Eingewöhnungsphase etwas schwieriger ist und Du manchmal nicht so gut verstanden wirst.

Wo soll die Spange aufbewahrt werden, wenn sie nicht im Munde ist ?
Wenn Du Deine Spange nicht trägst, sollst Du sie **stoßgeschützt in einer Spangendose** aufbewahren. Sie gehört weder lose in die Hosentasche oder in den Ranzen noch unter die Schulbank, auch soll sie zu Hause nicht lose herumliegen. Beim Essen im Restaurant darfst Du die Spange nicht in eine Serviette wickeln (und dann vergessen), sie gehört auch nicht lose ins Urlaubsgepäck.
Schreibe Namen und Adresse in die Dose hinein, damit Du sie zurückerhältst, wenn sie einmal verloren geht.

Wie bleibt Deine Spange appetitlich und sauber ?

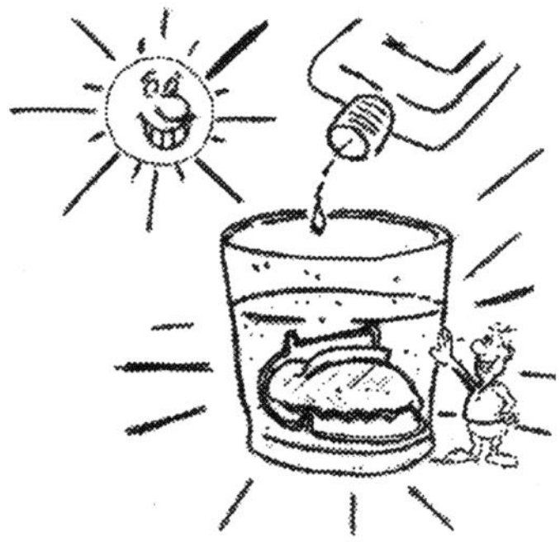

Reinige Deine Spange jeden Tag mit Zahnbürste und Zahnpasta oder mit Reinigungstabletten. Legst Du sie nach dem Zähneputzen in den mit Wasser gefüllten Zahnputzbecher und gibst ein paar Trofen Mundwasser dazu, dann schmeckt sie immer frisch nach Pfefferminz und riecht auch nie schlecht.
Bitte koche die Spange niemals aus, weil sich der Kunststoff dabei verformt !

Wann muß Dein Behandler nach der Spange schauen ?

Soll Deine Regulierung erfolgreich und ohne Probleme verlaufen, muß die Spange regelmäßig kontrolliert und nachgestellt werden. Die vereinbarten Termine solltest Du pünktlich einhalten (und Deine Spange mußt Du natürlich jedesmal zur Kontrolle mitbringen).

Bei auftretenden Schmerzen, Verlust oder Beschädigung der Apparatur oder wenn die Spange nicht richtig paßt, solltest Du - abweichend vom ursprünglich abgesprochenen Termin - möglichst rasch in die Klinik kommen.
In solchen Notfällen bekommst Du immer kurzfristig einen Termin. Rufe nur die netten Damen in unserer Anmeldung an (☎ 6301 7509) .

Auf keinen Fall solltest Du im Tragen der Spange längere Zeit aussetzen - aus welchem Grund auch immer (Schmerzen, Krankheit, Ferien, Schullandheim usw.)
Wird die Spange nicht regelmäßig getragen und läßt Du sie nur ein paar Tage aus, rutschen Zähne und Kiefer sehr rasch wieder in die alte Stellung zurück und Dein monatelanges, fleißiges Tragen war umsonst. Deine Behandlung dauert dadurch nicht nur wesentlich länger, es ist auch schwieriger, ein gutes Ergebnis zu erreichen.

Wäre das nicht schade ?

Materialnachweis:
Funktionskieferorthopädische Apparate bestehen aus folgenden Materialien (gem Herstellerangaben):
- Kunststoffbasis : kaltpolymerisierte Methacrylate
- Drahtelemente: rostfreier Chrom-Nickel-Stahl (Cr16, Ni10, Mo2, Fe72, ger. Anteile Mn, Si)
- Schrauben: Chrom-Nickel-Stahl
- Farbstoffe: Diazo-Farbstoffe bzw. Anthraquinone

Festsitzende Apparaturen

Liebe Patientin, lieber Patient !

Heute wurde eine festsitzende Spange eingesetzt, mit der die fehlerhafte Zahnstellung korrigiert werden soll. Diese Apparatur besteht aus Metallringen (Bändern) und kleinen Metall-, Keramik- oder Kunststoffplättchen (Brackets), die mit zahnärztlichem Zement oder Kunststoffkleber auf den Zähnen befestigt wurden. In die Bänder und Brackets werden Regulierungsdrähte eingepaßt, mit deren Hilfe die Zähne bewegt werden. Diese festsitzende Apparatur wird einige Zeit im Munde bleiben; und um mögliche Risiken und Nebenwirkungen zu vermeiden, müssen unsere Patienten eine Reihe von Regeln beachten.

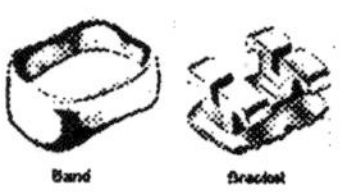

Band Bracket

Eingewöhnungsschwierigkeiten

treten im allgemeinen nur in den ersten Tagen auf. So können die Zähne auf die Spannung des eingebundenen Metalldrahtes empfindlich - möglicherweise sogar schmerzhaft reagieren. In den ersten 1 bis 2 Nächten kann es daher empfehlenswert sein, eine halbe Schmerztablette zu nehmen. Diese anfängliche Reaktion der belasteten Zähne gibt sich aber rasch. Sollten die Beschwerden länger anhalten, ist es sinnvoll, den Behandler zu informieren.
Scharfe Kanten bzw. vorspringende Metallteile können reiben und an der Schleimhaut Druckstellen verursachen. Zur Abhilfe geben wir spezielles Stangenwachs mit. Hiermit sollen die Kanten abgedeckt werden, bis sich die Schleimhaut an die Metallbänder und Brackets gewöhnt hat.

Worauf müssen Patienten achten ?

Im Laufe der Behandlung werden sich durch das Bewegen der Zähne die Kontakte zu den Gegenzähnen verschieben und das Gefühl beim Zubeißen wird sich ändern; diese Reaktionen sind ebenso normal wie eine leichte Lockerung der bewegten Zähne. Die Zähne festigen sich nach Entfernung der Spange relativ rasch.

Bei Lockerung eines der Bänder oder Brackets bzw. bei Beschädigung der Apparatur soll die Praxis - abweichend vom ursprünglich vereinbarten Termin - umgehend aufgesucht werden.

In solchen Notfällen läßt sich immer kurzfristig ein Termin vereinbaren ((6301 7509). Das rasche Wiederbefestigen von Bändern ist wichtig, weil sich in den Spalt zwischen Band und Zahn Speisereste einpressen können, was zur **Entkalkung des Zahnschmelzes** und zu massiven **kariösen Defekten** führen kann.

Intensive Zahnreinigung nach jeder Mahlzeit
ist besonders um die Metallbänder, Brackets und Drähte herum dringend erforderlich, um die Anlagerung von Plaque in diesen schwer zugänglichen Schmutznischen zu verhindern. Werden diese Beläge nicht regelmäßig entfernt, sind häufig entkalkte (weiße) Schmelzflächen, Karies und Zahnfleischentzündungen die Folge.

Für eine gründliche Zahnreinigung sind etwa 3 Minuten erforderlich. Die Zähne sollten morgens nach dem Frühstück, tagsüber möglichst nach jeder Mahlzeit und am Abend nach der letzten Mahlzeit geputzt werden. Durch die eingefügte Spange ist es sicher nicht leicht, die Zähne ordentlich zu reinigen; mit etwas Mühe ist es aber zu schaffen !

Bei der Zahnreinigung können spezielle **Zahnbürsten mit kurzen Borstenfeldern** und die Verwendung von Zahnseide hilfreich sein. Auch ist der Einsatz einer **Munddusche** zu empfehlen; sie kann aber die Zahnbürste nicht ersetzen.

Beim Zähneputzen teilt man die zu reinigenden Flächen in **zwei Bereiche** :
- eine Zone zwischen dem Drahtbogen und den Schneidekanten bzw. Höckern der Zähne - eine zweite Zone zwischen dem Drahtbogen und dem Zahnfleisch.
Natürlich muß man die Beläge auch unter dem Drahtbogen entfernen.

Zur Vermeidung von Schmelzschäden halten wir auch eine **Fluoridierung** der Zähne während der Behandlung mit festsitzenden Apparaturen für empfehlenswert. Einige Befestigungszemente und Kunststoffkleber enthalten bereits Fluoride, die im Laufe der Therapie an die Zähne abgegeben werden. Zusätzlich ist das Einbürsten von Fluorid-Gel (in der Regel 1 x wöchentlich) oder das Spülen mit Fluoridlösung (1 x täglich, nach dem Zähneputzen) als nützliche unterstützende Maßnahme anzusehen.

Hinweise für die richtige Ernährung :
Neben einer guten Mundhygiene ist die richtige Ernährung von großer Bedeutung. Klebrige Nahrungsmittel und Süßigkeiten sollten wegen des erhöhten Kariesrisikos möglichst gemieden werden. Auf Kaugummi oder stark klebende Bonbons sollte ganz verzichtet werden. Harte Nahrung - wie Äpfel, Karotten, Brotkanten usw. - ist zwar gesünder, kann jedoch zum Lösen der Brackets und Bänder sowie zum Verbiegen der Drähte führen. Bitte daher vorsichtig kauen !

Welche Risiken sind bei der Behandlung mit festsitzenden Spangen zu befürchten ?
Entkalkungen des Zahnschmelzes, Zahnfleischentzündungen (mit der Gefahr des Knochenabbaus) und Karies lassen sich durch **optimale Mundhygiene** verhindern; denn nur dort, wo Beläge längere Zeit auf den Zähnen liegen bleiben, entstehen derartige Schäden. Aus den gleichen Gründen müssen **gelockerte Bänder und Brackets rasch wieder befestigt werden.** Abbauvorgänge an den Zahnwurzeln (sog. Resorptionen) werden mit und ohne kieferorthopädische Behandlung beobachtet. Sie können jedoch durch umfangreiche Zahnbewegungen verstärkt werden - insbesondere, wenn zu starke Kräfte über einen längeren Zeitraum dauernd und unkontrolliert einwirken konnten. Dies gilt in gleicher Weise für das Risiko einer Schädigung der Zahnpulpa. **Die Einhaltung der vereinbarten Kontrolltermine ist daher von großer Bedeutung.** Um das Risiko von Schäden an den Zahnwurzeln, der Pulpa, dem Zahnschmelz oder am Zahnhalteapparat möglichst gering zu halten, informieren Sie bitte Ihren Behandler beim Auftreten von Schmerzen, Zahnlockerungen und anderen Komplikationen, damit irreparable Schäden und unerwünschte Therapieeffekte vermieden werden können.

Gute Mitarbeit ist unerläßlich !
Es ist ein weitverbreiteter Irrtum zu glauben, daß eine festsitzende Spange besonders für diejenigen Patienten geeignet ist, die ihre herausnehmbaren Spangen schlecht und unregelmäßig tragen. Ganz im Gegenteil: Festsitzende Apparaturen sollen nur bei besonders zuverlässigen Patienten eingesetzt werden. Wir erwarten eine **überdurchschnittlich gute Mundhygiene** und **pünktliches Einhalten der Termine**, in vielen Fällen auch das **sorgfältige Einhängen von Gummiringen** oder das **regelmäßige Tragen einer Außenspange**. Nur auf diese Weise kann eine Behandlung erfolgreich und risikoarm durchgeführt werden.
Sollte sich im Laufe der Therapie herausstellen, daß eine regelmäßige Kontrolle und Mitarbeit nicht gesichert ist oder daß durch unzureichende Zahnpflege Karies und Zahnfleischentzündungen drohen, werden wir die festsitzende Spange lieber entfernen als irreparable Schäden an den Zähnen zu riskieren.

Materialnachweis:
Die eingefügten Bestandteile der festsitzenden Apparatur bestehen nach Angaben der Hersteller aus folgenden Materialien:
(■ im Regelfall verwendete Werkstoffe. Mit ☐ gekennzeichnete Werkstoffe wurden nur verwendet, wenn sie angekreuzt wurden).

Bänder bzw. Außenbogen: rostfreier Chrom-Nickel-Stahl (Cr18, Ni8, Mo2, Fe72, ger. Anteile Mn, Si) ■

Brackets: Metallbrackets: rostfreier Chrom-Nickel-Stahl (Cr18, Ni8, Mo2, Fe72, ger. Anteile Mn, Si) ■
Kunststoffbrackets: Polykarbonat ☐ Keramikbrackets: polykristallines Aluminiumoxid ☐

Bögen bzw. Hilfsdrähte: rostfreier Chrom-Nickel-Stahl (Cr18, Ni8, Mo2, Fe72, ger. Anteile Mn, Si) ■
TMA (Ti79, Mo11, Zr6, Sn4) ☐ Elgiloy (Co40, Cr20, Ni15, Fe16, Mo7, ger. Anteile C, Si, Mn) ☐
NiTi (Ni55, Ti45) ☐ Menzanium/Noninium (Fe59, Cr18, Mn19, Mo2, N1, geringe Anteile C, Ni) ☐

Lote: Ag39, Zn9, Cu20, Sn3 ☐

Drahtligaturen: s. Bögen ■ **Elastikligaturen:** Polyurethan ■ **Gummiringe/-ketten:** Latex ☐

Befestigungswerkstoffe: Glasionomercemente (Aliminiumsilikat, Polyacrylsäure / Weinsäure) ■
Zinkoxidphosphatcement (Pulver: ZnO, MgO, Feld-/Flusspat, Flüssigkeit: Phosphorsäure, Zn, Al) ☐
Composit-Klebekunststoffe - vergleichbar mit den Materialien für Kunststoff-Füllungen ■
(Acrylate [BisGMA oder UEDMA] - Füllstoffe [Silikatpulver] - Starter [Ketoether, Diketone], Inhibitoren [Dibenzoylperoxid, aromatische Amine], Stabilisatoren [Hydroxy-methoxy-benzophenon], Ytterbiumfluorid)

Pat.Info - MB - 4.97

Headgear - Behandlung

Liebe Patientin, lieber Patient !

Heute wurde eine neue Spange eingesetzt, mit der die Zahnstellung korrigiert werden soll. Diese Außenspange (auch Gesichtsbogen oder (engl.) *Headgear* genannt) dient in den meisten Fällen dazu, obere Backenzähne nach hinten zu schieben, um damit Platz zu schaffen und vorstehende Schneidezähne zurückbewegen zu können. ***Vielfach kann durch das Tragen der Außenspange eine Extraktion bleibender Zähne vermieden werden.***
Bei anderen Patienten wird der Headgear auch dazu benutzt, ein Vorwandern der hinteren Backenzähne zu verhindern, nachdem durch Entfernung von Zähnen Raum für die Korrektur schief stehender Zähne geschaffen wurde. ***Wird die Außenspange dann nicht ausreichend getragen, geht Raum verloren und der Platz reicht trotz verminderter Zahnzahl nicht aus.***
Ein weiterer Einsatzbereich ist die Einflußnahme auf das Oberkieferwachstum.

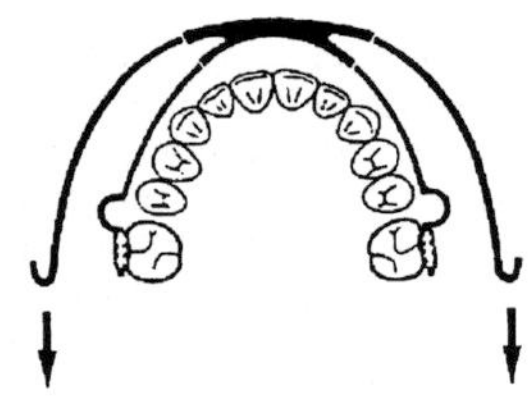

Für den Einsatz eines Headgears ist erforderlich, zumindest die beiden großen Backenzähne im Oberkiefer mit Stahlringen (Bändern) zu versehen.
Die beiden Enden des Innenbogens lassen sich dann in Röhrchen stecken, die außen an den Bändern angebracht sind.
In die Schlaufen der außerhalb des Mundes befindlichen Bogenteile werden elastische Züge eingehängt, welche den Metallbogen mit einem Nackenband oder einer Kopfhaube verbinden.

Das Einsetzen und Herausnehmen des Headgears soll mit beiden Händen und immer in der Weise geschehen, wie es mit dem Behandler geübt wurde. In den ersten Tagen wird eine Kontrolle im Spiegel erforderlich sein, später gelingt das Einsetzen auch ohne diese Hilfe.
Zunächst wird ein Ende des Innenbogens in das Röhrchen gesteckt, dann das Ende der anderen Seite. Dies gelingt im allgemeinen leicht und ohne Gewaltanwendung.
Beide Enden sollen **bis zum Anschlag** in die Röhrchen geschoben werden, damit sie nicht herausrutschen und das Zahnfleisch verletzen können. Erst **nach** dem Einsetzen des Metallbogens werden die elastischen Züge eingehängt !
Beim Herausnehmen des Bogens müssen unbedingt zuerst die elastistischen Züge gelöst werden; erst dann soll der Metallbogen aus dem Mund gezogen werden !!!
Beim Versuch, den Bogen gegen die Spannung der elastischen Züge herauszuziehen, kann dieser zurückschnellen und zu schweren Verletzungen führen.

Um das Verletzungsrisiko bei unsachgemäßer Handhabung so gering wie möglich zu halten, werden von uns grundsätzlich Sicherheitsbindungen zwischen Metallbogen und Elastikzug verwendet, die sich bei Überschreiten einer bestimmten Spannung von allein lösen. Trotzdem sollten die gegebenen Hinweise sorgfältig beachtet werden.

Als **Tragezeit** werden für die Außenspange **mindestens** .... **Stunden pro Tag** empfohlen. Wird diese Zeit nicht **regelmäßig** eingehalten, kann ein Behandlungserfolg nicht erwartet werden und alle Mühe ist vergebens.

Eingewöhnungsschwierigkeiten treten im allgemeinen nur in den ersten Tagen auf. So können die bebänderten Ankerzähne empfindlich - möglicherweise sogar schmerzhaft reagieren. In den ersten 1 bis 2 Nächten kann es daher empfehlenswert sein, eine halbe (oder eine ganze) Schmerztablette zu nehmen. Diese anfängliche Reaktion der belasteten Zähne gibt sich aber rasch. Sollten die Beschwerden länger anhalten, ist es sinnvoll, den Behandler zu informieren.
Scharfe Kanten bzw. vorspringende Teile der Bänder können reiben und an der Schleimhaut Druckstellen verursachen. Zur Abhilfe geben wir einige Stangen Wachs mit. Hiermit sollen die Kanten abgedeckt werden, bis sich die Schleimhaut an die Metallbänder gewöhnt hat.

Im Laufe der Behandlung mit dem Headgear können die Ankerzähne sich ein wenig lockern. Dies ist kein Grund zur Sorge. Bei der Bewegung der Zähne ist eine leichte Lockerung vielmehr normal. Die Zähne festigen sich nach Absetzen der Außenspange im allgemeinen wieder sehr schnell.

Sollte einmal eine zu starke Spannung angelegt worden sein, ist der Behandler bei der nächsten Kontrolle davon zu informieren; er wird dann die Spannung ausmessen und entsprechend regulieren. Im Laufe der Behandlung werden sich durch das Bewegen der Zähne auch die Kontakte zu den Gegenzähnen verschieben und das Gefühl beim Zubeißen wird sich ändern; auch diese Reaktionen sind normal.

Bei **Beschädigung der Außenspange oder bei Lockerung eines der Bänder** an den Ankerzähnen soll die Praxis - abweichend vom ursprünglich vereinbarten Termin - **umgehend** aufgesucht werden. In solchen Notfällen läßt sich immer kurzfristig ein Termin vereinbaren (Rufnummer 6301 7509).

Durch diesen außerplanmäßigen Besuch soll eine Unterbrechung der Therapie vermieden werden, da sich **die Zähne sehr rasch wieder in die alte Position zurückbewegen, wenn der Headgear auch nur wenige Tage nicht getragen wird.** So geht bereits nach kurzer Zeit der in Wochen mühsam erarbeitete Behandlungsfortschritt verloren.
Auch das Wiederbefestigen gelockerter Bänder soll umgehend erfolgen. Bei lockeren Ankerbändern ist nicht nur die Funktion der Außenspange beeinträchtigt; viel gefährlicher ist das Einpressen von Speiseresten in den Spalt zwischen Band und Zahn, was zur **Entkalkung des Zahnschmelzes** und zu massiven **kariösen Defekten** führen kann.
Intensive Zahnreinigung nach jeder Mahlzeit ist besonders um die Metallbänder herum dringend erforderlich, um die Anlagerung von Plaque in diesen schwer zugänglichen Schmutznischen zu verhindern. Wird die Plaque nicht regelmäßig entfernt, besteht auch hier das Risiko der Entkalkung des Schmelzes und der Karies. Süße und klebrige Speisen sollten aus diesen Gründen möglichst gemieden werden.

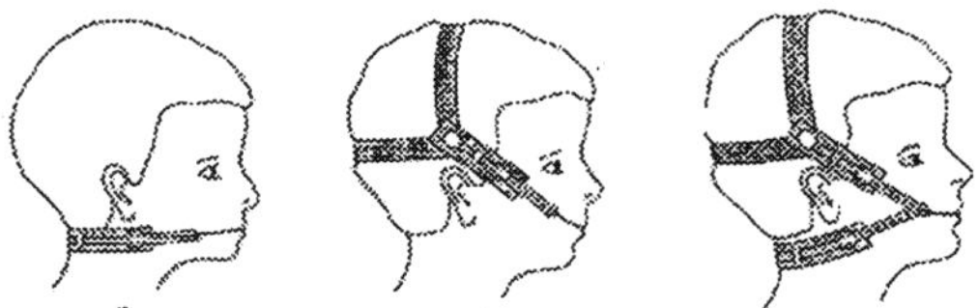

a b c

Sicherheitshinweise :

➲ **Niemals irgendjemandem erlauben, etwas an der Außenspange zu tun, solange sie eingesetzt ist.**

➲ **Niemals den Headgear beim Sport tragen (oder beim Toben, Radfahren...). Die Verletzungsgefahr ist zu groß.**

➲ **Niemals die Spannung des Außenzuges verstellen, solange sich der Bogen im Mund befindet ! (In der Regel wird die Spannung vom Behandler reguliert und soll vom Patienten nicht geändert werden.)**

➲ **Niemals den Metallbogen aus dem Mund nehmen, bevor die elastischen Züge gelöst wurden ! ! ! !**

P.S. Bitte die Außenspange zu <u>jedem</u> Kontrolltermin mitbringen !

Materialnachweis:
Die eingefügten Bestandteile der festsitzenden Apparatur bestehen nach Angaben der Hersteller aus folgenden Materialien:
(■ im Regelfall verwendete Werkstoffe. Mit □ gekennzeichnete Werkstoffe wurden nur verwendet, wenn sie angekreuzt wurden).
Bänder bzw. Außenbogen: rostfreier Chrom-Nickel-Stahl (Cr18, Ni8, Mo2, Fe72, ger. Anteile Mn, Si) ■
Bögen bzw. Hilfsdrähte: rostfreier Chrom-Nickel-Stahl (Cr18, Ni8, Mo2, Fe72, ger. Anteile Mn, Si) ■
Lote: Ag39, Zn9, Cu20, Sn3 □ **Befestigungswerkstoffe:** Glasionomercemente (Aliminiumsilikat, Polyacrylsäure / Weinsäure) ■
Zinkoxidphosphatcement (Pulver: ZnO, MgO, Feld-/Flusspat, Flüssigkeit: Phosphorsäure, Zn, Al) □

Pat.Info - HG - 2.97

Gaumennahterweiterung

Liebe Patientin, lieber Patient !

Heute wurde eine Apparatur zur **forcierten Gaumennahterweiterung** eingesetzt. Mit diesem Apparat besteht bei sehr schmalem oberen Zahnbogen die Möglichkeit, den Oberkiefer innerhalb weniger Wochen beträchtlich (um bis zu 12 mm) zu erweitern. Dabei werden die mittlere Knochennaht im Gaumenbereich auseinandergezogen und beide Oberkieferhälften zur Seite verschoben. Dies setzt voraus, daß die Knochen in der Gaumenmitte noch nicht miteinander verwachsen sind; diese Verknöcherung erfolgt im allgemeinen nach dem 20. Lebensjahr. Nach diesem Zeitpunkt ist eine Erweiterung der Gaumennaht in der Regel nicht mehr bzw. erst nach operativer Schwächung der Knochen möglich.
Mit dieser Behandlungsmethode läßt sich nicht nur der Oberkiefer erheblich verbreitern; auch die Breite der Nasenhöhlen nimmt dabei deutlich zu und eine verkrümmte Nasenscheidewand wird begradigt, was zu einer Verbesserung der Atmung durch die Nase führt.

Die **Gaumennahterweiterungs-Apparatur** besteht in der Regel aus einer massiven Metallschraube, die durch Verstrebungen mit Metallbändern verbunden ist, welche auf die Seitenzähne des Oberkiefers fest zementiert werden. In einigen Fällen ist die Apparatur im Gaumenbereich mit einer Kunststoffverstärkung versehen.
Da die Apparatur fest einzementiert ist, muß der Patient die Schraube im Munde verstellen, was etwas Übung erfordert. Das Nachstellen der Schraube erfolgt mit einem speziellen Drahtschlüssel, der jedem Patienten mitgegeben wird.

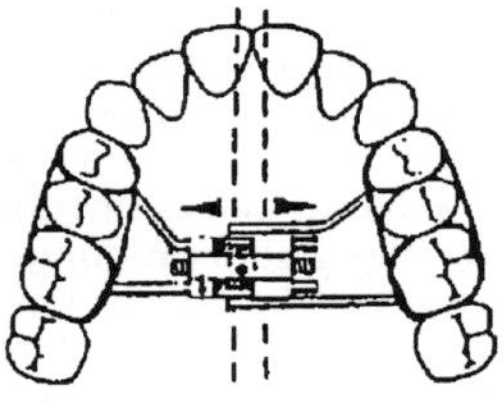

Die Schraube soll nach Anweisung des Behandlers jeden Tag ...... mal weitergestellt werden, bis die gewünschte Breite erreicht ist.

Dies geschieht, indem der Schlüssel in das in der Schraube befindliche vordere Loch gesteckt und die Schraube nach hinten bis zum Anschlag weitergestellt wird. Dadurch wird das nächste Loch sichtbar. **Der Schlüssel ist mit einer Schnur versehen, die beim Verstellen um den Finger gewickelt werden sollte, um ein mögliches Verschlucken des Schlüssels zu verhindern.**

Eine Unterbrechung im regelmäßigen täglichen Weiterstellen sollte möglichst vermieden werden, da sich die Oberkiefernaht sonst wieder schließt und die Erweiterung erschwert werden kann. Auf jeden Fall ist eine Unterbrechung nur mit Zustimmung des Behandlers erlaubt, der beim Auftreten von Problemen umgehend benachrichtigt werden sollte.

Nach Abschluß der Erweiterung muß die zementierte Apparatur noch mehrere Monate im Munde bleiben, damit der getrennte Oberkiefer wieder zusammenwachsen kann. Eine solche Knochenheilung ist vergleichbar mit der Heilung eines Arm- oder Beinbruchs, die nach der Schienung auch einige Zeit benötigt.

Was soll der Patient beachten ?

1. Beim Verstellen der Metallschraube übt die Spange einen Druck auf die oberen Seitenzähne aus; der Oberkiefer wird in der Gaumenmitte getrennt und erweitert. Dieser Druck ist - vor allem in den ersten Tagen, in denen sich die Gaumennaht löst - relativ stark. Es kann zu **Schmerzen** kommen, die bis in den Bereich der Nasenwurzel ausstrahlen können; auch die Seitenzähne des Oberkiefers können empfindlich bzw. schmerzhaft reagieren. Wir empfehlen in diesen Fällen, in den ersten Tagen ein oder zwei Schmerztabletten zu nehmen.

Sollten die Schmerzen weiter bestehen, ist der Behandler zu informieren und die Schraube langsamer zu verstellen.

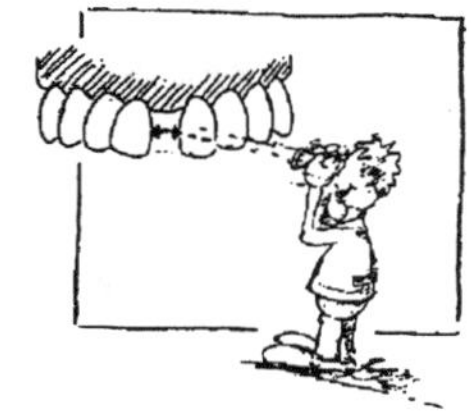

2. Durch das Auseinanderbewegen der beiden Oberkieferhälften entsteht gegen Ende der ersten Woche zwischen den mittleren oberen Schneidezähnen eine sich zunehmend vergrößernde **Zahnlücke**. Dies ist normal und ein gutes Zeichen für die Wirksamkeit der Apparatur. Die Lücke schließt sich nach Abschluß der Erweiterung übrigens rasch wieder.

3. Die Apparatur bedarf einer intensiven Überwachung und regelmäßiger Kontrollen!

Die Abstände zwischen den Behandlungsterminen werden dabei bewußt wesentlich kürzer gehalten, als während der normalen kieferorthopädischen Behandlung. Damit soll vermieden werden, daß

- irreparable Schäden an den Zähnen, dem Kieferknochen und dem Zahnfleisch entstehen
- die Zähne zu stark kippen
- der Oberkiefer durch zu häufiges Verstellen überdehnt wird
- weiter geschraubt wird, obwohl die Knochennaht in der Gaumenmitte sich nicht löst oder
- ein Lösen der Ankerbänder unbemerkt bleibt. Unter den gelösten Bändern können sich nämlich Speisereste und Beläge (Plaque) festsetzen, die rasch zu Entkalkungen des Zahnschmelzes und zu kariösen Defekten führen. Auch ist die Funktion der Apparatur bei lockeren Bändern beeinträchtigt.

Vereinbarte Kontrolltermine müssen daher immer pünktlich eingehalten werden !

4. Intensive Zahnreinigung nach jeder Mahlzeit ist - besonders um die Metallbänder und die Drähte herum - dringend erforderlich, um die Anlagerung von Plaque in diesen schwer zugänglichen Schmutznischen zu verhindern. Wird die Plaque nicht regelmäßig entfernt, besteht ein erhebliches Kariesrisiko. Süße und klebrige Speisen sollten aus diesen Gründen möglichst gemieden werden.
Zur besseren Reinigung kann auch eine **Mundddusche** gute Dienste leisten - vor allem, um den Bereich zwischen der Schraube und dem Gaumendach gründlich zu säubern.

5. Durch den Druck der Spange auf die Gaumenschleimhaut kann diese sich entzünden. Das **Spülen mit entzündungshemmenden Medikamenten** ist sinnvoll. Geeignete Mittel wird der Behandler empfehlen.

6. Der Behandler sollte umgehend informiert werden, wenn :

- im Verlauf der Behandlung **Schmerzen** auftreten (in den ersten Tagen sind diese allerdings normal)
- der Druck auf die Zähne zu stark erscheint
- sich **Metallbänder lockern** oder lösen
- ein **Defekt** an der Apparatur beobachtet wird oder
- **scharfe Kanten** bzw. vorspringende Teile der Bänder oder der Spange reiben und **Druckstellen** an der Schleimhaut verursachen (zum Abdecken hervorstehender Kanten geben wir einige Stangen Wachs mit)

Im allgemeinen wird die Klinik in diesen Fällen - abweichend vom ursprünglich vereinbarten Termin - umgehend aufgesucht werden müssen. In solchen Notfällen kann jederzeit kurzfristig ein Termin vereinbart werden (Telefonnummer 6301 7509).

Materialnachweis:
Die eingefügten Bestandteile der festsitzenden Apparatur bestehen nach Angaben der Hersteller aus folgenden Materialien:
(■ **im Regelfall verwendete Werkstoffe. Mit** □ **gekennzeichnete Werkstoffe wurden nur verwendet, wenn sie angekreuzt wurden**).

Bänder bzw. Außenbogen: rostfreier Chrom-Nickel-Stahl (Cr18, Ni8, Mo2, Fe72, ger. Anteile Mn, Si) ■

Bögen bzw. Hilfsdrähte: rostfreier Chrom-Nickel-Stahl (Cr18, Ni8, Mo2, Fe72, ger. Anteile Mn, Si) ■

Lote: Ag39, Zn9, Cu20, Sn3 □

Befestigungswerkstoffe: Glasionomercemente (Aliminiumsilikat, Polyacrylsäure / Weinsäure) ■

Zinkoxidphosphatcement (Pulver: ZnO, MgO, Feld-/Flusspat, Flüssigkeit: Phosphorsäure, Zn, Al) □

Pat.Info - GNE - 2.97

Informationen über den Positioner

Liebe Patientin, lieber Patient !

Im Verlauf der kieferorthopädischen Behandlung ist es gelungen, die Zahnstellung zu normalisieren und die Kiefer korrekt zueinander einzustellen.
Diese aufwendige Therapie hatte aber nur Sinn, wenn es nun gelingt, den erreichten Erfolg auch zu bewahren. Gerade nach einer Behandlung mit festsitzenden Apparaturen sind die Zähne häufig noch etwas locker und können sich in Richtung auf die alte Zahnstellung verschieben, wenn sie nicht durch geeignete Geräte daran gehindert werden.

Ein Gerät, mit dem die erreichte Zahnstellung stabilisiert und das Einspielen einer optimalen Verzahnung gefördert werden kann, ist der sogenannte **Positioner.**
Dieses Gerät aus weichbleibendem Kunststoff ähnelt dem Mundschutz, den z.B. Boxer während des Kampfes tragen, um ihre Zähne vor Verletzungen zu schützen. Es greift über die oberen und unteren Zahnreihen und sorgt dafür, daß sich die Zähne nicht in eine falsche Richtung bewegen, während sie sich langsam festigen. Auch lassen sich mit dem Positioner geringe Unstimmigkeiten in der Zahnstellung noch korrigieren.

Um das erreichte Behandlungsresultat zu halten, ist es erforderlich, den Positioner jede Nacht und zusätzlich jeden Tag .... Stunden einzusetzen und mit ihm jeden Tag mehrfach zu üben.
Wird das Gerät nicht regelmäßig getragen, können sich die Zähne wieder verschieben. Auch wird das Tragen des Positioners unangenehm, eventuell sogar schmerzhaft, da er nach einer Unterbrechung im Tragen fester gegen die Zähne drückt oder nicht mehr paßt.

Der Positioner soll so in den Mund gesetzt werden, daß die oberen Zähen in die entsprechenden größeren Eindrücke hineinbeißen. Die gekennzeichnete Mittellinie des Positioners soll dabei zwischen den mittleren Schneidezähnen liegen.
Wird der Positioner nicht richtig eingesetzt, können sich die Zähne in eine falsche Richtung bewegen !

Die unterstützenden **Übungen mit dem Positioner** bestehen in einer Art Muskelgymnastik, die in folgenden Schritten ablaufen soll :
1. Die Zähne werden fest in den Positioner gepreßt, bis die Muskeln ermüden.
2. Die Muskelspannung wird etwas gelockert und der Mund leicht geöffnet, ohne den Positioner jedoch aus dem Mund zu nehmen.
Diese Ruhephase soll jeweils etwa so lange dauern wie die Phase der maximalen Muskelanspannung (das heißt z.B.: 15 Sekunden fest zubeißen und dann etwa 15 Sekunden entspannen).
3. Diese Übungen sollen möglichst häufig wiederholt werden, da sie ein optimales Einspielen der Verzahnung wesentlich fördern.

Anfänglich kann diese Muskelgymnastik etwas schmerzhaft sein, diese Beschwerden vergehen aber rasch, wenn sich die Zähne in ihrer endgültigen Position festigen.

Der Positioner sollte vor und nach jedem Gebrauch **mit lauwarmem Wasser gereinigt** werden; hierzu kann man auch die Zahnbürste und Zahnpasta verwenden.
Auf keinen Fall darf das Gerät in heißes oder gar in kochendes Wasser gelegt werden, da es sich in diesem Fall verformt und nicht mehr paßt.

Auch in der Stabilisierungsphase sollen die Kontrolltermine pünktlich eingehalten werden!

Die Retentionsphase

Liebe Patientin, lieber Patient !

Im Laufe der kieferorthopädischen Behandlung ist es gelungen, die Zahnstellung zu verbessern, die Kiefer korrekt zueinander einzustellen, die Funktionsbeeinträchtigung des Gebisses zu beheben und ein auch ästhetisch zufriedenstellendes Resultat zu erzielen.
Dies hat Dich und Deinen Behandler viel Einsatz und Mühe gekostet. Es wäre doch sehr schade, wenn dieser Behandlungserfolg teilweise oder gänzlich zunichte gemacht würde, weil in der nun folgenden Stabilisierungsphase das notwendige Tragen der eingefügten Apparatur nicht konsequent genug erfolgt.

Die Erfahrung hat gezeigt, daß das Ergebnis oft jahrelanger kieferorthopädischer Bemühungen ohne entsprechende Sicherungsmaßnahmen in den meisten Fällen leider nicht stabil bleibt. An die aktive kieferorthopädische Therapie, durch die eine Korrektur der Zahnstellungs- und Kieferanomalie erfolgt, muß sich daher eine Phase der Stabilisierung - die sogenannte **Retention** - anschließen, in welcher sich das Gebiß so weit festigen kann, daß ein Rückfall in die alte Position unterbleibt.

Die **Dauer** der erforderlichen Retention kann individuell sehr verschieden sein. Im allgemeinen ist ein Zeitraum von 12 bis 24 Monaten notwendig, damit sich die Zähne und das gesamte Gebiß in der neuen Stellung festigen können. Manchmal bleibt die Rückfallneigung aber ein Leben lang bestehen, so daß zeitlebens Stabilisierungsapparaturen erforderlich sind.

Was können Behandler und Patient zur Vermeidung eines Rückfalls tun ?

1. Wurde die Behandlung mit **herausnehmbaren Spangen** durchgeführt, so sollten diese nach erfolgreicher Ausformung des Gebisses nicht sofort abgelegt, sondern in Absprache mit dem Behandler zur Stabilisierung noch einige Zeit (auch am Tage, in den Ferien usw.) weiter getragen werden. Die Tragezeit läßt sich dabei schrittweise reduzieren.
Wichtig ist, daß die Spangen immer gut und locker sitzen. Ein Klemmen oder eine schlechte Paßform weisen darauf hin, daß sich die Zahnstellung noch verändert, daß also eine Rückfallneigung besteht.
Das **stufenweise Ablegen** wird so durchgeführt, daß die Spangen z.B. zunächst halbtags, dann nur nachts, dann jede 2. Nacht, jede 3. Nacht usw. eingesetzt werden, bis sie am Ende der Retentionsphase ganz abgelegt werden können. Der Übergang von einer Stufe zur nächsten wird dabei individuell so gesteuert, wie der spannungsfreie Sitz der Apparatur es zuläßt. Die Empfehlungen des Behandlers sollten dabei korrekt befolgt werden.

2. Nach Entfernung einer **festsitzenden Apparatur** ist die Rückfallneigung im allgemeinen größer. Eine Stabilisierung ist so lange erforderlich, bis sich die Zähne in ihrer neuen Position gefestigt haben. Hierzu wird entweder das Tragen eines herausnehmbaren Retentionsgerätes (z.B. einer Oberkieferplatte, eines Positioners o.ä.) und / oder ein hinter die Frontzähne fest eingeklebter Draht, ein sog. Retainer, verwendet, der dann oft mehrere Jahre im Munde bleibt.
Werden die herausnehmbaren Stabilisierungsapparaturen nicht ausreichend getragen oder entsteht eine Unterbrechung im Tragen dieser Spangen, verschieben sich die Zähne sehr rasch. Dies hat zur Folge, daß die Spangen nicht mehr passen. Schon nach kurzer Zeit kann sich die Zahnstellung so weit verändert haben, daß eine Neuanfertigung erforderlich wird. Eine Wiederherstellung des ursprünglich so guten Behandlungsresultats ist in solchen Fällen vielfach ohne eine Wiederaufnahme der aktiven Behandlung nicht möglich.

3. Selbstverständich müssen die zur Stablisierung eingesetzten Spangen regelmäßig kontrolliert werden. Die Zeitabstände zwischen den Kontrollterminen werden dabei zunehmend verlängert.
Ist eine herausnehmbare Retentionsapparatur jedoch defekt, drückt bzw. klemmt sie oder kann sie aus anderen Gründen nicht gut getragen werden, ist eine Kontrolle durch den Behandler unerläßlich !
Ebenso ist umgehend ein Besuch in der Klinik erforderlich, wenn sich der fest eingesetzte Retainer an einer Stelle lösen sollte. Es besteht dann nicht nur die Gefahr einer Verschiebung der Zähne und der Karies unter der Klebestelle; der Draht könnte auch verschluckt oder aspiriert werden, wenn er sich ganz löst !

B 2: Formulare und Muster

AOK	LKK	BKK	IKK	VdAK	AEV	Knappschaft

Name, Vorname des Versicherten

geb. am

Kassen-Nr. | Versicherten-Nr. | Status

Vertragszahnarzt-Nr. | VK gültig bis | Datum

Kieferorthopädischer Behandlungsplan

A.1. Zahnbefund: Unterzahl folgender Zähne: ______ Überzahl folgender Zähne: ______

Bemerkungen: (Kariesanfälligkeit, Zustand der Parodontien, bes. Rö-Befund)

2. Anamnese: (Entstehung der Fehlbildung, familiäres Vorkommen, Säuglingsernährung, Rachitis, Gewohnheiten.)

3. Diagnose: (Kieferorthopädisches Krankheitsbild)

4. Therapie: (Vorgesehene Maßnahmen unter Angabe der vorgesehenen Apparate.)

5. Epikrise, Prognose: (Voraussichtliche Dauer der Behandlung)

3. Maßnahmen: (Zutreffendes ankreuzen; falls eine Leistung mehrmals vorgesehen ist, Zahl angeben.

	Ä 925				Ä 928	Ä 934		Ä 935										
DIAGNOSTIK	a	b	c	d	a	a	b	a	b	c	d	5	6	7	116	117	118	12

	OK 119				UK 119				120				126		127			128
BEHAND-LUNG	a	b	c	d	a	b	c	d	a	b	c	d	OK	UK	a	b	c	

Sonstige Leistungen:

Datum/Unterschrift/Stempel des Zahnarztes

Geschätzte Material- und Laboratoriumkosten DM

Geschätzte Gesamtkosten DM

C. Stellungnahme des Gutachters (falls angefordert)

I. Für die Kostenregelung empfehle ich,

von der Aufstellung unter B. auszugehen, ☐

von anderen Grundlagen auszugehen, ☐

und zwar von folgenden Gebührennummern

____

____

____

____

II. Material- und Laboratoriumskosten sind m. E.

angemessen ☐

nicht angemessen ☐

III. Begründung (falls Angaben des Zahnarztes nicht gefolgt wird)

____

____

____

____

____

____

____

____

____

____

____

____

____

____

____

Datum	Stempel des Gutachters	Unterschrift des Gutachters

D. Entscheidung der Krankenkasse

Der Zuschuß beträgt [%] der im Behandlungsplan aufgeführten Leistungen (zahnärztliches Honorar u. Material- u. Laborkosten)

M
F
R

Anspruch besteht *) ab Quartal ☐

Der Anspruch auf die Leistungen entfällt mit dem Zeitpunkt, in dem die Voraussetzungen, die zu der Bewilligung geführt haben, nicht mehr erfüllt sind.

Datum/Stempel/Unterschrift der Kasse

Zahnärztliches Universitäts-Institut

der Stiftung »Carolinum«

Zentrum der Zahn-, Mund- und Kieferheilkunde

des Klinikums der J.W.Goethe-Universität Frankfurt

Poliklinik für Kieferorthopädie
(Direktor: Prof. Dr. P. Schopf)

BEHANDLUNGSPLAN MIT KOSTENAUFSTELLUNG

für die kieferorthopädische Behandlung der(s) Patientin(-en)

Die fachzahnärztliche Untersuchung sowie die Auswertung der diagnostischen Unterlagen ergaben folgenden Befund:

Eine kieferorthopädische Behandlung ist daher im vorgesehenen Umfang zur Wiederherstellung der Kaufähigkeit bzw. zur Verhütung von Erkrankungen, d.h. aus karies- und parodontalprophylaktischen Gründen notwendig.
Behandlungserfolg und -dauer sind in erster Linie von einer guten Mitarbeit des Patienten abhängig, werden aber außerdem von einigen nicht vorhersehbaren Faktoren (Zahnwechsel, Wachstum, Gewebsreaktion etc.) beeinflußt. Bindende Zeitangaben und eine exakte Festlegung des Honorars sind daher im voraus nicht möglich.

Als therapeutische Maßnahmen sind geplant:

Voraussichtliche Dauer der Behandlung: Jahre.

Die Kostenberechnung erfolgt nach der Gebührenordnung für Zahnärzte (GOZ) bzw. der Gebührenordnung für Ärzte (GOÄ), wobei je nach Schwierigkeitsgrad ein Steigerungssatz bis 3,5 zugrunde gelegt wird.
Eine spezifizierte Abrechnung wird vierteljährlich erstellt.

Die folgende Aufstellung informiert über die voraussichtlich anfallenden Abrechnungspositionen:

A. Vorbereitende diagnostische Maßnahmen:
GOZ Pos.: 001, 004, 006, 600 (2x), 601, 602 sowie GOÄ Pos.: 5037, 5095 , Ä3, Ä4.
B. Diagnostik während der Therapie:
GOZ Pos.: 006 (2x), 600 (2x), 601 (2x), 602 (2x), GOÄ Pos.: 5004 (2x), 5037 (2x), 5095 (2x).
C. Umformung der Zahnbögen, Bißeinstellung:
GOZ Pos.: OK, UK , Biß.
D. Festsitzende Behandlungsapparaturen:
GOZ Pos. 612(2x), 616(2x).
E. Labor- und Materialkosten ca. DM.

Aufgrund der aufgeführten Leistungen ergibt sich ein voraussichtlicher Kostenrahmen von DM -

Diese Übersicht enthält die Leistungen eines Behandlungszeitraumes von Jahren.
Erforderlichenfalls erfolgt eine Ergänzung des Kostenplanes in den Positionen B - E.
Es wird gebeten, von den beigefügten Hinweisen zur Durchführung der kieferorthopädischen Behandlung Kenntnis zu nehmen und ein Duplikat dieses Planes zum Zeichen Ihres Einverständnisses mit dem Behandlungsplan und den Bedingungen unterschrieben zurückzureichen.

Direktor der Poliklinik
für Kieferorthopädie

Behandelnde(r) Zahnärztin (-arzt)

Anhang B

AOK	LKK	BKK	IKK	VdAK	AEV	Knappschaft

Name, Vorname des Versicherten

geb. am

Kassen-Nr. | Versicherten-Nr. | Status

Vertragszahnarzt-Nr. | VK gültig bis | Datum

Kieferorthopädischer Verlängerungsantrag

A. Die Behandlung wurde im Quartal ______ begonnen. Ab 17. Behandlungsvierteljahr*

(= Quartal ______) sind weitere Behandlungsmaßnahmen für voraussichtlich ______ Quartale erforderlich.

*Quartale in denen keine Behandlung stattgefunden hat, dürfen nicht mitgezählt werden.

Begründung:
- ☐ verzögerter Zahnwechsel
- ☐ verzögerte Reaktion
- ☐ schwierige, umfangreiche Behandlung
- ☐ unzureichende Mitarbeit des Patienten

ergänzende Erläuterungen bzw. Sonstiges

B. Maßnahmen: (Zutreffendes ankreuzen; falls eine Leistung mehrmals vorgesehen ist, Zahl angeben. Schwierigkeitsgrade der Nummern 119, 120 neu ermitteln.)

DIAGNOSTIK	Ä 925				Ä 928	Ä 934		Ä 935										
	a	b	c	d	a	a	b	a	b	c	d		6	7	116	117	118	12

BEHAND-LUNG	OK 119				UK 119				120				126		127			128
	a	b	c	d	a	b	c	d	a	b	c	d	OK	UK	a	b	c	

Sonstige Leistungen:

Datum/Unterschrift/Stempel des Zahnarztes

Geschätzte Material- und Laboratoriumskosten DM

Geschätzte Gesamtkosten DM

Vordr.-Nr. Z 201

C. Stellungnahme des Gutachters (falls angefordert)

I. Dem Verlängerungsantrag wird zugestimmt ☐

Dem Verlängerungsantrag wird mit folgenden Abweichungen zugestimmt ☐

____

____

____

____

Dem Verlängerungsantrag wird nicht zugestimmt ☐

Begründung: ____

____

____

____

____

II. Für die Kostenregelung empfehle ich,

von der Aufstellung unter B. auszugehen, ☐

von anderen Grundlagen auszugehen, ☐

und zwar von folgenden Gebührennummern: ______________________________

____

Begründung: ____

____

____

____

____

III. Material- und Laborkosten sind m. E. angemessen ☐

nicht angemessen ☐

Datum	Stempel des Gutachters	Unterschrift des Gutachters

D. Entscheidung der Krankenkasse

Der Zuschuß beträgt [%] der im Behandlungsplan aufgeführten Leistungen (zahnärztliches Honorar u. Material- u. Laborkosten)

M

F

R

Anspruch besteht *) ab Quartal ☐

Der Anspruch auf die Leistungen entfällt mit dem Zeitpunkt, in dem die Voraussetzungen, die zu der Bewilligung geführt haben, nicht mehr erfüllt sind.

Datum/Stempel/Unterschrift der Kasse

Zahnärztliches Universitäts-Institut

der Stiftung »Carolinum«

Zentrum der Zahn-, Mund- und Kieferheilkunde

des Klinikums der J.W.Goethe-Universität Frankfurt

Poliklinik für Kieferorthopädie
(Direktor: Prof. Dr. P. Schopf)

Zahnärztl. Univ.Institut (ZZMK) Uniklinikum 60590 Frankfurt am Main

⊠**Uniklinikum (ZZMK, Haus 29)**
60590 Frankfurt am Main
Lieferanschrift (für Pakete und Päckchen):
Theodor-Stern-Kai 7
60596 Frankfurt am Main
Tel.: (069) 6301 5635
Fax.: (069) 6301 6741

Betr.: Kieferorthopädische Behandlung der(s) Patientin(-en)

Die im Behandlungsplan vom ursprünglich vorgesehene Behandlungszeit ist abgelaufen.

Trotz guter Fortschritte wird die kieferorthopädische Behandlung wegen

noch einige Zeit in Anspruch nehmen (voraussichtlich noch)

Die Neuberechnung für den Zeitraum vom bis erfolgt nach der Gebührenordnung für Zahnärzte (GOZ) bzw. der Gebührenordnung für Ärzte (GOÄ), wobei je nach Schwierigkeitsgrad ein Steigerungssatz bis 3,5 zugrunde gelegt wird.
Eine spezifizierte Abrechnung wird vierteljährlich erstellt.

Die folgende Aufstellung informiert über die voraussichtlich anfallenden Leistungen:

Diagnostische Maßnahmen:
GOZ: 006, 601, 602; GOÄ: 5004, 5095

Behandlung:
Oberkiefer: GOZ:
Unterkiefer: GOZ:
Biß: GOZ:

Festsitzende Apparaturen:

Labor- und Materialkosten: ca. DM

Aufgrund der aufgeführten Leistungen ergibt sich ein voraussichtlicher Kostenrahmen von DM bis

Eine Kopie dieses Schreibens ist zur Vorlage bei Ihrer Krankenversicherung, Beihilfestelle etc. beigefügt.

Mit freundlichen Grüßen

Direktor der Poliklinik
für Kieferorthopädie

Behandelnde(r) Zahnärztin (-arzt)

AOK	LKK	BKK	IKK	VdAK	AEV	Knappschaft

Name, Vorname des Versicherten

geb. am

Kassen-Nr. Versicherten-Nr. Status

Vertragszahnarzt-Nr. VK gültig bis Datum

Anschrift des Mitgliedes

Abrechnung
für kieferorthopädische Behandlung

Rechnungs-Nr.	Datum	Lfd.-Nr.

(Bitte bei Bezahlung angeben)

Zahnarztstempel

Quartal	Abschlag Nr.	Leerquartal	Behandlungsplan	Verlängerung vom	Behandlungsbeginn	Behandlungsende

Sachleistungen

EDV Nr.	Anzahl	Gebühren Nr.	Punkte	Anzahl x Punkte
64		IP1	20	
65		IP2	30	
66		IP3	12	
67		IP4	12	
68		IP5	16	
Gesamtsumme Punkte:				
(IP-) Punktwert DM				
Zahnärztl. Honorar DM: (Punkte x Punktwert)				
13		Ä1	6	
14		01	13	
30		12	8	
15		Ä15	6	
16		Ä925a	8	
20		Ä928a	30	
21		Ä934a	28	
26		Ä935d	48	
61		105	10	
62		106	10	
63		107	18	
Gesamtsumme Punkte:				
(Kons.-) Punktwert DM				
Zahnärztl. Honorar DM: (Punkte x Punktwert)				
Sonstige DM				
Gesamtbetrag für Sachleistungen DM:				
Datum Ä1:				
Datum 01:				

Kein Versichertenanteil!

Kostenerstattungsleistungen

EDV Nr.	Anzahl	Gebühren Nr.	Punkte	Anzahl x Punkte
27		5	60	
28		6	16	
29		7	40	
31		116	12	
32		117	30	
33		118	45	
01		OK119a	11	
02		OK119b	19	
03		OK119c	32	
04		OK119d	49	
05		UK119a	11	
06		UK119b	19	
07		UK119c	32	
08		UK119d	49	
09		120a	19	
10		120b	25	
11		120c	32	
12		120d	49	
34		121	10	
35		122a	12	
36		122b	12	
37		122c	20	
38		122d	20	
39		122e	15	
40		123	40	
42		124	100	
43		125	250	
44		126	33	
45		127a	35	
46		127b	45	
47		127c	65	
48		128	3	
Gesamtsumme Punkte:				
(KFO-) Punktewert DM:				

Abrechnung

Zeile		DM	Pf
1	Zahnärztl. Honorar Punkte x Punktewert		
2	Mat.- u. Lab.-Kosten Fremdlabor:		
	Zahnarztlabor: ZT-Nr. / Anz. / DM		
	Materialien		
3	Summe Zahnarztlabor:		
4	Gesamtbetrag: (Summe Zeilen 1+2+3)		
5	Kassenanteil: = ____ % v. Zeile 4:		
6	Zeile 4 abzügl. Zeile 5 = Versichertenanteil:		

Überweisen Sie bitte in den nächsten Tagen Ihren Versichertenanteil in Höhe von DM ____________ auf das Konto: ____________________________________

Formblatt Kfo "Abr." Ausfertigung für die Abrechnung

BEL II / KZV Hessen
Preise ab 1.4.2000

KFO Zahnarztlabor	Patient: .... Quartal/Datum	Abrechnungsstempel

Lfd. Nr. BEL II	Leistungsbezeichnung	Preise in DM	Anzahl	DM
001 0	Modell	9,75		
002 1	Doublieren	23,00		
003 0	Set-up	7,30		
005 4	Set-up-Modell	14,80		
011 1	Modellpaar trimmen	8,70		
011 2	Fixator	8,70		
012 0	Mittelwertartikulator	9,95		
013 0	Modellpaar sockeln	22,30		
020 2	Basis für Konstruktionsbiß	11,25		
402 1	Miniplastschiene	94,95		
402 2	Retentionsschiene	94,95		
701 0	Basis Einzelkiefergerät	66,70		
702 0	Basis bimaxilläres Gerät	144,55		
703 0	Schiefe Ebene	64,95		
704 0	Vorhofplatte	58,25		
705 0	Kinnkappe	55,90		
710 0	Aufbiß	15,80		
711 0	Abschirmelement	27,15		
712 0	Weichkunststoff (KFO)	37,50		
720 0	Schraube einarbeiten	18,10		
	M+L Kosten dazu:			
721 0	Spezialschraube einarbeiten	31,00		
	M+L Kosten dazu/Hersteller:			
722 0	Trennen einer Basis	9,70		
730 0	Labialbogen	30,00		
731 0	Labialbogen modifiziert	36,40		
732 0	Labialbogen intermaxillär	41,75		
733 0	Feder, offen	12,85		
734 0	Feder, geschlossen	18,20		
740 0	Verbindungselement / intra	31,05		
741 0	Verbindungselement / inter	32,10		
742 0	Verankerungselement	34,50		
743 0	Einzelelement einarbeiten	18,75		
744 0	Metallverbindung (KFO)	17,65		
750 0	Einarmiges H- / A-Element	12,65		
751 0	Mehrarmiges H- / A-Element	16,50		
761 0	Grundeinheit / Instandsetzung	27,65		
762 0	LE Dehn / Regulierungselement	13,65		
770 0	Remontieren KFO-Gerät	52,35		
802 1	LE Sprung	13,65		
802 2	LE Bruch	13,65		
802 4	LE Basisteil Kunststoff	13,65		
802 5	LE Klammer einarbeiten	13,65		
808 0	Teilunterfütterung	42,10		
809 0	Vollständige Unterfütterung	73,60		
810 0	Basis erneuern	97,15		
			Summe:	

Aufstellung der Labor- und Materialkosten

(gem. BEL II, Stand 1.4.2000)

Patient :

Anlage
zur Liquidation vom:

Zt-Nr.	Leistung	Einzel-preis	Anzahl	DM	Mat. Nr.	Material	Einzel-preis	Anzahl	DM
001-1	Modell	9,75			600-302	Dehnschraube	4,12		
001-2	Doublieren	23,00			600-300	Dehnschraube	4,12		
002-2	Platzhalter einfügen	23,00			600-301	Segmentschraube	4,12		
003-3	Set-up	7,30			600-713	offene Schraube	7,65		
005-4	Set-up-Modell	14,80			600-503	Sektorenschraube	4,71		
011-1	Modellpaar trimmen	8,70			D606-600	OK-Fächerdehnschraube	11,18		
011-2	Fixator	8,70			D606-701	UK-Bogenschraube	15,88		
012-0	Mittelwertartikulator	9,95			D602-602	Mehrsektorenschraube	23,53		
013-0	Modellpaar sockeln	22,30			D609-004	Federbolzenschraube	2,94		
020-0	Basis f.Kontruktionsbiss	11,25			D602-807	Gaumennahtschraube	28,23		
402-1	Miniplastschiene	93,60			D602-813	Gaumennahtschraube	28,23		
402-2	Retentionsschiene	93,60			716-0002	Delaire-Verdon (Ormco)	166,50		
701-0	Basis Einzelkiefergerät	66,70				Headgear-Röhrchen	8,48		
702-0	Basis bimaxiläres Gerät	144,55				Cosmocryl-Seitenzahn	3,78		
703-0	Schiefe Ebene	64,95				Cosmocryl-Frontzahn	7,60		
704-0	Vorhofplatte	58,25			EP 4021	Jeans-High-Pull	18,53		
705-0	Kinnkappe	55,90				Jeans Kinnkappe	8,82		
710-0	Aufbiss	15,80			HL425B	Ortho Swiss Kinnkappe	37,00		
711-0	Abschirmelement	27,15			EP 4780	Delaire-Verdon	177,41		
712-0	Weichkunststoff (Kfo)	37,50				Mundvorhofplatte *ohne Zunggitter*	13,88		
720-0	Schraube einarbeiten	18,10				Mundvorhofplatte mit Zunggitter	27,76		
721-0	Spezialschraube einarb.	31,00				Sicherheitsverschl. (Einzel)	5,49		
722-0	Trennen einer Basis	9,70			OS71-1022	Sicherheitverschl. (Paar)	10,97		
730-0	Labialbogen	30,00			OS71-1010	Sicherheitsv. Nackenband	2,33		
731-0	Labialbogen modifiziert	36,40				Sicherheitsv. N.polster	7,94		
732-0	Labialbogen intermaxillär	41,75				Gummizüge (Lancer)	3,00		
733-0	Feder offen	12,85			607-100	Herbst-Scharnier (Paar) I	69,41		
734-0	Feder geschlossen	18,20			607-100	Herbst-Scharnier (Einzel)I	34,70		
740-0	Verbind.element / intra	31,05			607-108	Herbst-Scharnier (Paar) II	100,59		
741-0	Verbind.element / inter	32,10			607-108	Herbst-Scharnier (Einzel) II	50,29		
742-0	Verankerungselement	34,50							
743-0	Einzelelement einarb.	18,75							
744-0	Metallverbindung (Kfo)	17,65							
750-0	Einarmiges H-/A-Element	12,65							
751-0	Mehrarm. H-/A-Element	16,50							
761-0	Grundeinheit/Instandsetz.	27,30							
762-0	LE Dehn-, Regul.element	13,50							
770-0	Remontieren Kfo-Gerät	52,35							
802-1	LE Sprung	13,50							
802-2	LE Bruch	13,50							
802-3	LE Zahn einarbeiten	13,50							
802-4	LE Basisteil Kunststoff	13,50							
802-5	LE Klammer einarbeiten	13,50							
808-0	Teilunterfütterung	41,50							
809-0	Vollständ.Unterfütterung	72,55							
810-0	Basis erneuern	95,80							
	Zwischensumme	DM				**Gesamtbetrag**	DM		

Betr.: Kieferorthopädische Behandlung der/s Patientin/en
geb:

Einverständniserklärung

Den zugesandten Behandlungs- und Kostenplan für die kieferorthopädische Behandlung sowie das beigefügte Informationsblatt (Pat Info I 9/92) habe (n) ich(wir) zur Kenntnis genommen.
Als Erziehungsberechtigte / Patient erkläre(n) ich mich (wir uns) mit der vorgelegten Therapieplanung einverstanden.

Datum ....
(Unterschrift)

(Diesen Beleg bitte beim nächsten Behandlungstermin mitbringen)

✂---

Einverständniserklärung

Den zugesandten Behandlungs- und Kostenplan für die kieferorthopädische Behandlung sowie das beigefügte Informationsblatt (Pat Info I 9/92) habe(n) ich (wir) zur Kenntnis genommen.
Als Erziehungsberechtigte / Patient erkläre(n) ich mich (wir uns) mit der vorgelegten Therapieplanung einverstanden.

Datum ....
(Unterschrift)

(Dieser Beleg ist für Ihre Unterlagen gedacht)

ZAHNÄRZTLICHES UNIVERSITÄTS - INSTITUT
DER STIFTUNG CAROLINUM
Zentrum der Zahn-, Mund- und Kieferheilkunde
der J. W. Goethe-Universität Frankfurt a. M.
Abteilung für Kieferorthopädie
(Leiter: Prof. Dr. P. M. Schopf)

Theodor-Stern-Kai 7
6000 Frankfurt a. M., den
Telefon (069) 63017509

Sehr geehrte Frau Kollegin!
Sehr geehrter Herr Kollege!

Bei der (dem) Patientin(-en) ______________________________,
die (der) sich in unserer Abteilung in kieferorthopädischer Behandlung befindet, halten wir die Entfernung der MILCHzähne ______ für notwendig.

Wir wären Ihnen dankbar, wenn Sie die Extraktion der betreffenden Zähne vornehmen würden.

Mit kollegialen Grüßen

(behandelnde(r) Zahnärztin(-arzt)

ZAHNÄRZTLICHES UNIVERSITÄTS - INSTITUT
DER STIFTUNG CAROLINUM
Zentrum der Zahn-, Mund- und Kieferheilkunde
der J. W. Goethe-Universität Frankfurt a. M.
Abteilung für Kieferorthopädie
(Leiter: Prof. Dr. P. M. Schopf)

Theodor-Stern-Kai 7
6000 Frankfurt a. M., den
Telefon (069) 63017509

Sehr geehrte Frau Kollegin!
Sehr geehrter Herr Kollege!

Bei der (dem) Patientin(-en) ______________________________,
ist im Rahmen der kieferorthopädischen Behandlung, welche zur Zeit in unserer Abteilung durchgeführt wird, die Entfernung von _____ bleibenden Zähnen ______ vorgesehen.

Begründung:.

Dürfen wir Sie bitten, die Extraktion der betreffenden Zähne vorzunehmen.

Mit kollegialen Grüßen

(behandelnde(r) Zahnärztin(-arzt)

ZAHNÄRZTLICHES UNIVERSITÄTS - INSTITUT
DER STIFTUNG CAROLINUM
Zentrum der Zahn-, Mund- und Kieferheilkunde
der J. W. Goethe-Universität Frankfurt a. M.

Abteilung für Kieferorthopädie
(Leiter: Prof. Dr. P. M. Schopf)

6 Frankfurt a. M., den
Theodor-Stern-Kai 7
Telefon (0611) 63 01 75 09

Sehr geehrte Frau Kollegin!
Sehr geehrter Herr Kollege!

Bei der (dem) Patientin(-en) ....,
die (der) sich in unserer Abteilung in kieferorthopädischer Behandlung befindet, haben wir anläßlich einer Kontrollsitzung an den Zähnen ..../.......... Karies festgestellt.
/

Wir wären Ihnen sehr dankbar, wenn Sie die konservierende Versorgung der (des) Patientin (-en) übernehmen würden.
Sollte sich im Rahmen dieser Behandlung die Nichterhaltungsfähigkeit eines permanenten Zahnes herausstellen, bitten wir um kurze Unterrichtung. Wir werden uns dann erlauben, unsere Vorstellungen über den günstigsten Extraktionszeitpunkt mitzuteilen.

Mit kollegialen Grüßen

(Assistent (in))

ZAHNÄRZTLICHES UNIVERSITÄTS - INSTITUT DER STIFTUNG "CAROLINUM"
(Zentrum der Zahn-, Mund- und Kieferheilkunde des Klinikums der Johann Wolfgang Goethe-Universität)

Abteilung für Kieferorthopädie

ZZMK (Carolinum), Uniklinikum, 60590 Frankfurt/M.

Uniklinikum (Haus 29)
60590 Frankfurt am Main
Lieferanschrift (für Pakete + Päckchen)
Theodor-Stern-Kai 7
60596 Frankfurt am Main
Telefon: (069) 6301 - 7509
Telefax: (069) 6301 - 6741

Sehr geehrte Frau Kollegin!
Sehr geehrter Herr Kollege!

Für die Überweisung Ihrer(s) Patientin(en) ....
danken wir Ihnen sehr.
Die kieferorthopädische Untersuchung ergab folgenden Befund:

Aufgrund dieses Befundes halten wir eine kieferorthopädische Behandlung für

- ☐ indiziert
- ☐ z.Zt. nicht (bzw. noch nicht) erforderlich

☐ Wir haben die/den Patientin(en) gebeten, sich zu einer Kontrolluntersuchung im .... Quartal .... erneut vorzustellen.

☐ Die Möglichkeiten einer kieferorthopädischen Therapie wurden der/dem Patientin(en) erläutert. Wir erwarten von ihr/ihm Bescheid, ob eine Behandlung durchgeführt werden soll.

☐ Als Termin für die Einleitung kieferorthopädischer Maßnahmen (Mundhygieneunterweisung bzw. Anfertigung der zur Therapieplanung erforderlichen diagnostischen Unterlagen) ist der .... vorgesehen.

Sollten Ihrerseits noch Fragen bestehen, steht Ihnen selbstverständlich Frau / Herr Dr. ...., welche(r) die Beratung durchgeführt hat, zu weiteren Auskünften gern zur Verfügung. Sie erreichen die/den Kollegin(en) über das Geschäftszimmer der Abteilung für Kieferorthopädie unter der Rufnummer 6301-7509. Sollte bei Ihrem Anruf eine sofortige Verbindung nicht herzustellen sein, hinterlassen Sie bitte Ihre Telefonnummer; wir rufen dann zurück.

Mit freundlichen kollegialen Grüßen

(Prof. Dr. P. Schopf)
Leiter d. Abteilung f. Kieferorthopädie

[Zahnärztin(-arzt)]

ZAHNÄRZTLICHES UNIVERSITÄTS - INSTITUT DER STIFTUNG "CAROLINUM
(Zentrum der Zahn-, Mund- und Kieferheilkunde des Klinikums der Johann Wolfgang Goethe-Universität)

Abteilung für Kieferorthopädie

ZZMK (Carolinum), Uniklinikum, 60590 Frankfurt/M.

Uniklinikum (Haus 29)
60590 Frankfurt am Main
Lieferanschrift (für Pakete + Päckchen)
Theodor-Stern-Kai 7
60596 Frankfurt am Main
Telefon: (069) 6301 7509,
Telefax: (069) 6301 - 6741

Sehr geehrte Frau
Sehr geehrter Herr

Die ordnungsgemäße Durchführung einer kieferorthopädischen Behandlung setzt die pünktliche und vollständige Befolgung der zahnärztlichen Anweisungen voraus.
Leider wurde in der letzten Zeit bei Ihrer Tochter/Ihrem Sohn kein deutlicher Behandlungsfortschritt mehr erzielt, da folgende Anweisungen nicht beachtet wurden:

☐ Mitarbeit

Ihrem Kind ist aufgetragen, die Behandlungsgeräte

☐ ganztags (außer beim Essen und Sport) und nachts

☐ nachmittags (mindestens Stunden) und nachts

zu tragen.

Die exakte Einhaltung der angegebenen Mindesttragezeit der Apparaturen ist die wichtigste Voraussetzung für das Gelingen der Behandlung. Weniger intensives Tragen ebenso wie eine Unterbrechung im Tragen der Behandlungsgeräte auch nur für wenige Tage verlängert nicht nur die gesamte Behandlungszeit, sondern stellt den angestrebten Behandlungserfolg überhaupt in Frage.

☐ Kontrollen

Während der gesamten Behandlungsdauer ist eine ständige Überwachung des Behandlungsverlaufs durch den Zahnarzt erforderlich. Pünktliches Einhalten der Kontrolltermine ist unerläßlich, da bei längeren Unterbrechungen nicht nur der Erfolg der Behandlung in Frage gestellt ist, sondern auch Schäden am Gebißsystem auftreten können.

bitte wenden

❒ <u>Zahnpflege</u>

Besonders wichtig im allgemeinen und noch vermehrt während einer kieferorthopädischen Behandlung ist eine sorgfältige Zahnpflege. Regelmäßiges Zähneputzen morgens, abends sowie nach dem Essen ist unerläßlich und die beste Vorbeugung gegen Karies. Es sollte daher durch die Eltern kontrolliert werden.
Auch die kieferorthopädischen Apparaturen sollten täglich mit Zahnbürste und Zahnpasta (ggf. auch mit Reinigungstabletten) gesäubert werden.

Wir möchten Sie im Interesse Ihres Kindes bitten, für die Befolgung der zahnärztlichen Anweisungen Sorge zu tragen.

Damit wir wissen, daß Sie von unserem Schreiben Kenntnis genommen haben, bitten wir, das beiliegende Duplikat zu unterschreiben und es anläßlich des nächsten Kontrolltermins in der Abteilung für Kieferorthopädie abzugeben.

Mit freundlichen Grüßen

[behandelnde(r) Zahnärztin(-arzt)]

Kenntnis genommen:

....

ZAHNÄRZTLICHES UNIVERSITÄTS - INSTITUT DER STIFTUNG "CAROLINUM"
(Zentrum der Zahn-, Mund- und Kieferheilkunde des Klinikums der Johann Wolfgang Goethe-Universität)

Abteilung für Kieferorthopädie

ZZMK (Carolinum), Uniklinikum, 60590 Frankfurt/M.

Uniklinikum (Haus 29)
60590 Frankfurt am Main
Lieferanschrift (für Pakete + Päckchen)
Theodor-Stern-Kai 7
60596 Frankfurt am Main
Telefon: (069) 6301 7509,
Telefax: (069) 6301 - 6741

Sehr geehrte

Wir haben bereits mehrfach bemängelt, daß Ihre Tochter/Ihr Sohn unsere im Rahmen der kieferorthopädischen Behandlung gegebenen Anweisungen nicht befolgt.

☐ Mitarbeit
Ihrem Kind ist aufgetragen, die Behandlungsgeräte
- ☐ ganztags (außer beim Essen und Sport) und nachts
- ☐ nachmittags (mindestens Stunden) und nachts

zu tragen.

☐ Kontrollen
Regelmäßige Kontrollen durch den Zahnarzt sind unerläßlich, da sonst nicht nur der Behandlungserfolg in Frage gestellt ist, sondern auch Schäden am Gebißsystem auftreten können.

☐ Zahnpflege
Regelmäßiges Zähneputzen: morgens, abends und nach dem Essen!
Apparatur täglich säubern!

Wir weisen daher nochmals darauf hin, daß eine erfolgreiche Durchführung der kieferorthopädischen Behandlung nur unter strenger Einhaltung der o.g. zahnärztlichen Anordnungen möglich ist. Sollte sich Ihr Kind auch in der Folgezeit nicht an unsere Instruktionen halten, werden wir prüfen müssen, ob eine Weiterführung der Behandlung noch sinnvoll ist.
Wir machen Sie außerdem darauf aufmerksam, daß wir Ihrer Krankenkasse hierüber Meldung erstatten müssen. Es ist möglich, daß diese daraufhin bereits geleistete Zahlungen ganz oder teilweise von Ihnen zurückfordern wird.

Mit freundlichen Grüßen

(Prof. Dr. P. Schopf)
Leiter der Abteilung für Kieferorthopädie

[behandelnde(r) Zahnärztin(-arzt)]

Durchschrift an die Krankenkasse

Verwendete und weiterführende Literatur

(Lehrbücher, Handbücher und Monographien, vorwiegend deutschsprachig)
Handbücher, die das gesamte Fachgebiet der Kieferorthopädie darstellen, sind mit * gekennzeichnet.

1. *Adams C P:* Kieferorthopädie mit herausnehmbaren Geräten. Quintessenz, Berlin 1988
2. *Alexander, R G:* The Alexander Discipline - Contemporary Concepts and Philosophies, Ormco Corp., Glendora 1986
3. *Andreassen J O:* Farbatlas der Replantation und Transplantation von Zähnen. Dt. Ärzte V., Köln 1993
4. *Andreassen J O, Andreassen F M:* Farbatlas der Traumatologie der Zähne. Dt. Ärzte V., Köln 1992
5. *Andreassen, J O, Koelsen Petersen, J, Laskin, D M:* Textbook and color atlas of tooth impaction. Munksgaard, Copenhagen 1997
6. *Andresen V, Häupl K, Petrik L:* Funktionskieferorthopädie. 6. Auflage, Barth, München 1957
7. *Andrews, L F:* The Straight-Wire Appliance: Syllabus of Philosophy and Techniques. L.F.Andrews, San Diego 1975
8. *Angle E H:* Die Okklusionsanomalien der Zähne. 2. Aufl., Meusser, Berlin 1913
9. *Ascher F:* Praktische Kieferorthopädie. Urban & Schwarzenberg, München 1968
10. *Austermann K H:* Chirurgische Behandlung der Dysgnathien, in: Horch H H (Hrsg.): Mund-Kiefer-Gesichtschirurgie II (Bd. 10, Praxis der Zahnheilkunde) Urban & Schwarzenberg, München 1991
11. *Bahnemann F, Püllmann H und Schubert W:* Der Bionator in der Kieferorthopädie. Grundlagen und Praxis. Haug, Heidelberg 1993
12. *Balters W:* Eine Einführung in die Bionatorheilmethode. (Hrsg. C. Hermann) Hölzer, Heidelberg 1973
13. *Barrett R H, Hanson M L:* Oral Myofunctional Disorders. Mosby, St. Louis 1974
14. *Becker, A:* Orthodontic treatment of impacted teeth. M. Dunitz, London 1998
15. *Begg P R, Kesling P C:* Begg Orthodontic Theory and Technique. 3. ed., Saunders, Philadelphia 1977
16. *Benner K U, Fanghänel J, Kowalewski R, Kubein-Meesenburg D u. Randzio J:* Morphologie, Funktion und Klinik des Kiefergelenks. Quintessenz, Berlin 1993
17. *Bennett J C, MacLaughlin R P:* Kieferorthopädische Behandlungsmechanik mit vorprogrammierten Apparaturen. Dt. Ärzte V., Köln 1998
18. *Bimler H P:* Hinweise zur Handhabung der Gebißformer. Bimler, Wiesbaden 1967
19. *Björk A:* The Face in Profile. Odontologisk Boghandels Forlag, Copenhagen 1972
20. *Bössmann, K:* Kompendium der Zahnärztlichen Hygiene. 2. Aufl. Quintessenz, Berlin 1995
21. *Bolender, C J, Bounoure, G M, Barat, Y:* Extraction versus Nonextraction, Neuer Merkur, München 1995
22. *Borneff J:* Hygiene. 5. Aufl. Thieme, Stuttgart 1991
23. *Borneff, M:* Infektionsprobleme der zahnärztlichen Tätigkeit und ihre Prophylaxe. Heidelberger Verlagsanstalt, Heidelberg 1993
24. *Bredy E, Hinz R:* Die Aktive Platte. ZFV, Herne 1986
25. *Bredy E und Reichel I:* Zahnextraktionen in der Kieferorthopädie. 2. Aufl., Barth, Leipzig 1977

6. *Broadbent B H und Golden W:* Bolton Standards of Dentofacial Developmental Growth. Mosby, St. Louis 1975

27. *Carrière, J:* Festsitzende kieferorthopädische Behandlungstechnik mit Aufbau der Verankerung im Oberkiefer. Quintessenz, Berlin 1991

28. *Clark G T, Solberg W K:* Perspektiven der Kiefergelenkstörungen Quintessenz, Berlin 1988

29. *Clark, W J:* Die funktionelle Therapie mit dem Twinblock. Hüthig, Heidelberg 1998

30. *Cooper H C, Harding R L, Krogman W M, Mozaheri M, Millard R T:* Cleft Palate and Cleft Lip. A Team Approach to Clinical Management an Rehabilitation of the Patient. Saunders, Philadelphia 1979

*31. *Dausch-Neumann D:* Kieferorthopädie (in: Zahn-Mund-Kiefer-Heilkunde Band 5, Hrsg. Schwenzer N).Thieme, Stuttgart 1987

32. *Derichsweiler H:* Gaumennahterweiterung. Hanser, München 1956

33. *Diedrich P:* Bracket-Adhäsivtechnik in der Zahnheilkunde. Hanser, München 1983

34. *Droschl H:* Die Fernröntgenwerte unbehandelter Kinder zwischen dem 6. und 15. Lebensjahr. Quintessenz, Berlin 1984

35. *Duterloo, H:* Atlas der Gebißentwicklung. - Kieferorthopädische Befunde und Diagnostik anhand von Panorama Schichtaufnahmen. Schlüter, Hannover 1992

36. *Enlow D H:* Handbuch des Gesichtswachstums. Quintessenz, Berlin 1989

37. *Epker B N und Fish L C:* Dentofacial Deformities: Integrated Orthodontic Surgical Correction. Mosby, St. Louis 1985

38. *Epker, B N, Stella, J P, Fish, L C:* Dentofacial Deformities, Vol I - III. Mosby, St. Louis 1995 - 1996 - 1998

39. *Exner M und Wegmann U:* Hygiene in der zahnärztlichen Praxis, in: Ketterl W (Hrsg.): Grundlagen der Zahn-, Mund- und Kieferheilkunde (Bd.I, Praxis der Zahnheilkunde). 2. Aufl., Urban & Schwarzenberg, München 1988

40. *Fischer-Brandies H und Stahl A:* Kieferorthopädische Technik. Thieme, Stuttgart 1990

41. *Fischer-Brandies, H und Stahl, A:* Kieferorthopädische Modellanalyse. Hanser, München 1995

42. *Fleischer-Peters A und Scholz U:* Psychologie und Psychosomatik in der Kieferorthopädie. Hanser, München 1985

43. *Fränkel R:* Funktionskieferorthopädie und der Mundvorhof als apparative Basis. Volk und Gesundheit, Berlin 1967

44. *Fränkel R:* Technik und Handhabung der Funktionsregler. 3. Aufl., Volk und Gesundheit, Berlin 1984

45. *Fränkel R, Fränkel Chr:* Der Funktionsregler in der orofazialen Orthopädie. Hüthig, Heidelberg 1992

46. *Freesmeyer W B:* Zahnärztliche Funktionstherapie Hanser, München 1992

47. *Frenkel G, Aderhold L, Leilich G, Raetzke P:* Die ambulante Chirurgie des Zahnarztes. Hanser, München 1989

48. *Garliner D:* Myofunktionelle Therapie in der Praxis. 2. Aufl., Dinauer, Germering 1989

49. *Gernet W:* Funktionsanalysen im stomatognathen System: Vergleichende Untersuchungen. Hanser, München 1982

50. *Göz G:* Die kieferorthopädische Zahnbewegung. Hanser, München 1987

*51. *Graber T M und Swain B F:* Grundlagen und moderne Techniken der Kieferorthopädie. Quintessenz, Berlin 1989

52. *Graber, T M, Vanarsdall, R L: Orthodontics:* Current Principles and Techniques. 2. Aufl. Mosby, St.Louis 1994

53. *Graf H:* Rezidivprophylaxe bei kieferorthopädischer Therapie mit abnehmbaren Geräten. Barth, Leipzig 1979

54. *Greulich W W und Pyle S J:* Radiographic Atlas of Skeletal Development of the Hand and Wrist. 2. ed., Stanford Univ. Press, Stanford/Calif. 1959

55. *Grummons, D:* Orthodontics for the TMJ-TMD Patient. Wright, Scottsdale 1994

56. *Harndt E und Weyers H:* Zahn-, Mund- und Kieferheilkunde im Kindesalter. Quintessenz, Berlin 1967

57. *Harzer W:* Kieferorthopädischer Gewebeumbau - mit einem Nachweismethodenkatalog für die wissenschaftliche und praktische Arbeit. Quintessenz, Berlin 1991

58. *Harzer W:* Die Frontzahnlücke im Kindes- und Jugendalter. Hanser, München 1993

59. *Harzer, W:* Lehrbuch der Kieferorthopädie. Hanser, München 1999

60. *Hasund A:* Klinische Kephalometrie für die Bergen-Technik. Univ. Bergen 1972

61. *Hasund A:* Die Bergen-Technik. Univ. Bergen 1975

62. *Hasund A und Janson I:* Der kieferorthopädische Behandlungsplan. Hanser, München 1978

63. *Heintze S D, Finke Chr, Jost-Brinkmann P G, Miethke R R:* Individualprophylaxe in der Kieferorthopädie. Quintessenz, Berlin 1992

64. *Hinz R:* Die Röntgenaufnahme der Hand. ZFV, Herne 1979

65. *Hinz R und Schumann A:* Die Extraktions-Therapie. ZFV, Herne 1981

66. *Hinz R und Schumann A:* Multiband III (Anwendung und Wirkung orthodontischer Hilfsmittel) ZFV, Herne 1984

67. *Hinz R und Schumann A:* Multiband I (Grundlagen der Multibandbehandlung) 2. Aufl.,ZFV, Herne 1987

68. *Hockel J:* Kieferorthopädie und Gnathologie. Quintessenz, Berlin 1984

69. *Hösl E u. Baldauf A:* Mechanische und biologische Grundlagen der kieferorthopädischen Therapie. Hüthig, Heidelberg 1991

70. *Hösl E u. Baldauf A:* Retention and Long-term Stability. Proceedings of the 8th International Conference for Orthodontics. October 24-26, 1991, Munich, Hüthig, Heidelberg 1993

71. *Hösl H, Baldauf A, Diernberger R und Grosse P:* Kieferorthopädie und Parodontologie. Quintessenz, Berlin 1985

72. *Hotz M, Gnoinski W, Perko M:* Early Treatment of Cleft Lip and Palate. Huber, Bern 1985

73. *Hotz R:* Orthodontie in der täglichen Praxis. 5. Aufl., Huber, Bern 1980

74. *Hotz R:* Zahnmedizin bei Kindern und Jugendlichen. 2. Aufl., Thieme, Stuttgart 1981

75. *Ingersoll B:* Psychologische Aspekte in der Zahnheilkunde. Quintessenz, Berlin 1987

76. *Janson I:* Bionator-Modifikationen in der kieferorthopädischen Therapie. Hanser, München 1987

77. *Jarabak J R und Fizzell J A:* Light-wire Edgewise Appliance. Mosby, St. Louis 1972

78. *Kehrer B, Slongo T, Graf B und Bettex M:* Long Term Treatment in Cleft Lip and Palate. Huber, Bern 1981

79. *Kent, G G, Blinkhorn, A S:* Psychologie in der Zahnheilkunde. Hanser, München 1993

80. *Kirchhoff J:* Crozat-Technik leichtgemacht. Quintessenz, Berlin 1981

81. *Klammt G:* Der Elastisch-Offene Aktivator. Barth, Leipzig 1984

*82. *Klinck-Heckmann U, Bredy E:* Kieferorthopädie. 3. Aufl. Barth, Leipzig 1991

83. *Koeck, B (Hrsg.):* Funktionsstörungen des Kauorgans (Bd. 8, Praxis der Zahnheilkunde) u.a. mit den Beiträgen „Klinische Funktionsdiagnostik“ (Fuhr, K und Reiber, T) sowie „Instrumentelle Funktionsdiagnostik“ (Koeck, B und Lückerath, W). 3. Aufl., Urban & Schwarzenberg, München 1995

84. *Korbendau J M u. Guyomard:* Mukogingivale Chirurgie bei Kindern und Jugendlichen. Quintessenz, Berlin 1992

*85. *Korkhaus G:* Gebiß-, Kiefer- und Gesichtsorthopädie (in Bruhn C: Handbuch der Zahnheilkunde, Bd 4). Bergmann, München 1939

86. *Krogman W M und Sassouni V:* Syllabus in Roentgenographic Cephalometrie. Philadelphia Center for Research in Child Growth, Philadelphia 1957

87. *Krüger E:* Lehrbuch der chirurgischen Zahn-, Mund- und Kieferheilkunde (2 Bde). 7. Aufl., Quintessenz, Berlin 1993

88. *Künzel W:* Kinderstomatologie. 2.Aufl., Barth, Leipzig 1988

89. *Künzel W u. Toman J:* Kinderzahnheilkunde. Hüthig, Heidelberg 1985

90. *Lehnhardt E:* HNO-Heilkunde für Zahnmediziner. 2. Aufl., Thieme, Stuttgart 1992

91. *Leiber, B:* Die klinischen Syndrome. 8. Aufl., CD-ROM, Urban & Schwarzenberg, München 1997

92. *van der Linden F P:* Gebißentwicklung. Quintessenz, Berlin 1983

93. *van der Linden F P:* Gesichtswachstum und faziale Orthopädie. Quintessenz, Berlin 1984

94. *van der Linden F P:* Probleme und Vorgänge in der Kieferorthopädie. Quintessenz, Berlin 1991

95. *van der Linden, F P:* Praktische Kieferorthopädie. Quintessenz, Berlin 1996

96. *van der Linden, F P:* Kieferorthopädie mit festsitzenden Apparaturen. Quintessenz, Berlin 1997

97. *van der Linden F P u. Boersma H:* Diagnose und Behandlungsplanung in der Kieferorthopädie. Quintessenz, Berlin 1988

98. *Loevy H T:* Grundlagen und Praxis zahnärztlicher Kinderbehandlung. Quintessenz, Berlin 1984

99. *Marcotte M R:* Segmentierte Bogentechnik in der Praxis - Leitfaden für eine rationelle Kieferorthopädie. Dt. Ärzte V., Köln 1992

100. *Martin R und Saller K:* Lehrbuch der Anthropologie. Fischer, Stuttgart 1957

101. *Mayerhöfer G:* Prärestaurative Kieferorthopädie. Quintessenz, Berlin 1987

102. *McDonald R E und Avery D R:* Dentistry for the Child and Adolescent. 4. ed., Mosby, St. Louis 1993

103. *Mc Namara, J A, Trotman, C A:* Creating the compliant patient. Craniofac. Publications, Univ. of Michigan, Ann Arbour, 1997

104 *Miethke R R:* Zur intrauterinen Entwicklung der Kiefer und Lippen bei menschlichen Feten von der 17. bis zur 42. Woche. Quintessenz, Berlin 1981

105. *Miethke, R, Drescher, D:* Kleines Lehrbuch der Angle-Klasse II,1 unter besonderer Berücksichtigung der Behandlung. Quintessenz, Berlin 1996

106. *Mohl N D, Zarb G A, Carlsson G E, Rugh J D:* Lehrbuch der Okklusion. Quintessenz, Berlin 1990

107. *Mongini F, Schmid W:* Schädel-, Kiefer- und Gelenkorthopädie. Quintessenz, Berlin 1989

108. *Motsch A:* Funktionsorientierte Einschleiftechnik für das natürliche Gebiß. Hanser, München 1977

*109. *Moyers R:* Handbook of Orthodontics. 4. ed., Year Book Med. Publ., Chicago 1988

110. *Nakajima E:* Einführung in die Ricketts-Technik. Quintessenz, Berlin 1982

111. Nanda, R: Craniofacial Growth. Univ. of Oklahoma, 1978

112. Nanda, R: Biomechanics in Cinical Orthodontics. Saunders, Philadelphia 1996

113. Orton, H S: Funktionskieferorthopädische Geräte in der kieferorthopädischen Behandlung. Quintessenz, Berlin 1992

114. Posselt P: Der Headgear. 2. Aufl., ZFV, Herne 1985

*115. Proffit W R und Fields W: Contemporary Orthodontics. Mosby, St. Louis 1992

116. Proffit W R u. White R P: Surgical Orthodontic Treatment. Mosby, St.Louis 1991

117. Raith E und Ebenbeck G: Psychologie für die zahnärztliche Praxis. Thieme, Stuttgart 1986

118. Rakosi T: Funktionelle Therapie in der Kieferorthopädie. Hanser, München 1985

119. Rakosi T: Atlas und Anleitung zur praktischen Fernröntgenanalyse. 2. Aufl., Hanser, München 1988

120. Rakosi T und Jonas I: Kieferorthopädie: Diagnostik. Thieme, Stuttgart 1989

121. Ricketts R M: Bioprogressive Therapie. 3. Aufl., Hüthig, Heidelberg 1995

122. Riolo M L, Moyers E, McNamara J A und Hunter W S: An Atlas of Craniofacial Growth. Univ. of Michigan, Ann Arbor 1974

123. Ruhland A: Kieferorthopädische Diagnostik. 2. Aufl., Hanser, München 1982

124. Sander F: Zur Frage der Biomechanik des Aktivators. Westdeutscher Verlag, Opladen 1980

125. Schatz J P/Joho J P: Atlas der Anatomie im Fernröntgenbild. Quintessenz, Berlin 1986

126. Schatz J P und Joho J P: Minor Surgery in Orthodontics. Quintessenz, Berlin 1992

127. Schilli W und Krekeler G: Der verlagerte Zahn. Quintessenz, Berlin 1984

128. Schmidt-Flath I: Dysgnathien des Spaltträgers - Ursachen, Diagnostik und kieferorthopädische Therapie im Rahmen komplexer Rehabilitation. Barth, Leipzig 1990

*129. Schmuth G P F: Kieferorthopädie - Grundzüge und Probleme. 3. Aufl., Thieme, Stuttgart 1993

*130. Schmuth G P F (Hrsg.): Kieferorthopädie I (Bd. 11 "Praxis der Zahnheilkunde"). 3. Aufl. Urban & Schwarzenberg, München 1994

*131. Schmuth G P F (Hrsg.): Kieferorthopädie II (Bd. 12 "Praxis der Zahnheilkunde"). 3. Aufl. Urban & Schwarzenberg, München 1992

132. Schmuth G P F, Holtgrave, E A, Drescher, D: Kieferorthopädie - Klinische Technik. Checklisten der Zahnmedizin. Thieme, Stuttgart 1997

133. Schneller T und Kühner M: Mitarbeit des Patienten in der Zahnheilkunde. Dt. Ärzte V., Köln 1989

*134. Schulze C: Lehrbuch der Kieferorthopädie, 3 Bde., (Bd 1: Einführung, Bd. 2: Therapie mit abnehmbaren Geräten, Extraktionstherapie, Bd. 3: Gebißentwicklung). 3.(2.) Aufl., Quintessenz, Berlin 1993 -1981-1993

135. Schumacher G H: Der Maxillo-Mandibuläre Apparat unter dem Einfluß formgestaltender Faktoren. Barth, Leipzig 1968

136. Schumacher G H: Funktionelle Anatomie des orofazialen Systems. 4. Aufl. Hüthig, Heidelberg 1985

137. Schumacher G H: Odontographie. 4. Aufl. Barth, Leipzig 1983

138. Schupp, W: Funktionslehre in der Kieferorthopädie. FDK-Verlag, Bergisch Gladbach 1993

139. Schwarz A M: Gebißregelung mit Platten. 6. Aufl., Urban & Schwarzenberg, Wien 1949

*140. Schwarz A M: Lehrgang der Gebißregelung, Band 1. Urban & Schwarzenberg, Wien 1961

*141. Schwarz A M: Lehrgang der Gebißregelung, Band 2. Urban & Schwarzenberg, Wien 1956

142. Schwarz A M: Röntgenostatik. Urban & Schwarzenberg, München 1958

143. Schwarzkopf F und Vogl E: Die Crozat-Technik. Neuer Merkur, München 1980

144. Schwindling F P: Therapie und Praxis der Segmentbogentechnik nach Burstone. Eigenverlag, Merzig 1991

145. Schwindling F P: Jasper-Jumper - Color Atlas. Eigenverlag, Merzig, 1997

146. Scott, J H: Dento-facial Development and Growth. Pergamon Press, New York 1967

147. Segner D und Hasund A: Individualisierte Kephalometrie. Hansa Dont, Hamburg 1991

148. Sergl H G: Festsitzende Apparaturen in der Kieferorthopädie. Hanser, München 1990

149. Sergl, H G (Hrsg.): Psychologie und Psychosomatik in der Zahnheilkunde. Urban & Schwarzenberg, München 1996

150. Sicher, H, Dubrul, E L: Oral Anatomy. 5.ed. Mosby, St.Louis 1970

151. Siebert,G K: Atlas der zahnärztlichen Funktionsdiagnostik. Hanser, München 1995

152. Simon P: Gebißanomalien. Grundzüge einer systematischen Diagnostik der Gebißanomalien. Meusser, Berlin 1922

153. Solberg W K und Clark G T: Das Kiefergelenk, Diagnostik und Therapie. Quintessenz, Berlin 1983

154. Solberg W K und Clark G T: Kieferfunktion, Diagnostik und Therapie. Quintessenz, Berlin 1985

155. Steinhäuser E W und Janson I: Kieferorthopädische Chirurgie - eine interdisziplinäre Aufgabe. Band I und II. Quintessenz, Berlin 1988/1994

156. Stewart R E, Barber T K, Troutman K C und Wei S H Y: Pediatric Dentistry. Mosby, St. Louis 1982

157. Stockfisch H: Fernröntgen-Diagnose, Fernröntgen-Prognose für die kieferorthopädische Allgemein- und Fachpraxis. 2. Aufl., Hüthig, Heidelberg 1980

*158. Stockfisch H: Rationelle Kieferorthopädie, 2 Bde. Quintessenz, Berlin 1985

159. Stockfisch H: Aktuelle Kieferorthopädie mit dem Kinetor. Quintessenz, Berlin 1989

160. Taatz H: Kieferorthopädische Prophylaxe und Frühbehandlung. Hanser, München 1976

161. Tanner J M: Wachstum und Reifung des Menschen. Thieme, Stuttgart 1962

162. Teuscher U: Quantitative Behandlungsresultate mit der Aktivator- Headgear-Kombination. Hüthig, Heidelberg 1988

163. Thiele E, Clausnitzer R u. V: Myofunktionelle Therapie 1 - aus sprechwissenschaftlicher und kieferorthopädischer Sicht. Hüthig, Heidelberg 1992

164. Thiele E (Hrsg.): Myofunktionelle Therapie 2 - in der Anwendung. Hüthig, Heidelberg 1992

165. Thilander, B, Rönning, O: Introduction to Orthodontics, 2.ed. Gothia, Stockholm 1995

166. Timms D J: Forcierte Gaumennahterweiterung. Quintessenz, Berlin 1986

167. Tränkmann J: Die Plattenapparatur in der Kieferorthopädie. Quintessenz, Berlin 1985

*168. Tweed C: Clinical Orthodontics. Mosby, St. Louis 1966

169. Viazis AD: Farbatlas der Kieferorthopädie. Dtsch. Ärzte V., Köln 1998

170. Weinstein Ph, Getz T und Milgrom P: Prävention durch Verhaltensänderung. Dt. Ärzte V., Köln 1989

171. Weise W: Kieferorthopädische Kombinationstherapie - Möglichkeiten und Grenzen der Behandlung mit Platten und Aktivatoren. Urban & Schwarzenberg, München 1992

173. Wiebrecht A T: Crozat appliances in interceptive maxillofacial orthopedics. Wiebrecht, Milwaukee 1969

174. Wilson W L und Wilson R C: Manual-Modular Orthodontics. Rocky Mountain Orthodontics, Düsseldorf 1981

174. Winnberg G und Forberger F: Psychologie in der Zahnarztpraxis. Hüthig, Heidelberg 1992

175. Witt E und Gehrke M E: Leitfaden der kieferorthopädischen Technik. 2. Aufl., Quintessenz, Berlin 1988

Sachregister (Band I und II)

A

W

X

Y

Z

Inhaltsverzeichnis der CD-ROM

Die beiliegende CD-ROM enthält alle Informationsbögen und eine Reihe von Formularen aus Band 1 und 2. Da die meisten Bögen in Word 97 wie auch in RTF gespeichert wurden, lassen sie sich für den Praxisgebrauch ändern und individuell gestalten. Eine Ausnahme bilden die Auswertungsbögen für die Modellanalyse und die kephalometrische Analyse, die als TIFF-Datei vorliegen und daher nur ausgedruckt, nicht aber modifiziert werden können. Außerdem enthält die CD-ROM die Bögen in PDF. Beachten Sie auch die „Lies-mich"-Datei auf der CD-ROM.

Der Verlag gestattet ausdrücklich das Herunterladen der auf der CD enthaltenen Formulare sowie das Ausdrucken und Verändern derselben sowie das Anfertigen von Kopien für eigene Zwecke. Jedwede Haftung des Verlages ist ausgeschlossen. Alle anderen Texte und Abbildungen unterliegen dem Copyright-Schutz.

Folgende Bögen und Formulare sind auf der CD verfügbar: